L'allaitement
comprendre et réussir

avec Dr Jack Newman

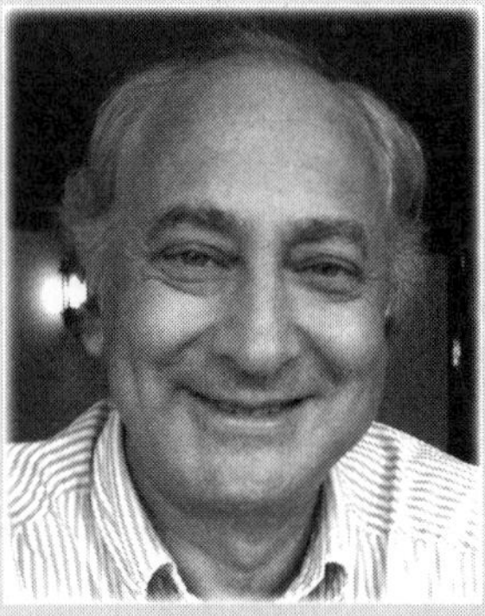

Dr Jack Newman est pédiatre à Toronto, il pratique la médecine depuis 1970. En 1984, il a fondé le premier cabinet de consultation en allaitement au Canada, à l'Hôpital pour enfants malades de Toronto. En 2006, il est toujours en charge d'un cabinet de consultation en allaitement à Toronto. Jack Newman a été consultant pour l'UNICEF dans le cadre de l'Initiative Hôpitaux amis des bébés, et en matière d'allaitement, il est un conférencier recherché, tant en Amérique du Nord qu'ailleurs dans le monde. Il est père de trois enfants allaités.

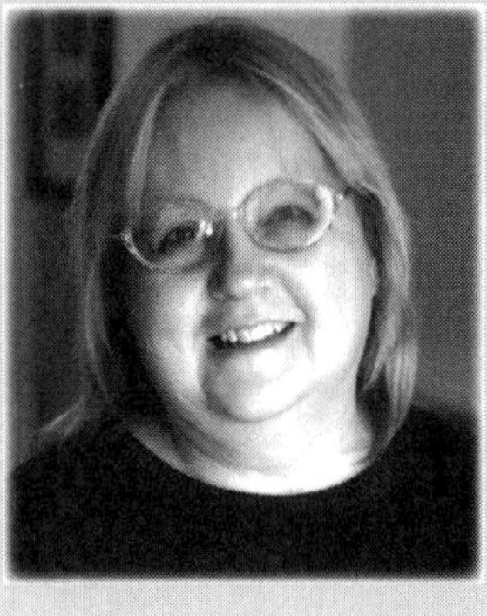

Teresa Pitman est directrice exécutive de la Ligue La Leche Canada. Elle aide les mères qui allaitent depuis plus de 25 ans. Ses articles sur le parentage et d'autres sujets ont été publiés dans des revues telles que Today's Parent, Great Expectations, Mothering, Châtelaine, etc. Teresa est auteure et co-auteure de huit autres livres ayant trait au parentage, dont le dernier « Pregnancy and Birth : The Best Evidence », écrit avec Dr Joyce Barrett. Elle est mère de quatre enfants allaités.

L'allaitement
comprendre et réussir

avec Dr Jack Newman

Première édition française

Dr Jack Newman   Teresa Pitman

Édition : Jack Newman Communications

Responsable de l'édition : Isabelle Cloutier

Infographie : Luc Jacques, Compomagny

Page couverture : Suzanne Morel, Les Graphoïdes

Photo de la page couverture : Anik Gingras www.niko-photographie.com *819.536.4870*

Modèles de la page couverture : Marielle Labarre et Maélie Hébert

Dépôt légal : Bibliothèque et Archives nationales du Québec, 2006
Bibliothèque et Archives Canada, 2006
Bibliothèque nationale de Paris
4e trimestre, 2006

ISBN-13 : 978-2-9809694-0-9
ISBN-10 : 2-9809694-0-0

Traduction de la version anglaise de *« Dr Jack Newman's Guide to Breastfeeding »*, édition 2004 (2e révision) Harper Collins

Jack Newman Communications
Casier postal 4621
Rawdon, Québec, CANADA
J0K 1S0

jacknewmancommunications@yahoo.ca

Pour Adèle, Daniel, Élise et David-Marc, sans qui je n'aurais rien compris de tout cela.

Jack

Pour Matthew, Lisa, Daniel et Jeremy, qui m'ont enseigné que l'allaitement c'est bien plus que le simple fait de donner de son lait...

Teresa

Table des matières

Remerciements

Je voudrais exprimer ma reconnaissance à la Ligue La Leche, à toutes les femmes qui sont venues me voir dans les cabinets de consultation en allaitement, qui m'ont aidé à apprendre, ainsi qu'à tous ceux qui se consacrent à aider les mères qui allaitent. Ce sont ces gens qui m'ont enseigné ce que je sais à propos de l'allaitement aujourd'hui. Un merci spécial à Ruth Bacon qui m'a poussé à écrire un livre, et à Carol Brussel, Yael Wyshogrod et Kathie Marinelli qui ont lu les premiers jets du livre en langue anglaise et qui m'ont donné leurs commentaires. Merci aussi à Nicole Langlois, l'éditrice de la version anglaise du livre chez Harper Collins, pour son enthousiasme et ses compétences qui ont été très appréciées.

Dr Jack Newman

Les auteurs souhaitent également remercier les mères et les enfants qui ont accepté que leurs photos soient utilisées dans le présent livre :

Susan Bushell et Solana Del Bel Belluz ; Karen, Mallachie et Sadie Campbell ; Sherlene Coulanges et Tai-Zel ; Victoria DaPonte et Isaac McLellan ; Tina et Emily Anne Ditoro ; Linda Emanuele ; Christine et Brianne Gayfer ; Kym Godfrey et Dominic Loss (de Perth, Australie de l'ouest) ; Cleonie Gordon et Kandice Drysdale ; Lucy et Lara Hingorani ; Tracy and Aaron Kirschner ; Hazel Ling et Maren Tracey ; Kathleen Ossip ; Michele et Cori Sears ; Philippa Sheppard et Sophia Oppel ; Susan et Austin Speigel ; Barbara et Ayden van Koot ; Sharon Marie Wheller et Kennedy Elizebeth Marie Wheller ; Andrea et Matthew Wronko ; Catherine Nault-Beaucaire et Camélia Grégoire.

Les photographies faites par Riziero Vertolli et Roni Chastain sont utilisées avec la permission des auteurs et nous leur adressons nos remerciements.

Les auteurs sont reconnaissants envers les éditeurs et les auteurs suivants pour avoir permis l'utilisation de certains extraits dans ce livre :

- Jean Cotterman

- Claude-Suzanne Didierjean-Jouveau, «Anthologie de l'allaitement maternel», éditions Jouvence.
- Marni Jackson, *«The Mother Zone : Love, Sex and Laundry in the Modern Family»*, Macfarlane Walter & Ross, Canada.
- Milan Kundera, «La vie est ailleurs».
- Ashley Montagu, «La peau et le toucher, un premier langage», éditions du Seuil.
- Carol Shields, «La mémoire des pierres», éditions Livre de Poche.

Remerciements pour l'édition française

Un énorme merci à Claude-Suzanne Didierjean-Jouveau et Françoise Railhet pour leur générosité et leur rapidité à relire les textes français, ainsi qu'à Adèle Doyon, Michel Cloutier et Isabelle Laporte pour leur relecture attentive. Merci Jack pour votre confiance totale dans ce projet ambitieux proposé en 2002, au cours d'une conférence dans la région de Lanaudière. Merci du fond du cœur aux trois «hommes de ma vie», Thierry, Christophe et Vincent; c'est grâce à votre soutien et à votre patience que j'ai complété, avec bonheur et fierté, la traduction d'un livre qui me paraissait incontournable en langue française.

Isabelle Cloutier

Introduction

Pourquoi ce livre sur l'allaitement est-il spécial ? Il y a assurément assez de livres, de brochures sur l'allaitement, sans qu'un autre soit nécessaire… Ou bien le serait-il… ?

Bien entendu, depuis toujours, les femmes ont réussi à allaiter sans l'aide des « experts en allaitement » (toutefois, l'expérience et les connaissances des femmes étaient habituellement transmises de génération en génération, ce dont peu de femmes peuvent bénéficier de nos jours). Elles se sont débrouillées pour le faire en employant des techniques et des façons de tenir le bébé qui peuvent sembler inefficaces à certaines personnes. Beaucoup de femmes emploient encore de telles techniques, et réussissent très bien.

En fait, il y a des femmes qui font les choses d'une façon très différente de ce que la plupart des experts en lactation recommanderaient. Leurs bébés n'ont pas une bonne prise du sein, elles allaitent selon des horaires stricts, tiennent leurs bébés de façon maladroite. Et elles se débrouillent pour allaiter.

Toutefois, pour beaucoup de femmes, ce n'est pas le cas. Avec un peu d'aide pratique, elles réussiront à allaiter ; mais sans cette aide, elles n'y parviendront pas. Les informations dont elles ont besoin sont encore difficiles à trouver. Elles reçoivent des conseils contradictoires de leur médecin, des infirmières de l'hôpital[1], de leur mère, leurs amies, et les livres qu'elles lisent leur disent encore autre chose… Il peut être difficile de différencier les mythes de la réalité.

« L'allaitement : comprendre et réussir » vous y aidera.

Ce livre est basé sur ma compréhension de l'allaitement et de ses difficultés. Cette compréhension se base sur ce que j'ai vu et vécu au sein de ma propre famille, sur beaucoup d'apprentissages auprès d'experts dans le domaine de la lactation, et

1. Le féminin l'emporte dans le texte lorsque la profession est fortement pratiquée par des femmes. (N.D.T.)

sur plus de vingt-deux ans d'expérience à aider les mères à résoudre leurs difficultés d'allaitement. J'espère pouvoir partager avec les lecteurs les connaissances que j'ai accumulées au fil des ans, connaissances qui ont aidé beaucoup de femmes à allaiter avec succès malgré les défis et les difficultés qu'elles ont rencontrés sur leur chemin.

J'admets volontiers que je ne fais pas toujours les choses comme les autres. Je diffère de beaucoup de spécialistes de la lactation, par exemple pour mon mépris à utiliser les mesures comme moyen de comprendre ce qui se passe chez certaines mères et leurs bébés. Par exemple, je ne trouve pas utile de peser souvent les bébés ou de les réveiller toutes les trois heures parce que je crois que le bébé qui tète bien n'a pas besoin d'être réveillé; il fera savoir à sa mère quand il aura faim. Et si l'enfant ne boit pas bien, le fait de le mettre souvent au sein n'aidera en rien; boire «rien», huit fois par jour, n'est pas mieux que boire «rien», six fois par jour... Pour moi, l'important est de m'assurer que le bébé tète bien et d'aider la mère à comprendre si le bébé boit bien ou pas.

Mon approche consiste à observer les mères et les bébés, à leur offrir de l'aide, du soutien et de l'information. Même avec de l'aide, il y a un petit nombre de mères qui ne seront pas capables d'allaiter. Mais pour la majorité des femmes, cette façon de s'y prendre peut faire la différence entre bien allaiter, ou devoir abandonner.

Lorsque je parle d'allaitement pendant mes conférences, on me demande presque toujours comment j'ai développé un intérêt pour l'allaitement. Je pense que la question elle-même en dit long sur la manière dont nous voyons les rôles de chacun dans notre société. Visiblement, l'allaitement concerne les mères et les bébés. Le fait qu'un pédiatre de sexe masculin soit intéressé par l'allaitement semble inhabituel aux yeux de beaucoup de personnes. Un choix de carrière franchement bizarre...

Dans le passé, certains médecins se sont intéressés à l'allaitement uniquement pour y trouver des alternatives. Par exemple, ils cherchaient d'autres façons de nourrir les bébés dont les mères étaient décédées. Souvent, c'était des nourrices qui allaitaient ces bébés, mais il n'était pas toujours possible d'en trouver une. Alors le lait industriel pour bébés[2] a été inventé. Au fil d'essais et d'erreurs, le lait pour bébés a été amélioré afin que les bébés qui en étaient nourris puissent survivre, et éventuellement bien se porter. Mais les médecins s'intéressaient rarement à la science et à l'art de l'allaitement...

Alors, comment ai-je fini par me spécialiser dans l'aide aux mères qui allaitent?

J'ai reçu la même formation médicale que les autres étudiants présents à la même faculté de médecine que moi, et ma formation n'incluait strictement rien sur l'allaitement maternel. Je me souviens très clairement du seul cours que j'ai eu

2. On l'appelle aussi «lait de formule», «lait artificiel», «lait industriel», ou plus officiellement «préparation commerciale pour nourrissons» (N.D.T.).

sur l'alimentation du nouveau-né. Il a duré une heure. L'allaitement n'était même pas évoqué ! En 1969, on nous enseignait que pour faire du lait pour bébés, on prenait une part de lait de vache, deux parts d'eau et une cuillère à soupe de sirop de maïs... et ensuite.... ?

En fait, je ne pouvais pas me souvenir de ce qui venait ensuite (c'était trop compliqué pour moi, simple étudiant en médecine). C'est peut-être pour cela que j'étais réceptif à l'idée de l'allaitement et que j'ai découvert que cela existait.

Cela s'est produit alors que je faisais un stage en obstétrique et en gynécologie au cours de ma 4e année de médecine. Un jour, lors de la visite postnatale de la 6e semaine, le médecin résident m'a demandé d'examiner une femme, de lui demander comment elle allait, de voir si elle avait des symptômes, d'examiner son utérus et ses seins. Lorsque j'ai procédé à l'examen de ses seins, le lait a giclé à plus ou moins un mètre. J'étais médusé ! Qu'est-ce qui se passait ? De quoi s'agissait-il ? Je ne vous raconte pas de blague, je n'avais aucune idée qu'une telle chose était possible, et je ne savais pas ce que cela signifiait ! Mes cours de médecine ne m'avaient pas préparé à cela ! Ils auraient dû mentionner quelque chose à propos de cette sécrétion des seins qui survient après la naissance...

Je savais également qu'il n'était pas possible que la mère ait du lait parce que je connaissais les directives de la maternité, qui étaient de donner aux mères une piqûre *pour faire tarir* leur lait. Selon ce que j'avais vu, cela était fait à toutes les mères, et de ce que je pouvais comprendre, personne ne demandait aux mères si elles voulaient cette piqûre... Peut-être que le personnel médical demandait aux mères avant l'accouchement si elles voulaient allaiter, mais on ne leur demandait pas une autre fois si elles étaient certaines de vouloir cette piqûre.

Au sujet de l'allaitement, c'était tout ce que je savais à ce moment-là, et ça a duré un bon bout de temps. C'était tout ce qu'on m'avait enseigné dans mes cours de médecine. Et bien entendu, l'allaitement avait si peu d'importance dans ces études qu'il n'y avait pas une seule question à son sujet dans les examens finaux.

Quelques années plus tard, je me souviens d'avoir vu une femme en train d'allaiter dans un marché à *San Cristòbal de Las Casas*, au Mexique. Pour moi, c'était une vision si inhabituelle que j'ai pris une photo d'elle. Pittoresque... Cela faisait tellement « tiers-monde »... Une excellente photo pour le *National Geographic...* !

Puis ma femme et moi avons eu notre premier enfant en 1976. Je ne peux pas vous dire si c'est Adèle ou moi qui a considéré qu'il n'y aurait pas autre chose que l'allaitement pour notre fils. Ce n'était tout simplement pas dans notre esprit de nourrir notre enfant avec du lait industriel pour bébés, et je ne suis pas certain de savoir pourquoi. Notre expérience nous a appris que l'allaitement pouvait être naturel, mais que ce n'était pas toujours facile. Mais finalement, tout s'est bien déroulé et notre bébé a été allaité exclusivement, mis à part quelques biberons d'eau sucrée ici et là lorsqu'il semblait vouloir téter tout le temps (ce que je ne recommanderais pas aujourd'hui). Puisque j'étais le seul médecin qui travaillait dans le petit village où nous vivions à l'époque, et que ma femme était la seule infirmière, nous n'avions personne à qui demander de l'information. Nous nous en sommes sortis tant bien que mal. Daniel a été allaité jusqu'à environ quatre ans.

Comme j'étais désormais le père d'un enfant allaité, l'allaitement a commencé à m'intéresser beaucoup plus. J'ai commencé à remarquer certaines dépêches au sujet des bébés en Afrique et dans d'autres pays qui mouraient parce qu'ils n'étaient pas allaités... J'ai pris conscience que la plupart des pédiatres avec lesquels je travaillais connaissaient très peu l'allaitement – pas même le peu que j'avais appris en regardant Adèle en train d'allaiter Daniel. Au cours de ma première année en pédiatrie, l'allaitement n'était même pas un sujet de discussion. Je me souviens que ni le personnel de l'établissement, ni les médecins résidents ne demandaient aux femmes si elles souhaitaient allaiter ou non... Je me souviens que nous ne demandions même pas aux mères des bébés dans l'unité de soins intensifs d'apporter leur lait exprimé. Tous les bébés étaient nourris de préparation commerciale pour nourrissons, au biberon ! Selon les normes actuelles, ce lait artificiel était complètement inapproprié pour un enfant prématuré, et il était beaucoup moins adéquat que le lait maternel. La notion d'utiliser du lait maternel pour les bébés prématurés n'était pas une priorité, ce n'était même pas discuté ! Ceci se déroulait dans l'hôpital où j'ai reçu ma formation[3].

Après ma première année de résidence, j'ai fait les trois dernières années de ma formation de pédiatre à Toronto, à l'Hôpital pour enfants malades[4]. Je pensais que les choses seraient différentes. Elles l'étaient... un petit peu. On parlait plus d'allaitement, la plupart du temps dans le but de savoir comment mesurer la quantité de liquide que le bébé recevait. Un pédiatre plus âgé avait mentionné que ses enfants avaient été allaités et il laissait entendre qu'il trouvait cela important. Cela m'a impressionné. Mais généralement, le lait industriel était employé sans même y penser. Dans l'unité de soins intensifs, nous faisions des commandes pour du lait industriel, souvent sans même demander si les mères fournissaient leur lait. (De plus, les mères étaient toujours dans un autre hôpital car il n'y avait pas de naissances à l'Hôpital pour enfants malades de Toronto).

Lorsque j'ai terminé ma résidence en pédiatrie, je suis allé travailler en Afrique en 1981, et ce que j'ai vu là-bas a confirmé les histoires horribles que j'avais entendues à propos de l'alimentation au biberon dans de telles conditions. Tous les jours, des bébés mouraient parce qu'ils n'étaient pas allaités – ou parce qu'ils ne l'étaient que partiellement, car ils recevaient des compléments de lait industriel... L'eau utilisée pour préparer les biberons de lait industriel était souvent contaminée et ces bébés ne recevaient pas les anticorps si importants qui les auraient aidés à

3. Il s'agissait du Centre Hospitalier de l'Université Laval à Québec (CHUL). (Heureusement, la situation a changé depuis... N.D.T.)
4. *Hospital for Sick Children of Toronto* (Canada).

combattre les infections. Souvent, les mères n'avaient pas l'argent nécessaire pour acheter la quantité suffisante de lait industriel, alors elles diluaient le peu de lait industriel qu'elles avaient avec plus d'eau... Des bébés et des enfants affamés étaient hospitalisés chaque jour, des enfants qui n'auraient pas dû être affamés.

J'ai alors compris que si nous pouvions instituer trois règles de santé publique très simples, dont deux allaient de soi au Canada, nous pourrions rester assis en nous tournant les pouces une bonne partie de la journée au lieu de courir, désespérés, en essayant de soigner tous ces pauvres enfants malades.

- Tous les enfants seraient vaccinés. Tous les jours, des enfants mouraient, de la rougeole notamment. La poliomyélite survenait assez fréquemment, le tétanos aussi. La coqueluche semblait peu fréquente, mais elle était dévastatrice lorsqu'un enfant l'avait.
- Toutes les personnes qui avaient été en contact avec la tuberculose seraient suivies et traitées. La tuberculose se répandait de façon épidémique.
- Tous les bébés seraient allaités de façon exclusive pendant environ six mois, et l'allaitement serait poursuivi pendant deux ans et au-delà.

Bien entendu, je ne pouvais pas tout faire, donc je me suis limité à aider les mères à allaiter. Cela me semblait plus facile à faire, et moins coûteux que de s'attaquer aux autres solutions. Je ne savais pas à quel point les fabricants de lait industriel et les autres médecins résisteraient, notamment certains médecins d'un hôpital privé (en Afrique!)...

En fait, j'ai reçu beaucoup de soutien de la plupart de mes collègues et du personnel avec qui je travaillais. Les infirmières qui travaillaient dans cet hôpital étaient extraordinaires. Elles pouvaient amener les bébés à boire au sein après qu'ils aient été des semaines sans téter, et elles faisaient en sorte que la production lactée des mères augmente. Je sais maintenant que j'aurais dû porter plus attention à ce que les infirmières faisaient, mais je ne l'ai pas fait. À ce moment-là, je pensais qu'il n'y avait pas beaucoup de choses à savoir à propos de l'allaitement. On ne fait que mettre le bébé au sein, n'est-ce pas? J'avais compris qu'il ne fallait pas donner le biberon, ou donner le sein selon un horaire strict, mais c'était tout.

Lorsque je suis retourné au Canada, j'ai travaillé aux urgences de l'Hôpital pour enfants malades de Toronto en tant que pédiatre. Tous les jours, je voyais des mères et des bébés qui avaient des problèmes d'allaitement. Certaines mères savaient que leurs frustrations étaient liées à l'allaitement, d'autres pas. Ce qui était frappant, cependant, c'était à quel point les informations qu'elles recevaient à propos de l'allaitement étaient mauvaises. Non seulement les conseils étaient médiocres, mais ils défiaient toute logique et bon sens! Et j'entendais les mêmes mauvais conseils rapportés par de nombreuses mères. J'ai donc su que la désinformation était très répandue. Je faisais ce que je pouvais pour aider les femmes, mais je ne savais pas comment résoudre certains problèmes fréquents.

Un jour, le directeur des urgences est venu assister à une rencontre d'équipe et il a suggéré que pendant quatre heures, chaque semaine, que chacun d'entre nous fasse autre chose que de travailler aux urgences, cela afin de prévenir l'épuisement professionnel. Je ne voulais pas faire ce que la majorité de mes collègues faisaient – clinique générale, ce qui impliquait d'avoir affaire à des enfants avec des troubles d'apprentissage et de comportement, et autres problèmes chroniques. J'étais un pédiatre urgentiste ; les problèmes à long terme n'étaient pas ce que je préférais. J'ai donc décidé de commencer à offrir des consultations en allaitement. Mes expériences aux urgences m'avaient montré qu'il y avait des lacunes importantes dans le système.

En 1985, au cours de la première année complète du cabinet de consultation en allaitement à l'Hôpital pour enfants malades de Toronto, nous n'avons vu que 70 mères et leurs bébés. Les lundis matins, parfois, il n'y avait personne… Mais peu à peu, le cabinet de consultation a eu davantage de clientes. Certaines mères qui étaient venues nous voir ont réussi leur allaitement avec brio (probablement pas parce que j'avais fait quelque chose de remarquable, car mes connaissances étaient encore très limitées). Mais leurs succès m'encourageaient et j'apprenais de nouvelles choses tous les jours. Le cabinet de consultation a commencé à être connu. Nous recevons aujourd'hui environ 1500 dyades mère-enfant par an.

Le succès du cabinet de consultation en allaitement a créé sa propre dynamique. J'ai commencé à participer à des séminaires sur l'allaitement. Les mères qui venaient au cabinet m'ont beaucoup appris, et j'ai aussi appris d'autres professionnels qui essayaient eux aussi d'aider les mères. J'ai bientôt pris conscience que les problèmes d'allaitement éprouvés par la plupart des mères qui venaient me voir auraient pu être évités. Leurs difficultés étaient causées par le manque d'informations sur l'allaitement et par l'absence d'une aide adéquate de la part des infirmières et des médecins travaillant en postnatal. J'estime que plus de 90 % des difficultés rencontrées par ces femmes auraient pu (et auraient dû être) évitées.

Devant une telle situation, j'ai cru que les hôpitaux, les médecins et les infirmières souhaiteraient connaître de quelle manière leurs politiques et leurs conseils engendraient les problèmes d'allaitement. J'ai commencé à écrire des lettres, en expliquant quels étaient les problèmes. Les réponses que j'ai obtenues n'étaient pas vraiment celles auxquelles je m'attendais… J'ai reçu des réponses hargneuses, qui insistaient sur le fait que les mères que j'avais vues ne m'avaient pas dit la vérité à propos de leur expérience à l'hôpital. Parfois, on me répondait simplement de me mêler de mes affaires, ou bien on écrivait au pédiatre en chef de l'hôpital pour se plaindre de moi… !

Mais je ne pouvais pas cesser de m'inquiéter pour ces bébés qui pleuraient et qui étaient mal parce qu'ils ne buvaient pas assez de lait, pour ces mères qui s'efforçaient d'allaiter avec des mamelons et des seins très douloureux, ainsi que pour beaucoup d'autres difficultés engendrées par une mauvaise gestion de l'allaitement.

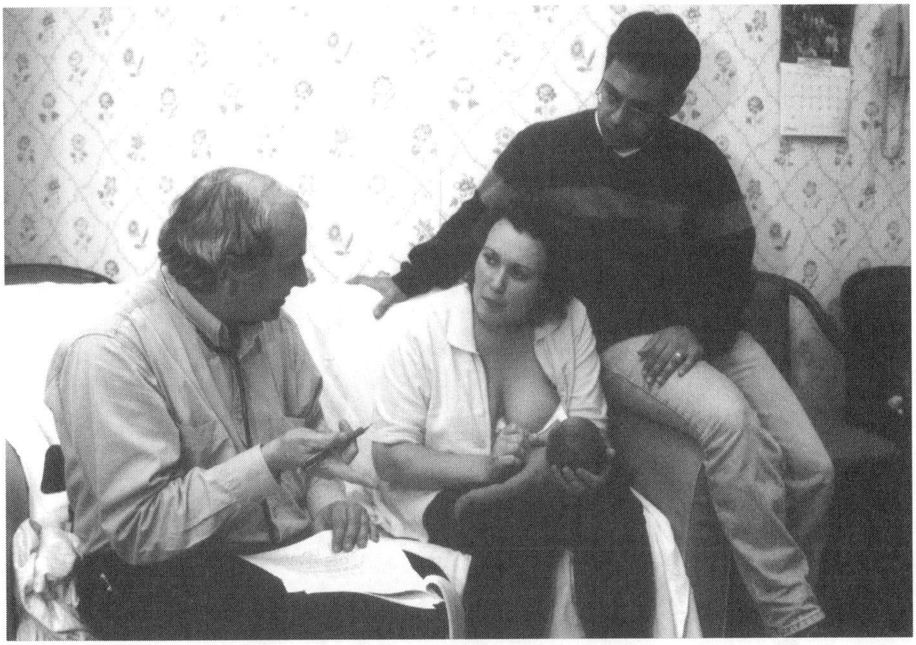
Photo : Riziero Vertolli

Une consultation avec toute la famille...

Lorsque l'Hôpital pour enfants malades a décidé de fermer le cabinet de consultation en allaitement, j'ai alors commencé à voir d'autres femmes dans d'autres hôpitaux situés dans les environs de Toronto. Présentement, en 2006, j'ai un cabinet de consultation en allaitement situé dans les locaux du «Collège canadien de médecine naturopathique», où je rencontre environ quinze dyades mère-enfant par jour.

Je n'ai pas cessé d'écrire des lettres, de donner des conférences et des ateliers de formation, dans le but de prévenir les difficultés d'allaitement. Lorsqu'on s'implique dans une cause, il devient de plus en plus difficile d'ignorer les véritables questions. J'ai commencé à comprendre avec quelle agressivité les fabricants de lait industriel pour bébés faisaient la publicité de leurs produits, et à mon avis leur manque d'éthique pour parvenir à leurs fins... J'ai aussi commencé à voir comment tout le système de santé collaborait volontiers avec l'industrie des préparations commerciales pour bébés... J'ai compris que l'alimentation infantile n'était pas une question de choix éclairé et bien informé pour les mères. Pas du tout!

Lorsque j'ai commencé à analyser la chose, j'ai compris que tout le système de santé va à l'encontre de l'allaitement. Nous avons quantité de recherches montrant que l'allaitement est très important pour la santé et le développement optimal des bébés, et pourtant, il est encore trop souvent perçu comme quelque chose dont on peut se passer et sans importance... Dans mes efforts pour soutenir l'allaitement, je me suis parfois retrouvé en conflit avec des obstétriciens, des pédiatres et des infirmières travaillant à l'hôpital, sans parler des diététiciens qui s'inquiétaient parce qu'ils ne pouvaient pas tout mesurer, des radiologistes qui disaient aux mères qu'elles ne pouvaient pas allaiter après un test d'imagerie par résonance magnétique...

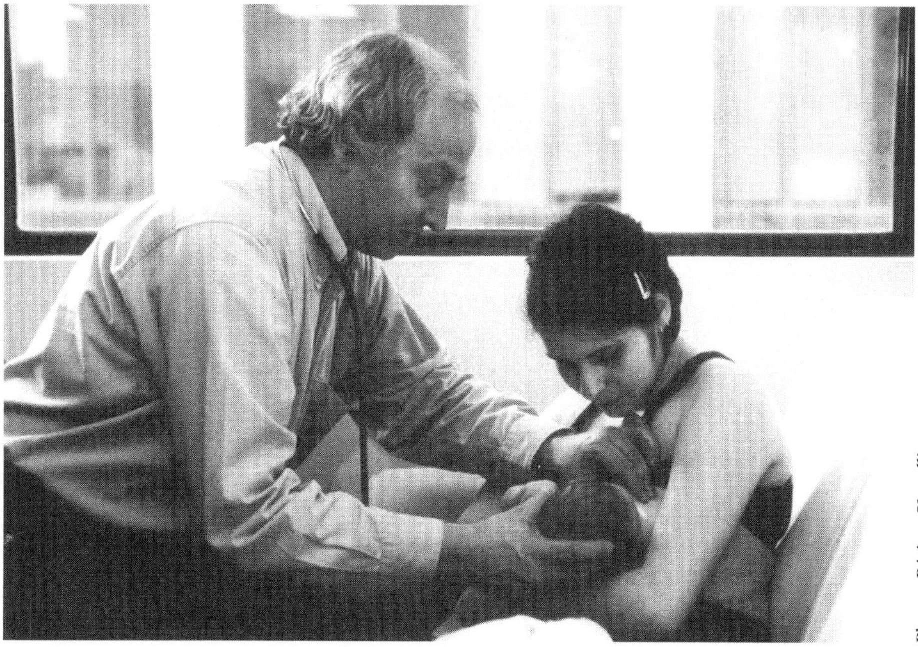

Photo : Riziero Vertolli

...et le travail pratique avec une mère et son bébé.

Les anesthésistes, eux, disaient aux mères qu'elles ne pouvaient pas allaiter après une anesthésie générale, et beaucoup d'autres professionnels de la santé semblaient recommander le sevrage dans presque n'importe quel contexte... Je me suis retrouvé en opposition face à la Protection de l'enfance, qui croyait que les séparations mères-enfants allaités n'étaient pas un problème, et face à des juges qui croyaient que les pères méritaient d'avoir la garde partagée et les semaines en alternances, même si cela signifiait que la relation d'allaitement était ainsi détruite...

L'allaitement ne devrait *jamais* être considéré comme quelque chose dont on peut se passer. C'est seulement lors de circonstances extraordinaires que l'allaitement doit être interrompu. L'allaitement est trop important pour la santé physique et mentale de l'enfant et de la mère pour le laisser tomber comme on déciderait de se passer de sucre dans son café...

Le but de ce livre est de redonner aux femmes leur expertise face à l'allaitement. Leur droit d'allaiter et le droit des enfants d'être allaités devraient être primordiaux. Cela est plus important que le « confort » de la personne qui est assise à côté d'eux dans un restaurant et qui est offusquée de voir un bébé boire au sein. Cela est plus important que l'intention du médecin de recommander un médicament à la mère qui compromettra l'allaitement, sans même qu'il se soucie d'en trouver un qui est compatible... Cela est plus important que les routines hospitalières et la paperasserie qui bouffent le temps des infirmières en postnatal...

J'espère que ce livre aidera les mères et les pères à comprendre comment l'allaitement fonctionne, comment on peut le réussir, et ce qui peut parfois l'ébranler. Vous y trouverez de l'information pour assurer un bon démarrage de l'allaitement, comment faire face aux difficultés si vous en rencontrez, et comment vous y prendre dans certaines situations particulières. J'espère aussi détruire de nombreux mythes sur l'allaitement qui sont largement répandus, mythes qui peuvent parfois devenir de véritables obstacles pour les nouvelles mères.

L'allaitement est primordial. Cela vaut la peine de faire les efforts pour surmonter certaines difficultés telles que les mamelons douloureux, ou bien le faible réflexe de succion d'un prématuré afin de le réussir. Et il est également important que des changements soient apportés dans notre système médical et notre société afin que l'allaitement soit facilité et accueilli favorablement.

Le processus de changement sociétal est lent, pour passer d'une culture du biberon à celle où l'allaitement reprend la place qui lui revient, mais nous approchons de cet objectif. Chaque mère qui vit une expérience d'allaitement réussie et qui est heureuse nous rapproche un peu plus d'une société où l'allaitement est, et devrait être, la norme.

CHAPITRE 1

Les faits qui démontrent l'importance de l'allaitement maternel

Mythe : Les préparations commerciales pour nourrissons sont à peu près comme le lait maternel, alors cela ne fait pas vraiment de différence que vous choisissiez l'un ou l'autre.

Les faits : Nourrir un bébé avec autre chose que le lait conçu naturellement pour lui comporte des risques réels. Cela est inquiétant même dans les pays où les soins médicaux et les traitements sont disponibles pour traiter les problèmes causés par ces laits industriels. Dans certains endroits du monde, l'utilisation des substituts du lait maternel signifie que de nombreux bébés ne survivront probablement pas. Même si la majorité des bébés alimentés artificiellement en Amérique du Nord survivent, cela ne signifie pas que les risques et les problèmes de santé ne sont pas réels et potentiellement graves pour les personnes atteintes, ainsi que pour la société en général qui doit contribuer à les faire soigner.

Les professionnels de la santé, les éducateurs prénatals et autres intervenants parlent souvent des «avantages» de l'allaitement[1]. Mais en décrivant les différences

1. Vous trouverez dans ce livre les termes «allaitement maternel», «allaitement», «nourrir au sein», des expressions faisant référence au même mode d'alimentation. Il est franchement incorrect d'utiliser l'expression «allaitement au biberon» que certains fabricants effrontés poussent l'audace à utiliser… (N.D.T.)

entre l'allaitement et l'alimentation aux préparations commerciales pour nourrissons[2] de cette manière, cela comporte la supposition dissimulée que l'alimentation artificielle est normale et acceptable, bien qu'il puisse y avoir « quelques avantages » à allaiter.

Les messages d'avertissement sur les paquets de cigarettes au Canada n'affichent pas « Les non-fumeurs peuvent être moins touchés par les maladies cardiaques et le cancer du poumon » ; ils clament « Le tabagisme augmente votre risque de développer une maladie cardiaque et le cancer du poumon ». C'est parce que nous savons qu'il n'est pas normal et sain pour les poumons humains de respirer de l'air rempli de fumée.

Cette manière différente d'exprimer l'information est encore plus percutante lorsque nous présentons les statistiques et pourcentages provenant de certaines recherches. Il a été dit dans une étude récente que les femmes qui ont été allaitées lorsqu'elles étaient enfants présentent 25 % moins d'incidence de cancer du sein en comparaison avec celles qui ont été nourries artificiellement. L'information pourrait être répétée avec plus d'exactitude de cette manière : « Les femmes qui ont été nourries avec une préparation commerciale pour nourrissons alors qu'elles étaient enfants sont 33,3 % plus fréquemment atteinte du cancer du sein. L'affirmation a une plus grande portée, vous ne trouvez pas ?

C'est *l'allaitement maternel* qui est le mode d'alimentation normal des bébés humains. Le corps du bébé et ses différents systèmes (nerveux, digestif, etc.) sont conçus pour se développer grâce à l'allaitement, qui implique de nombreux aspects dont on ne comprend pas encore tous les rouages. La différence primordiale entre les deux modes d'alimentation réside dans les risques liés à l'alimentation artificielle.

Un de ces risques se situe dans la préparation industrielle de ces substituts du lait maternel. Comme pour tous les aliments préparés industriellement, il y a parfois des erreurs dans la composition de l'aliment ; une contamination avec des bactéries ou d'autres matières ; des erreurs dans la transformation. Il existe un long historique de rappels de préparations commerciales pour nourrissons pour des raisons variées : ingrédients importants qui avaient été oubliés, présence de bactéries ou autres polluants dans certaines boîtes, mauvais étiquetage et autres.

Bien que ceci puisse se produire avec tous les produits alimentaires, le cas du lait industriel est différent parce qu'il est la seule nourriture que le bébé reçoit pendant plusieurs mois. Si un ingrédient important manque (comme cela s'est déjà produit dans le passé), l'effet sur le bébé peut être grave. Des enfants ont souffert de lésions au cerveau et de retards de développement permanents à cause de lait industriel carencé en chlorure. D'autres ont été atteints de maladies comme la

2. On dit aussi « lait industriel », « lait artificiel » ou « lait de formule » (au Canada). « Alimentation artificielle » représente donc le fait de nourrir l'enfant avec un autre liquide que le lait maternel. (N.D.T.)

méningite à cause de préparations commerciales pour nourrissons contaminées. Une étude récente qui a porté sur plusieurs marques de lait industriel a découvert que certaines boîtes contenaient au moins quatre fois plus de vitamine D que ce qui était indiqué sur l'étiquette – et la vitamine D en excès est toxique. Le fait de choisir ces substituts au lieu du lait maternel signifie faire confiance à la chaîne de montage d'une industrie, qui fera inévitablement des erreurs et qui causera des problèmes. Les parents ne peuvent qu'espérer que leur bébé n'ait pas la malchance de tomber sur un de ces lots de lait industriel, et qu'ils seront avisés si un produit devait être retiré du marché.

Nous présumons souvent que si la mère ne peut pas allaiter – une situation rare – les préparations commerciales pour bébés seraient le 2e meilleur choix pour nourrir le bébé. Pourtant, l'Organisation mondiale de la Santé (OMS) énonce clairement que les laits industriels *ne sont pas* le 2e meilleur choix après l'allaitement. Le 2e choix serait le lait de la mère exprimé, offert au bébé (peut-être à l'aide d'un gobelet ou d'un DAA – Dispositif d'Aide à l'Allaitement[3]). C'est un second choix parce que le fait de nourrir le bébé directement au sein présente de nombreux avantages, notamment pour le développement de la mâchoire et des muscles faciaux du bébé. Le transfert de bactéries du bébé à la mère, et vice-versa, qui se produit lorsqu'ils se touchent en contact peau à peau, la bouche de l'enfant contre le sein, permet de protéger le bébé contre les infections et les allergies. Le don de lait maternel exprimé ne permet pas ces interactions importantes, mais après l'allaitement, c'est le 2e choix. Si l'expression du lait maternel est impossible, le 3e choix recommandé par l'OMS pour l'alimentation du bébé est le lait d'une autre mère via un lactarium. C'est seulement si cela n'est pas possible que l'alimentation artificielle est suggérée – donc la 4e solution.

Même la préparation commerciale pour nourrissons la plus complète et la mieux préparée de quelque marque que ce soit comporte des risques considérables si on la compare au vrai de vrai, l'unique lait maternel.

Regardons quelques domaines qui ont fait l'objet d'études et qui exposent les risques qu'ont les bébés d'être nourris artificiellement.

Le développement cognitif et l'intelligence

Nous savons que le cerveau du bébé humain n'est pas complètement développé à la naissance, qu'il poursuit sa croissance et que d'importantes ramifications se font entre les neurones au cours des trois années qui suivront. Une fois ce processus complété, les cellules du cerveau peuvent mourir, mais aucune nouvelle cellule ne pourrait vraisemblablement naître ou se régénérer. Le lait maternel, qui est conçu pour les bébés humains, contient tous les nutriments dont son cerveau a besoin pour atteindre son plein potentiel.

3. Certains disent aussi Dispositif d'Aide à la Lactation (D.A.L.).

Par contre, les préparations commerciales pour nourrissons ne contiennent PAS tous ces précieux nutriments, et renfermeraient uniquement ce qui est affiché sur la liste d'ingrédients imprimée sur la boîte (sans indiquer les substances polluantes évidemment!)... De plus, nous ne connaissons pas tous les composants du lait maternel qui contribuent au développement optimal de l'enfant.

Les chercheurs savent depuis longtemps que les enfants qui ont été allaités ont en moyenne des résultats plus élevés dans les tests sur le développement et l'intelligence. Mais la recherche a tendance à attribuer cela à d'autres facteurs. Peut-être que les mères ayant choisi d'allaiter étaient plus motivées à faire de bonnes choses pour leurs enfants, et que cela les a menées à enseigner plus de choses à leurs enfants alors qu'ils grandissaient... Ou bien peut-être que le contact peau à peau ainsi que le portage intensifié par l'allaitement maternel expliquaient que ces enfants étaient plus intelligents ? Les mères qui utilisent des préparations commerciales pour nourrissons pourraient alors atteindre les mêmes résultats simplement en prenant plus leurs bébés...

Le fait de porter davantage les bébés et de leur montrer des choses sont d'excellentes actions. En 1992, une étude a été menée afin d'exclure ces paramètres en lien avec le développement des enfants. Les chercheurs ont étudié des bébés prématurés qui avaient été alimentés à l'aide d'une sonde. Certains enfants recevaient le lait de leurs mères, tandis que d'autres étaient nourris de préparations commerciales. Les résultats étaient très significatifs : Lorsqu'ils ont atteint l'âge d'entrer à l'école, les enfants qui avaient été nourris avec du lait maternel avaient des résultats plus élevés aux tests sur l'intelligence. Le lait maternel, à lui seul, fait une différence.

D'autres chercheurs ont étudié des bébés qui avaient été allaités pendant des durées variables. Ils ont découvert que les résultats aux tests intellectuels étaient en moyenne plus élevés pour les bébés qui avaient été allaités plus longtemps.

Ces résultats peuvent être attribuables à l'augmentation du contact peau à peau et du portage. Les mères qui utilisent du lait industriel prennent leurs bébés dans leurs bras lors des repas lorsqu'ils sont petits, mais dès qu'ils sont assez grands pour tenir eux-mêmes leur biberon, ils boivent souvent seuls, assis dans leurs petits sièges d'enfant. Et en devenant plus grands, les enfants boiront probablement leur biberon assis dans leurs chaises hautes ou en marchant. En contrepartie, la mère allaitante doit toujours prendre son bébé sur elle, l'enlacer, s'asseoir ou s'étendre avec lui. Ce contact est bénéfique et salutaire pour eux deux, sans aucun doute.

L'industrie des préparations commerciales pour nourrissons a récemment mis sur le marché un type de lait pour bébés contenant de l'acide docosahexaénoïque (DHA) ainsi que de l'acide arachidonique (ARA), en clamant que ces substances ajoutées procureraient un meilleur développement des capacités cognitives aux bébés nourris de leurs préparations. Les fabricants admettent donc par conséquent que leurs préparations précédentes n'étaient pas à la hauteur... Toutefois, il n'y a aucune preuve que le fait de simplement ajouter ces acides polyinsaturés à longue chaîne serait bénéfique pour les bébés, cela pour la simple raison que ces acides gras du lait industriel ne sont tout simplement pas assimilés comme le sont ceux qui proviennent du lait maternel. Une autre raison explique cette différence : les bénéfices du lait maternel ne sont pas seulement dus à la présence de ces acides gras dans le lait des mères... L'industrie met ici de l'avant une technique de marketing à l'état pur qu'elle (et d'autres) utilise depuis nombre d'années. « Essayez notre nouveau liquide à vaisselle amélioré, notre nouvelle essence avec additifs » etc. ... Une importante différence réside dans le fait qu'avec le lait industriel pour bébés, nous parlons de la seule et unique nourriture que le bébé recevra pendant des mois.

Le diabète

Le diabète est une maladie sérieuse qui devient de plus en plus commune. Le diabète de type 1, qui survient notamment chez les enfants, a une composante génétique qui fait que certains enfants sont plus vulnérables que d'autres. Bien que les preuves ne soient pas encore probantes, des études ont démontré que lorsque les préparations commerciales ou le lait de vache n'étaient introduits que lorsque les enfants étaient plus âgés (certains recommandent d'attendre au moins douze mois), les risques de développer du diabète étaient moins élevés.

Syndrome de mort subite du nourrisson

Le syndrome de mort subite du nourrisson (SMSN) est un événement au cours duquel un bébé décède, habituellement pendant qu'il est endormi. Le phénomène est également connu sous le terme de « mort au berceau » ou « mort subite du nouveau-né ». Les causes de ce type de décès n'ont pas été découvertes, mais plusieurs facteurs semblent être associés. Après avoir conseillé aux parents pendant de nombreuses années de coucher le bébé sur le ventre dans son berceau, les médecins au Canada recommandent désormais de coucher les bébés sur le dos afin d'abaisser le nombre de décès par SMSN. Des chercheurs ont découvert que le fait de nourrir les bébés avec des préparations commerciales pour nourrissons augmentait les risques de décéder du SMSN.

Les maladies respiratoires

Si vous avez remarqué l'augmentation constante du nombre d'enfants souffrant d'asthme, dites-vous que vous n'êtes pas seul à l'avoir notée. Il y a beaucoup de facteurs qui causent ce problème (notamment l'augmentation de la pollution de l'air dans les villes, ainsi qu'un nombre accru d'enfants qui se retrouvent en garderie, où ils sont exposés en bas âge à un plus grand nombre de virus).

Mais encore une fois, l'alimentation artificielle des bébés augmente les risques de développer de l'asthme. Les enfants nourris aux préparations commerciales au lieu du lait maternel ont un risque plus élevé face aux autres maladies respiratoires, dont le virus respiratoire syncytial. Ils prennent également plus de temps à guérir de ces maladies que les enfants allaités.

OTITES

Depuis que les otites sont devenues chose commune pour les bébés et les jeunes enfants, ce domaine a souvent fait l'objet de recherches et l'alimentation artificielle a constamment été désignée comme facteur de risque dans le développement de l'otite moyenne. Les otites sont souvent très douloureuses pour un bébé, et elles peuvent amener d'autres complications – du liquide peut demeurer dans l'oreille pendant un bon moment après le traitement de l'infection, affectant l'audition du bébé ainsi que le développement du langage.

LES CANCERS INFANTILES

Au moins trois études ont démontré que l'alimentation artificielle augmente le risque de développer un cancer pendant l'enfance. Ces études ne sont pas concluantes, mais il y a de bonnes raisons théoriques de penser que les conclusions pourraient être justes.

INFECTIONS ET MALADIES GASTRO-INTESTINALES

Il apparaît logique que le système gastro-intestinal du bébé puisse être affecté par le mode d'alimentation choisi, et c'est le cas. Les préparations commerciales pour nourrissons augmentent significativement les risques du bébé de souffrir de diarrhées causées par diverses infections, et ces enfants prennent également plus de temps à se remettre de telles maladies. Cela est en partie causé par le fait que l'on doit parfois retirer les préparations commerciales de leur alimentation pendant quelques heures afin de leur donner des liquides clairs et des fluides de réhydratation pendant qu'ils sont malades – ce qui veut dire moins de nutriments – alors que les bébés allaités peuvent (et doivent) continuer d'être allaités. Ils reçoivent alors un aliment de très haute qualité en plus des anticorps qui détruiront les bactéries ou les virus qui causent sa maladie.

Les bébés allaités sont moins sujets à la constipation. En fait, leurs selles sont habituellement assez liquides, même lorsqu'elles deviennent moins fréquentes (voir chapitre 5 «Insuffisance de lait» p. 97). Le lait industriel pour bébé cause bien souvent de la constipation ainsi que des selles douloureuses.

L'efficacité des vaccins

L'utilisation des préparations commerciales réduit l'efficacité des vaccins en diminuant la réponse immunitaire du bébé, qui produit donc moins d'anticorps. Les bébés allaités ont une meilleure réponse à la vaccination et produisent plus d'anticorps.

Développement des mâchoires et des muscles faciaux

Quiconque observe attentivement un bébé boire au biberon, en le comparant à la manière dont un bébé tète au sein, sait que ce sont deux techniques très différentes. Naturellement, cela mène à un développement musculaire différent des joues, des mâchoires et de la langue. Certaines personnes soutiennent qu'elles peuvent reconnaître un bébé allaité sur cette seule observation, simplement en regardant si les joues sont rondes et bien développées ! L'importance de tout cela devient évident lorsque l'enfant est plus grand ; les enfants qui ont été nourris artificiellement ont plus souvent besoin de soins orthodontiques. L'allaitement prolongé, entre autres, semble favoriser un développement adéquat des mâchoires et de dents bien droites.

Autres maladies

Les préparations commerciales augmentent les risques du bébé de développer de nombreux autres maux. De plus en plus d'études démontrent que les enfants allaités ont moins de risques de devenir obèses pendant l'enfance et l'adolescence. Les enfants nourris au lait industriel ont un risque plus élevé d'obésité pendant l'enfance et à l'âge adulte, avec tout ce que cela implique pour la santé à long terme. L'obésité est associée à une incidence accrue de diabète de type 2, d'hypertension artérielle, de différentes maladies cardiaques, dont l'infarctus. Parmi plusieurs autres maladies, notons que l'alimentation artificielle augmente les risques de l'enfant de développer des colites ulcéreuses, la méningite, la maladie de Crohn, l'entérocolite nécrosante, l'eczéma, certaines maladies cardiaques et des allergies.

Les risques pour la mère

L'allaitement aide les nouvelles mères à récupérer de leur accouchement en stimulant les contractions utérines et en diminuant les pertes sanguines.

Il contribue aussi à réduire leurs risques de développer un cancer du sein au cours de leur vie. Certaines études récentes n'ont pas démontré cet avantage, car elles ont classé ensemble les femmes qui avaient allaité quelques jours et celles qui avaient allaité pendant plusieurs années. Depuis, des recherches plus précises ont révélé que la durée de l'allaitement est importante ; plus le nombre total de mois d'allaitement est élevé, plus le risque de développer un cancer du sein est faible.

Mythe : L'allaitement est trop difficile et fait perdre beaucoup de temps aux mères d'aujourd'hui.

Les faits : L'allaitement est pratique, facile une fois que vous avez saisi comment faire, et c'est une expérience agréable pour une majorité de femmes.

Le sujet de la première rencontre d'une série de quatre avec la Ligue La Leche est « Les avantages de l'allaitement » (oui, cela devrait probablement être changé pour « Les risques de l'alimentation artificielle » s'ils souhaitent discuter des questions médicales). L'animatrice du groupe invite habituellement chaque mère à partager les raisons pour lesquelles elle croit que l'allaitement maternel est important ou inestimable, puis l'échange se poursuit en faisant le tour de la salle.

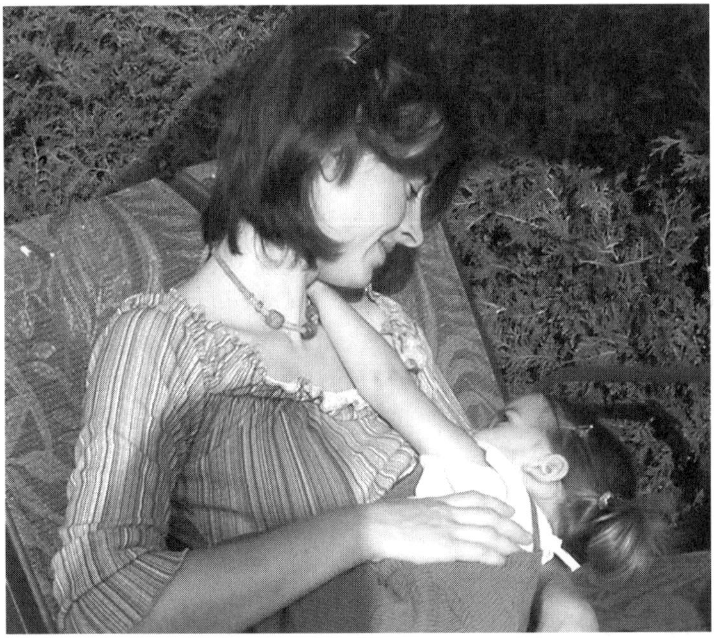

Photo : Isabelle Cloutier

L'allaitement représente plus que de simplement offrir le lait maternel. Les mères *et* les bébés tirent bénéfice de cette proximité spéciale qu'offre la relation d'allaitement.

Certaines mères parlent de la manière dont l'allaitement réduit l'incidence des allergies et des otites. D'autres discutent d'études qui ont démontré que les bébés allaités qui fréquentent la garderie restent en meilleure santé grâce aux nombreux anticorps présents dans le lait maternel. Le résultat sera que la mère sera moins souvent absente du travail. Quelques mères peuvent mentionner qu'elles souhaitent réduire leurs propres risques de développer un cancer du sein.

Mais elles sont une minorité. La plupart des mères évoquent l'aspect émotionnel de l'allaitement maternel, et la manière plus facile et agréable de materner un bébé, un bambin ou un jeune enfant.

Elles aiment aussi l'aspect pratique : le lait est toujours prêt, toujours à la bonne température. Cela ne prend que quelques secondes pour soulever un chemisier ou un tricot, défaire un bouton pour offrir le sein au bébé. Les mères trouvent l'allaitement facile lorsqu'elles voyagent dans des endroits où il pourrait être difficile de conserver à une bonne température des préparations commerciales pour bébé ou bien de trouver les installations pour les faire réchauffer. Elles adorent avoir simplement à rouler sur le côté dans leur lit pour allaiter bébé lorsqu'il commence à s'impatienter de faim en plein milieu de la nuit. Elles apprécient de ne pas avoir à perdre de temps à préparer et nettoyer des biberons, car cela leur permet de passer plus de temps avec leur bébé.

Les mères affirment souvent que cela leur a pris quelques semaines pour comprendre réellement que l'allaitement est plus qu'un autre mode d'alimentation du bébé. Au début, la femme se concentre sur la technique afin que son bébé ait une bonne prise du sein et pour évaluer s'il boit suffisamment. Mais une fois que l'aspect technique est maîtrisé, d'autres aspects importants de l'allaitement maternel deviennent évidents.

La tétée procure un grand réconfort au bébé qui ressent de l'inconfort physique, qui est en détresse ou apeuré pour diverses raisons. Elle apaise le bébé qui recevra un vaccin, calme celui qui a sursauté à cause des aboiements inopinés d'un chien ou qui a été stressé d'avoir été séparé de sa mère. La tétée rappelle à l'enfant le moment où il était dans l'utérus : « Ah oui !, il y a ce battement de cœur familier, cette voix que j'ai toujours entendue, cette odeur habituelle, je suis confortable et au chaud ». L'allaitement offre une transition plus facile vers le monde extérieur.

Le fait de nourrir au sein est également une bonne chose pour les nouvelles mères. Les mères qui assistent aux rencontres des groupes de soutien à l'allaitement reconnaissent que l'allaitement les contraint à ralentir dans une société qui n'arrête pas, et cela leur permet de prendre du temps avec leur bébé. Vous ne pouvez pas faire tenir le sein dans la bouche du bébé calé dans son siège, pour ensuite le laisser boire pendant que vous finissez de nettoyer les casseroles ! L'allaitement assure que vous et le bébé serez en contact peau à peau pour un moment de détente ensemble, et ce plusieurs fois par jour. Ces tétées reposantes peuvent être très utiles pour se remettre de la grossesse et de l'accouchement.

Les mères adorent l'odeur de leur bébé allaité – cette odeur de brioche chaude qu'aucun savon ou poudre ne peut procurer... Même les selles du bébé n'ont pas une odeur désagréable – elles dégagent une légère odeur de levure qui prévient juste à temps, avant que le tout s'écoule de la couche le long de ses jambes !

Les mères parlent de la manière dont l'allaitement les « synchronise » sur les signaux émis par l'enfant. Elles racontent comment elles ne parviennent pas à définir consciemment les pleurs de leurs bébés, mais leurs seins le font en commençant à ruisseler de lait aux sons émis par le bébé. Elles rapportent qu'elles se réveillent souvent une minute juste avant que le bébé le fasse à son tour. Certaines soutiennent qu'elles peuvent savoir que leurs enfants sont malades suite à un changement dans le type de succion ou de comportement au sein. Les mères partagent ce qu'elles apprennent à travers l'expérience continuelle de l'allaitement, qu'elles comprennent les signes subtils de leurs nourrissons. Une mère était en train d'allaiter tout en parlant avec une infirmière de la santé publique. À un certain point de la conversation, la mère fit téter le bébé à l'autre sein. L'infirmière s'arrêta de parler en demandant : « Pourquoi l'avez-vous changé de sein ? ». La mère, étonnée, dit : « Le bébé avait terminé de ce côté, et il voulait l'autre sein. » L'infirmière insista sur le fait qu'elle n'avait perçu aucun signal de la part du bébé. Mais la mère, elle, avait senti que le bébé était sur le point de lâcher le sein et sans y penser, elle prit le bébé pour le mettre à l'autre sein. Ce type d'interaction devient inconsciente après un certain temps. Une mère allaitante expérimentée peut s'occuper des autres enfants, préparer les repas, parler avec des amis et toujours être alerte face à la tétée du bébé, sachant quand revoir la prise du sein, lorsqu'il est temps de changer de côté, si la tétée est terminée et que l'enfant souhaite changer de position.

Les mamans parleront du pur plaisir d'être en contact peau à peau avec leur bébé, et de le voir s'assoupir au sein, jusqu'au sommeil, avec un filet de lait qui coule sur le menton… Lorsque le bébé devient plus grand, et comme la tétée n'exige par toute son énergie et sa concentration, il commencera à jouer pendant qu'il est au sein, esquissant un petit sourire à sa mère en tapotant sa joue ou en explorant sa dentition, tout en émettant des sons de joie pendant qu'il boit. Cela fait partie des joies d'être parents.

> *« Prendre un tout-petit pour le nourrir au sein, le regarder grandir et devenir un homme, c'est cela l'amour. »*
>
> *Carol Shields, « **La mémoire des pierres** » (traduction libre)*

Les mères qui travaillent à l'extérieur de la maison affirment à quel point elles apprécient le lien offert par l'allaitement. Il est difficile de laisser votre bébé à quelqu'un d'autre qui en prendra soin, mais le fait de pouvoir le mettre au sein lorsque vous revenez à la maison après une journée en garderie et rétablir cette relation est relaxant autant pour vous que pour le bébé. Ces mères sont heureuses de conserver quelque chose de spécial avec leurs bébés, quelque chose que la gardienne ne peut avoir.

Ces expériences sont difficilement mesurables de manière scientifique, mais elles sont réelles pour les mères, et à prendre en considération lorsqu'on décide du mode d'alimentation du nourrisson.

Oui, cela vaut le coup de résoudre les problèmes !

Il y a une vingtaine d'années, pratiquement toutes difficultés rencontrées par une mère allaitante avaient une seule «solution» : sevrer l'enfant. Des mamelons douloureux? *Arrêtez l'allaitement.* Une infection du sein? *Sevrez immédiatement.* Le bébé ne prend pas assez de poids? *Stoppez l'allaitement.* Cela semble facile et simple pour un médecin qui donne son avis, mais ces remarques ont souvent été dévastatrices pour les mères qui voulaient réellement allaiter.

Si le bébé était prématuré ou de faible poids à la naissance, même pour une naissance à terme, on conseillait habituellement à la mère de ne pas essayer d'allaiter parce que la tétée serait trop difficile pour le bébé et que le lait maternel n'offrirait pas assez de calories pour l'aider à prendre du poids. Lorsqu'un bébé était plus gros que la moyenne, la mère se faisait souvent dire que son lait ne le soutiendrait pas assez et que de donner du lait industriel serait mieux. Si la mère ou le bébé avaient une quelconque maladie, l'allaitement était arrêté...

Désormais, les mères sont plus susceptibles de connaître les bénéfices et l'importance de l'allaitement, mais elles peuvent encore avoir des difficultés à obtenir l'aide dont elles ont besoin pour faire en sorte que tout se déroule bien.

Anecdotes de mères

Leslie

L'accouchement de Leslie a été provoqué une semaine avant la date du terme car sa pression artérielle était haute et son médecin commençait à s'inquiéter. Après un travail court mais intense, sa fille est née, avec un poids de naissance d'environ 3150 g. Elle semblait très somnolente et Leslie n'a pas pu l'allaiter tout de suite. L'infirmière a exprimé des inquiétudes au sujet de la respiration l'enfant, et l'a amené à la pouponnière pour la mettre en observation[4].

Lorsque Leslie est retournée à la maison le jour suivant[5], le bébé avait tété à quelques reprises mais pas très bien, et elle commençait à avoir les mamelons gercés et douloureux. Alors que son nouveau-né avait trois jours, ses mamelons étaient devenus extrêmement douloureux et l'engorgement dont elle souffrait rendait encore plus difficile le moment de la tétée. Lorsqu'elle a amené le bébé chez le médecin, il lui a suggéré de lui donner un supplément de lait industriel au biberon après chaque tétée. Il lui a aussi suggéré de prendre des médicaments analgésiques avant de donner le sein afin de rendre les tétées plus confortables.

---

4. Au Canada, dans les maternités, ce sont des infirmières qui travaillent en postnatal avec les mères et qui s'occupent des bébés. En France, ce sont des auxiliaires de puériculture qui s'occupent des bébés. (N.D.T.)
5. Au Canada, les mères demeurent environ 24-72 heures à l'hôpital suite à la naissance d'un enfant, puis obtiennent leur congé. (N.D.T.)

Insatisfaite de cela, Leslie a appelé le département de santé publique et une infirmière lui a rendu visite à domicile. La professionnelle de la santé a observé Leslie en train d'essayer d'allaiter son bébé et a examiné ses mamelons qui étaient crevassés et qui commençaient à saigner. Son conseil : « Mettez le bébé au biberon. Cela ne fonctionne pas. » Leslie voulait allaiter, non sevrer... Elle a trouvé un livre à sa bibliothèque municipale qui expliquait que les douleurs aux mamelons étaient causées par une mauvaise prise du sein, mais il lui a fallu plusieurs appels téléphoniques avant de trouver quelqu'un pour l'aider à mettre le bébé au sein correctement. Ses mamelons douloureux ont guéri.

Leslie était bien consciente qu'il était important qu'elle allaite son enfant, mais elle avait besoin de plus que cela ; elle requérait une certaine aide pratique. C'est seulement lorsque plus de gens seront informés de l'importance de l'allaitement maternel que plus d'aide sera disponible pour les mères allaitantes.

L'allaitement et la culpabilité

Une des raisons pour lesquelles les nombreuses et importantes différences entre l'allaitement et l'alimentation artificielle ont été minimisées est la crainte des gens de culpabiliser les mères qui n'allaitent pas.

Mais cette préoccupation à propos de la culpabilité n'est qu'une fausse excuse, une ruse... C'est un argument qui détourne l'attention des professionnels de santé qui manquent de connaissances et de compréhension face à l'allaitement. Cela *leur* permet de ne pas se sentir coupable de leur ignorance quant à la manière d'aider des femmes à surmonter leurs difficultés d'allaitement (la plupart peuvent être évitées avec des actions préventives en premier lieu). L'argument de la culpabilité permet aussi à l'industrie du lait artificiel pour bébé et aux professionnels de la santé de distribuer sa littérature ainsi que des échantillons gratuits de préparations commerciales pour nourrissons aux femmes enceintes sans ressentir de culpabilité. Pourtant, il a été clairement démontré que ces livrets d'informations et les échantillons gratuits font diminuer l'initiation et la durée de l'allaitement. Il y a souvent des tentatives délibérées pour faire paraître équivalents les deux modes d'alimentation. Par exemple, une liste des « avantages et désavantages » de l'allaitement et du biberon, présentant des arguments tels que « les selles du bébé présentent une meilleure odeur » en faveur de l'allaitement... Un atout insignifiant qui est facilement court-circuité par un des « avantages » listés pour le biberon, tel que « papa peut également nourrir le bébé »... La liste peut être trompeuse afin de présenter le même nombre de points listés en « avantages » pour les deux modes d'alimentation, évidemment en omettant des dizaines d'avantages importants de l'allaitement maternel...

Lorsque la santé des bébés et des mères est en cause, ce n'est pas en évitant de « culpabiliser les mères » que les professionnels de la santé pourront échanger avec les femmes à propos des autres options, et favoriser une décision éclairée. Si une femme enceinte va voir son médecin et lui confie qu'elle fume un paquet de cigarette par jour, n'y a-t-il pas de fortes chances qu'elle quitte son cabinet en se sentant coupable de mettre en danger le fœtus qu'elle porte ? Si elle reconnaît qu'elle boit quelques bières de temps en temps, quittera-t-elle son cabinet médical en se sentant coupable ?

Que dire si elle va voir son médecin avec son nouveau-né âgé d'une semaine et qu'elle lui dit qu'elle nourrit le bébé avec du lait de vache pasteurisé ? Quelle sera la réaction du médecin ? La plupart vont suffoquer d'indignation ! Et ils ne verront aucun problème à culpabiliser la mère qui donne du lait de vache ordinaire à son bébé, en faisant pression sur elle pour qu'elle le nourrisse plutôt de préparation commerciale pour nourrissons (évidemment, le médecin ne fera pas pression sur elle pour qu'elle allaite, parce qu'il ne veut pas qu'elle se sente coupable de ne pas allaiter…) !

Pourquoi y a-t-il autant d'indulgence envers les préparations commerciales pour nourrissons ? Bien entendu, la raison est que l'industrie du lait artificiel pour bébés a brillamment réussi, grâce à ses publicités, à convaincre le monde entier que les préparations commerciales sont aussi bonnes pour le bébé que l'allaitement, et qu'il ne faut pas en faire tout un plat si les femmes ne veulent pas allaiter. Cela est également très rassurant pour de nombreuses professionnelles de la santé qui n'ont pas allaité elles-mêmes ou ceux dont les conjointes n'ont pas allaité…

Un médecin n'hésite pas à faire pression sur une mère pour qu'elle utilise des préparations commerciales pour nourrissons au lieu du lait de vache ordinaire. Pourtant, bien que le lait industriel est censé être théoriquement plus approprié pour les bébés que le lait de vache ordinaire, aucune étude clinique à long-terme n'a été menée pour démontrer la différence… Aucune. Les différences existant entre le lait de vache ordinaire et les préparations commerciales pour nourrissons sont moins importantes que celles entre les préparations commerciales et le lait maternel. De plus, nous avons une abondance de données cliniques qui démontrent à quel point les bébés nourris de lait industriel se portent moins bien. Presque à chaque jour, il y a de nouvelles études qui démontrent les nouveaux bénéfices de l'allaitement sur la santé (et inversement, ces études démontrent donc de nouveaux risques liés au non-allaitement).

Alors comment devrait-on encourager l'allaitement ? Toutes les femmes enceintes et leurs familles doivent connaître les risques de l'alimentation artificielle. C'est très important. Toutes les femmes devraient être encouragées à allaiter, et elles devraient recevoir le meilleur soutien possible pour démarrer l'allaitement correctement dès que le bébé est né. Ce soutien est crucial. Il est inutile de dire aux femmes à quel point l'allaitement est bénéfique pour ensuite faire en sorte qu'il soit difficile pour elles d'allaiter – bravo à ces routines hospitalières peu favorables à l'allaitement et aux conseils erronés de certains professionnels de la santé !

Si les mères obtiennent les informations concernant les risques de l'alimentation artificielle, qu'elles bénéficient d'un bon soutien, de l'aide nécessaire et qu'elles décident de nourrir quand même leurs bébés avec du lait industriel, elles auront pris une décision éclairée. L'information sur l'alimentation ne devrait pas provenir des fabricants de préparations commerciales pour nourrissons, comme cela est fait trop souvent. Leurs dépliants énoncent quelques avantages de l'allaitement, mais poursuivent ensuite sur des arguments qui présentent leurs préparations lactées comme étant aussi bonnes… Si les mères obtiennent une aide adéquate pour leur allaitement, mais trouvent en cours de route que cela ne leur convient pas, elles peuvent décider de passer à l'alimentation artificielle[6] si tel est leur choix. Cela n'est pas compliqué, mais par contre il est beaucoup plus difficile de passer des préparations commerciales pour nourrissons à l'allaitement.

Pendant que vous êtes enceinte :

Vous pouvez vous préparer à allaiter pendant votre grossesse; pas en « endurcissant vos mamelons » comme il était suggéré aux mères auparavant, mais en planifiant la naissance de votre enfant et en obtenant l'information que vous recherchez. Quelques suggestions :

- Au cours de votre grossesse, assistez à au moins une rencontre d'un groupe de soutien à l'allaitement, comme la Ligue La Leche. Vous pourrez y voir des bébés être allaités et rencontrer des gens qui pourront vous donner de l'information et du soutien lorsque le bébé naîtra.
- Si vous accouchez dans un hôpital ou une maternité, informez-vous sur les pratiques de l'hôpital. Soyez claire sur le fait que vous souhaitez que le bébé soit auprès de vous dès la naissance, à moins qu'il y ait un problème médical.
- Discutez avec votre conjoint, votre médecin ou votre sage-femme de ce que vous pouvez faire pour débuter l'allaitement en cas de complications (par exemple si vous accouchez par césarienne, prématurément ou si votre enfant est malade.)
- Prévoyez du soutien et de l'aide pour votre retour à la maison après votre séjour à l'hôpital afin que vous puissiez vous concentrer sur l'apprentissage de l'allaitement.

6. « Alimentation artificielle » signifie « nourrir de lait industriel », de préparations commerciales pour nourrissons.

Chapitre 2

Trouver un bon soutien pour votre allaitement

Mythe : Les professionnels de la santé en connaissent plus sur l'allaitement maternel que d'autres personnes.

Les faits : Tous les professionnels de la santé – infirmières, sages-femmes, médecins – disent qu'ils soutiennent l'allaitement. Il serait difficile pour eux de prétendre le contraire, comme la supériorité de l'allaitement continue d'être démontrée jour après jour. De plus, les principales associations professionnelles (comme la Société Canadienne de Pédiatrie et l'American Academy of Pediatrics, etc.) ont fait des déclarations sur l'importance de l'allaitement. Les affirmations pour supporter l'allaitement ne sont parfois qu'un beau vernis de surface, et les compétences des professionnels à procurer un réel soutien pratique aux mères allaitantes peuvent être insuffisantes.

Cette incapacité à soutenir les mères vient parfois de leurs propres expériences parentales. C'est difficile d'offrir beaucoup de soutien et d'encouragements aux mères à propos de l'allaitement si leurs expériences d'allaitement (ou celles de leurs conjointes) ont été empreintes de douleur, que le bébé était très maussade, ou s'il y a eu un sevrage rapide vers le lait industriel. C'est également difficile lorsque leur formation médicale ne comporte pas vraiment d'information sur la gestion de l'allaitement et ses techniques, comment favoriser un bon démarrage ou résoudre un problème qui survient. Après la fin des études, la situation ne s'améliore pas. Au lieu de recevoir de bonnes informations sur l'allaitement, le médecin est inondé de publicités provenant des fabricants de préparations commerciales pour nourrissons, et d'invitations à des séminaires sur la nutrition infantile commandités évidemment par ces mêmes fabricants… !

Nombre de professionnels de la santé soutiennent l'allaitement uniquement lorsque tout va bien et que c'est facile. Certains ne le favorisent pas du tout. Dès qu'il y a des difficultés, que la croissance du bébé correspond moins aux courbes de croissance ou que le mode de vie de la nouvelle mère n'est pas irréprochable, trop de professionnels suggèrent que le bébé soit sevré ou supplémenté avec des préparations commerciales pour nourrissons. Cela est presque toujours inutile et pourrait être évité avec un soutien à l'allaitement adéquat.

Comment pouvez-vous savoir si le professionnel à qui vous avez confié votre suivi médical NE SOUTIENT PAS l'allaitement? Voici quelques indices :

✓ **Pendant que vous êtes enceinte ou lorsque vous venez d'accoucher, il vous donne des échantillons de lait industriel pour nourrissons ou des dépliants informatifs qui proviennent des fabricants.**

Quel est le but de tels échantillons et informations? Pour quelles raisons l'industrie des préparations commerciales les distribue et pousse les médecins à les donner? Il n'y a qu'un seul but : publiciser et commercialiser le lait industriel pour bébé. Les brochures, vidéos et échantillons sont offerts dans le but de vous inciter à utiliser des préparations commerciales, sevrer votre bébé plus tôt, ou utiliser du lait industriel inutilement pendant votre allaitement, ce qui vous amènera éventuellement à dépendre de l'industrie pour l'alimentation de votre enfant. Les brochures et les vidéos contiennent un mélange de bonnes informations et de renseignements subtilement trompeurs qui déprécient l'allaitement. La boîte de lait industriel prête à servir est une puissante suggestion pour faire croire à la mère qu'elle n'aura pas assez de lait et qu'à un moment donné elle aura besoin de cela. Ce ne sont pas des cadeaux innocents et des échantillons inoffensifs...

L'industrie des préparations commerciales pour nourrissons sait que ses manœuvres fonctionnent. Les recherches sont claires : les mères qui se voient offrir des échantillons de lait artificiel sèvrent leurs bébés plus rapidement que celles qui n'en reçoivent pas.

L'efficacité de cette approche est bien démontrée par la détermination dont font preuve les fabricants de préparations commerciales, visant à ce que les échantillons parviennent entre les mains des femmes enceintes et des nouvelles mères... Si cela ne fonctionnait pas, ils n'investiraient pas autant d'argent, de temps et d'efforts dans cette forme de publicité!

Interrogez-vous sur les raisons qui motivent votre professionnel de la santé à faire de la publicité pour l'alimentation artificielle, et pourquoi il n'en fait pas pour l'allaitement maternel.

✓ **Il vous dit que l'allaitement et l'alimentation artificielle sont fondamentalement la même chose.**

Il est vrai que la plupart des bébés nourris au lait industriel vont grandir en assez bonne santé et dans un contexte émotionnel sécurisant. Il est également vrai

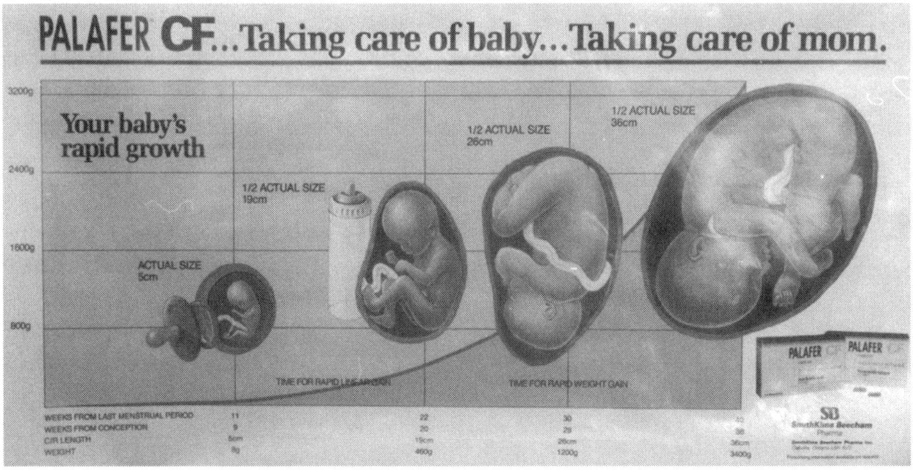

Une publicité d'un supplément de fer pour les femmes enceintes affichée dans un cabinet de médecins. L'entreprise ne fabrique pas de préparations commerciales pour nourrissons ou de biberons, mais l'affiche démontre bien la nature envahissante des biberons et des sucettes en tant que symboles de la petite enfance dans notre société. Cette mentalité de l'alimentation artificielle interfère avec notre manière de comprendre le fonctionnement de l'allaitement, et cela est souvent à la source des suggestions de sevrage de la part des professionnels de la santé, presque toujours injustifiées.

que ce ne sont pas tous les bébés allaités qui grandiront en bonne santé et dans un contexte sécurisant. Mais cela ne signifie pas que la manière de nourrir votre enfant n'a pas d'importance.

Le lait maternel a une composition très différente du lait industriel pour bébés. Non seulement de par sa teneur en anticorps et en globules blancs vivants qui contribuent à protéger l'enfant de la maladie, mais aussi parce que sa composition varie de jour en jour, de mois en mois en s'adaptant aux besoins changeants du bébé. Le lait maternel change même au cours d'une tétée. Il est très digeste et ses nutriments sont rapidement assimilés.

D'autre part, la composition du lait industriel est une imitation pâle et très approximative de ce que nous connaissions du lait maternel il y a de nombreuses années, sans parler du fait que les préparations commerciales pour nourrissons sont élaborées à partir du lait d'une espèce animale totalement différente de la nôtre.

L'allaitement n'est pas la même chose que l'alimentation artificielle. Il s'agit d'un autre type de relation. Le bébé allaité est assuré de recevoir une certaine quantité de portage et de contact peau à peau aussi longtemps qu'il est allaité. Cela ne signifie pas que les parents qui donnent le biberon à leurs enfants ne peuvent pas leur offrir beaucoup de contact peau à peau et de portage. Cela nécessite simplement plus d'efforts et il faut qu'ils y pensent.

Les professionnels de la santé décrivent souvent l'allaitement et l'alimentation au biberon comme à peu près équivalents parce qu'ils s'inquiètent des mères qui ne pourront pas allaiter et qui risquent de se sentir coupables ou déçues. Si vous ne pouvez allaiter, c'est regrettable. Mais prétendre que l'allaitement n'est pas important ou précieux est condescendant et médicalement inexact. Un bébé n'a pas nécessairement besoin d'être allaité pour grandir en bonne santé et dans un contexte sécurisant, mais l'allaitement est nettement bénéfique pour la mère et l'enfant. Il est naturel d'être déçue si vous ne pouvez allaiter, pour quelque raison que ce soit.

✓ **Il vous présente une certaine marque de lait industriel comme étant la meilleure.**

Il n'y a aucune preuve qu'une marque de lait industriel pour bébé soit meilleure qu'une autre pour un bébé en bonne santé. Certains bébés semblent tolérer une marque mieux qu'une autre, mais ceci varie d'un cas à l'autre. Lorsqu'un professionnel de la santé en recommande une plutôt qu'une autre, cela peut être parce que le représentant de la marque en question est passé il y a peu de temps en distribuant des «brochures d'information». Il peut aussi vous en recommander une parce que son propre enfant tolérait mieux cette marque...

De toute façon, une telle pratique vous indique que le professionnel de la santé émet des recommandations basées sur autre chose que la recherche scientifique. Cela devrait vous préoccuper que votre médecin ne soutienne pas et n'encourage pas fortement l'allaitement.

✓ **Il vous affirme qu'il n'est pas nécessaire d'allaiter le bébé immédiatement après la naissance, que vous serez trop fatiguée pour le faire, et que souvent le bébé n'est pas très intéressé de toute façon.**

Démarrer l'allaitement au cours des deux premières heures de vie n'est pas nécessaire à la survie du bébé, mais il est important de le faire pour permettre à l'allaitement de bien s'installer. Vous serez sûrement fatiguée après l'accouchement, mais vous serez également très enthousiaste à l'idée de faire connaissance avec votre nouveau bébé, et impatiente d'établir le contact. C'est le moment où vous êtes tous les deux prêts pour une première tétée.

Le bébé peut téter même si vous êtes allongée suite à votre accouchement. Certains bébés ne prendront pas le sein immédiatement après la naissance, mais la plupart vont téter dans l'heure ou les deux heures qui s'ensuivent. S'ils sont laissés en contact étroit avec leurs mamans, ils commenceront à chercher le sein lorsqu'ils seront prêts. Par contre, si on les enlève de leurs mères, beaucoup s'endormiront profondément et ne montreront pas d'intérêt pour téter pendant plusieurs heures. De nombreuses études ont démontré que la tétée précoce contribuait à bien démarrer l'allaitement, et que le colostrum fabriqué par les seins au cours des premiers jours suivant la naissance est très bénéfique pour le bébé.

Il semble que les routines des hôpitaux – notamment pour la pesée, la prise d'empreintes plantaires (au Canada), les gouttes oculaires et l'injection de vitamine K – ont priorité sur l'importance de laisser le bébé en contact peau à peau avec sa mère et de permettre ainsi à l'allaitement de bien démarrer. Il n'y a aucune raison pour ne pas retarder ces routines de quelques heures, alors que mère et bébé ont pu démarrer l'allaitement. Lorsqu'on donne la priorité à ces protocoles hospitaliers, l'allaitement est mis en arrière plan et là encore, il faut remettre en question l'engagement du professionnel de la santé face à l'allaitement.

✓ **Le professionnel de la santé vous dit que la confusion sein-tétine n'existe pas vraiment et que vous devriez commencer à donner le biberon rapidement afin de vous assurer que le bébé accepte bien la tétine.**

Le professionnel de la santé qui présume que la tétine du biberon est sans danger considère comme normal d'alimenter artificiellement un bébé si l'allaitement ne fonctionne pas. Pourquoi mettre l'accent sur l'importance de faire téter le bébé à une tétine de biberon alors qu'il y a bien d'autres manières de supplémenter un enfant si cela devient nécessaire ?

On n'a pas prouvé que l'usage de la tétine était inoffensif pour l'allaitement. Ce n'est pas parce que certains et même de nombreux bébés acceptent le biberon ou la sucette de temps en temps, tout en continuant de prendre le sein sans problème apparent, que d'autres nourrissons le feront. Nous n'avons aucun moyen de savoir à l'avance quels bébés pourront gérer les deux modes d'alimentation et lesquels ne pourront pas. Il y a souvent une combinaison de différents facteurs, dont l'usage de la sucette et de la tétine, qui s'ajoutent à d'autres difficultés, et qui font en sorte que le sevrage survient rapidement.

S'il n'y a aucun problème de confusion dans la succion ou pour passer du sein au biberon et vice-versa, alors pourquoi souligner l'importance d'offrir le biberon à un petit nourrisson afin de s'assurer qu'il l'accepte ? Cela sous-entend qu'à un certain moment vous devriez donner des biberons à votre enfant, bien que de nombreux bébés allaités n'aient jamais reçu de biberons et terminent leur sevrage en buvant directement au verre. Les professionnels de la santé devraient encourager et soutenir l'allaitement sans présenter l'idée que tôt ou tard le bébé devra boire au biberon.

✓ **Il soutient que vous devez arrêter l'allaitement parce que vous ou votre bébé êtes malades, ou que vous avez besoin de médicaments ou d'examens médicaux.**

Il y a de rares situations où la maladie du bébé ou de la mère doit entraîner un sevrage. Cependant, les professionnels de la santé recommandent trop souvent de sevrer le bébé sans s'informer, et cela n'est presque jamais nécessaire. Un professionnel de la santé qui soutient vraiment l'allaitement fera de gros efforts pour trouver les moyens qui permettront la poursuite de l'allaitement, même en présence de diverses circonstances médicales.

Il y a quelques années, la plupart des médecins recommandaient aux femmes atteintes de mastites infectieuses de sevrer leurs bébés. Dans certains cas, cela avait pour conséquence une aggravation de la situation, qui dégénérait en abcès. Un nombre grandissant d'intervenants comprend maintenant que la poursuite de l'allaitement pendant une mastite est sans danger pour le bébé et permettra à la mère de guérir plus rapidement, avec moins de complications.

Les femmes qui ont des maladies telles que la grippe ou une infection gastro-intestinale s'entendent souvent conseiller de sevrer leurs bébés et on les avertit qu'elles risquent de se déshydrater si elles continuent d'allaiter. Cependant, la plupart des mères trouvent plus facile de poursuivre l'allaitement que de se retrouver avec un bébé malheureux et des seins engorgés. Le fait de boire des liquides non-gazéifiés, en petite quantité mais fréquemment, contribuera à conserver l'hydratation de la mère, et elle peut allaiter son bébé en restant allongée dans son lit si elle ne se sent pas bien. La mère n'a pas à s'inquiéter de transmettre l'infection au bébé puisqu'il a déjà été en contact avec le virus avant que la mère ait des symptômes. Grâce à l'allaitement, le bébé peut bénéficier des anticorps que le corps de sa mère produit, et qui passent dans son lait.

Que dire des maladies plus graves, pour lesquelles la mère doit prendre des médicaments ? Dans la plupart des cas, la mère pourra allaiter parce que les médicaments n'affecteront pas son bébé. Pour les cas où la sécurité du médicament ne serait vraiment pas garantie pendant l'allaitement, le médecin peut bien souvent prescrire un médicament similaire qui sera compatible. Il est rare qu'il n'y ait qu'un seul médicament pour traiter une maladie. Les dictionnaires et compendiums de spécialités pharmaceutiques utilisés par les professionnels de la santé ne sont pas de bonnes sources d'informations en ce qui concerne la compatibilité des médicaments avec l'allaitement car les fabricants affirment que les médicaments sont incompatibles pour la seule raison qu'ils veulent éviter d'avoir une responsabilité légale face à leur utilisation, et qu'ils cherchent à se protéger d'éventuelles poursuites judiciaires. Voir le chapitre 11 « L'allaitement et les médicaments » p. 275 pour obtenir plus d'informations ainsi que des ressources fiables.

Si votre professionnel de la santé vous suggère en premier lieu un médicament qui nécessite réellement de cesser l'allaitement, vous êtes en droit de vous inquiéter du fait qu'il n'accorde pas assez d'importance à l'allaitement.

✓ Il est étonné d'apprendre que vous allaitez toujours votre enfant de six mois.

Une infirmière de la santé publique qui insistait toujours sur le fait qu'elle soutenait beaucoup l'allaitement, a un jour reçu un appel de la mère d'un bambin de sept mois. L'infirmière a demandé à la mère ce qu'elle donnait à manger à son bébé, et celle-ci répondit « Euh..., mon bébé est allaité ». L'infirmière lui a alors demandé ce qu'elle lui donnait lorsqu'elle lui donnait un biberon… : « Donnez-vous une préparation commerciale pour nourrissons ou bien du lait de vache ordinaire dans son biberon ? La mère a donc répété : « Non, il est allaité. Pas de biberon, pas d'autres aliments. » L'infirmière a marqué une pause pour un moment, puis a dit : « Eh bien !, vous êtes courageuse... »

L'expression de surprise de l'infirmière face à un bébé de sept mois toujours allaité, sa supposition qu'il devait prendre des biberons même si la mère a été claire en mentionnant qu'il était allaité, ne soutenaient pas l'allaitement. Elle suggérait ainsi qu'il y avait quelque chose d'anormal ou d'étrange dans le fait que ce bébé soit allaité à cet âge, et qu'à la limite il aurait dû boire un peu au biberon.

En fait, sur presque toute la planète, il est commun, normal, reconnu et souhaitable que l'allaitement dure au moins deux ou trois ans et même plus. Des recherches menées par l'anthropologue Kathy Dettwyler suggèrent que l'âge naturel et biologique du sevrage des bébés humains se situe entre deux ans et demi et sept ans. Une durée d'allaitement qui se situe dans cette fourchette semble procurer un développement optimal du cerveau, des mâchoires et de la dentition, et permet de réduire l'incidence et la gravité de nombreuses maladies et allergies.

Il n'est pas rare de voir un bambin nord-américain de trois ans qui se promène avec un biberon ou qui a une sucette dans la bouche. À cet âge, un nombre encore plus important d'enfants ont un biberon ou une sucette pour la période de la nuit ou de la sieste, même s'ils ne les utilisent pas le reste du temps. Ces deux objets sont des substituts du sein, et nous les considérons souvent comme plus acceptables que l'allaitement – le seul et l'original pourtant…

Ces mêmes professionnels qui trouvent étrange que l'allaitement se poursuive au-delà de six mois recommandent habituellement de donner des préparations commerciales pour nourrissons jusqu'à ce que les bébés aient neuf ou douze mois. Bon nombre suggèrent l'utilisation de « laits de croissance » créés pour les bébés qui ont amorcé une diversification alimentaire. Mais souvenez-vous que ce ne sont que de pâles tentatives d'imitation du lait maternel ; le lait de vache ou les préparations à base de soja sont transformés afin de tenter de se rapprocher du lait maternel pour devenir plus digestes. Pourquoi devrait-on considérer qu'une pauvre imitation est aussi bonne que l'original ?

✓ Il vous affirme que le lait maternel n'a plus vraiment de valeur nutritive une fois que l'enfant a atteint un certain âge – six, douze mois ou autre.

Cela est tout simplement faux. Même si cela était vrai, même si le lait maternel se transformait subitement en eau à un certain moment, *l'allaitement* aurait toujours une valeur en soi. La proximité entre la mère et l'enfant, la capacité à calmer et à rassurer le bébé lorsqu'il est au sein, l'interaction de deux personnes qui s'aiment, sont tout aussi importantes même s'il n'y avait plus de lait maternel.

Mais le lait maternel, peu importe l'âge de l'enfant et son stade de développement, est toujours du lait. Il contient du calcium, des lipides, des protéines, des vitamines et des minéraux comme auparavant, et ces nutriments sont prêts à être absorbés rapidement et utilisés par le corps du bébé. Le lait maternel est spécifiquement conçu pour les humains. S'il y a un bénéfice pour un jeune enfant à boire du lait de vache, lequel contient d'importants nutriments qui sont pourtant plus difficiles à digérer et à absorber par son corps, il est évident que le lait maternel présente bien plus de bénéfices encore et qu'il est encore plus important que l'enfant en boive…

De plus, la concentration de certains composants immunitaires du lait maternel augmente lorsque l'enfant grandit, offrant encore plus de protection contre certaines maladies comme les gastro-entérites, les infections respiratoires, les otites, etc. Cette protection est importante parce que les bébés plus âgés et les bambins sont plus susceptibles de manger des biscuits tombés par terre, d'embrasser (ou de mordre !) d'autres enfants, ou d'autres actes les exposant à une large variété de germes. Si votre enfant fréquente une garderie, un service de garde ou s'il joue avec d'autres enfants, ces anticorps protecteurs auront beaucoup d'importance.

✓ **Il soutient que vous ne devriez jamais laisser votre enfant s'endormir au sein.**

Et pourquoi pas ? C'est bien et parfois très utile qu'un bébé puisse s'endormir sans téter, mais un des grands avantages de l'allaitement est que vous avez un moyen très pratique d'amener un bébé fatigué vers le sommeil. Rien ne calme un bébé ou un bambin comme l'allaitement. Même un enfant surexcité ou extrêmement fatigué par les activités qui l'entourent se calmera habituellement, se relaxera, pour s'endormir ensuite au sein.

L'allaitement est plus difficile pour les mères à qui on dit de ne pas laisser leurs bébés s'endormir au sein. Qu'est-ce qu'une mère est censée faire si son bébé est affamé et fatigué à la fois, et qu'elle sait qu'il va probablement s'endormir au cours de la tétée ? Si elle ne le nourrit pas, il s'endormira peut-être de lui-même, mais se réveillera peu de temps après parce qu'il aura très faim. Si elle tente de le garder éveillé pendant la tétée en lui chatouillant les pieds ou en le stimulant de différentes façons, il deviendra probablement mécontent et pourra même mordre, refuser le sein ou finir par pleurer. La mère risquera d'arrêter la tétée avant que le bébé ait obtenu tout le lait qu'il voulait afin d'éviter qu'il tombe endormi. Cela signifie qu'il s'éveillera peu de temps après, tenaillé par la faim. Le moment de la tétée deviendra stressant au lieu d'être un moment de détente et de bonheur. Les mères à qui on dit de ne pas laisser leurs enfants s'endormir au sein finissent parfois par utiliser une sucette pour endormir leurs bébés, même si l'usage de la sucette peut interférer avec l'allaitement, notamment s'il y a déjà des difficultés.

✓ **Le professionnel de la santé vous dit que vous ne pouvez pas séjourner à l'hôpital pour allaiter votre enfant malade parce qu'il est important pour vous de vous reposer à la maison.**

Les bébés malades n'ont pas moins besoin de l'allaitement que les enfants en bonne santé ; ils en ont *encore plus besoin.* Votre médecin et l'hôpital devraient faire tous les efforts possibles pour vous offrir un environnement dans lequel vous pourrez vous reposer tout en demeurant avec votre bébé pour l'allaiter. Lorsqu'un enfant est malade, ce n'est *PAS le moment* d'introduire du lait industriel dans son corps. C'est le moment où il a le plus besoin de votre lait, car c'est une nourriture parfaite qui contient des éléments qui l'aideront à combattre la maladie. Combien de repos pourriez-vous réellement prendre à la maison de toute façon ? Vous vous éveilleriez en étant très inquiète pour votre bébé.

Si un professionnel de la santé vous donne de tels conseils, de les prenez pas au pied de la lettre. Demandez d'autres avis et allez chercher de l'information. Trouvez une personne compétente en allaitement.

Alors, comment obtenir un réel soutien à l'allaitement ?

Lorsque vous cherchez un médecin de famille, un obstétricien, un gynécologue ou un pédiatre, demandez-lui des informations sur l'allaitement. Bien entendu, votre médecin doit soutenir l'allaitement. Vous pouvez lui poser des questions comme : *« Quel pourcentage de vos patientes allaitent ? À trois mois ? À six mois ? À douze mois ? À vingt-quatre mois ? Dans quelles situations recommandez-vous de sevrer un bébé ? » « Quels livres ou vidéos sur l'allaitement recommandez-vous ? »* (Si tous les documents cités sont issus de l'industrie du lait artificiel pour bébés, c'est un mauvais signe…) Si votre liste de questions est longue, soyez prudente…

Si vous planifiez un accouchement à l'hôpital ou dans une maternité, recherchez un établissement qui détient l'accréditation **« Ami des bébés »** de l'Unicef. Au Canada en 2006, il n'y a que trois hôpitaux qui peuvent afficher fièrement cette désignation spéciale (le Centre hospitalier Brome-Missisquoi-Perkins à Cowansville [Québec], le Centre hospitalier St-Eustache près de Montréal [Québec] ainsi que celui de St-Joseph à Hamilton [Ontario]). Certaines maisons de naissances et autres établissements dans la communauté ont également obtenu cette accréditation au Québec. Il y a toutefois de nombreux établissements qui ont reçu ce label à travers le monde. Il y a cinq établissements certifiés « Amis des bébés » en France[7].

Pour devenir un « Hôpital Ami des Bébés », les politiques et les routines de soins doivent correspondre aux étapes énoncées au chapitre 4 « Avoir un départ optimal », en plus de quelques autres éléments. Si aucun hôpital ou maternité situé

7. En 2002, la Suisse avait 28 établissements certifiés « Amis des bébés ».

près de chez vous n'a le label officiel « Ami des bébés », vous pouvez alors poser des questions pour voir à quel point ils s'approchent des exigences recommandées. Est-ce que la mère et son bébé demeurent ensemble après l'accouchement ou bien y a-t-il la traditionnelle période d'observation pendant laquelle le bébé est gardé en pouponnière ? Est-ce que les bébés allaités sont supplémentés avec de la préparation commerciale pour nourrissons, et comment ces suppléments sont-ils offerts aux bébés ? Vous ferez probablement une visite de l'hôpital avant votre accouchement pour voir comment ce sera d'accoucher dans cet endroit, et ce sera une belle opportunité pour poser quelques questions sur l'allaitement.

La **Ligue La Leche ainsi que d'autres groupes de soutien à l'allaitement** offrent des rencontres mensuelles dans de nombreux pays du monde, et leurs bénévoles encouragent les mères à assister aux rencontres dès qu'elles sont enceintes. Avant la naissance de votre enfant, trouvez un tel groupe de soutien dans votre communauté. La Ligue La Leche est un organisme à but non lucratif et bénévole qui offre un soutien de mère à mère et qui contribue à ce que les femmes s'intéressent à l'allaitement, et ce depuis une cinquantaine d'années. Chaque animatrice ou monitrice a allaité au moins un enfant, mais elle peut souvent utiliser bien plus que son expérience personnelle pour offrir du soutien et de l'information. Elle a la plupart du temps accès à un énorme réseau de connaissances et de recherches sur l'allaitement.

Aux réunions des groupes de soutien à l'allaitement, vous rencontrerez d'autres mères accompagnées de bébés, des nouveau-nés mais aussi des bambins. Si vous n'avez jamais été entourée de bébés, cela vous aidera à voir comment les tétées se déroulent, la prise du sein, ainsi que plusieurs positions d'allaitement. Le seul fait d'être avec des nouvelles mères et d'entendre leurs anecdotes sera stimulant pour vous.

Les bénévoles des groupes de soutien à l'allaitement, dont la Ligue La Leche, seront une bonne ressource si vous commencez à expérimenter des problèmes d'allaitement. Chaque animatrice, monitrice ou marraine d'allaitement a une expérience qui lui est propre, mais si votre situation nécessite plus d'aide, la bénévole pourra probablement vous mettre en contact avec une personne qui pourra vous aider.

Dans certaines communautés, différents groupes de soutien à l'allaitement ont été démarrés par le département de santé publique du gouvernement ou ont pu émerger de manière plus informelle. Ces groupes peuvent être très utiles, mais il se peut que vous deviez parfois chercher de l'aide ailleurs si vos difficultés d'allaitement s'aggravent.

Les **consultantes en lactation certifiées IBCLC**[8] représentent une nouvelle catégorie de professionnels de la santé. En ce moment, l'utilisation de ce titre

---

8. Tout au long de ce livre, nous simplifierons le texte en utilisant le féminin pour désigner les consultantes en lactation car les femmes sont majoritaires à pratiquer cette profession (mais il existe aussi des consultants en lactation certifiés.).

n'est pas encore très réglementée, donc n'importe qui peut se dire « consultante en lactation ». Dans certains hôpitaux et maternités, ce titre est celui de l'infirmière qui s'occupe des problèmes d'allaitement, même si elle n'a fait aucune formation spécifique en allaitement dans cette optique. Cependant, pour être une consultante en lactation IBCLC *(International Board Certified Lactation Consultant)*, les candidates doivent avoir acquis beaucoup d'expérience avec les mères allaitantes et leurs bébés, et ils doivent réussir un rigoureux examen sur l'allaitement. Donc une consultante en lactation IBCLC sera une bonne ressource en allaitement. Beaucoup sont en pratique privée tandis que d'autres travaillent dans des hôpitaux, des cliniques médicales et des bureaux de médecins.

Les **cabinets de consultation en allaitement**[9] ont surgi un peu partout au Canada et ils varient dans le niveau de connaissances et d'aide qu'ils offrent. Certains sont reliés à des hôpitaux ou des départements de santé publique, tandis que d'autres sont dirigés indépendamment par des médecins ou des consultantes en lactation. Par exemple, dans un cabinet de consultation relié à un hôpital, la seule consultante en lactation membre du personnel travaillait à temps partiel. Le reste du temps, d'autres infirmières passaient dans le cabinet à tour de rôle, certaines avec un intérêt minimal pour l'allaitement… La qualité du soutien à l'allaitement que recevaient les mères dépendait du jour où elles se présentaient au cabinet de consultation. Les cabinets de consultation en allaitement ont bien souvent du personnel expérimenté, informé et intéressé et ils peuvent être une très bonne ressource.

Un bon soutien à l'allaitement est parfois difficile à trouver. Poursuivez vos recherches et vos vérifications. Si on vous dit que vous devez sevrer votre bébé, assurez-vous d'obtenir une deuxième et même une troisième opinion. Échangez avec d'autres mères à propos des médecins, des cabinets de consultation en allaitement ou de différentes ressources qu'elles trouvent utiles. Ne vous laissez pas décourager ; les informations sur l'allaitement circulent de plus en plus, et les ressources pour les nouvelles mères ne cessent d'augmenter, ainsi que la qualité des services.

9. On les appelle « cliniques d'allaitement » au Canada (N.D.T.).

Quelques indices qui révèlent que votre médecin ou sage-femme soutient l'allaitement maternel :

- Aucun matériel provenant des fabricants de lait industriel n'est offert dans un présentoir ou utilisé dans le bureau ou le cabinet de consultation. La table de conversion de poids près de la balance pour peser le bébé ne comporte pas de logo de marque de préparation commerciale pour nourrissons.
- L'horaire des rencontres des groupes de soutien à l'allaitement, tels la Ligue La Leche, est diffusé, et une liste de numéros de téléphone pour obtenir du soutien est disponible.
- On ne vous donne aucune brochure ou vidéo sur l'allaitement qui ont été créées par des fabricants de lait industriel pour bébés. Lorsque vous demandez de l'information sur l'allaitement, on vous réfère à la Ligue La Leche ou à un autre groupe de soutien à l'allaitement, à une consultante en lactation *IBCLC* de votre communauté, ou bien on vous suggère des livres ou autre matériel créés par des gens qui ne sont pas payés par les fabricants de préparations commerciales pour nourrissons.
- Aucun échantillon ou sac-cadeau contenant des échantillons de lait industriel n'est offert.
- Avant votre accouchement, votre médecin discute des moyens à prendre pour que vous ayez un bon démarrage d'allaitement, notamment en allaitant le plus rapidement possible après la naissance du bébé, tout en gardant celui-ci avec vous. Cela vous permettra de nourrir le bébé à la demande, selon ses signes de faim. Votre médecin vous explique comment savoir si le bébé prend correctement le sein et s'il boit du lait. Vous discutez également de différentes stratégies en cas de complications, notamment une naissance prématurée ou une césarienne.
- Dans la salle d'attente de la clinique médicale, vous voyez des femmes allaiter leurs bébés. Il peut aussi y avoir des affiches ou des photos d'allaitement qui décorent les murs.

CHAPITRE 3

La promotion et la vente des préparations commerciales pour nourrissons

Mythe : Les fabricants de lait industriel pour bébés ont le droit d'utiliser n'importe quelle technique de marketing afin d'amener les consommateurs à acheter leurs produits.

Les faits : C'est faux. Bon nombre de restrictions sont appliquées aux fabricants afin que nous soyons assurés que leurs produits soient mis sur le marché de manière à protéger les consommateurs. Par exemple, de fausses affirmations à propos des « propriétés » d'un produit ne peuvent être faites. On ne peut faire la publicité de certains produits auprès des enfants. Et là où il y a des enjeux de santé, certains produits ne sont disponibles que sur prescription ou doivent afficher une étiquette comportant un avertissement.

Qu'est-ce que cela a à voir avec l'allaitement? De nombreux défenseurs de l'allaitement affirment que le marketing inapproprié des préparations commerciales pour nourrissons est un des plus grands écueils à la réussite de l'allaitement.

La mortalité dans le tiers-monde

Les risques de l'alimentation artificielle ont attiré l'attention du monde entier au cours des années 70 lorsque les journaux ont publié des photos de bébés décharnés et mourants dans les pays en voie de développement. Il s'agissait d'images choc. Les gens ont exigé de connaître les raisons de cette tragédie.

La cause a été révélée : il s'agissait de la mise sur le marché des préparations commerciales pour nourrissons auprès de femmes qui n'avaient pas les ressources financières pour les payer, qui ne pouvaient pas être certaines d'obtenir de l'eau potable pour diluer les préparations, qui n'avaient pas les installations pour faire bouillir de l'eau et qui ne comprenaient pas que l'utilisation de lait industriel interférerait avec l'allaitement. Les bébés étaient sous-alimentés : à cause du prix élevé des préparations commerciales pour nourrissons, les mères les diluaient plus (et trop...) afin d'en avoir plus longtemps... N'étant pas allaités exclusivement, les bébés ne bénéficiaient pas de l'effet protecteur de l'allaitement (ou ne l'avaient que partiellement), et ils développaient fréquemment de la diarrhée ou des infections respiratoires. De nombreux bébés mouraient.

Des audiences ont eu lieu au sein du Sénat américain en 1978. Le monde entier a pu entendre la réponse d'un représentant de Nestlé à qui on avait demandé s'il pensait avoir une quelconque responsabilité dans le fait que le lait industriel soit utilisé avec de l'eau contaminée ou qu'il soit dilué à un niveau dangereux. Le représentant a affirmé que Nestlé ne pouvait prendre cette responsabilité ! Nestlé fait la publicité et vend du lait industriel pour bébés dans les pays développés et bénéficie de la plus grande part du marché mondial.

En riposte à cela, des groupes de consommateurs inquiets ont mis sur pied un boycott des produits Nestlé qui a cessé en 1984 lorsque l'entreprise a semblé céder à la pression en promettant de faire une commercialisation respectueuse de certaines règles. Cependant, le boycott a été réactivé il y a quelques années quand d'autres preuves ont montré que Nestlé poursuivait ses techniques de marketing direct auprès des parents.

LE CODE INTERNATIONAL DE COMMERCIALISATION DES SUBSTITUTS DU LAIT MATERNEL

Scandalisés par les décès tragiques et inutiles d'un si grand nombre de bébés, des organisations non-gouvernementales, l'Organisation mondiale de la Santé (OMS), l'Unicef, des organismes scientifiques et les fabricants eux-mêmes sont finalement parvenus à élaborer un code d'éthique pour la mise sur le marché, la publicité et la vente des préparations commerciales pour nourrissons, des biberons et des tétines, ainsi que de tous les aliments ou boissons qui pourraient remplacer le lait maternel dans l'alimentation de l'enfant.

Le Code dans sa version finale était un compromis et comportait les points suivants :

✓ Aucune publicité (préparations commerciales pour nourrissons, tétines ou autres aliments de substitution) ne doit cibler directement ou indirectement les consommateurs. Cela inclut aussi les représentants de la compagnie qui donnent de l'information aux femmes enceintes, nouvelles mères ou leurs familles. À un certain moment, les fabricants de préparations commerciales envoyaient des représentantes dans les maternités et les hôpitaux pour donner de l'information et des échantillons gratuits de lait industriel pour bébés, souvent habillées de blouses blanches, se faisant passer pour des infirmières ou des diététiciennes...

✓ Aucun échantillon gratuit ou des produits à prix réduits ne peuvent être offerts aux femmes enceintes, nouvelles mères ou leurs familles.

✓ Seule de l'information scientifique sur les préparations commerciales pour nourrissons peut être donnée par les professionnels de la santé. Beaucoup de marketing publicitaire vise les professionnels de la santé directement, tels les médecins et les infirmiers. Cela fonctionne particulièrement bien parce que beaucoup de professionnels de la santé ne croient pas être réellement influencés par la publicité.

✓ La documentation sur la nutrition infantile ne doit pas provenir des fabricants de lait industriel, mais du gouvernement.

✓ Tous les dons monétaires ou matériels des fabricants de lait industriel offerts aux établissements de soins de santé doivent être faits de façon transparente. Aucun avantage ne doit être accordé aux entreprises à la suite de ces dons.

Il est important de se souvenir que les représentants de l'industrie des préparations commerciales pour nourrissons étaient présents lors de l'élaboration de ce code. En 1981, tous les pays du monde, à l'exception remarquée des États-Unis, ont voté en faveur de l'adoption de ce code. Depuis, les États-Unis ont accepté de se joindre aux autres.

Dès le départ, malheureusement, les fabricants de préparations commerciales pour nourrissons ont complètement violé le code et ont continué à faire la publicité de leurs produits exactement de la manière dont ils venaient de s'engager à ne pas le faire... Comment ont-ils justifié cela? Les représentants des fabricants de lait industriel pour bébés ont déclaré ce qui suit aux gouvernements et aux professionnels de la santé :

✓ *Le code a été élaboré pour les pays du tiers-monde seulement.* C'est faux. L'Organisation mondiale de la Santé et l'Unicef ont clairement dit dès le début que le code de commercialisation était élaboré pour tous les pays du monde. De nos jours, le code est encore plus nécessaire pour toutes sortes de raisons dans les pays dits développés, parce que les connaissances et l'art de l'allaitement se sont perdus. Les femmes des pays développés sont encore plus soumises à la désinformation propagée par les fabricants de lait industriel pour bébés.

✓ *Le code est trop sévère pour les pays industrialisés.* Les concepteurs du code n'ont pas visé cela. En fait, le code servait à définir un standard minimal qui serait renforci, pas affaibli, selon les besoins particuliers de chaque pays.

✓ *Le code interdit l'utilisation du lait industriel pour bébés, et cela est extrémiste.* Le code de commercialisation *n'interdit pas* l'utilisation des préparations commerciales pour nourrissons, bien qu'il y ait des clauses dans le code qui ont été élaborées pour protéger les bébés qui doivent être nourris au lait industriel. Par exemple, du lait industriel périmé était souvent vendu dans les pays en voie de développement. Le code exige que la date de péremption soit clairement indiquée sur toutes les boîtes de lait. Une autre problématique était que les instructions pour préparer le lait industriel n'étaient la plupart du temps pas écrites dans la langue de la population à laquelle il était vendu. Le code de commercialisation exige que les instructions de préparation soient écrites dans la langue du marché ciblé.

Le Canada, notamment, a adopté le Code en 1981, mais depuis, le gouvernement a tout bonnement ignoré les violations évidentes de l'industrie. Comme le Code n'est pas traduit dans des lois et que les violations ne sont pas punissables comme des crimes, les fabricants de préparations commerciales pour nourrissons ne reçoivent même pas une petite tape sur la main… ! Aucun « Pssstttt, pssstttt, aïe ! Vous devriez essayer d'être plus discrets, vous savez… »

Au Canada, à cette époque, ainsi qu'au début des années 90, presque tout le lait industriel pour bébé était fabriqué par trois compagnies : Mead Johnson (Enfalac), Ross (Similac) et Wyeth (SMA). Il y avait également une petite entreprise canadienne qui fabriquait une préparation nommée Unilac, disparue depuis, incapable de rivaliser avec les gros joueurs.

Les trois géants font leur publicité et leur commercialisation à travers le système de santé, même si cela est interdit par le *Code international de commercialisation des substituts du lait maternel* de l'Organisation mondiale de la Santé. Les fabricants luttent pour obtenir des contrats exclusifs avec les hôpitaux et les maternités afin que leur préparation soit la seule utilisée. Des études ont démontré que 93 % des femmes utiliseront la même marque de lait que celle qui était utilisée à l'hôpital où le bébé est né. Une mère a confié que des femmes habitant une ville ontarienne où elle demeurait se demandaient entre elles : « Tu allaites ou tu donnes de l'Enfalac ? ». Lorsqu'elle a déménagé dans une autre ville, la question était « Tu allaites ou tu donnes du SMA ? ». Chaque ville était desservie par un hôpital, et la marque de lait industriel distribuée par le département de la maternité était devenue une expression courante dans la communauté…

Ces contrats d'approvisionnement exclusifs sont souvent valables pour cinq à dix ans. Le fabricant offre de l'argent, des fonds pour acheter de l'équipement, pour poursuivre l'enseignement médical, des préparations commerciales pour le département de la maternité et de la pédiatrie, ainsi qu'une foule de petits objets tels que des rubans gradués, des feuilles de courbes de croissance, des blocs-notes, des crayons, des tasses et une myriade d'autres babioles, à leur effigie évidemment. Ces objets sont bien visibles dans les bureaux du personnel…

Le contrat avec le centre hospitalier comprend la plupart du temps une entente pour l'approvisionnement en échantillons qui doivent être remis à toutes les mères, qu'elles allaitent ou non. Ces paquets-cadeaux contiennent des échantillons de préparation commerciale, de la littérature sur l'allaitement et sur l'alimentation artificielle.

Ni l'un ni l'autre des hôpitaux ou des fabricants ne sont malheureux de cette situation. (Les mères allaitantes et leurs bébés peuvent être mécontents, mais comme personne ne fait d'argent avec l'allaitement, cela ne cause pas une grande inquiétude...). Mais Nestlé est intervenu en 1989 dans le marché nord-américain et a tout fichu en l'air.

Nestlé était déjà la plus grande entreprise alimentaire au monde lorsqu'elle a fait l'acquisition de Carnation, puis elle a commencé à faire de la publicité directement auprès des consommateurs en envoyant des échantillons de lait pour bébé et de la documentation aux mères à la maison. Les autres entreprises étaient scandalisées. Comment Nestlé pouvait-il faire une telle publicité directement aux mères et violer le Code de commercialisation de l'OMS ? (Ils ne considéraient pas qu'en donnant des brochures et des échantillons gratuits aux mères dans les hôpitaux, ils faisaient également du marketing direct...)

En 1989, l'entreprise Ross a fait diffuser la publicité suivante (voir page 54) dans les journaux pédiatriques.

Cependant, cela n'a pas pris beaucoup de temps pour que Ross comprenne que personne ne se souciait vraiment du fait que le marketing direct sapait l'allaitement maternel ainsi que l'autorité des professionnels de la santé en matière d'alimentation infantile. En peu de temps, Ross s'est mis à faire du marketing direct auprès des mères également, faisant fi de la belle philosophie dont elle avait fait état dans ses publicités...

Il est intéressant de constater que les publicités de Ross affirment que les professionnels de la santé devraient contrôler l'alimentation de l'enfant. Le rôle du professionnel de la santé est certainement de conseiller, mais pas de contrôler ; les choix et les décisions reviennent aux parents. J'ai été fasciné par l'incitation de Ross à « prescrire et recommander des produits soutenus par la formation et l'expérience ». Quelle est la formation des professionnels de la santé à propos de l'allaitement ? Bien peu de choses... Leur formation en matière d'alimentation artificielle provient essentiellement de l'industrie du lait pour bébés. Et bien entendu, l'expérience de la plupart des professionnels de la santé canadiens à ce moment-là avait été acquise avec les préparations pour bébés de la compagnie Ross, parce que Ross avait la plus grande part du marché. Donc, « des produits soutenus par la formation et l'expérience » signifierait la plupart du temps recommander les préparations commerciales pour nourrissons fabriquées par Ross...

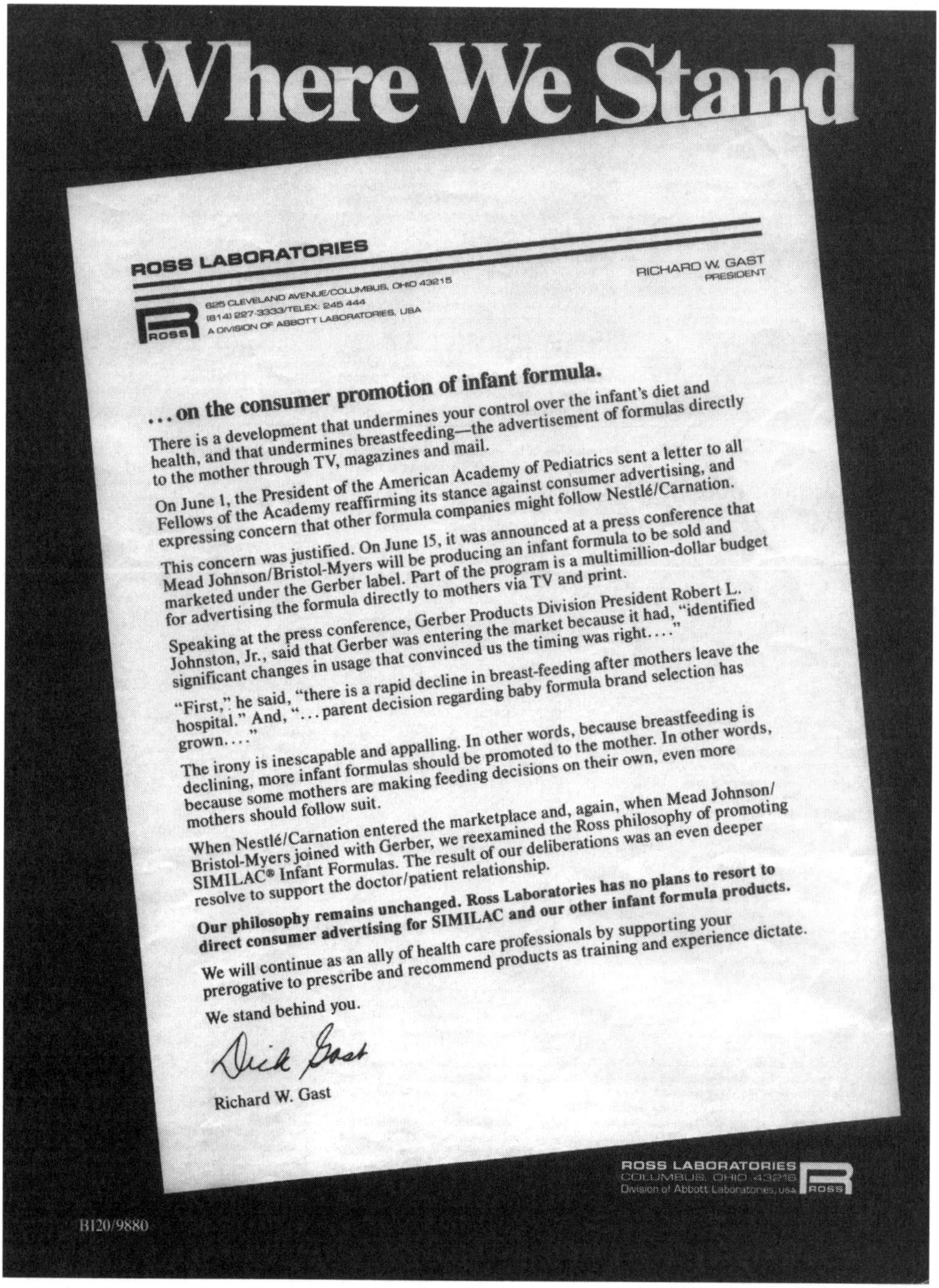

Where We Stand

ROSS LABORATORIES

625 CLEVELAND AVENUE/COLUMBUS, OHIO 43215
(614) 227-3333/TELEX: 245 444
A DIVISION OF ABBOTT LABORATORIES, USA

RICHARD W. GAST
PRESIDENT

. . . on the consumer promotion of infant formula.

There is a development that undermines your control over the infant's diet and health, and that undermines breastfeeding—the advertisement of formulas directly to the mother through TV, magazines and mail.

On June 1, the President of the American Academy of Pediatrics sent a letter to all Fellows of the Academy reaffirming its stance against consumer advertising, and expressing concern that other formula companies might follow Nestlé/Carnation.

This concern was justified. On June 15, it was announced at a press conference that Mead Johnson/Bristol-Myers will be producing an infant formula to be sold and marketed under the Gerber label. Part of the program is a multimillion-dollar budget for advertising the formula directly to mothers via TV and print.

Speaking at the press conference, Gerber Products Division President Robert L. Johnston, Jr., said that Gerber was entering the market because it had, "identified significant changes in usage that convinced us the timing was right. . . ."

"First," he said, "there is a rapid decline in breast-feeding after mothers leave the hospital." And, ". . . parent decision regarding baby formula brand selection has grown. . . ."

The irony is inescapable and appalling. In other words, because breastfeeding is declining, more infant formulas should be promoted to the mother. In other words, because some mothers are making feeding decisions on their own, even more mothers should follow suit.

When Nestlé/Carnation entered the marketplace and, again, when Mead Johnson/Bristol-Myers joined with Gerber, we reexamined the Ross philosophy of promoting SIMILAC® Infant Formulas. The result of our deliberations was an even deeper resolve to support the doctor/patient relationship.

Our philosophy remains unchanged. Ross Laboratories has no plans to resort to direct consumer advertising for SIMILAC and our other infant formula products.

We will continue as an ally of health care professionals by supporting your prerogative to prescribe and recommend products as training and experience dictate.

We stand behind you.

Dick Gast

Richard W. Gast

ROSS LABORATORIES
COLUMBUS, OHIO 43216
Division of Abbott Laboratories, USA

B120/9880

Bien entendu, Nestlé a mérité une bonne baffe pour avoir initié en Amérique du Nord le marketing direct par la poste ainsi que la publicité dans les magazines, mais les autres compagnies ont sauté dans le train bien rapidement. Pour le Canada, c'est maintenant Mead-Johnson qui fait sa publicité le plus agressivement auprès des nouvelles mères et des femmes enceintes. Je le sais parce que je demande aux mères qui viennent à mon cabinet de consultation pour obtenir de l'aide pour l'allaitement si elles ont reçu des échantillons gratuits de préparations commerciales pour nourrissons. La majorité me répond « oui », et souvent les échantillons arrivent par la poste avant même que le bébé naisse...

Le fait que les mères remplissent les formulaires pour demander des échantillons n'importe pas puisque selon le Code de commercialisation des substituts du lait maternel de l'OMS, les compagnies ne sont pas censées *envoyer* d'échantillons... Dans la majorité des cas, les mères ne savent même pas qu'elles remplissent des formulaires pour obtenir des échantillons. Les magasins de vêtements pour femmes enceintes ou spécialisés en puériculture demandent aux mères de remplir des formulaires pour obtenir des cadeaux gratuits, et bien entendu le paquet contient un sachet de préparation commerciale pour bébé. Les journaux envoient souvent des paquets-cadeaux aux mères lorsqu'elles placent un avis de naissance, et devinez quoi ? Ils contiennent du lait industriel ! Les mères peuvent aussi se retrouver sur les listes de diffusion des compagnies de lait en participant à différents concours... L'industrie des préparations commerciales pour bébés a réussi à impliquer beaucoup d'autres compagnies et organisations dans ses plans de commercialisation et de publicité.

Pour quelles raisons l'industrie offre-t-elle autant d'échantillons gratuits ? Parce que cela fonctionne... !

L'envoi direct d'échantillons aux femmes enceintes et aux nouvelles mamans n'est pas la seule manière dont on fait le marketing du lait artificiel. Par exemple, Mead-Johnson offre aux femmes enceintes des réunions d'information sur la nutrition au cours desquelles l'allaitement est abordé très brièvement pour ensuite présenter le lait industriel comme une merveilleuse alternative, le tout agrémenté d'un lot d'échantillons gratuits.

Encore une fois, il est clair que le Code de commercialisation de l'Organisation mondiale de la Santé est violé. Mais qu'est-ce qu'il y a de mal avec cela ? Pourquoi le lait industriel pour bébés ne peut-il pas être commercialisé de cette manière ?

Le problème est que les préparations commerciales pour nourrissons ne sont pas des couches pour bébés... Si une mère décide d'utiliser une certaine marque de couches à cause d'un échantillon gratuit reçu à l'hôpital, elle a été influencée par son échantillon gratuit. Toutefois, après l'avoir utilisé pendant un certain temps, si la mère découvre que cette marque cause un érythème fessier à son bébé ou qu'elle ne lui va pas, elle peut décider d'utiliser une autre marque de couches qui coûte moins cher, des couches en coton ou une marque qui offre une plus belle apparence. Aucun problème. La prochaine fois qu'elle ira au magasin, elle changera de marque. Elle peut même passer des couches jetables aux couches en coton sans aucune difficulté.

Cependant, regardons la situation lorsqu'une femme enceinte reçoit par la poste un échantillon gratuit de préparation commerciale pour nourrissons, qu'elle lit la brochure d'information qui l'accompagne et qu'elle décide de nourrir son bébé de cette marque lorsqu'il naît. Alors que le bébé a quelques jours de vie, la mère se rend compte qu'il semble avoir beaucoup de problèmes digestifs, que le lait industriel coûte très cher et que ses seins gorgés de lait lui font mal. Elle aimerait maintenant allaiter.

Certaines mères seront capables de changer. Mais pour de nombreuses mères, cela sera impossible ou à tout le moins très difficile. Nous savons que ce qui se passe au cours des premiers jours suivant la naissance peut avoir une influence significative sur la réussite de l'allaitement. La mère qui a donné du lait industriel à son bébé pendant plusieurs jours est plus susceptible d'avoir des problèmes pour instaurer une bonne production lactée et son bébé risque de ne pas téter correctement après avoir été nourri au biberon. La mère se rend compte qu'elle n'a pas d'autre choix que de poursuivre l'alimentation artificielle... Voilà en quoi le marketing des préparations commerciales est différent du reste.

Les compagnies qui fabriquent des préparations commerciales pour bébés soutiennent qu'elles sont uniquement en compétition avec d'autres marques de lait artificiel, mais en réalité elles sont en compétition avec l'allaitement maternel également. Et depuis que la majorité des femmes amorcent l'alimentation de leurs enfants par l'allaitement, ce dernier est devenu LE plus grand compétiteur... !

Je crois que les fabricants sont bien conscients de cela car je vois de puissants – mais subtils – messages anti-allaitement dans les brochures qu'ils distribuent aux mères. Ils ne disent pas « notre préparation est aussi bonne ou meilleure que le lait maternel ». Ils reconnaissent que le lait maternel est meilleur, puis ils présentent l'allaitement comme étant quelque chose de restrictif, douloureux et difficile, en expliquant de quelle manière le lait artificiel peut aider votre bébé à grandir et à bien se porter...

Les photos de la page suivante proviennent d'un dépliant conçu et distribué par un des grands fabricants de préparations commerciales pour nourrissons. Elles montrent une approche que j'appelle « la mère allaitante alias la courtisane effrontée, et la mère "biberonnante" alias la petite fille sage du couvent ».

Les femmes des pays occidentaux ont encore l'impression qu'une des difficultés de l'allaitement serait la restriction de la liberté. Après tout, vous ne pouvez sortir avec votre bébé et l'allaiter parce que cela signifie « s'exhiber »... Bien entendu, cela n'est pas vrai ; vous *pouvez* allaiter discrètement. (J'ajouterai que je suis un partisan de l'allaitement « non-discret » et bien visible, car plus il y aura de gens qui verront des bébés au sein, plus cela sera perçu comme « normal » et accepté comme tel.)

Les photos de la brochure utilisent cette crainte de l'exhibition. La mère allaitante est très dénudée. Dans une des photos, on peut voir que même le sein non utilisé est exposé.

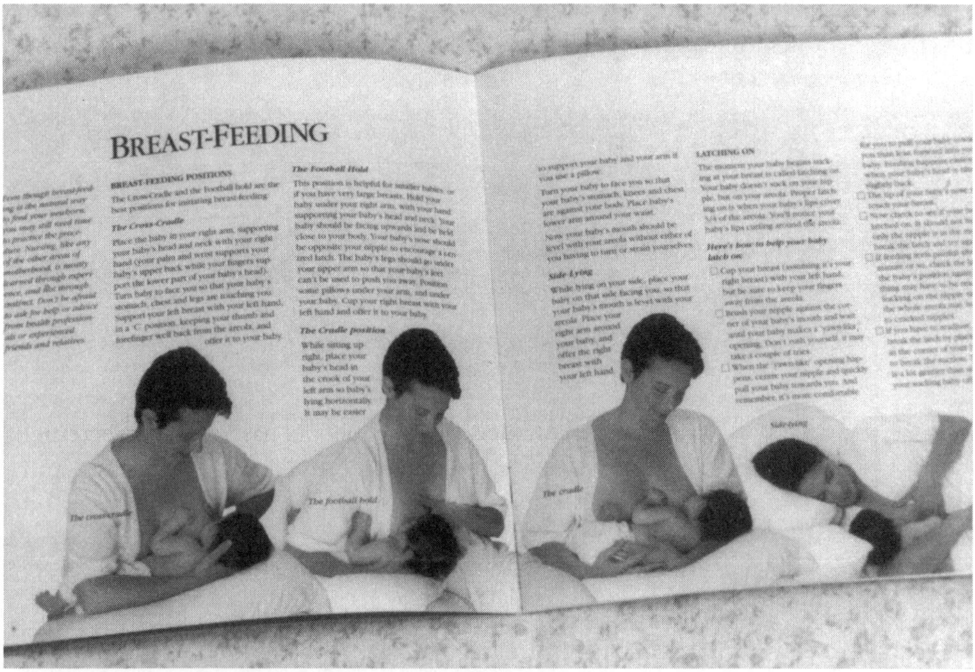

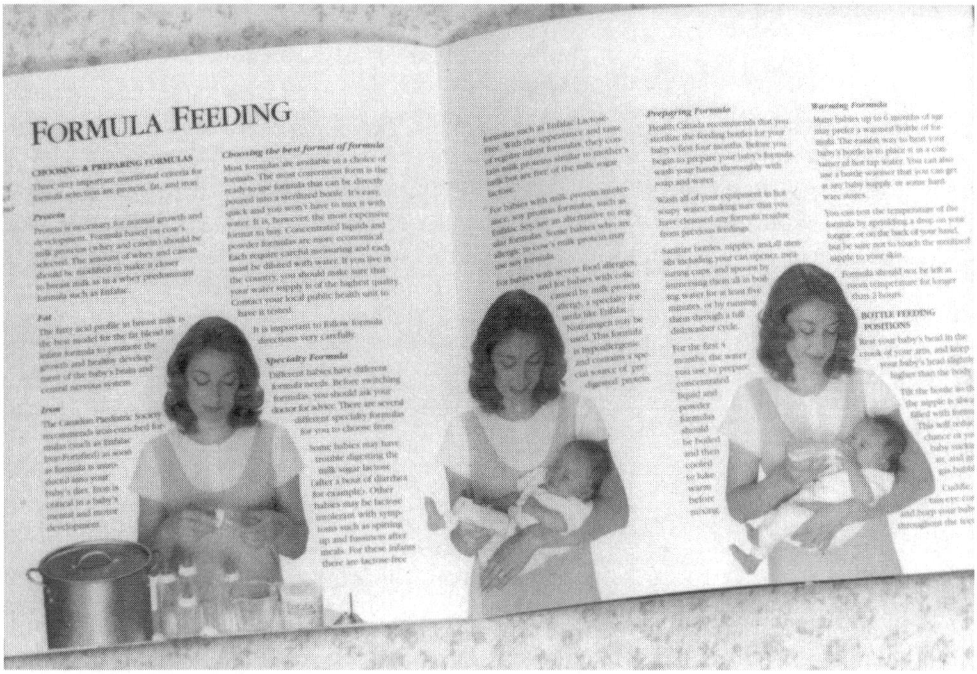

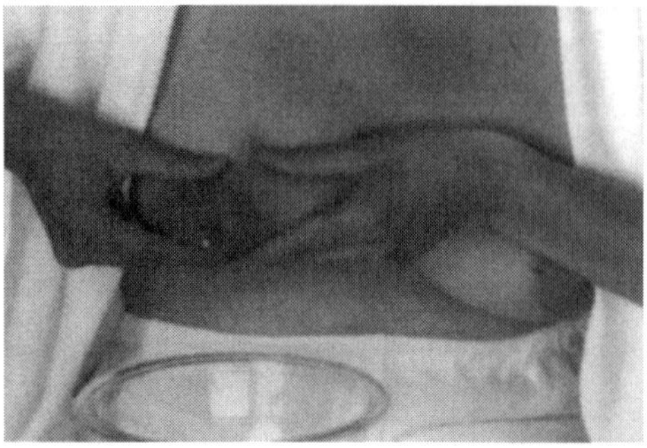

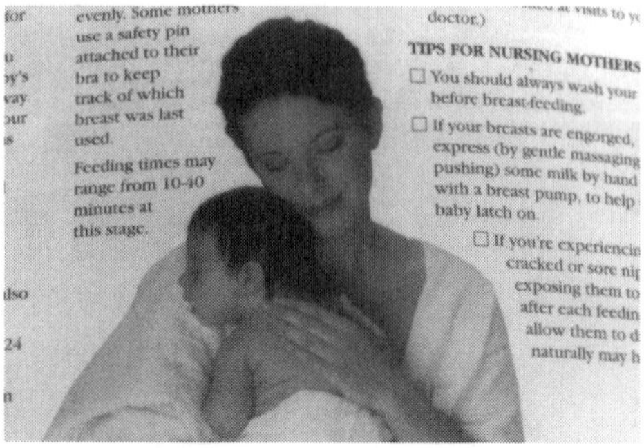

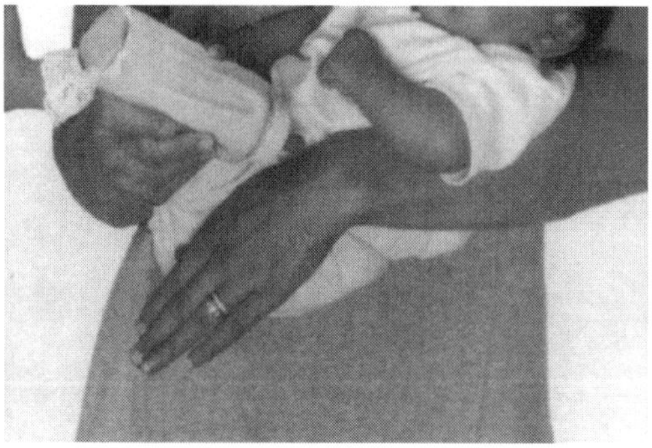

La photo qui illustre l'expression du lait n'est pas très informative, mais contribue à rendre inconfortable la femme enceinte à l'idée d'exprimer son lait manuellement de cette manière.

D'autre part, la mère qui donne le biberon est habillée très modestement. Il émane d'elle un sentiment d'innocence qui est très touchant. Maintenant, regardez la photo de la mère allaitante, sa main gauche est bien en évidence. Puis observez celle qui montre la mère qui biberonne en exposant sa main gauche. Que remarquez-vous ? Une des femmes a une alliance, et l'autre pas ! Vous pensez que c'est un hasard ?

Je vous présente ces deux images (voir page suivante) pour montrer que ce n'est pas qu'un seul fabricant qui utilise cette technique. Regardez ces photos qui proviennent d'une brochure qui a été écrite (ou du moins signée) par un éminent pédiatre et qui traite ostensiblement du développement sensoriel du bébé. La promotion du lait industriel n'a pas été oubliée.

Notez que sur la première photo, la famille allaitante est guindée, le bébé pourrait être une poupée tant il y a peu de vie qui s'en dégage… Nous ne voyons pas le visage du bébé, et nous ne sommes même pas certains qu'il est en train de téter. Le père semble mal à l'aise et maladroit, détaché de la mère et du bébé.

Maintenant regardez la famille qui biberonne. Les gens ont une meilleure apparence, semblent détendus et sont enlacés. Ils ont l'air incroyablement câlins

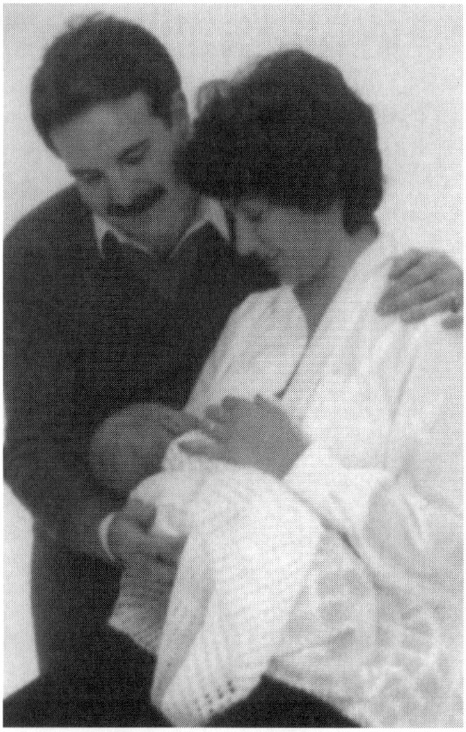

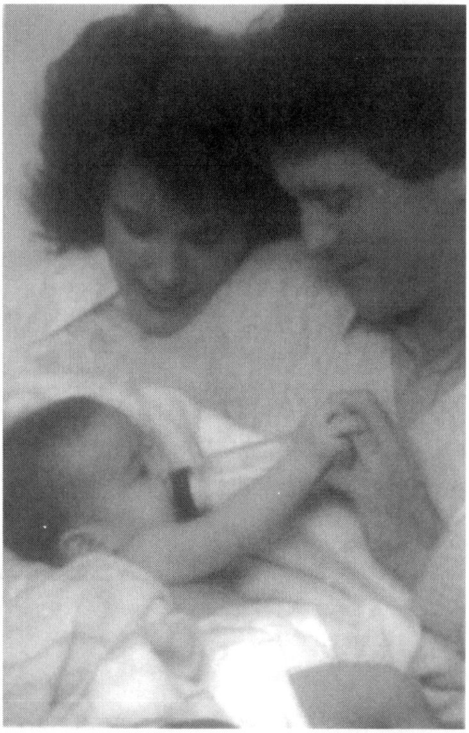

et affectueux. Le bébé est très près d'eux et joue avec son papa, ce dernier n'étant volontairement pas exclu comme dans l'autre photo. Une coïncidence ? Qu'en pensez-vous ?

À ce sujet, la Société Canadienne de Pédiatrie a fait équipe avec l'un des fabricants de préparations commerciales afin d'envoyer une brochure sur les nourrissons qui comportait de l'information sur la nutrition. La brochure était accompagnée d'informations provenant du fabricant ainsi que d'échantillons de lait industriel pour bébés. Suite à des protestations, le paquet qui était donné par des pédiatres et des médecins de famille lors de la première visite postnatale a été retiré. Cependant, le fait que cette organisation qui dit représenter les pédiatres canadiens ait collaboré de cette manière avec un fabricant de préparations commerciales pour nourrissons en dit long sur son engagement face à l'allaitement et son manque de compréhension face à l'impact de telles pratiques.

Cela ne serait pas si terrible si au moins il y avait une promotion équivalente de l'allaitement. Est-ce qu'il y en a une ? Bien sûr que non. Qui fait de l'argent avec l'allaitement ? Moi. Quelques consultantes en lactation en font, mais la plupart en feraient plus en vendant des casse-croûte dans la rue ! Certaines perdent même de l'argent. Les fabricants de tire-lait gagnent bien, et ceux qui en louent en font parfois, mais essentiellement, il y a peu d'argent investi pour faire la promotion de l'allaitement. Plusieurs gouvernements provinciaux du Canada font encore moins de promotion. Et la Société Canadienne de Pédiatrie offre plus d'aide aux fabricants de lait artificiel pour bébés qu'elle en offre à ceux qui font la promotion de l'allaitement!

Des préparations commerciales pour nourrissons contaminées!

Le lait industriel pour bébés, tel que tous les fabricants le produisent, peut être contaminé pendant le processus de fabrication et peut manquer de certains ingrédients. Cela est très grave lorsqu'il est question de préparations commerciales pour nourrissons car elles représentent l'unique aliment donné aux bébés, et les enfants nourris artificiellement ne bénéficient pas des facteurs immunitaires du lait maternel pour être protégés contre les infections bactériennes. Les parents qui nourrissent leurs bébés artificiellement devraient toujours noter les numéros de lots de lait industriel qu'ils achètent et surveiller les rappels qui surviennent parfois sur certains lots.

Quelques derniers rappels provenant des rapports de la U.S Food and Drug Administration notaient :

Juillet 1999 : Isomil (Ross) : couvercles des boîtes défectueux favorisant la contamination.

Juin 1999 : Enfamil (Mead-Johnson) : boîtes étiquetées « préparation pour nourrissons » alors qu'elles contenaient un supplément nutritionnel pour adultes!

Avril 1999 : Carnation Follow-up /Bon départ (Nestlé) : le lait artificiel pour bébés contient des grumeaux et est caillé.

En 2002, aux États-Unis, une préparation commerciale pour nourrissons a été retirée du marché car elle était contaminée par des bactéries nocives. En Chine, des « préparations pour nourrissons » ont causé la mort de plusieurs nourrissons; ils s'agissait de produits non réglementés, fabriqués artisanalement.

D'autres rappels récents concernaient des préparations pour nourrissons dont certains nutriments avaient été omis accidentellement ou ajoutés en quantité insuffisante; une préparation pour nourrissons concentrée qui devait être diluée, mal étiquetée, portant la mention « Ne pas ajouter d'eau »; du lait industriel contenant des particules de verre; du lait contaminé par différentes bactéries.

Que dire des magazines qui s'adressent aux parents? Certains ne sont pas mauvais en ce qui concerne l'information sur l'allaitement. Mais la plupart, sauf quelques exceptions, comportent aussi de la publicité pour les préparations commerciales pour nourrissons. Malheureusement, la publicité est plus efficace que les articles, qui exigent qu'on prenne du temps pour les lire…

Beaucoup de ces magazines familiaux donnent des informations très inexactes sur l'allaitement au travers de leurs articles. Cela est parfois occasionné par la rédaction qui « ne veut pas faire sentir les mères coupables de ne pas allaiter ».

Cela n'a pas plus de sens que de ne pas dire que l'accouchement vaginal est préférable pour la mère et le bébé afin de ne pas culpabiliser les mères qui ont eu une césarienne...! L'argument de la culpabilité est souvent évoqué par des gens qui ne comprennent pas pourquoi l'allaitement maternel est si important pour la mère et son bébé.

Que dire des professionnels de la santé – médecins, infirmières et autres professionnels qui travaillent avec les femmes enceintes et les nouveau-nés? Est-ce que ce sont vraiment ces gens qui aident et conseillent les femmes, qui contrebalancent les efforts de promotion des fabricants de lait pour bébés?

La réalité, telle que j'en parle à d'autres endroits dans le livre, est que tous ces professionnels de la santé en apprennent bien peu sur l'allaitement maternel au cours de leurs études. Même s'ils connaissent un peu les bénéfices de l'allaitement, ils ne reçoivent aucune indication sur la manière d'aider les femmes à résoudre leurs difficultés d'allaitement. D'un autre côté, ils obtiennent une masse d'informations sur les préparations commerciales pour nourrissons, la plupart provenant directement des fabricants.

Le résultat est que la plupart des professionnels de la santé soutiennent l'allaitement en théorie, mais beaucoup ne savent pas comment aider les mères à bien démarrer l'allaitement, et leur seul conseil face aux problèmes sera «Donnez une préparation commerciale à votre bébé.»

Il existe des préoccupations bien légitimes à propos de la publicité dirigée vers les nouveaux parents, mais les médecins sont probablement encore plus ciblés que les autres. Les brochures arrivent à leurs bureaux, des publicités sont achetées dans toutes les revues médicales, les fabricants tiennent des stands dans tous les congrès médicaux... La compagnie de préparation commerciale pour nourrissons peut même offrir le repas gratuitement à tous les médecins qui assistent à la conférence, le tout complété par un conférencier qui vient présenter une nouvelle préparation pour nourrissons et faire savoir à quel point elle est bonne. Pourtant, le Code de commercialisation de l'OMS soutient que toute publicité faite aux professionnels de la santé devrait se limiter à de l'information scientifique seulement. Cet article du Code, comme tous les autres, est grandement ignoré.

Les médecins sont particulièrement sensibles à cette publicité, notamment parce que beaucoup se croient trop intelligents et avertis pour être influencés par elle. Mais nous savons que cela fonctionne. Si ce n'était pas le cas, les fabricants auraient cessé cette pratique.

Pour quelques sous, les fabricants fournissent les professionnels de la santé en stylos, rubans gradués, toises, feuilles de courbes de croissance, calepins, le tout flanqué d'une publicité de lait industriel pour bébés. Bien sûr, cela encourage les professionnels de la santé à distribuer leurs échantillons de lait gratuits.

Les fabricants de préparations commerciales pour nourrissons ne ciblent pas seulement les médecins. Les diététiciens, nutritionnistes, infirmières, en fait tous les professionnels de la santé qui peuvent avoir un lien avec les nouvelles mères et leurs enfants, reçoivent un déluge d'informations sur le lait industriel pour bébés.

Voici les barrières que les femmes enceintes doivent traverser lorsqu'elles prennent des décisions en ce qui concerne la manière de nourrir leurs bébés :

- ✓ Elles vivent dans une société où l'alimentation au biberon est perçue comme la manière normale de nourrir un bébé.
- ✓ L'allaitement maternel est reconnu comme étant « meilleur », mais les préparations commerciales sont vraiment « aussi bonnes », et en outre, l'allaitement semble quelque chose de très difficile...
- ✓ L'art de l'allaitement a été perdu en bonne partie et une nouvelle maman peut n'avoir aucune proche parente qui ait allaité et qui pourrait partager son expérience avec elle.
- ✓ Les professionnels de la santé partagent l'attitude de la société, et de plus se sont laissés convaincre que l'alimentation artificielle ou au biberon était une solution aux difficultés d'allaitement.
- ✓ Les organismes gouvernementaux ne comprennent pas l'importance de l'allaitement maternel et les raisons pour lesquelles leurs fonds et leur soutien devraient être offerts à l'allaitement.
- ✓ Les médias obtiennent de l'argent grâce aux publicités des fabricants de lait artificiel pour bébés. Les éditeurs et rédacteurs, qui ont généralement grandi dans cette société du biberon, ne peuvent comprendre pourquoi cela crée une telle levée de boucliers. Ils sont terriblement indulgents face aux abus des fabricants de lait pour bébés, ce qu'ils n'auraient jamais permis si de tels abus avaient été perpétrés par des fabricants automobiles par exemple...
- ✓ Les fabricants de préparations commerciales pour nourrissons ont dépensé des sommes astronomiques pour commercialiser leurs produits de manière agressive – contre l'éthique professionnelle selon moi – depuis qu'ils se sont impliqués dans la rédaction du Code de commercialisation des substituts du lait maternel de l'OMS.
- ✓ Il existe une entente générale entre toutes les parties sur le fait que nous ne devrions pas culpabiliser les mères *de ne pas allaiter.*

Je pense que cet argument de la culpabilité est un élément très important. Nous ne *devrions pas* culpabiliser les mères de ne pas allaiter, n'est-ce pas ? Nous ne devrions pas culpabiliser les mères de rien en fait. La majorité des mères font du mieux qu'elles peuvent, parfois dans des circonstances bien difficiles. Nous faisons tous des erreurs. Nous avons tous dit un jour quelque chose d'inexact, fait quelque chose d'inadéquat ou choisi une mauvaise approche, certains d'entre nous plus que d'autres. Les parents travaillent généralement très fort pour faire du mieux qu'ils peuvent.

Nous contribuons certainement à ce que les mères se sentent mal face à leurs choix dans beaucoup d'autres situations. Si vous êtes fumeuse et que votre enfant est asthmatique, il est fort probable que vous quittiez le bureau de votre médecin en vous sentant coupable. Si vous êtes enceinte et que vous buvez de l'alcool, même en petites quantités, vous quitterez probablement le cabinet du médecin avec de sévères avertissements qui résonneront dans vos oreilles, ce qui vous fera sentir coupable au fond de vous-même. Dites à votre médecin que vous ne prévoyez pas d'utiliser de siège d'auto pour bébé lorsque vous sortirez en automobile et vous obtiendrez une autre dose de culpabilité. Pour quelles raisons le médecin fait-il cela ? Parce qu'il croit réellement que si vous continuez à fumer ou à boire de l'alcool vous pourriez faire du tort à votre bébé.

Bien sûr, le médecin qui affirme que nous ne devrions pas culpabiliser les mères de ne pas allaiter ne croit pas que l'allaitement est si important que ça. Pourtant, il y a une tonne de preuves qui démontrent ses nombreux bienfaits, tant pour les mères et les bébés que pour la société.

Nous avons une double norme pour l'allaitement et l'alimentation artificielle. Considérez les points suivants :

Les préparations commerciales pour nourrissons sont meilleures maintenant qu'auparavant, et *en théorie* elles sont beaucoup mieux pour les nourrissons que le lait de vache ordinaire. Par exemple, le taux de protéine est plus bas, ce qui est mieux ; le taux de sodium aussi ; le taux de fer est plus élevé, ce qui est bon car les humains absorbent moins le fer du lait animal et des préparations commerciales. Bien qu'elles soient « meilleures » en théorie, il y a peu de preuves scientifiques qui démontrent la différence à long terme et même à court terme entre nourrir un bébé avec une préparation commerciale pour nourrissons ou avec du lait de vache ordinaire. En fait, il y a quelques générations de cela, beaucoup de bébés étaient nourris de lait de vache ordinaire ou de formules de lait maison élaborées à partir du lait de vache.

Le lait maternel offre bien plus que de simples avantages théoriques sur le lait industriel pour bébés que le lait industriel peut en avoir sur le lait de vache ordinaire... ! Par exemple, le lait humain est LE SEUL à contenir un grand nombre de substances agissant sur l'immunité, des facteurs de croissance qui stimulent le développement de l'intestin et du système nerveux, des acides gras polyinsaturés qui aident le cerveau et la rétine à se développer de manière appropriée, qui contient moins d'aluminium et autres métaux. De plus, il y a un grand nombre d'études scientifiques qui démontrent qu'il n'y a pas que des avantages théoriques à allaiter, mais de réelles différences entre les deux modes d'alimentation. (Ceci est discuté ailleurs dans le livre, notamment au chapitre 11 « L'allaitement et les médicaments »).

Je vous assure que si seulement 1 % de toutes les études démontrant que l'allaitement est supérieur à l'alimentation artificielle étaient en fait destinées à prouver qu'un lait industriel élaboré à partir du lait de chameau était meilleur que le lait industriel fait à partir du lait de vache, il y aurait des fermes d'élevage de chameaux partout dans le monde et les médecins pousseraient les mères à utiliser les préparations à base de lait de chameau au lieu du lait industriel élaboré à partir du lait de vache... !

Au lieu de cela, qu'est-ce qui se produirait si vous alliez chez votre médecin pour lui dire que vous nourrissez votre bébé âgée d'une semaine avec du lait de vache ordinaire... ? Votre médecin ferait une crise. Il vous dirait que cet aliment n'est pas approprié pour les bébés et que vous soumettez votre enfant à des risques. Il vous sommerait de donner une préparation commerciale pour nourrissons à votre bébé (et vous vous sentiriez coupable à ce moment-là). Si vous ne sembleriez pas vouloir coopérer, le médecin pourrait même vous dénoncer à l'organisme gouvernemental de protection des enfants ou à la PMI[1] !

D'autre part, si vous confiez à votre médecin que vous nourrissez votre bébé de sept jours avec une préparation commerciale pour nourrisson, qu'est-ce que vous entendrez ? Probablement « C'est bien, soyez certaine que ce soit un lait enrichi de fer ». Il est peu vraisemblable que votre médecin vous demande pourquoi vous n'allaitez pas. Pourtant, un professionnel vous a peut-être donné de mauvaises informations (par exemple que vous ne devriez pas allaiter en prenant un certain médicament) alors que vous auriez réellement souhaité allaiter. Il n'est peut-être pas trop tard pour mettre le bébé au sein une semaine seulement après l'accouchement... Mais votre médecin ne posera pas cette question afin de ne pas vous faire sentir *coupable*...

C'est un argument absurde et erroné qui désarme même certains défenseurs de l'allaitement. Cela fait en sorte que des médecins évitent de parler d'allaitement aux femmes au cours de la grossesse. De nombreux praticiens poseront des questions à propos du tabagisme, de la consommation d'alcool et de l'alimentation, en suggérant des alternatives aux femmes et en donnant leurs commentaires à propos de ce qu'ils croient important pour le bébé. S'ils posent uniquement des questions sur l'alimentation du bébé, ils ne diront pas à une femme qui souhaite donner du lait artificiel « Mais avez-vous songé à allaiter ? C'est vraiment meilleur pour vous et votre bébé ». La femme enceinte pourra croire, comme certaines, qu'elle ne peut pas allaiter à cause de ses seins qui sont trop petits ou trop volumineux, parce que sa mère n'a pas été capable de le faire, parce qu'elle prend des médicaments pour l'asthme ou tous les autres mythes qui découragent les mères d'allaiter. Mais en ne demandant même pas à la future mère ce qu'elle projette pour l'alimentation de son enfant, le médecin envoie le message que l'allaitement maternel n'est pas important.

1. En France et territoires français d'outremer, la PMI c'est la « Protection Maternelle et Infantile ». (N.D.T.)

Les femmes devraient recevoir l'information dont elles ont besoin pour faire un choix éclairé à propos de l'alimentation de leur bébé. Et cette information ne devrait pas provenir des fabricants de préparations commerciales pour nourrissons. L'objectif de cette industrie n'est pas de favoriser l'allaitement mais de s'assurer que vous utiliserez ses produits ! Les femmes devraient pourtant entendre qu'il y a des preuves que leurs bébés seront plus intelligents s'ils sont allaités et qu'ils auront moins de risques de développer un diabète de type 1 (insulinodépendant), des infections respiratoires et intestinales ainsi que des otites. Les femmes devraient savoir qu'elles peuvent abaisser leurs propres risques et ceux de leurs filles de développer un cancer du sein, de même que leurs risques de développer de l'ostéoporose, et peut-être même le cancer des ovaires. Si les mères choisissent ensuite de donner du lait industriel à leurs bébés, ce sera un choix éclairé.

Même à ce moment-là, il pourra être difficile de faire un réel choix éclairé. Une femme enceinte qui n'a pas vu de bébés allaités peut trouver difficile d'imaginer avoir un bébé tétant à son sein. Par contre, elle a probablement vu de nombreux bébés nourris au biberon. Comment peut-on choisir ce qu'on ne connaît pas, ce que l'on n'a jamais essayé ? Je crois que la meilleure façon pour une mère de faire un choix éclairé à ce niveau est de commencer par allaiter, d'avoir une aide adéquate pour bien établir l'allaitement. Si ensuite elle décide que ce n'est pas pour elle, eh bien !, qui lui dira qu'elle a fait quelque chose de travers ?

Nous entendons parfois dire que les partisans de l'allaitement « forcent » les mères à allaiter. Personne ne peut forcer une mère à allaiter ; cela n'a aucun sens. Mais permettez-moi de vous poser la question suivante : existe-t-il une femme dans les pays industrialisés qui a décidé de donner le biberon et qui s'est fait dire à l'hôpital qu'elle *devait* mettre le bébé au sein ? J'en doute fort. Est-ce qu'une femme qui souhaitait allaiter s'est fait dire à l'hôpital qu'elle devait donner du lait industriel ? Ah oui !, ceci arrive tous les jours dans presque tous les hôpitaux et maternités des pays industrialisés ! Qui force qui en fait ? Dans la majorité des cas, l'utilisation du lait industriel n'est pas seulement inutile mais fera en sorte que l'allaitement maternel sera moins fréquent et florissant dans notre société. Si un nouveau-né est allaité et qu'il régurgite, la mère se fait parfois déconseiller d'allaiter pour la raison que le bébé ne tolérerait pas son lait ! Eh oui !, cela arrive encore aujourd'hui, après tout ce l'on connaît sur l'allaitement. Si un nouveau-né nourri au lait industriel régurgite, est-ce qu'on dit à la mère qu'elle devrait essayer d'allaiter ? Parfois, mais pas souvent. Le discours habituel est « Essayons une autre sorte de lait »...

Le véritable problème est le manque de connaissances d'un trop grand nombre de professionnels de la santé en ce qui concerne l'allaitement, notamment ses aspects pratiques. C'est pour cette raison qu'en 1991, l'Unicef a annoncé la mise sur pied de l'Initiative des Hôpitaux Amis des Bébés (IHAB).

Le but de cette initiative est de faire en sorte que le travail, l'accouchement et la période suivant immédiatement la naissance du bébé favorisent un bon démarrage de l'allaitement. Pour obtenir l'agrément d'hôpital « Ami des Bébés », l'établissement doit respecter dix conditions dont aucune n'est particulièrement exigeante[2]. Toutefois, les routines de soins des services de maternité en Amérique du Nord sont si peu favorables lorsqu'on en vient à l'allaitement maternel que bien peu respectent les directives... Voici les dix conditions, auxquelles j'ai ajouté mes commentaires.

1. *L'hôpital doit adopter une politique d'allaitement formulée par écrit et systématiquement portée à la connaissance de tout le personnel soignant.*

Quoi de plus raisonnable ? De nombreux hôpitaux ont des politiques pour à peu près n'importe quel protocole insignifiant et ne considèrent pas que l'allaitement soit suffisamment important pour qu'on le garantisse par une politique... Cela fait souvent en sorte que les nouvelles mères reçoivent des conseils différents selon les infirmières, les médecins ou diététiciens qui s'adressent à elles.

2. *Tout le personnel en lien avec les femmes enceintes et les nouvelles mères devrait avoir les compétences et la formation nécessaires pour mettre en œuvre cette politique.*

Cela n'a aucun sens d'avoir une politique si vous ne pouvez la mettre en pratique. Cette étape est la plus difficile de toutes car cela coûte très cher de former le personnel.

Les médecins sont également inclus dans cette étape, mais ils ne sont habituellement pas intéressés à participer à des séminaires sur l'allaitement maternel. La plus grande difficulté pour le personnel est de changer d'attitude. Malheureusement, beaucoup d'employés croient encore que la meilleure chose serait que toutes les mères donnent des préparations commerciales pour nourrissons, car cela leur économise beaucoup de boulot et de problèmes... ! D'autres sont peu enclins à reconnaître que les informations qu'ils ont données en matière d'allaitement ainsi que la manière dont ils ont géré la chose depuis plusieurs années ont fait plus de mal que de bien...

3. *Informer toutes les femmes enceintes des avantages de l'allaitement et de sa pratique.*

Cela permet aux mères de faire un choix éclairé. Aucun échantillon de préparation commerciale ni de matériel d'information ne peut être distribué ou mis à la disposition des mères. Aucun enseignement de groupe ne devrait être fait pour présenter l'alimentation artificielle.

---

2. Pour les établissements dans la communauté, on parle d'un processus IAB adapté en 7 étapes (cliniques, PMI, organismes para-gouvernementaux-N.D.T.)

4. *Aider les mères à commencer à allaiter leur enfant dans la demi-heure suivant la naissance, ou au moins permettre à la mère et au bébé de commencer un contact peau à peau à l'intérieur de cette demi-heure.*

Le bébé ne tète pas toujours tout de suite après la naissance, mais le contact peau à peau augmente la probabilité que cela fonctionne bien un peu plus tard. Cela est tout à fait raisonnable pour la plupart des mères et des enfants et il ne devrait pas y avoir de problème à mettre cela en application sauf si la mère ou le bébé est trop malade. Cependant, trop de mauvaises raisons sont utilisées pour séparer les mères et les bébés. Il faut donc revoir l'attitude et la formation du personnel.

5. *Indiquer aux mères comment pratiquer l'allaitement et comment entretenir leur lactation même si elles se trouvent séparées de leurs nourrissons.*

Si la mère est séparée de son bébé, elle devrait obtenir de l'aide dès que possible afin de pouvoir exprimer son lait pour son bébé. Cela n'est pas souvent fait... On porte plus attention à la maladie du bébé, et l'allaitement peut sembler sans importance. Pourtant, si le bébé est malade, le lait maternel est plus important que jamais! Revoir la formation et l'attitude du personnel...

6. *Ne donner aux nouveau-nés aucun aliment ni aucune boisson autre que le lait maternel, sauf indication médicale.*

Malheureusement, les connaissances pratiques en allaitement maternel du personnel infirmier et médical sont souvent si médiocres que des suppléments de lait industriel sont donnés sans aucune raison. Lorsqu'il semble y avoir un problème qui exige que le bébé soit supplémenté, cela peut souvent être résolu si le personnel offre du soutien à la mère en lien avec l'aspect technique de l'allaitement. Le personnel doit recevoir plus de formation.

7. *Laisser l'enfant avec sa mère 24 heures par jour.*

La cohabitation mère-enfant implique la notion de 24 heures par jour. Le personnel ne fait pas de faveur à la mère ni à l'enfant en les séparant la nuit afin de «laisser la mère dormir». Le fait de les laisser ensemble leur permet de se «synchroniser» l'un l'autre, ce qui aide la mère à reconnaître les signaux de son bébé, contribuant aussi à bien établir sa production lactée et à réduire les risques d'engorgement.

8. *Encourager l'allaitement à la demande.*

Les bébés devraient être nourris selon leurs besoins, pas selon un horaire quelconque. Les bébés se sentent rarement bien lorsqu'ils sont astreints à des horaires. De plus, le terme utilisé est «allaitement» et pas uniquement «être au sein». Le personnel doit *démontrer* à la mère comment elle peut savoir si le bébé avale du lait. Eh oui!, plus de formation.

9. Aux enfants nourris au sein, ne donner aucune tétine artificielle ou sucette.

Même si le bébé doit être supplémenté, ce qui est rarement le cas, il n'est presque jamais nécessaire d'utiliser un biberon. Le supplément peut être offert au bébé avec un Dispositif d'Aide à l'Allaitement (D.A.A., la méthode à privilégier), au gobelet, l'alimentation au doigt et une foule d'autres méthodes, sans utiliser le biberon. La sucette n'est pratiquement jamais nécessaire si le bébé tète bien.

10. Encourager la constitution d'associations de soutien à l'allaitement maternel et leur adresser les mères dès leur sortie de l'hôpital ou de la maternité.

Depuis que nous avons perdu une génération entière de grands-mères allaitantes expérimentées qui conseillaient auparavant leurs filles à propos de l'allaitement, d'autres sources de soutien sont devenues nécessaires. La Ligue La Leche et d'autres groupes d'entraide à l'allaitement, doulas[3] et infirmières de la santé publique peuvent jouer ce rôle, mais les informations diffusées doivent être cohérentes et chaque mère aura besoin d'un suivi personnel et précoce. Il est dommage que les personnes offrant fréquemment ce soutien et ce suivi précoce, c'est-à-dire les médecins, soient les gens les moins informés (bien qu'il y ait des exceptions.)

Nous devrions nous attendre à ce que toutes ces informations sur la pratique de l'allaitement, le Code et les dix étapes soient connues d'un hôpital ou d'une clinique où des naissances ont lieu. Il n'y a rien de radical là-dedans, et pourtant peu d'hôpitaux les mettent en application.

En 1999, le Canada a eu un premier hôpital qui a reçu le label « Ami des Bébés ». La Suède, elle, en compte beaucoup. En fait, tous les hôpitaux suédois qui ont un service de maternité ont reçu le label « Ami des Bébés » dès les premières années de la mise en application de cette initiative. Il y a plus de 14 000 hôpitaux ou maternités « Amis des Bébés » à travers le monde.

En Amérique du Nord notamment, la question de la formation du personnel est une importante pierre d'achoppement. Mais la formation est cruciale pour pouvoir implanter les dix étapes. Et plus importante encore est la question de l'attitude. Si un médecin croit qu'aider les mères à allaiter n'est pas une partie importante de son travail, il ne se tracassera pas, quel que soit le nombre d'heures de formation qu'il est obligé de faire. S'il pense que tous les bébés doivent être quatre, six, huit, douze ou vingt-quatre heures en observation dans la pouponnière après la naissance, bien qu'une telle période d'observation soit inutile et qu'elle interfère avec l'allaitement, rien ne changera. Si l'administration ne peut comprendre les raisons pour lesquelles l'hôpital ne devrait pas accepter les préparations commerciales pour nourrissons gratuites des fabricants, rien ne changera...

---

3. Accompagnatrice ou accompagnante à la naissance (N.D.T.).

Et pourquoi les hôpitaux ne devraient-ils pas accepter le lait artificiel pour bébés des fabricants ? Avec autant de coupes budgétaires, ils ont probablement besoin d'économiser tout l'argent qu'ils peuvent ? Je pense que la plus importante question est « Combien vaut l'intégrité ? ». La recherche nous apprend que lorsqu'un hôpital ou une maternité accepte les préparations commerciales pour nourrissons gratuitement, moins de bébés sont allaités exclusivement, et moins de bébés quittent l'établissement en étant allaités. Ces bébés sont alors soumis à tous les risques de l'alimentation artificielle et à l'augmentation des problèmes de santé qui y sont liés.

Comment est-ce que cela se produit ? Lorsque le service de la maternité a beaucoup de préparation commerciale en stock, gratuite de surcroît, son utilisation devient une solution facile et rapide à tous les problèmes. La mère est fatiguée, alors nous donnerons un biberon au bébé pour la laisser dormir... Le bébé n'a pas une bonne prise du sein ? Nous lui donnerons un peu de lait artificiel en guise de supplément. Le message que la mère reçoit est celui-ci : si tu as une difficulté, peu importe laquelle, le lait industriel pour bébé est probablement la solution. Comme elle a déjà reçu un échantillon de préparation commerciale et qu'elle en aura d'autres lorsqu'elle quittera l'hôpital, si l'allaitement ne tourne pas rond elle ouvrira la boîte et préparera un biberon... Avant qu'elle ait pu comprendre ce qui se passe, le bébé sera sevré.

J'espère que ce chapitre vous encouragera à lire les informations sur l'allaitement avec un esprit plus critique. Je souhaite que vous soyez plus critique lors de la visite au bureau de votre médecin, où de subtiles et moins subtiles publicités de lait industriel seront présentes. Lorsque vous en voyez, dites-le à votre médecin. Il ne sait peut-être pas quelle quantité d'articles promotionnels a été laissée par le représentant de l'entreprise et qu'ils sont exposés ou même distribués aux patientes par les réceptionnistes.

Finalement, j'espère que vous ferez pression sur votre hôpital local afin qu'il obtienne le label « Ami des Bébés » et que vous exigerez que le gouvernement fasse respecter le Code international de commercialisation des substituts du lait maternel. Ce sont de petites étapes, mais elles sont nécessaires si nous souhaitons permettre aux femmes de faire un réel choix éclairé à propos de l'alimentation de leurs bébés. À long terme, le seul élément qui provoquera un réel changement est la pression des parents.

Chapitre 4

Avoir un départ optimal

Afin que l'allaitement se déroule correctement, il y a une manière de bien démarrer, laquelle peut être décisive, bien qu'il soit également vrai que certaines mères et enfants arrivent à débuter l'allaitement en ne tenant pas compte de plusieurs principes mentionnés au cours de ce chapitre. Cela est un remarquable témoignage de la nature adaptable de l'être humain qui fait en sorte que l'allaitement fonctionne souvent malgré tout ce qui se passe pour le faire échouer.

L'expérience d'allaitement d'une mère peut être profondément affectée par ce qui se passe au cours des premières heures qui suivront la naissance du bébé. Un bon départ pourra contribuer à ce que l'allaitement soit facile et sans douleur ; un mauvais démarrage pourra provoquer douleur et difficultés.

Les étapes importantes qui permettent de bien instaurer l'allaitement visent à ce que le bébé ait une bonne prise du sein. Les voici :

1. *Si possible, accouchez naturellement*

Si vous désirez avoir un bon départ d'allaitement, prévoyez d'accoucher avec le moins d'interventions possibles. Nous savons que toutes les médications et autres interventions utilisées lors de l'accouchement affectent le bébé et peuvent engendrer des problèmes d'allaitement.

Si votre accouchement est provoqué et induit avec de l'ocytocine de synthèse (Pitocin®, Syntocinon®), les fluides qui vous seront donnés par intraveineuse peuvent augmenter l'effet d'engorgement et avoir pour conséquence que le bébé aura plus de difficulté à prendre le sein. Une prise du sein incorrecte conduit à des tétées peu efficaces ; le bébé sera souvent léthargique et aura une jaunisse parce qu'il boira peu de lait. Dans certains hôpitaux où on ne comprend pas que le problème est une mauvaise prise du sein, le bébé sera séparé de la mère pour recevoir un « traitement » au lieu qu'on aide la mère à allaiter. Le meilleur traitement est de faire téter le bébé correctement, pas de le séparer de sa mère ou même d'arrêter l'allaitement, ceci étant complètement inapproprié.

Si vous prenez de la mépéridine (Démérol®, Péthidine®) ou un autre médicament antidouleur juste avant la naissance de votre enfant, il sera endormi et aura de la difficulté à coordonner ses mouvements de succion. Ces médicaments peuvent affecter votre bébé pendant plus de deux semaines après la naissance – qui est une période cruciale pour un bon démarrage de l'allaitement.

Les anesthésies péridurales (épidurales) sont présentement la forme la plus populaire de médicament antidouleur en Amérique du Nord et en Europe ; mais elles peuvent également contribuer à ce que l'allaitement soit difficile à instaurer. Une étude faite par Jan Riordan en 1999 a permis à des consultantes en lactation très bien informées d'évaluer la succion et la prise du sein de nombreux bébés. Les nouveau-nés qui n'avaient pas été exposés au médicament utilisé pour les anesthésies péridurales ont obtenu un résultat moyen de 11,1 points pour la qualité de succion, contre 8,5 pour les bébés dont la mère avait reçu une péridurale.

Une autre étude a été menée en Suède, pays dans lequel on laisse les nouveau-nés faire eux-mêmes leur première mise au sein. Dans cette recherche, tous les bébés dont la mère n'avait pas reçu de médicaments pendant l'accouchement ont trouvé le sein de leur mère, se sont mis au sein eux-mêmes pour commencer à téter, tout cela dans l'heure qui a suivi la naissance[1]. Pour les bébés exposés à l'anesthésie péridurale, seulement 25 % ont pu se mettre au sein eux-mêmes et téter, et certains ont dû être aidés par leur mère ou avaient une mauvaise prise du sein. Les bébés « péridurales » pleuraient aussi plus fréquemment et pour des périodes plus longues.

Les autres interventions et les effets secondaires associés aux péridurales peuvent avoir leurs propres effets sur l'allaitement. Lorsqu'une femme a une péridurale, elle reçoit également plus de fluides par voie intraveineuse, ce qui peut augmenter l'effet d'engorgement après la naissance du bébé, et cela peut rendre la prise du sein plus difficile. Elle a plus de risques que les forceps ou la ventouse soient utilisés afin que le bébé soit expulsé plus rapidement. Ces deux instruments peuvent causer une douleur crânienne au bébé, ce qui peut rendre la tétée inconfortable et difficile.

Les femmes qui sont suivies par des *doulas* (accompagnatrices ou accompagnantes à la naissance) lors du travail et de l'accouchement peuvent avoir moins besoin de médication et des autres interventions. S'il existe des sages-femmes dans votre communauté, le fait d'en avoir une pour dispenser certains soins peut également être très utile.

1. Lorsqu'un bébé est déposé sur le ventre de sa mère après l'accouchement, en contact peau à peau, il peut grimper lentement vers le sein et le prendre de lui-même (cela peut prendre une heure, ou plus. N.D.T.)

2. *Le bébé est mis au sein immédiatement après la naissance*

Il n'y a aucune raison pour la majorité des bébés de ne pas être mis au sein dans les trente minutes qui suivent la naissance. Les bébés traversent un moment de vigilance calme au cours des deux premières heures suivant la naissance. Ils sont éveillés mais ne pleurent pas, et ils semblent prêts pour de nouvelles expériences telles que l'apprentissage de la tétée au sein.

Les mères sont habituellement prêtes au point de vue émotionnel à amorcer avec leur bébé ce lien qu'est l'allaitement. Même si le travail a été long, difficile et épuisant, elles trouvent généralement que c'est une véritable récompense que de tenir leur bébé dans leurs bras ou de l'avoir contre leur corps. La mère qui est très fatiguée peut avoir besoin d'une personne qui s'assoira avec elle pour attendre patiemment que le bébé démarre la tétée. Elle peut avoir besoin d'un peu d'aide pour trouver une position confortable. Si elle doit demeurer allongée, le bébé peut être amené au sein quand même.

Lorsque le bébé prend le sein pour la première fois, il peut simplement lécher le mamelon ou y frotter son visage. C'est bien et il n'est pas nécessaire de le forcer brusquement à prendre le sein. En réalité, le fait de pousser continuellement le bébé sur le sein alors qu'il ne le prend pas, comme le font beaucoup d'infirmières et consultantes en lactation inexpérimentées, contribue à ce que de nombreux bébés résistent à prendre le sein. Si nous permettons à la mère d'avoir un moment de détente avec son bébé, sans les presser, celui-ci démontrera rapidement un intérêt pour téter. Cela peut prendre dix à quinze minutes ou une heure après la naissance, mais il est important que la mère et le bébé soient en contact peau à peau et ensemble pendant ce temps, afin que le processus puisse se produire naturellement. Il peut être nécessaire de déplacer la mère et son enfant (ensemble) vers une chambre plus chaude s'ils sont dans une salle de naissance plutôt fraîche. Un petit radiateur portatif peut aussi être installé près du lit de la mère. Il serait bon que la température des salles de naissance ne soit pas si fraîche. Dans certains hôpitaux, le bébé naît dans la même chambre que celle où il sera avec sa mère pour la suite du séjour, et la température ambiante de ces pièces est plus confortable.

Cette période initiale où le bébé est très en éveil semble être une opportunité particulière pour bien débuter l'allaitement. Certains nouveau-nés qui sont enlevés à leur mère avant de prendre cette première tétée semblent se résigner et se mettre en veilleuse. Ils deviennent endormis et sont difficiles à réveiller plus tard pour téter. Plus longtemps ils sont laissés sans téter, plus difficile cela pourra être de les intéresser à prendre le sein.

La situation peut être pire si le bébé n'a pas la chance de téter – par exemple à cause du personnel médical qui s'inquiète que la mère soit trop fatiguée et qui décide de donner à l'enfant un biberon de lait industriel ou d'eau glucosée. Ceci a souvent une conséquence très négative sur la succion du bébé. Voici ce petit, tout prêt à apprendre à téter, auquel on propose une tétine de biberon rigide, obligé de positionner ses lèvres et sa langue d'une autre manière pour gérer le flot rapide ! Comme le bébé est très sensible à ce moment précis, même un seul repas donné au biberon peut induire des problèmes persistants. Il est vrai que donner un biberon ne crée pas toujours de difficultés, et peut ne pas en créer dans bien des cas. Et effectivement, la plupart des problèmes d'allaitement peuvent être résolus. Mais pourquoi en créer dès le départ ? D'autre part, ce n'est pas un cadeau que l'on fait à la mère et à l'enfant en les séparant. Si le bébé a besoin de téter, il devrait être mis au sein. Est-ce fatigant pour une mère d'être couchée dans son lit avec son bébé à côté d'elle qui tète au sein ?

> *« Les bénéfices de la tétée précoce sont innombrables, entre autres lorsque, après la lassitude du travail et de la naissance arrive cette gratification émotionnelle, ce sentiment de force, de calme et de grande satisfaction qui s'installe lorsque le bébé est porté et qu'il tète au sein. »*
>
> *Ashley Montagu. **« Touching »** (traduction libre)*

La plupart des dyades mère-enfant (mais pas toutes) vont faire l'apprentissage de l'allaitement même si le bébé n'a pas eu une tétée précoce. Toutefois, il vaut mieux amorcer l'allaitement rapidement après la naissance, parce qu'il est impossible de prédire quel bébé aura de la difficulté à se remettre d'un début d'allaitement retardé.

Des chercheurs ont filmé des nouveau-nés en train de ramper sur le ventre de leur mère, sans aide ni assistance. Les bébés trouvaient eux-mêmes le mamelon et prenaient le sein. En fait, « l'aide » nuisait souvent aux bébés en les empêchant de se déplacer vers le sein et de s'y positionner. Cela ne signifie pas que l'on ne doive jamais aider un bébé à prendre le sein après la naissance. Mais ceci est un très bon exemple des instincts et des compétences dont sont pourvus les bébés à la naissance, et de ce qu'ils peuvent faire si on leur en donne l'opportunité. Ils savent comment trouver le sein et ce qu'ils doivent faire lorsqu'ils y arrivent – si on ne gâche pas tout ! Les chercheurs ont également découvert que les anesthésiques donnés au cours de l'accouchement peuvent nuire à l'habileté du bébé à ramper vers le sein de sa mère, repérer le mamelon et prendre le sein par lui-même.

À ce sujet, vous êtes-vous interrogé sur la raison pour laquelle le mamelon et l'aréole sont d'une couleur différente du reste du sein ? Est-ce que cette différence pourrait être un repère visuel pour le bébé afin qu'il soit dirigé directement au bon endroit ? Les chercheurs ont également découvert que lorsqu'un sein est savonné et que l'autre ne l'est pas, le bébé a tendance à prendre le sein qui n'a pas été lavé plutôt que l'autre. Il est important d'avoir une bonne hygiène, mais peut-être sommes-nous un peu obsédés par celle-ci et nous interférons donc involontairement dans un processus naturel.

Les nouveau-nés ne rampent pas nécessairement jusqu'au sein en cinq à dix minutes pour leur première tétée. Le processus peut prendre une heure ou plus et certains bébés ne feront pas cette «auto-mise au sein» même s'ils n'ont reçu aucun médicament pendant l'accouchement via leurs mères. D'autre part, il n'y a aucun danger à permettre à la mère et l'enfant d'être ensemble, même si le bébé ne fait que se frotter le nez contre le sein. Les bénéfices sont réels.

Souvenez-vous également que chaque bébé est un individu. Certains nourrissons téteront dès le départ en se débrouillant par eux-mêmes. D'autres devront être stimulés par leurs mères. Certaines dyades auront besoin d'un peu d'aide provenant d'une infirmière, sage-femme ou autre professionnel de la santé bien informé. Certains bébés prendront quelques heures pour se décider à téter. Il est inutile de «forcer» un bébé à prendre le sein si ce n'est pas son souhait. Le fait de forcer l'enfant le rendrait colérique et anxieux ou ferait en sorte qu'il s'endorme. Aussi longtemps que la mère et le bébé sont ensemble, rien ne presse. Ils peuvent être bien pelotonnés l'un contre l'autre. La mère sera prête à répondre lorsque son bébé démontrera de l'intérêt pour téter.

Certains bébés qui ont subi une forte succion à cause de l'utilisation de la ventouse se débattront s'ils sont poussés vers le sein après la naissance. L'aspiration du mucus dans la bouche, le nez et la gorge est faite de manière routinière, tout de suite après la naissance, dans de nombreux hôpitaux. Par contre, l'aspiration profonde (faite si du méconium était présent dans le liquide amniotique par exemple) peut altérer la prise du sein du bébé. Il n'est pas nécessaire d'aspirer un enfant né à terme et en bonne santé et qui n'a aucun problème. Il n'a même pas été démontré qu'il était utile d'aspirer le méconium; la plupart des obstétriciens et des pédiatres le font par habitude...

Si vous êtes enceinte, planifiez bien avant la naissance de pouvoir avoir ce moment ensemble. Le bébé peut être examiné pendant qu'il est sur sa mère, et elle peut être examinée pendant qu'elle tient son bébé. Si la mère a eu une césarienne, on peut aider le bébé à téter peu après la naissance. Puisque ses bras seront probablement peu fonctionnels à cause des perfusions intraveineuses, elle aura besoin d'aide pour mettre le bébé au sein. L'aide du père est un choix évident dans bien des cas.

Et si vos mamelons sont plats ou ombiliqués (inversés)? Il existe une grande variété de types de mamelons, que ce soit pour la forme ou la dimension. Certains sont larges, d'autres sont petits, certains sont plats ou semblent s'enfoncer dans le sein, d'autres font saillie. On dit souvent aux mères que leurs mamelons sont plats ou ombiliqués alors qu'ils ne le sont pas. Les seins et les mamelons changent au cours des premiers jours qui suivent la naissance du bébé; les mamelons qui semblaient plats ou ombiliqués au premier jour peuvent ne plus l'être au 2e ou 6e jour post-partum. En tout cas, cela ne devrait pas être une inquiétude. Tous les mamelons sont faits pour fonctionner. Ils conviennent tous à l'allaitement. Certains peuvent être plus difficiles à prendre pour téter, du moins au début, mais la plupart du temps, cela fonctionnera.

À la naissance, le bébé ne s'attend pas à ce que le sein ou le mamelon ressemble à ceci plutôt qu'à cela, et ne sait pas quelle sensation tactile il devrait produire. Il est vrai qu'un mamelon qui ressort bien et qui est plus rigide contribue à stimuler les réflexes liés à la succion du bébé (le mamelon touche le palais et le haut de la bouche du bébé). Par contre, ce type de mamelon n'est pas essentiel pour vivre un allaitement réussi. Lorsque le bébé a une bonne prise du sein, il prend une bonne « bouchée » d'aréole en plus du mamelon. Il utilise ses gencives et sa langue pour compresser les canaux lactifères. Ceci fonctionne, que le mamelon soit plat, ombiliqué ou bien ressorti.

Cependant, lorsqu'une mère a des mamelons plats ou ombiliqués, il est particulièrement important d'éviter de donner la sucette ou le biberon au bébé. Si le bébé s'habitue à une tétine rigide qui remplit sa bouche et le stimule à téter, il cherchera ce « type de mamelon » lorsqu'il prendra le sein ; il sera frustré et confus s'il ne le trouve pas. Cela ne veut pas dire que le bébé ne pourra pas apprendre à téter au sein. Il le pourra. Mais le fait de donner une tétine artificielle au bébé rendra la chose plus difficile.

3. *La mère et le bébé devraient être en proximité et cohabiter dans la même pièce*

Il n'y a absolument *aucune raison médicale pour une mère et un bébé en bonne santé d'être séparés après la naissance.* « Cohabiter » signifie être ensemble 24 heures par jour, pas seulement pendant la journée.

Les gens encouragent parfois les mères à envoyer leurs bébés à la pouponnière pendant la nuit parce qu'ils croient qu'elles se reposeront mieux si elles sont séparées de leurs enfants. Mais ce n'est pas le cas. Les mères et les nouveau-nés qui sont ensemble se « synchronisent », en dormant et en se réveillant au même moment.

Les femmes expliquent souvent qu'elles se réveillent la nuit et qu'elles voient alors leur bébé qui commence tout juste à s'éveiller. Voici ce qui se produit : le bébé, qui est profondément endormi, commence à avoir faim et passe à un stade de sommeil plus léger. Sa respiration change, devient plus rapide. La mère qui est « branchée » sur son bébé depuis la naissance réagira dans son sommeil à ces changements subtils, tels la respiration du bébé. Son lait commencera à « monter » et elle aussi s'éveillera progressivement. Pendant que le bébé change de type de respiration, puis qu'il se met à remuer, à essayer de téter ses doigts ou qu'il émet des bruits plus forts, sa mère sera éveillée et prête à l'allaiter. Puisque le bébé n'est pas affamé, il sera plus patient si la mise au sein doit être recommencée à quelques reprises pour être adéquate, ou pour ajuster quelques oreillers ou vêtements pour la tétée. Le bébé prendra le lait dont il a besoin et se rendormira après. La mère pourra dormir aussi.

Ceci est très différent du scénario qui se produit lorsqu'un bébé est à la pouponnière. Lorsque sa respiration change vers le type «je commence à avoir faim et je me réveillerai bientôt», il est peu probable que le personnel de la pouponnière s'en rende compte... Il y a beaucoup de bébés à surveiller. Sa mère, qui est trop loin pour capter ces signaux subtils, est dans un sommeil profond. Lorsque le bébé commence finalement à pleurer bruyamment parce que personne n'est venu pour le nourrir, l'infirmière aura peut-être de la paperasserie à terminer ou un autre bébé à s'occuper avant de pouvoir l'amener à sa mère. Finalement, elle amènera le bébé à la chambre et réveillera la mère qui dort à poings fermés. Le bébé continuera à pleurer et sa mère, confuse de se faire tirer de son sommeil et essayant de composer avec un bébé furieux, commencera à l'allaiter. Mais son lait n'aura pas encore «monté» et même lorsque son bébé affamé prendra le sein, il n'obtiendra pas encore grand chose à boire. Il deviendra encore plus furieux, et sa frustration pourra même le mener à refuser le sein.

Bien que le séjour en maternité ait tendance à être court (en Amérique du Nord du moins), c'est un bon moment pour la mère et le bébé d'être ensemble pour commencer à s'adapter l'un à l'autre. Pendant ce temps, une autre personne peut s'occuper des repas et prendre soin d'eux. Mais pour que la synchronisation fonctionne, la mère et le bébé doivent demeurer ensemble afin qu'elle puisse apprendre à reconnaître les signaux de son tout-petit.

4. *On ne doit pas donner de tétine ou de sucette au bébé*

Vous n'avez qu'à regarder un bébé boire au biberon et un autre téter au sein pour comprendre que ce sont deux processus très différents. Le bébé au sein doit utiliser sa bouche et sa langue d'une manière bien différente de celui qui suce une tétine en latex ou même une sucette.

Au cours des jours qui suivent la naissance, les mères produisent une très petite quantité d'un lait particulier appelé colostrum. Ce lait est très riche en anticorps et il est laxatif, préparant les intestins du bébé qui n'ont pas eu l'habitude de digérer de la nourriture avant la naissance. Le colostrum prépare aussi les seins qui produiront bientôt du lait. Les seins d'une nouvelle mère sont assez souples et cela permet au bébé d'apprendre la prise du sein plus facilement.

Les premières tétées au sein n'offrent donc pas de grandes quantités de lait; c'est ainsi que la nature a prévu les choses pendant que le nouveau-né apprend à téter au sein. Mais si l'on donne au bébé un biberon de lait industriel ou même de lait maternel, il apprendra à téter d'une manière très différente. La tétine du biberon est rigide et peut être introduite de force dans la bouche du bébé.

Il est vrai que certains bébés arrivent à boire au biberon aussi bien qu'au sein, mais beaucoup ne le feront pas et il est difficile de savoir à l'avance lesquels auront des problèmes de succion. Par exemple, un bébé qui a déjà certaines difficultés à prendre le sein aura certainement encore plus de problèmes si on lui donne une sucette ou le biberon. Et même si un enfant tète très bien au sein, il peut devenir confus et sa technique de succion au sein peut être perturbée s'il reçoit des biberons. Un seul biberon peut créer des problèmes, notamment s'il est donné au cours des premiers jours d'allaitement.

En réalité, les bébés ne sont pas *confus*. Ils savent exactement ce qu'ils veulent. S'ils prennent le sein et qu'ils obtiennent peu de lait parce que la prise du sein n'est pas optimale, puis qu'on leur offre un biberon et qu'ils obtiennent un flot de lait rapide, ils développeront une « préférence » pour le biberon. Les bébés n'ont pas besoin d'être des génies pour comprendre cela.

Pour cette raison, certains décrivent la situation comme étant une « préférence sein-tétine » plutôt qu'une « confusion sein-tétine ». Mais l'expression « bébé préfère le biberon au sein » peut être très déstabilisante pour une mère déjà émotive face aux problèmes qu'elle rencontre en allaitant son bébé… Elle peut ressentir cela comme si son bébé la rejetait. La « confusion sein-tétine » suggère que le bébé souhaite réellement téter au sein mais qu'il est temporairement confus. La solution dans ce cas-ci est de corriger la prise du sein afin que le bébé obtienne plus de lait.

Même si certains bébés semblent capables de prendre quelques biberons puis ensuite le sein, cela est souvent la première étape vers un sevrage précoce. La technique de succion au sein, qui peut être acceptable au cours des premières semaines alors que la production lactée est très abondante, peut se détériorer alors que le temps passe. Les seins de la mère risquent alors de ne plus être assez stimulés pour maintenir une bonne production lactée. Comme il deviendra plus difficile pour le bébé d'obtenir du lait des seins de sa mère, il commencera à « préférer » le biberon. La mère se rendra compte que sa production lactée diminue et elle commencera à lui donner des biberons additionnels. Sa production lactée diminuera encore plus ! En peu de temps, le bébé montrera une préférence marquée pour le biberon et le sevrage du sein sera achevé…

Une série de difficultés peuvent s'enchaîner suite à l'introduction de tétines, faisant en sorte que le bébé aura une prise du sein inadéquate. Parmi les difficultés rencontrées, on note le refus du sein, un gain de poids lent, un niveau élevé de bilirubine (associé à l'ictère), des mamelons douloureux, des coliques et des infections du sein.

Il est étonnant que certaines personnes nient l'existence de la « confusion sein-tétine ». C'est probablement qu'elles ont connu un de ces bébés qui semblent bien gérer le sein et le biberon. Ces mêmes personnes comprendraient certainement qu'un bébé puisse préférer un certain type de tétine de caoutchouc à un autre ; qu'un bébé puisse prendre les deux seins, mais qu'il préfère un sein à l'autre ; qu'un bébé puisse préférer le mamelon bien ressorti de la mère à celui qui est plat. Presque toutes les mères semblent avoir les mamelons plats si on les compare à une tétine de biberon! Il n'est pas étonnant que les bébés puissent apprendre à « préférer » la tétine du biberon au lieu du sein, ou qu'ils soient du moins confus sur la technique de succion qu'ils devraient utiliser… !

Il est également intéressant de constater qu'un bon nombre des personnes qui affirment que la confusion sein-tétine n'existe pas sont les mêmes qui pressent les parents de donner rapidement le biberon à leur bébé afin qu'il l'accepte plus tard… Ils avertissent les parents que s'ils tardent à introduire le biberon, le bébé peut toujours refuser de le prendre par la suite... En d'autres termes, leur inquiétude est que le bébé ait une préférence obstinée pour le sein… ! Ce qu'ils oublient de mentionner, c'est que le biberon n'est pas le seul moyen de supplémenter un bébé allaité, si cela devenait nécessaire (voir le chapitre 5, « Insuffisance de lait »).

5. *Il ne devrait pas y avoir de restriction quant à la durée et la fréquence des tétées*

Un livre sur l'allaitement maternel qui était donné il y a plus de vingt ans affirmait que l'article le plus important lié à la réussite de l'allaitement était une montre ou une horloge fiable. Mettre l'emphase sur la durée des tétées est le malheureux héritage d'une époque où la vie des bébés était planifiée avec rigidité, et ces horaires menaient fréquemment à un échec de l'allaitement. Depuis les débuts de l'existence humaine, les mères ont allaité leurs bébés sans le soi-disant bienfait des horloges, des montres ou des horaires. Dans de nombreux endroits du monde, cela est encore vrai et ces mères réussissent leur allaitement.

Le fait d'offrir des tétées à volonté encourage la mère à connaître les signes de faim de son bébé. Si elle ne surveille pas l'horloge, elle observera son bébé et apprendra comment il manifeste sa faim, peut-être en bougeant sans arrêt, en faisant des mouvements de succion avec ses lèvres et sa langue, peut-être en portant ses mains à la bouche. S'il ne boit pas bien au cours d'une tétée, ce n'est pas la fin du monde car il boira aussitôt qu'il en aura besoin et cette tétée se déroulera mieux.

Dans les sociétés traditionnelles, il est usuel que les bébés tètent fréquemment pour de courtes périodes de temps. L'anthropologue Kathy Dettwyler a noté que les bébés au Mali tètent quelques minutes à la fois, plusieurs fois par heure, avec des périodes plus longues entre les tétées lorsque le bébé dort d'un sommeil plus profond. Les tétées plus courtes et plus fréquentes favorisent une production lactée dont le taux de matières grasses est plus élevé ; lorsque la durée entre chaque tétée est plus longue, le pourcentage d'eau du lait maternel est plus élevé. Ces bébés sont incontestablement en train de casser la croûte au sein, buvant de petites quantités de lait, alors ils veulent revenir au sein plus fréquemment. Il n'y a rien de mal à cela. Toutefois, il est important de se souvenir qu'un bébé qui ne boit pas bien et qui n'obtient pas beaucoup de lait reviendra fréquemment au sein lui aussi. Les mères doivent être certaines que leur bébé a une bonne prise du sein et qu'il boit à chaque tétée (des indications sont données à ce sujet).

On croyait autrefois que le fait de réduire la durée et la fréquence des tétées était une manière de prévenir les mamelons douloureux. L'idée était que si la mère commençait à allaiter pour de courtes périodes de temps, ses mamelons « s'endurciraient » progressivement. Les recherches ont démontré que restreindre le temps de succion ne prévient pas le phénomène des mamelons douloureux ; la clé d'un allaitement sans douleur est plutôt de mettre le bébé au sein correctement. En réalité, le fait de fixer les tétées dans un horaire rigide et de limiter leur nombre peut augmenter le risque d'avoir les mamelons douloureux ! Si le bébé est complètement affamé lorsque le moment de la tétée arrive, il peut saisir le mamelon et ne pas être suffisamment patient pour permettre à sa mère de le positionner correctement. Si le lait ne coule pas assez rapidement, sa frustration peut le faire tirer sur le sein, se retirer fréquemment pour le reprendre avec une mauvaise prise du sein, ce qui causera plus de douleur. Si la mère lui donne le biberon ou une sucette pour le faire patienter jusqu'au moment « prévu » de la prochaine tétée, sa prise du sein et son type de succion peuvent aggraver le phénomène et la mère aura encore plus de risques d'avoir les mamelons douloureux.

Que dire d'un bébé qui reste au sein pendant des heures ? La plupart du temps, cela signifie que le bébé n'a pas une bonne prise du sein et qu'il obtient peu de lait. **Le bébé est au sein**, mais en fait **il ne boit pas** au sein. Ces enfants ont un type de succion très rapide et superficielle qui peut stimuler le réflexe d'éjection du lait, alors ils peuvent boire un peu. Toutefois, ils ne passent pas au mode de succion lent accompagné des « pauses » qui indiquent qu'ils obtiennent un bon flot de lait. Une fois que ces nouveau-nés ont une bonne prise du sein, leur succion change de façon spectaculaire, leurs petits ventres se remplissent et ils ne passent plus des heures au sein.

Il y a des bébés qui semblent vouloir passer plus de temps au sein, même s'ils obtiennent du lait abondamment. Certains nourrissons semblent avoir besoin de ce confort supplémentaire que l'allaitement leur procure. D'autres bébés sont seulement « à besoins intenses ». Ces bébés peuvent devenir irrités même si leurs mères ont beaucoup de lait ; ils veulent téter plus qu'ils n'ont besoin de manger… ! Il est important de surveiller le bébé au sein afin de comprendre ce qui se passe réellement.

> *« Jamais par la suite, quand plus tard l'avenir pointa, nous n'avons été à ce point rassasiés. Il y avait toujours des nourrissons au sein. Nous avions toujours le rab. Jamais il n'était dit : suffit comme ça, ou plus serait trop. Pas de raisonnable sucette offerte en guise de succédané. C'était l'allaitement permanent ».*
>
> Günter Grass, **« Le turbot »**.

6. *Les suppléments d'eau, d'eau glucosée ou de préparation commerciale sont rarement nécessaires*

De nombreux hôpitaux avaient l'habitude de supplémenter de manière routinière tous les bébés allaités avec de l'eau ou de l'eau sucrée, du moins pour les premières journées. Cela n'est plus censé être une routine appliquée à tous les bébés, bien que beaucoup d'enfants reçoivent encore ces suppléments pour des raisons variées. La plupart d'entre elles ne sont pas valables. La vraie raison, c'est le manque de confiance des professionnels de la santé en un bon fonctionnement de l'allaitement.

Il y a très peu de raisons médicales qui justifient de donner des suppléments aux bébés. S'il y a vraiment un problème médical et que le bébé a besoin d'un supplément, celui-ci devrait être donné avec un Dispositif d'Aide à l'Allaitement (DAA) pendant que le bébé est au sein. Si la mère et le bébé doivent être séparés (il y a rarement de vraies raisons médicales pour faire cela), alors le bébé peut recevoir son supplément à l'aide d'un gobelet ou au moyen de l'alimentation au doigt (voir le chapitre 5, «Insuffisance de lait»).

Toutefois, dans la plupart des cas, le meilleur moyen d'offrir plus de lait au bébé est de veiller à ce qu'il ait une bonne prise du sein. De cette manière, il obtient un maximum de lait de sa propre mère.

7. *Les échantillons gratuits de préparation commerciale ne doivent pas être offerts aux femmes enceintes, nouvelles mères et à leurs familles*

L'Organisation mondiale de la Santé (OMS) a émis des recommandations spécifiques à propos de cela pour de bonnes raisons. Ces «cadeaux» ne profitent en fait qu'aux fabricants de lait pour bébés... Les échantillons gratuits minent l'allaitement maternel et il a été démontré qu'ils faisaient diminuer la durée et le taux d'allaitement dans la population parce qu'ils ébranlent la confiance des mères. Les échantillons sont également trop faciles à utiliser lorsque les difficultés surviennent; un grand nombre de mères donnent alors du lait industriel au lieu de chercher de l'aide pour réussir leur allaitement.

8. *Une bonne position d'allaitement et une bonne prise du sein sont essentielles pour le succès de l'allaitement*

Pour la plupart des mères et des bébés, c'est l'étape la plus importante. La «prise du sein» évoque la manière dont le bébé prend le sein dans sa bouche. Une bonne prise signifie des tétées sans douleur; le bébé obtient le lait dont il a besoin. Ainsi, vous serez sur la bonne voie pour réussir votre allaitement.

Il y a dans notre société bon nombre de choses qui font obstacle à ce que le bébé ait une bonne prise du sein. La plupart des femmes ont vu plus de bébés nourris au biberon que de bébés allaités. L'image imprimée dans leur cerveau sur «la manière dont on nourrit les bébés» évoque des enfants couchés sur le dos, détournés de leur mère, avec une tétine en caoutchouc enfoncée dans la bouche. On voit souvent de nouvelles mamans essayer d'allaiter leur bébé dans une position «biberon». Une nouvelle mère peut tenir son sein et tenter d'insérer le mamelon dans la bouche du bébé comme elle le ferait avec une tétine de biberon… C'est exactement la mauvaise manière de mettre un bébé au sein. (Bien entendu, même une mise au sein inadéquate fonctionnera pour certaines mères)

Le personnel de l'hôpital qui essaye d'aider une mère à allaiter peut ne pas avoir assez d'expérience et peut manquer de compétences pour reconnaître une bonne ou une mauvaise prise du sein. Certaines infirmières ont suivi des formations sur l'allaitement ou ont développé des habiletés à gérer certains obstacles. Pour d'autres, ce n'est pas le cas. D'autre part, les sentiments de l'infirmière à propos de l'allaitement sont probablement encore plus importants que la somme de formations qu'elle a pu faire. Si ses propres enfants ont été nourris au biberon et qu'elle trouve que l'allaitement n'est pas important, il est peu probable qu'elle pourra aider vraiment une nouvelle mère.

Il peut être difficile pour les infirmières d'accepter qu'elles ont pu enseigner des techniques incorrectes aux mères pendant des années. Beaucoup persistent à dire que l'allaitement est inévitablement douloureux et ne reconnaissent pas qu'elles contribuent à ces expériences désagréables en n'aidant pas la mère et le bébé à bien établir l'allaitement.

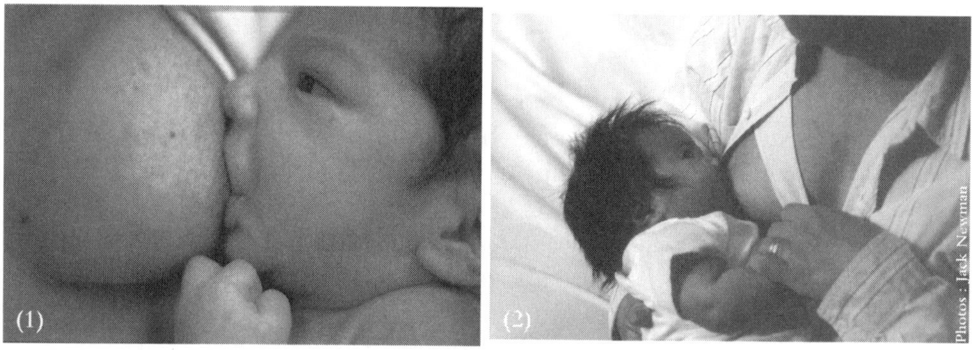

Une série de mauvaises prises du sein :

(1) La bouche du bébé était pincée et il n'était pas au sein du tout; il perdait le sein quand on l'éloignait de sa mère.

(2) Le bébé tétait le mamelon seulement; il prenait du poids parce qu'il était supplémenté en lait industriel.

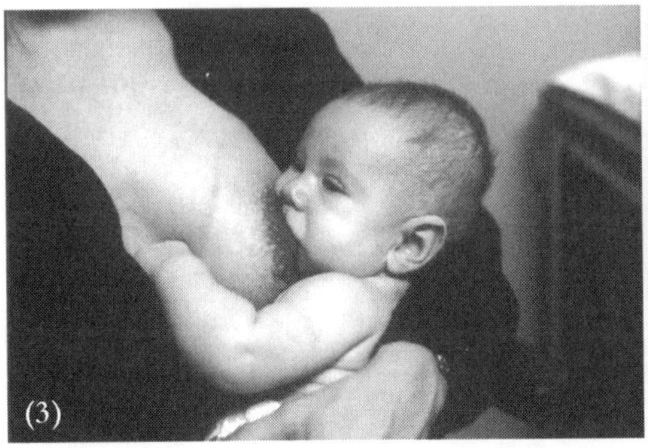

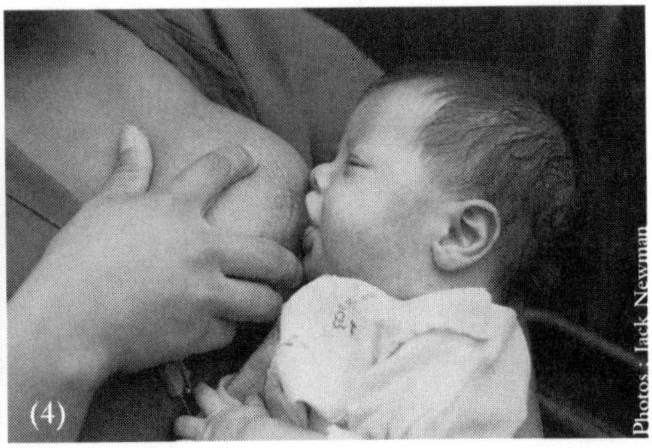

(3) La tête du bébé était beaucoup trop haute par rapport au sein ; sa gencive inférieure ne pouvait pas comprimer les canaux lactifères ; le bébé était dépendant du réflexe d'éjection pour recevoir le lait maternel.

(4) Encore une fois, le bébé prenait uniquement le mamelon. Sa croissance était bonne parce que la mère avait du lait en abondance.

La manière adéquate de mettre le bébé au sein n'est pas toujours aussi simple que « Mettre la partie A sur la partie B ». Les bébés sont des individus, et chaque sein est un peu différent, même ceux d'une même mère ! Une femme peut parfois trouver que son bébé prend un sein facilement, mais pas l'autre. Les mères allaitent parfois dans la position de la madone pour un sein et en position football (ballon de rugby) pour l'autre. Certaines trouvent plus facile d'allaiter en position allongée plutôt qu'assise.

Des généralités du genre « le bébé devrait prendre toute l'aréole dans sa bouche ainsi que le mamelon » ne s'avèrent pas vraies dans la plupart des cas. Certaines femmes ont de petites aréoles et si le bébé ne prend que l'aréole, il n'aura pas assez de tissu mammaire dans la bouche. D'autres femmes ont de très grandes aréoles qui s'étendent sur une bonne partie de leurs seins ; il est tout simplement impossible que le bébé prenne l'aréole entière en bouche pendant la tétée. Certaines mères ont également de très larges mamelons qui remplissent la bouche du bébé, limitant la quantité de tissu mammaire qu'il peut prendre.

De plus, les bébés sont différents les uns des autres. Certains sont des nourrissons avides dès la première journée, d'autres sont plus calmes. Certains bébés prennent un jour ou deux avant de comprendre les choses. Il y a des nouveau-nés qui sont somnolents à cause des narcotiques reçus par la mère pendant l'accouchement. Il peut arriver que quelques bébés aient un frein de langue court (langue attachée) qui fait en sorte qu'il est difficile pour eux de bien tirer la langue en avant pour téter (le frein de langue est le petit filament de peau qui attache la langue à l'intérieur de la bouche. Certains bébés ont donc un frein de langue trop court qui limite les mouvements de la langue). Les personnes qui offrent de l'aide pour l'allaitement doivent connaître ces éléments et ces différences, et savoir comment les gérer.

Pour toutes ces raisons, il peut être difficile pour une nouvelle maman d'obtenir une aide efficace pour l'allaitement. Si vous ressentez beaucoup de douleur lorsque le bébé boit au sein, il n'a probablement pas une bonne prise du sein, même si l'infirmière ou d'autres gens vous disent le contraire. Continuez à chercher quelqu'un qui pourra vous aider à corriger le positionnement du bébé au sein. Lorsque la montée laiteuse a eu lieu et qu'il y a abondance de lait, votre enfant ne devrait pas faire uniquement des petits mouvements de succion rapides et superficiels. Il devrait aussi téter selon le profil suivant « bouche grande ouverte – pause – bouche fermée, etc. », démontrant qu'il avale de bonnes gorgées de lait. S'il ne fait jamais ce type de succion, c'est qu'il n'a pas une bonne prise du sein. Vous avez besoin d'aide. Et si votre bébé passe de longues heures au sein et qu'il semble insatisfait, vous avez probablement besoin d'aide.

Il est très facile de dire « La prise du sein est bonne » ; mais si vous expérimentez encore une ou plusieurs difficultés, cela n'est probablement pas le cas.

Afin de bien obtenir le lait du sein de sa mère, l'enfant doit le prendre en bouche correctement. Plus la production lactée de la mère est importante, moins l'enfant a besoin de le prendre correctement pour recevoir du lait, mais la mère peut en payer le prix. Par exemple, le fait d'avoir les mamelons douloureux est presque toujours occasionné par une prise du sein et une position incorrectes. Même si la production lactée est abondante, un bébé qui prend le sein incorrectement peut passer de longs moments au sein ou peut demander à téter très souvent, ou les deux, ce qui amène souvent la mère à croire que sa production lactée est insuffisante.

Il pourrait être intéressant de faire une comparaison avec l'alimentation au biberon, puisque que dans notre culture nous comprenons beaucoup mieux ce type d'alimentation que l'allaitement maternel : lorsqu'un bébé a une prise du sein incorrecte, c'est comme s'il était nourri au biberon avec une tétine dont le trou est trop petit. Le biberon est plein de lait, mais le nourrisson a de la difficulté à l'obtenir. Le bébé peut téter pendant un long moment, s'endormir pendant qu'il boit, et se réveiller parce qu'on lui retire le biberon de la bouche. Pourquoi se réveille-t-il ? Parce qu'il n'a pas bu suffisamment. Plus le trou de la tétine est petit, moins le bébé reçoit de lait, et plus il a besoin de temps pour l'obtenir. À l'extrême (s'il n'y a aucun trou dans la tétine du biberon), le bébé ne recevra pas de lait du tout. Au bout du compte, il deviendra de plus en plus somnolent et déshydraté malgré le fait qu'il y a beaucoup de lait disponible, du moins en théorie.

On pourrait argumenter sur le fait que depuis le début de l'humanité sur Terre, les femmes du monde entier ont allaité leurs bébés, avec beaucoup de succès la plupart du temps, sans vraiment porter attention à la manière dont ils prenaient le sein… C'est absolument vrai, mais cela ne signifie pas que la prise du sein ne soit pas importante. Comme la plupart des femmes ont plus de lait que ce qui est nécessaire, leurs enfants grandissent même s'ils prennent le sein d'une manière moins que satisfaisante. D'autre part, dans les sociétés traditionnelles, si les bébés sont au sein plusieurs heures par jour ou même continuellement, cela ne crée pas une grande commotion. Les femmes s'attendent à ce que leurs bébés soient au sein la plupart du temps et personne ne les embête avec leur lait qui ne serait pas assez riche ou en quantité insuffisante ! Personne n'accuse les mères de gâter leurs enfants parce qu'elles les ont trop souvent au sein, dans les bras ou parce qu'elles dorment avec eux pendant qu'ils tètent. Avec une production lactée abondante et un libre accès au sein, la plupart des bébés prennent du poids correctement.

Mais surtout, dans les cultures traditionnelles, les mères ont *vu* des bébés être allaités *depuis leur enfance*. Cela est aussi *normal* dans leur esprit que de respirer. Elles ont une image subconsciente de la manière dont l'allaitement fonctionne, comment les bébés doivent être tenus et comment ils prennent le sein.

C'est justement l'opposé dans notre société : l'image mentale que la plupart des femmes ont d'un bébé en train d'être alimenté n'est pas l'allaitement, mais le biberon. Dans notre société, le biberon est la représentation symbolique de la petite enfance. Le fait de se servir du bébé au biberon comme modèle a instauré des difficultés pour comprendre l'allaitement maternel. À cause d'une obsession pour les chiffres, l'horloge, de même qu'à cause de l'ingérence croissante des sciences médicales dans l'alimentation infantile, l'allaitement maternel, cette expérience en général tellement plus relaxante et habituellement réussie, a été largement mise au rebut…

Dès les premières années du XXe siècle, les pédiatres disaient aux mères de nourrir les bébés selon un horaire : tant de minutes par sein, au bout de tant d'heures… Chaque pédiatre recommandait un nombre de minutes différent comme temps de tétée idéal, et un intervalle de 3-4 heures. Les méthodes « scientifiques » de l'alimentation infantile (à partir desquelles la pédiatrie moderne s'est développée) ne fonctionnaient pas la plupart du temps, ce qui a résulté en un nombre grandissant de suppléments de lait artificiel. Étonnamment, malgré les obstacles érigés par les tétées planifiées, figées dans un horaire mis en travers de la route d'un allaitement réussi, il arrivait parfois que l'allaitement se déroule bien. Lorsque la production lactée de la mère est abondante, même les règles les plus bizarres ne feront pas dérailler le processus. Bien entendu, il y a toujours eu des mères qui ont tout simplement ignoré les conseils de leur médecin (parce que le fait de donner le sein selon un horaire ne fonctionnait pas ou parce qu'elles ne voulaient pas se plier à un horaire, ce qui dans un sens, nécessite plus d'efforts). Ces femmes ont donc allaité de la manière dont leurs mères avaient allaité. Nous avons de la chance, sinon l'art de l'allaitement aurait pu se perdre complètement dans le monde industrialisé.

Nous savons désormais qu'il y a des manières plus efficaces que d'autres de prendre le sein. Les observations de mères expérimentées et de professionnels de la santé intéressés nous ont démontré que les bébés peuvent se débrouiller plus ou moins bien pour téter selon la manière dont ils prennent le sein.

Si nous ne mettons pas l'accent sur le temps que le bébé passe au sein ou la fréquence des tétées, la façon dont le bébé prendra le sein aura plus d'importance. Mais lorsque la société, la mère elle-même et les «experts» s'attendent à ce que le bébé tète 20 minutes à chaque sein toutes les 3 heures, une mauvaise prise du sein peut devenir une difficulté pour le bébé qui l'empêchera d'obtenir assez de lait en fonction des limites de temps. De plus, si la production lactée de la mère est moins abondante mais qu'elle est suffisante pour nourrir le bébé, le bébé devra avoir une meilleure prise du sein pour recevoir suffisamment de lait.

Récapitulons :

- *Très bonne prise du sein + production lactée abondante* = bon gain de poids, allaitement sans douleur, tétées «courtes» et moins fréquentes.
- *Prise du sein moyennement correcte + production lactée abondante* = bon gain de poids, allaitement sans douleur, tétées plus fréquentes et plus longues
- *Prise du sein incorrecte + production lactée abondante* = gain de poids plus lent et/ou mamelons douloureux. Si la prise devient plus incorrecte, il peut ne pas y avoir de gain de poids, parfois une perte de poids, ou occasionnellement une perte de poids sévère et une déshydratation malgré la production lactée abondante de la mère.
- *Bonne prise du sein + production lactée moyenne* = bon gain de poids, allaitement sans douleur. Tétées «courtes» et généralement moins fréquentes.
- *Prise du sein incorrecte + production lactée moyenne* = gain de poids lent, mamelons douloureux. Le gain de poids ne sera probablement pas adéquat, les tétées peuvent être très fréquentes et longues, le bébé peut se déshydrater.

Une des raisons pour lesquelles les femmes sont si inquiètes de ne pas avoir assez de lait est la récente couverture médiatique à propos de cas de bébés «allaités» qui se sont déshydratés. Notez que la déshydratation peut même survenir pour un bébé dont la mère a une production lactée abondante. Selon mon expérience, la plupart des mères dont les bébés se sont déshydratés avaient une production lactée adéquate, et lorsqu'elles persévèrent à allaiter et qu'on les aide à améliorer leurs techniques, elles sont habituellement capables d'allaiter exclusivement.

Le principe de base tient toujours : meilleure est la prise du sein, plus c'est facile pour le bébé d'obtenir le lait de sa mère. Même dans des circonstances inhabituelles, lorsque la mère est réellement incapable de produire suffisamment de lait, le bébé recevra plus de son lait s'il a une bonne prise du sein plutôt qu'une prise inadéquate.

Si vous êtes une mère allaitante, vous pouvez faire ce petit test vous-même : mettez votre pouce au dessus du mamelon et votre index en dessous. Et maintenant, pressez. Vous ressentirez peut-être de la douleur, et vous noterez la petite quantité de lait qui en sort. Maintenant, placez vos doigts deux ou trois centimètres plus loin en arrière vers l'aréole et comprimez. Vous ne ressentirez probablement aucune douleur et sans doute que votre lait giclera. Vous remarquez à quel point cela fait une différence de déplacer la pression de quelques centimètres.

Il est à peine exagéré de montrer les choses de cette manière, mais l'allaitement c'est bien cela : faire en sorte que le bébé ait une prise du sein adéquate.

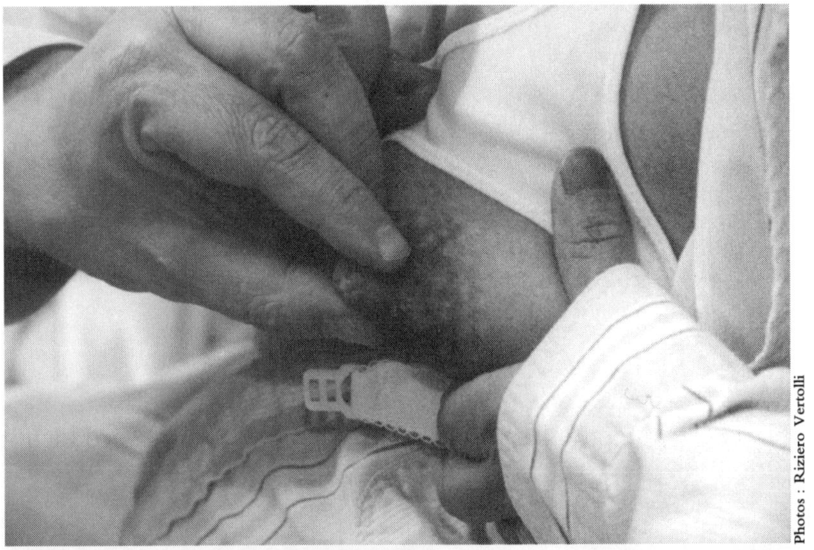

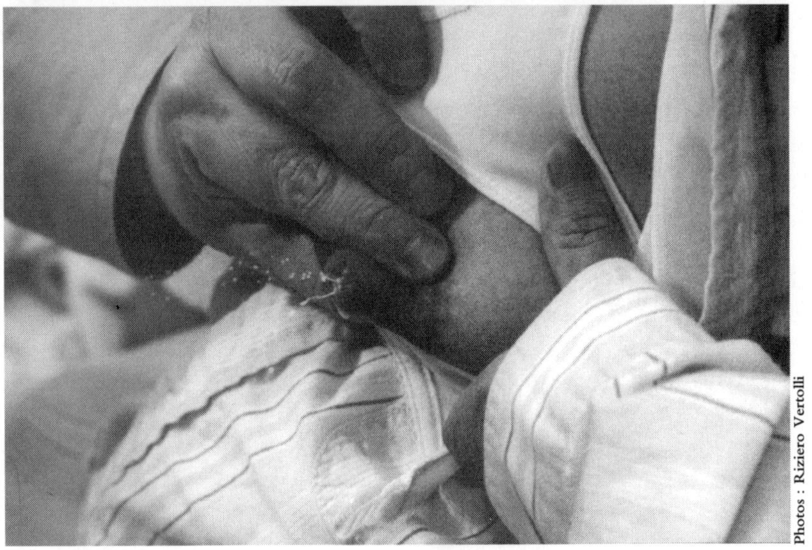

Lorsqu'un bébé s'attache au sein *au niveau du mamelon* (photo du haut), il ne peut obtenir le lait maternel facilement. Quand le bébé s'attache *au niveau de l'aréole*, il reçoit beaucoup plus de lait (photo du bas). Les deux clichés ont été pris à quelques secondes d'intervalle *après que le bébé eut fini de téter.*

Qu'est-ce qu'une bonne prise du sein ?

La réponse à cette question a changé au fil des ans lorsque de plus en plus d'observations de bébés allaités ont été faites par des gens bien informés. Par exemple, il a souvent été écrit que le bébé avait une bonne prise du sein s'il avait une bonne partie ou toute l'aréole dans sa bouche (l'aréole est le cercle de peau plus foncé qui entoure le mamelon). Généralement, c'est probablement adéquat si la bouche du bébé couvre presque toute l'aréole, mais cela n'assure pas qu'il a une bonne prise du sein. De la même manière, un enfant peut ne pas avoir beaucoup d'une grande aréole en bouche et avoir une très bonne prise du sein. (Certaines femmes ont de grandes aréoles qui s'étendent sur plus d'un tiers de la surface totale du sein.) D'autres auteurs ont dit que le nez et le menton du bébé doivent toucher le sein, et que si ses lèvres sont bien retroussées, l'enfant a une bonne prise du sein. Ces précisions ont favorisé l'allaitement de plus en plus de mères et de bébés.

Selon mon expérience, encore plus de mères et de bébés vivront un allaitement plus facile si le bébé prend le sein de manière asymétrique, en couvrant plus d'aréole avec sa lèvre inférieure qu'avec sa lèvre supérieure. Dans cette position, il peut placer sa mâchoire inférieure sous les canaux lactifères et exprimer le lait de manière encore plus efficace. L'enfant obtiendra le lait dont il a besoin, et la tétée sera indolore. (Toutefois, une tétée indolore ne signifie pas que la prise du sein soit bonne.)

Comment arrive-t-on à cette prise du sein asymétrique? Je suggère généralement aux mères de commencer à allaiter dans la position de la madone inversée. Bien des mères trouvent que c'est la manière la plus facile pour réussir une bonne prise du sein, notamment avec un nouveau-né. Mais ce n'est pas la seule manière. Une excellente prise du sein peut être obtenue avec la position de la madone, football (ballon de rugby) ou allongée. (J'expliquerai comment favoriser une bonne prise du sein dans ces positions d'ici quelques lignes.)

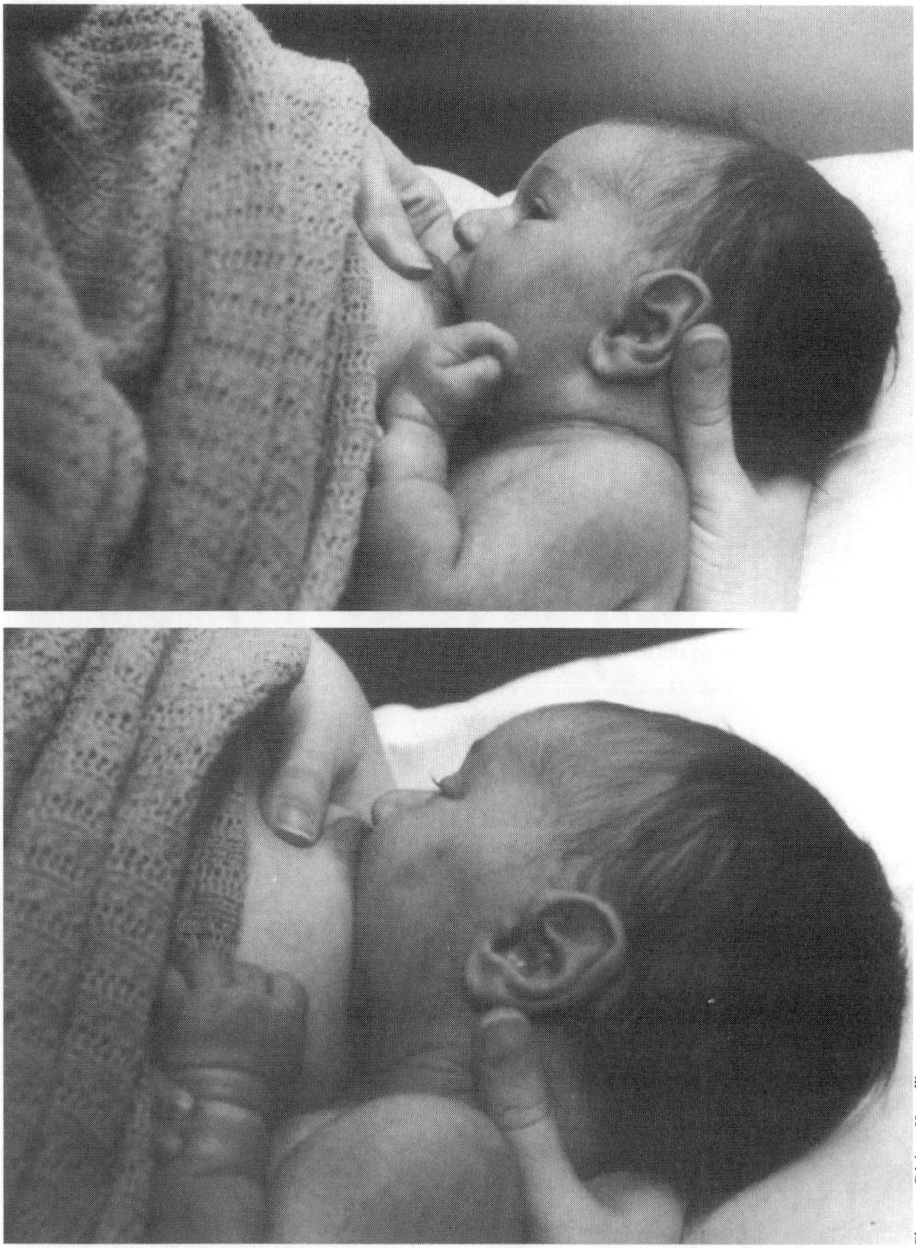

Photos : Riziero Vertolli

Voici des photos prises au cours du processus de la prise du sein. Le bébé touche le sein avec le menton d'abord, et le nez ne touche habituellement pas le sein. Sa bouche devrait être grande ouverte avant que la mère l'approche du sein. Dans la photo du haut, la mère a déplacé sa main trop près du mamelon. Notez que la position de la tête du bébé par rapport au sein ne change pas. La mère n'approche pas la tête du bébé par le haut et le dessus, et elle ne plie pas son cou pour l'amener au sein. Notez que ces photos pourraient aussi représenter la position football (ballon de rugby), et même un bébé qui prend le sein pendant que sa mère est en position allongée.

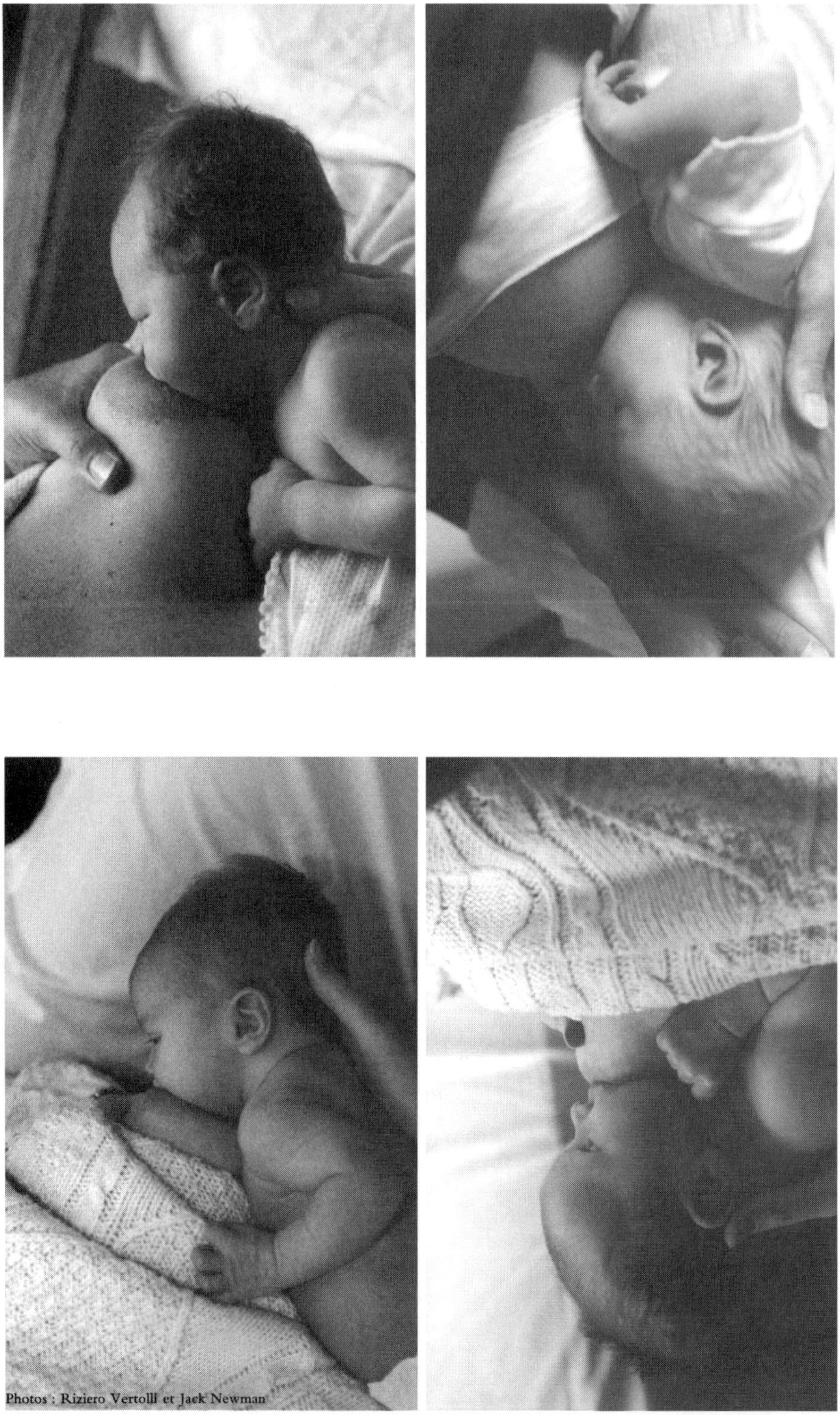

Tous ces bébés ont une bonne prise du sein. Le bébé couvre plus d'aréole avec sa lèvre inférieure que supérieure. Son menton touche le sein, mais pas son nez. Il est légèrement incliné vers sa mère (la joue du bébé et le sein de la mère sont alignés). Si vous pouviez voir sa lèvre inférieure, elle est bien ressortie vers l'extérieur.

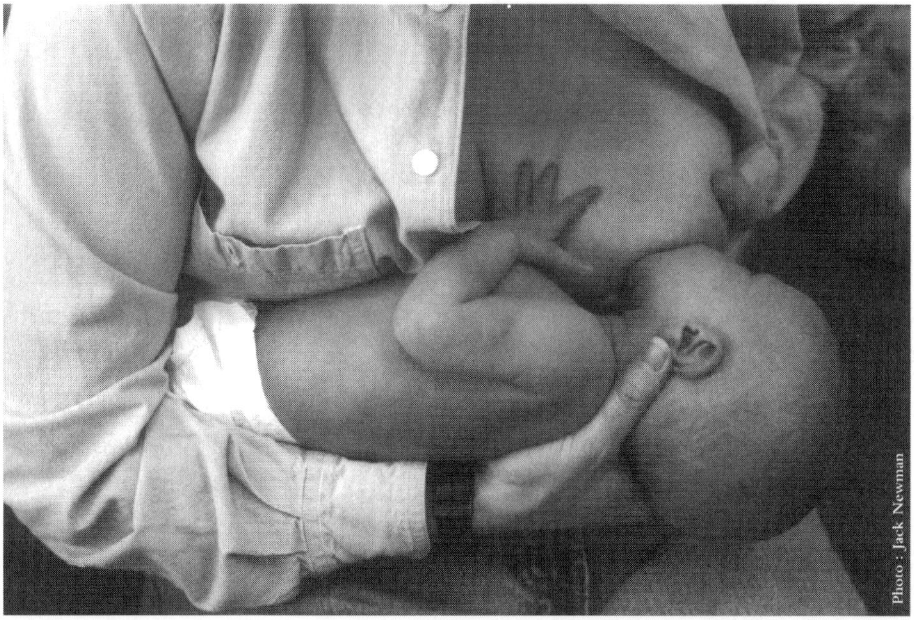

La position de la madone inversée.

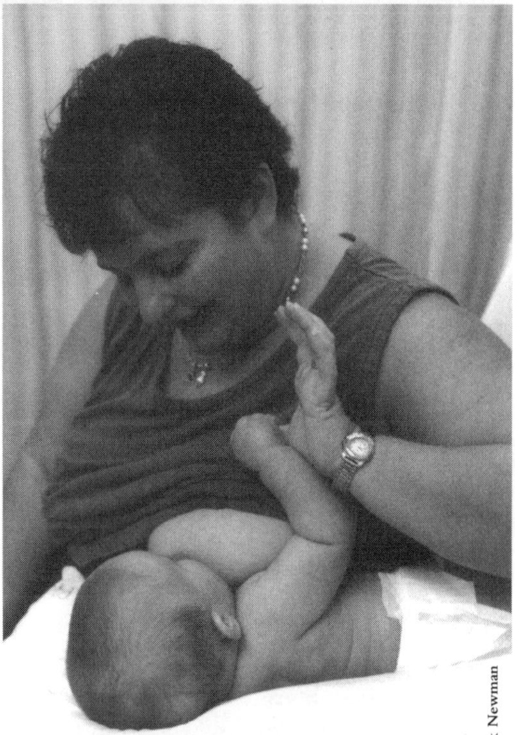

Position football (ou ballon de rugby). Comme pour la position madone et la madone inversée, le bébé prend le sein avec le mamelon qui pointe vers la voûte de son palais. Le bébé couvre plus d'aréole avec sa lèvre inférieure que supérieure.

Imaginons que vous mettez bébé au sein gauche en employant la position de la madone inversée.

- Tenez votre bébé avec votre bras droit, couché sur le côté afin que son ventre soit en direction du vôtre. Le poids de votre enfant est soutenu par votre avant-bras (pas par votre main ou vos doigts)
- Pousser les fesses du bébé vers votre corps, avec ses jambes sous votre bras, avec le côté de votre avant-bras (la paume de votre main est dirigée vers le plafond). Ne vous inquiétez pas, vous ne ferez pas de mal au bébé.
- Votre main droite est «en-dessous» du visage du bébé, la paume vers le haut, la peau située entre votre pouce et votre index placée à la base du cou du bébé, vos doigts «sous» son oreille.
- Soutenez votre sein avec votre main gauche et placez votre pouce sur le dessus du sein, tous les autres doigts en-dessous. Frottez doucement la lèvre supérieure du bébé avec le mamelon, en le déplaçant d'un coin à l'autre de sa bouche. Assurez-vous que vos doigts et votre pouce sont loins derrière le mamelon.
- Attendez que le bébé ouvre sa bouche bien grand, comme pour bâiller, alors approchez rapidement le bébé du sein en utilisant votre avant-bras, pas seulement votre main ou votre poignet. En bougeant votre bras, vous conserverez ses fesses et ses pieds bien collés à votre corps.
- Le bébé devrait prendre le sein sous un angle qui permet à votre mamelon de pointer vers la voûte de son palais.

Si le bébé a une bonne prise du sein :

- Il couvrira plus d'aréole avec sa lèvre inférieure qu'avec sa lèvre supérieure.
- Ses lèvres seront bien retroussées vers l'extérieur.
- Son menton touchera le sein, mais pas son nez.
- Son corps sera légèrement tourné vers le haut, de façon à ce qu'il puisse vous regarder.

Si le bébé n'a pas une bonne prise du sein, vérifiez si vous faites une de ces erreurs fréquentes :

- Vous utilisez votre main ou votre poignet pour amener la tête du bébé près du sein. Si vous faites cela, sa tête va basculer en avant et il peut finir par avoir sa lèvre supérieure qui couvre plus d'aréole que sa lèvre inférieure – justement l'opposé de ce que vous souhaitez. Utilisez tout votre avant-bras pour déplacer le bébé, en tenant ses jambes près de votre corps à l'aide de votre coude.

la raison pour laquelle les fabricants de lait artificiel se battent avec acharnement pour devenir les fournisseurs exclusifs d'un hôpital. Les fabricants versent même d'énormes sommes d'argent aux hôpitaux pour obtenir ce privilège ! Ils le font parce qu'ils savent que cela est payant pour eux. La plupart des femmes achèteront la marque de lait artificiel qui était utilisée par l'hôpital.

Je ne dis pas que le lait artificiel n'est jamais nécessaire. Je dis que c'est seulement le 5e choix. Cela ne veut pas dire que toutes les autres options doivent être essayées et qu'elles doivent avoir échoué avant qu'on utilise les préparations commerciales pour nourrissons, mais les professionnels de la santé qui aident les mères à débuter l'allaitement et qui prennent soin des nouveau-nés devraient au moins considérer les autres options avant de sauter au lait industriel, et de surcroît dans un biberon. Je vous assure que ce n'est pas fait dans la majorité des hôpitaux en Amérique du Nord et en Europe. Et malheureusement, il en va ainsi de plus en plus dans le reste du monde... Trop de professionnels de la santé sont heureux d'adopter l'approche « occidentale »...

Gain de poids lent, qui survient plus tardivement

Certains bébés ont un bon gain de poids au cours des deux ou quatre premiers mois de vie, et ensuite les problèmes de gain de poids semblent commencer. Il y a plusieurs raisons possibles à cela.

Un des facteurs les plus fréquents est une prise du sein inadéquate (ce qui est le cas pour bien des problèmes d'allaitement). Par exemple, le bébé ne tète pas vraiment bien depuis le départ, mais dans la mesure où la mère a une bonne production lactée, il prend bien du poids pendant un certain temps. Comme il a été mentionné auparavant, les nouveau-nés n'ont pas besoin d'avoir une très bonne prise du sein pour recevoir beaucoup de lait. Ils attendent le réflexe d'éjection du lait et puis ensuite ils boivent. Une fois que le flot de lait ralentit, le bébé a tendance à s'endormir au sein, et lorsque le réflexe d'éjection survient, il recommence à boire pendant un moment.

Le problème survient lorsque le bébé est un peu plus âgé et qu'il devient plus éveillé. Après quatre ou cinq semaines de vie, certains bébés ne demanderont pas mieux que de s'endormir au sein quand le flot de lait diminue tandis que d'autres s'impatienteront lorsque le lait coulera lentement. L'enfant qui se contente de s'endormir au sein pourra profiter de plusieurs autres réflexes d'éjection qui feront couler du lait dans sa bouche et pourra bien prendre du poids. Pour d'autres enfants, lorsque le flot de lait diminue, ils tireront sur le sein, en le lâchant pour ensuite le reprendre, et ainsi de suite, et seront insatisfaits. Si la mère offre l'autre sein, le bébé sera habituellement satisfait pour un certain temps et recommencera ensuite son petit manège – tirer sur le sein lorsque le flot de lait coule plus lentement. Au fil du temps, la production lactée pourra vraiment diminuer puisque le bébé boira de moins en moins au sein. En grandissant, ces bébés peuvent se retirer du sein et suçoter leurs mains plutôt que de poursuivre la tétée au sein.

Que peut-on faire en pareil cas ? Encore une fois, le meilleur traitement est la prévention : avoir une bonne prise du sein dès le départ. Le bébé qui s'impatiente pourrait demeurer au sein plus longtemps si la mère utilisait la technique de la compression du sein. La mère devrait l'employer pour maintenir le bébé le plus longtemps possible au premier sein, *jusqu'à ce qu'il ne boive plus ou qu'il se retire du sein.* La mère propose ensuite l'autre sein. En fait, elle peut changer de côté aussi longtemps que son bébé continue de boire activement (type de succion « bouche grande ouverte – pause – compression bouche fermée »).

Certaines mères semblent aussi avoir une réelle diminution de production lactée trois ou quatre mois après la naissance du bébé. Il ne s'agit pas de la « poussée de croissance » qui peut survenir autour de cette période puisque le bébé peut même perdre du poids ou ne pas en gagner. Parfois, cela ne coïncide pas avec une poussée de croissance. Il est évident que le bébé obtient moins de lait et qu'il tire sur le sein avec frustration, prenant puis relâchant le sein et souhaitant toujours en boire plus, tout en n'obtenant pas satisfaction. Il arrive qu'une baisse de production lactée survienne parce que la mère prend la pilule contraceptive, mais il arrive qu'il n'y ait aucune raison apparente.

Si la production lactée a chuté à cause de la pilule contraceptive, la mère devrait cesser de la prendre immédiatement. La dompéridone ramènera la plupart du temps la production à la normale très rapidement.

Il y a peut-être également d'autres facteurs à considérer. Est-ce que le bébé a été récemment entraîné à dormir toute la nuit ? Le bébé a peut-être besoin de ces tétées nocturnes pour obtenir tout le lait dont il a besoin et pour maintenir une bonne production lactée ? Est-ce que la mère a commencé à allonger l'intervalle entre les tétées au cours des dernières semaines en espérant que son bébé adopte un horaire plus prévisible ou parce qu'elle est plus occupée ?

Certains bébés de cet âge sont si facilement distraits par tout ce qui peut se passer autour d'eux qu'ils ne tètent pas bien. Il y a des bébés qui ne boiront pas si la télévision ou la radio fonctionne dans la pièce où ils sont. Pour ces nourrissons, il serait utile de trouver un endroit plus calme pour quelques tétées relaxantes tous les jours.

Et finalement, est-ce que le bébé a reçu des biberons ? Certains bébés qui auparavant passaient facilement du sein au biberon peuvent maintenant décider qu'ils préfèrent le biberon. Alors que la maman peut avoir eu beaucoup de lait au départ, comme le bébé obtient une partie de sa ration journalière au biberon, sa production lactée peut avoir diminué graduellement. Au cours des jours où le bébé semble plus en appétit que d'habitude, elle peut avoir donné des biberons supplémentaires au lieu d'allaiter plus fréquemment afin de faire augmenter sa production lactée. Cela fait diminuer la production de lait davantage...

Si la production lactée a chuté pour quelque raison que ce soit, la compression du sein ainsi que l'alternance fréquente d'un sein à l'autre au cours de la tétée peut aider. Mais si la situation ne s'améliore pas assez rapidement, je prescris généralement de la dompéridone à la mère. Cela fait augmenter la production lactée de la mère et améliore la situation. Après un traitement de deux semaines, la mère pourra habituellement diminuer la dose progressivement jusqu'à ce qu'elle arrête la médication (voir la section sur la dompéridone dans ce chapitre). La production lactée devrait se maintenir et ne pas décroître quand la mère cesse la dompéridone.

Si la mère souhaite poursuivre l'allaitement, la chose à ne pas faire à ce stade est de commencer à donner le biberon, même si c'est pour donner du lait maternel exprimé. Le bébé comprendrait vraiment très vite... Certains continueraient de « suçoter et tétouiller » le sein, mais la plupart rejetteraient complètement le sein assez rapidement.

Si le nourrisson a plus de quatre mois, la diversification alimentaire peut être amorcée (bien que j'aie parfois recommandé cela pour des bébés de trois mois). Cela résultera presque toujours en une augmentation du gain de poids, mais certains bébés peuvent continuer d'être impatients au sein. Les bébés aiment que le lait arrive rapidement quand ils tètent, et certains enfants n'aiment pas téter au sein si le débit de lait est lent. Les bébés plus impatients peuvent patienter s'ils ont moins faim, c'est pourquoi leur offrir d'autres aliments avant de les mettre au sein peut aider (voir chapitre 15, « L'allaitement et les autres aliments »).

Anecdotes de mères

Ci-dessous, vous pourrez lire plusieurs histoires de mères et de bébés qui sont venus à mon cabinet de consultation pour obtenir de l'aide pour l'allaitement. Les prénoms ont été changés, mais on se réfère toujours à la mère en disant « elle » et au bébé en disant « il », cela évite les confusions. Les anecdotes ne seront peut-être pas les mêmes que celles que vous vivrez, mais les principes généraux demeurent les mêmes :

1. Améliorer la prise du sein. Meilleure est la prise du sein, plus le bébé boira de lait maternel, quelle que soit la production lactée de la mère.
2. Enseigner à la mère comment savoir que le bébé *boit* du lait.
3. « Finir » un sein (le bébé ne boit plus même avec la compression du sein) puis changer de sein, et répéter. En fait, aussi longtemps que le bébé boit de bonnes quantités de lait et que les mamelons de la mère ne sont pas douloureux, elle peut passer d'un sein à l'autre dès que le bébé cesse de boire, et ainsi de suite.
4. Utiliser du fenugrec et du chardon bénit peut être utile
5. Si le bébé ne boit pas bien ou qu'il ne gagne pas de poids, il peut devenir nécessaire de donner des suppléments ; le meilleur moyen de les donner est d'employer le Dispositif d'Aide à l'Allaitement (D.A.A.).

6. Faire le nécessaire pour cesser l'emploi des suppléments, tout en allant au rythme du bébé. En buvant plus de lait de sa mère, le bébé boira moins de lait du D.A.A. Encourager la mère, car il n'est pas toujours facile de poursuivre l'allaitement, particulièrement si elle subit de la pression d'un peu partout…

Suzanne

Le bébé a été amené à notre cabinet de consultation à son 4e jour de vie. Selon la mère, Suzanne, le problème était que le bébé ne prenait pas le sein droit. En réalité, le bébé ne prenait pas le sein gauche non plus ; il « faisait semblant » de prendre le sein gauche. La mère avait les mamelons douloureux, mais comme bien des mères, elle ne considérait pas cela comme étant un problème car « l'allaitement est normalement douloureux » au début. *(Note : Non, c'est faux ! C'est une idée fausse qui provient du fait que les femmes ont reçu de mauvaises informations et que cela a contribué à faire de l'anormalité quelque chose de normal… Voir le chapitre 6, « Les douleurs aux mamelons ».*

Selon Suzanne, le bébé tétait environ 8 fois par jour, toutes les 3 heures. Il passait de 15 à 20 minutes sur le sein gauche. *(Note :Le bébé semblait téter toutes les 3 heures, mais ce n'était pas le cas. Il était au sein pendant 15-20 minutes, mais il ne buvait pas. Ce cas démontre l'absurdité de se baser sur de telles règles. Ce n'est pas la durée et la fréquence des tétées qui compte mais si le bébé boit pendant qu'il est au sein. On n'insistera jamais assez sur ce point…)*

Le nouveau-né était calme après les tétées. *(Note :Le calme n'est pas nécessairement un bon indice au cours de la première semaine de vie. En effet, les bébés qui ne boivent pas assez de lait peuvent être assez léthargiques. Un bébé qui boit bien et qui s'endort, c'est bien. Un nourrisson qui ne boit pas et qui s'endort, ce n'est pas bien du tout. C'est pour cette raison que les mères se font dire de réveiller leurs bébés pour les nourrir, mais s'il ne boit « rien » toutes les trois heures, il ne recevra pas plus de lait qu'un bébé qui ne boit « rien » toutes les quatre heures… 8 × 0 = toujours 0.)*

Le nourrisson avait fait au cours des dernières 24 heures deux selles noires, et avait mouillé 6 couches – seulement humides. *(Note : L'information sur les selles était assez inquiétante. Les selles ne devraient pas être encore noires au 4e jour de vie… Le nombre de couches mouillées était difficile à interpréter, mais cela n'indiquait certainement pas que le bébé buvait beaucoup de lait.)*

C'était la première grossesse de cette femme de 31 ans, qui était aussi médecin. *(Note :Le fait qu'elle soit un médecin ne l'aidait pas à savoir comment identifier le problème d'allaitement ou savoir de quelle manière son bébé buvait. Elle croyait que le bébé refusait simplement le sein droit, quand en fait le bébé ne buvait pas du tout.)*

La grossesse s'était bien passée, le travail avait commencé spontanément à 38 semaines de grossesse et n'avait duré que 4 heures. Suzanne n'avait reçu aucun médicament antidouleur et le bébé se portait bien à la naissance. Il pesait 3070 g[21] à la naissance. Le sein n'a été offert au bébé qu'au bout de quelques heures. *(Note : C'était justement quelques heures de trop...)*

Le séjour à l'hôpital n'avait duré que 24 heures, au cours duquel le bébé avait reçu un peu d'eau sucrée au gobelet. *(Note :Pourquoi est-ce que cela a été donné au bébé? La mère ne savait pas trop pourquoi. Est-ce que l'infirmière s'inquiétait de quelque chose? Si cela avait été le cas, la meilleure approche aurait été de corriger l'allaitement et la prise du sein, pas de donner de l'eau glucosée. L'infirmière a peut-être senti qu'elle soutenait l'allaitement en faisant cela parce qu'elle n'avait pas utilisé un biberon, mais il aurait été beaucoup plus utile qu'elle aide le bébé à bien prendre le sein. Si le nouveau-né avait véritablement besoin d'un supplément, c'est avec un Dispositif d'Aide à l'Allaitement qu'il aurait dû être offert au lieu du gobelet. Les bébés apprennent à téter en tétant au sein.)*

Si l'infirmière a utilisé un gobelet parce que le bébé n'avait pas une bonne prise du sein, elle aurait au moins dû essayer de le faire téter correctement au sein. Selon la mère, l'infirmière ne l'a pas fait. Et si le bébé ne tétait pas efficacement mais que la mère et l'enfant devaient quitter l'hôpital, l'infirmière aurait dû les référer urgemment à un cabinet de consultation en allaitement. La mère n'a même pas entendu parler de «consultation en allaitement» par l'hôpital [pas même du cabinet de consultation qui existe dans l'hôpital où le bébé est né !!], c'est une amie qui lui en a parlé ... !)

Au cours de la 1ère visite au cabinet de consultation, le bébé avait une légère jaunisse. *(Note : C'était une jaunisse que j'appelle «jaunisse causée par une insuffisance de lait maternel». La jaunisse était plus forte que la moyenne parce que le bébé ne tétait pas efficacement. Voir le chapitre 8, «La jaunisse»)*

Il pesait 2640 g[22]. *(Note : Cela représentait une perte de 14 % par rapport à son poids de naissance. Est-ce que c'était une raison pour donner des suppléments? La balance utilisée était différente bien entendu, donc nous ne pouvions pas être certains du poids exact que le bébé avait perdu. Cela pouvait même être plus. Ce n'était pas une raison pour paniquer ou même pour donner des suppléments. Lorsque le bébé commence à recevoir du lait maternel, la perte de poids est comblée rapidement. Si nous avions jugé que le bébé avait besoin de suppléments, le lait maternel exprimé aurait été préférable au lait artificiel).*

Le reste de l'examen physique n'a rien démontré d'anormal. En observant une tétée, nous pouvions voir que le bébé ne prenait pas correctement le sein gauche; il faisait plutôt semblant de le prendre. Il était facile de le retirer du sein même pendant qu'il était bien éveillé et tétait. Un bébé affamé qui a une bonne prise du sein ne lâche pas le sein facilement.

J'ai aidé Suzanne à positionner correctement le bébé au sein, et ce dernier a tété aux deux seins. Il a bu très efficacement des deux côtés (type de succion «bouche grande ouverte – pause – compression bouche fermée» pendant plusieurs

21. 6 livres 12 onces.
22. 5 livres 13 onces.

minutes). La tétée a été moins douloureuse pour Suzanne, mais elle ressentait toujours de la douleur. Je lui ai montré comment le bébé devait prendre le sein. Elle était capable de refaire la mise au sein adéquatement. Je lui ai ensuite suggéré de faire boire le bébé au premier sein jusqu'à ce qu'il ne boive plus (type de succion « bouche grande ouverte – pause – compression bouche fermée »), puis de faire encore la compression du sein pour l'encourager à boire plus. Aussitôt que le bébé ne buvait plus, Suzanne devait offrir l'autre sein et recommencer le même processus. Le bébé a très bien bu. La mère a compris que son bébé n'avait jamais vraiment tété auparavant – en d'autres termes, il n'avait jamais bu de lait au sein. Il « faisait semblant » de téter au sein gauche, et ne faisait même pas l'effort d'essayer au sein droit! *(Note : C'est probablement la raison la plus fréquente pour laquelle les bébés deviennent déshydratés. Le phénomène est souvent décrit à la télévision ou dans les journaux comme étant « la déshydratation de bébés allaités », ce qui est une mauvaise description. Si le bébé avait bu au sein, il ne serait pas devenu déshydraté. Le problème était que le bébé ne se nourrissait pas du tout. Il faisait semblant de prendre le sein, mais il ne le prenait pas vraiment et ne recevait pas de lait maternel. Il est devenu de plus en plus somnolent et faible et il buvait encore moins à la tétée suivante. C'est rapidement devenu un cercle vicieux.)*

Je ne pouvais pas revoir le bébé le jour suivant, mais j'ai proposé que le suivi soit fait par une de nos consultantes en lactation. Je me suis organisé pour voir le bébé le lundi suivant, soit 4 jours après la première visite. J'ai téléphoné à la mère le lendemain et lui ai laissé le message de revenir me voir si son poupon ne buvait pas efficacement.

Lors de la 2e visite, le bébé avait une bonne prise aux 2 seins et il buvait très bien. La mère avait encore un peu de douleur aux mamelons, mais la situation s'était améliorée. Le bébé pesait 2800 g[23]. *(Note : Cela représentait une prise de poids de 160 g[24] en 4 jours. Encore une fois, il s'agissait d'une balance différente de celle de la 1ère visite. Plus important cependant, c'était la manière dont le bébé buvait au sein qui montrait qu'il obtenait beaucoup de lait.)* La jaunisse du bébé avait nettement diminué. *(Note : Cette amélioration était une preuve que la cause de la jaunisse était une absorption insuffisante de lait maternel. Beaucoup de médecins auraient dit à la mère de cesser l'allaitement pour donner une préparation commerciale au bébé. Dans la mesure où l'enfant aurait ainsi eu de la nourriture pour la première fois depuis sa naissance – ce qu'il a pu faire dès qu'il a eu une bonne prise du sein – le taux de bilirubine aurait chuté et le médecin aurait été convaincu que le problème était le lait maternel. Non, le problème était que le bébé ne tétait pas bien au sein. Une fois cela corrigé, la jaunisse a diminué rapidement.)*

Les selles du bébé sont devenues jaunes et il en faisait beaucoup chaque jour, certaines assez importantes. Il urinait également beaucoup plus qu'avant. *(Note : Ces changements confirmaient que le bébé tétait efficacement.)*

23. 6 livres 3 onces.

24. Presque 6 onces.

Au moment où j'ai noté ce témoignage, le bébé avait seulement trois mois, mais il continuait de bien téter et de prendre du poids grâce à l'allaitement maternel uniquement. Par la suite, j'ai appris qu'il était toujours allaité à un an.

Il s'agit donc d'un cas où le désastre a été évité de justesse. Si la mère était venue une journée plus tard à notre cabinet de consultation et que le bébé était devenu très somnolent à cause de la déshydratation, une autre approche aurait peut-être dû être prise... Il aurait pu devenir impossible de réveiller le bébé pour bien lui faire prendre le sein. Dans ces circonstances, j'aurais demandé à la mère d'exprimer son lait pour qu'elle lui donne à l'aide de l'alimentation au doigt (ce qui aurait été nettement suffisant), ou bien à l'aide de la cuillère ou de la tasse (des moyens moins efficaces avec un bébé somnolent). Une fois que le bébé aurait commencé à s'éveiller (peut-être au cours de la première tétée au doigt ou à la suivante), nous aurions pu commencer à travailler la technique de la prise du sein. Dans une situation semblable, la première règle est «alimenter le bébé». Nourrir le bébé solutionne une partie du problème.

Malheureusement, la seule approche envisagée par trop de médecins aurait été de donner des suppléments de lait artificiel au bébé. Cela peut être nécessaire, mais personne ne peut l'affirmer *sans avoir observé une tétée*. Il est souvent possible, notamment pour un nouveau-né, de l'aider tout simplement à avoir une bonne prise du sein. Tout ira bien ensuite pour la mère et l'enfant.

Cette situation a presque été une tragédie et cela aurait pu être évité dès le premier jour à l'hôpital. À noter : le fait que le bébé ait reçu de l'eau n'a rien aidé du tout et n'a rien évité. Si une personne bien informée et expérimentée avec les mères allaitantes avait passé un peu de temps avec la mère pour l'aider à corriger la prise du sein, la mère se serait demandé «Comment les femmes peuvent-elles avoir des problèmes d'allaitement?». Dans ce cas-ci, la mère et le bébé ont été très chanceux de trouver rapidement l'aide dont ils avaient besoin. Ce n'est pas le cas pour d'autres...

Linda

Le bébé de Linda a été vu à notre cabinet à 14 jours de vie, référé par une consultante en lactation. Le problème était une perte de poids.

C'était le premier bébé de cette mère de 29 ans. Linda avait fait un peu d'hypertension et avait eu un taux élevé de sucre dans son sang au cours de la grossesse. Toutefois, comme elle n'avait reçu aucun traitement spécifique pour l'un ou l'autre de ces problèmes, il n'y avait probablement aucun problème sérieux. L'accouchement s'est fait à terme (39 semaines) et le bébé est né au bout de 7 heures de travail. L'enfant pesait 3610 g[25] et il se portait bien.

25. 7 livres 15 onces.

La mère a essayé d'allaiter le bébé dans l'heure qui a suivi la naissance et il a apparemment bien tété. *(Notez que je dis « apparemment ». Les développements qui ont suivi suggèrent plutôt que le bébé ne tétait pas bien au sein.)* Linda avait été 24 heures par jour avec son enfant, et ce dernier a obtenu son congé de l'hôpital au cours de la 2e journée. Le bébé avait reçu de l'eau glucosée à la tasse « parce qu'il n'urinait pas. » *(Note : Mes commentaires à propos du supplément d'eau indiqué au cas de Suzanne s'appliquent ici aussi. Je suppose que l'eau a fait uriner le bébé, mais est-ce que cela a réglé le vrai problème ? En quoi cela a évité la perte de poids qui a suivi ?)*

Lors de la première visite au cabinet de consultation en allaitement, Linda a mentionné que le bébé était allaité exclusivement. Il tétait 6 ou 7 fois par jour, dont une tétée entre minuit et 6h du matin. Il passait une heure au sein lors de la tétée. Il tombait souvent endormi au sein, mais pleurait lorsque la mère le lui retirait. *(Note : Les bébés tendent à s'endormir au sein lorsque le lait coule lentement et pas nécessairement parce qu'ils ont assez bu. Ceci est particulièrement vrai au cours des premières semaines de vie. Si le bébé s'endort, cela ne veut pas dire automatiquement qu'il a assez bu ou que le sein est « vide ». Cela signifie que le débit de lait a ralenti – ou bien qu'il n'a pas commencé à bien couler...)*

Selon Linda, le bébé faisait peu de selles (à deux ou trois jours d'intervalle) et il mouillait seulement 3 couches bien détrempées par jour. *(Note : Ce sont à coup sûr des signes qui indiquent que le bébé ne buvait pas assez de lait. Le fait que la mère ne connaisse pas ces indices indiquant que son bébé ne buvait pas assez montre qu'on ne lui avait rien enseigné sur l'allaitement maternel ou qu'elle n'avait pas saisi l'information)*

À l'examen, le bébé semblait bien se porter, aucune anormalité n'a été notée. Il pesait 3230 g[26]. Cela représentait une perte de poids de 380 g[27] par rapport à la naissance. *(Note : Il faut noter encore une fois qu'il s'agissait de balances différentes, donc nous ne pouvions pas savoir exactement combien de poids le bébé avait perdu.)*

L'observation de la tétée a montré que le bébé prenait le sein de manière vraiment inadéquate. Il buvait peu (peu de succion du type « bouche grande ouverte – pause – compression bouche fermée »). J'ai montré à la mère une meilleure manière de lui faire prendre le sein et comment faire la « compression », puis il a très bien tété.

Une semaine plus tard, Linda est revenue au cabinet de consultation avec son bébé en me disant qu'elle croyait que la situation s'était beaucoup améliorée. *(Note : Cela ne voulait pas dire que le bébé allait mieux. Il arrive parfois que les mères ne soient pas capables d'évaluer exactement comment le bébé va. Dans ce cas-ci toutefois, Linda avait raison.)* La quantité d'urine avait augmenté et environ 2 jours après la visite, il avait commencé à faire des selles plus importantes et plus fréquentes. *(Note : Lorsque le bébé commence à mieux téter, cela peut prendre quelques jours avant*

26. 7 livres 1,5 once.
27. 13,5 onces.

qu'il se mette à faire des selles régulières) Une semaine après la 1ère visite, l'enfant pesait 3460 g[28], une augmentation de presque 230 g[29] en une semaine. Ce gain de poids était bien réel et révélait la manière dont le bébé buvait au sein.

À 5 mois, la mère allaitait toujours exclusivement et le bébé se portait bien. *(Note : Dans la plupart des cas où le bébé ne prend pas assez de poids ou qu'il en perd, ce n'est pas parce que la mère ne produit pas assez de lait; c'est plutôt que le bébé ne réussit pas à boire le lait qui est disponible.)*

Maria

La première fois que nous avons vu le bébé de Maria à notre cabinet de consultation en allaitement, il était âgé de quinze jours. Le cas était référé par un pédiatre. Il s'agissait de la première grossesse de Maria et le bébé était né à trente-huit semaines. Le travail n'avait duré que deux heures et même si le bébé se portait bien à la naissance, personne n'a essayé de le mettre au sein avant trois ou quatre heures après la naissance *(Note : C'est trois ou quatre heures de trop...).* À ce moment-là, comme cela se produit souvent après les premières heures de vie (alors que les bébés qui n'ont pas trop reçu de médicaments via la mère sont intéressés à téter), l'enfant de Maria n'était plus intéressé à téter. L'opportunité de bien démarrer l'allaitement a été ratée encore une fois. *(Note : Les bébés sont souvent très impatients de téter au sein au cours des deux heures qui suivent la naissance. Après ce moment, beaucoup perdent leur intérêt et tombent profondément endormis, qu'ils aient tété ou pas. Lorsque nous leur en donnons l'opportunité, les nouveau-nés peuvent même ramper jusqu'au sein et le prendre eux-mêmes. Je crois qu'il y aurait beaucoup moins de problèmes d'allaitement si nous permettions aux bébés de faire cela. Dans ce cas-ci, il n'y avait aucune excuse pour ne pas mettre le bébé au sein immédiatement – sauf peut-être pour accommoder le personnel ou pour suivre les routines rigides de l'hôpital. La vieille excuse « La mère était trop fatiguée » ne s'appliquait même pas, le travail n'avait duré que deux heures !)*

Le bébé pesait 3100 g[30] à la naissance. La mère cohabitait avec son enfant 24 heures par jour. Aucun supplément n'avait été donné. Lorsque Maria a amené son bébé à mon cabinet de consultation en allaitement, elle affirmait qu'il « tétait » tout le temps et qu'il pouvait rester « toujours » au sein si elle ne l'enlevait pas. *(Note : Est-ce que le bébé tétait vraiment pendant tout ce temps ? Non, selon la perte de poids, il ne tétait pas vraiment de manière efficace.)* Cependant, il dormait pendant 4 heures la nuit. *(Note : Un bébé qui dort pendant 4 heures la nuit au cours des 2 premières semaines de vie indique parfois que les choses ne se passent pas bien. Bien entendu, si le bébé boit beaucoup de lait et qu'il dort 4, 5 ou 6 heures la nuit, c'est bien. Toutefois, ces longues*

---

28. 7 livres 10 onces.
29. 9 onces.
30. 6 livres 13 onces.

périodes de sommeil la nuit sont parfois un indice que le bébé ne boit pas assez de lait. La mère avait les mamelons douloureux.

Lors de la première visite à notre cabinet, le nouveau-né pesait 2885 g[31]. *(Note : Encore une fois, il s'agissait d'une balance différente, mais nous avons corroboré cela avec d'autres indices montrant que le bébé ne buvait pas bien)* Le bébé était maigrelet et avait un peu d'ictère. En fait, le bébé obtenait un peu de lait et il tétait, mais la prise du sein n'était pas bonne.

J'ai montré à Maria comment améliorer la prise du sein. Cela a fait en sorte que pour la première fois, la tétée a été complètement indolore. Je lui ai aussi expliqué comme savoir si le bébé recevait du lait (type de succion « bouche grande ouverte – pause – compression bouche fermée »). Je lui ai montré comment faire la compression du sein et changer le bébé de sein en alternance lorsqu'il cessait de boire au premier sein.

Mon évaluation de la situation à ce moment-là était que le bébé buvait assez bien et qu'il ne serait pas en difficulté au cours de la semaine suivante. J'avais prévu une rencontre de suivi pour la semaine suivante avec les parents, tout en leur disant que cette rencontre pouvait se faire avant s'ils étaient inquiets.

Les parents sont revenus 5 jours plus tard parce qu'ils étaient inquiets que le bébé ne reçoive pas assez de lait. À ce moment-là, le bébé pesait 2900 g[32]. *(Note : C'était un peu plus de 5 jours après, mais nous avions utilisé une autre balance. Plus important encore, le bébé buvait très bien et en fait, il buvait mieux que 5 jours auparavant.)* J'ai rassuré les parents et je leur ai demandé de conserver le rendez-vous prévu.

Une semaine après la première visite, le bébé pesait 2950 g (seulement 70 g[33] de plus que la semaine précédente). *(Note : Ce schéma du bébé qui « atteint son niveau le plus bas » avant de recommencer à prendre du poids est fréquent lorsqu'il y a eu du retard pour corriger le problème d'allaitement. Mais, plus important, le bébé tétait mieux que jamais il ne l'avait fait auparavant.)*

Une semaine plus tard, deux semaines donc après la première visite, le bébé pesait 3130 g (150 g[34] de plus que la semaine précédente). En plus du gain de poids, le bébé était visiblement plus satisfait, passait moins de temps à téter et il urinait plus. Le gain de poids n'était pas époustouflant, mais c'était acceptable, et il s'agissait manifestement d'une bonne remontée.

Une semaine plus tard, le bébé pesait 3430 g (300 g[35] de plus que la semaine précédente). L'enfant était satisfait et se nourrissait toutes les 3 heures environ.

31. 6 livres 3 onces.
32. 6 livres 4 onces.
33. Environ 2 onces.
34. Environ 5 onces.
35. Environ 10 onces.

Un mois plus tard, Maria a téléphoné pour laisser un message. Son bébé continuait à prendre du poids au rythme d'environ 30 g par jour.

Lorsque le bébé a eu 5 mois, Maria a téléphoné à nouveau pour dire que son bébé, toujours exclusivement allaité, pesait 6100 g[36]. *(Note : Cela a pris près d'un mois pour que le bébé revienne à son poids de naissance. Mais n'oubliez pas que lorsque nous l'avons vu à 15 jours de vie, il pesait beaucoup moins que son poids de naissance et il ne tétait pas bien. Le lait artificiel aurait pu lui faire prendre du poids plus rapidement, mais la mère ne souhaitait pas utiliser de préparation commerciale à moins que cela soit absolument nécessaire. Cela n'a pas été le cas.)*

Remarquez aussi que ce bébé avait une légère jaunisse parce qu'il ne buvait pas assez de lait.

Ce cas est typique de ce que nous voyons au cabinet de consultation en allaitement. Il est important de garder en tête que ce ne sont pas tous les bébés qui prendront du poids et téteront mieux immédiatement ou aussi rapidement que celui de Suzanne. Comme le bébé n'a pas bien tété pendant 2 semaines, la production lactée de Maria a diminué, par chance ce n'était pas jusqu'à un point de non-retour. Des tétées plus efficaces ont fait augmenter sa production lactée et le bébé a pu prendre du poids de manière satisfaisante.

Céline

Céline a amené Jérémie à mon cabinet de consultation alors qu'il avait 13 jours. Il s'agissait d'une mère de 27 ans avec son premier bébé. Sa grossesse s'était bien déroulée, mais elle a fait la remarque que ses seins n'avaient subi aucune modification pendant qu'elle était enceinte. *(Note : On dit souvent et on peut aussi trouver de l'information s'adressant aux femmes enceintes disant que si les seins de la mère ne changent pas pendant la grossesse, elle ne produira pas assez de lait pour son bébé. Cela n'a pas été confirmé par notre expérience clinique. Bien que certaines mères rencontrées au cabinet de consultation ne pouvaient pas produire assez de lait et qu'elles affirmaient ne pas avoir eu de changement dans le volume de leurs seins pendant la grossesse, d'autres dans la même situation avaient quand même observé des modifications évidentes et une augmentation de volume… La plupart des femmes qui affirment que leurs seins n'ont pas changé produisent beaucoup de lait malgré « ce qui est écrit ». En effet, la première mère qui est venue nous voir au cabinet pour un problème de surproduction lactée nous a dit que ses seins n'avaient pas changé du tout pendant sa grossesse… ! Je me souviens de cela car à cette époque, je croyais que « pas d'augmentation des seins = pas de lait ». Je ferai remarquer aux lecteurs que les modifications des seins au cours d'une seconde ou une troisième grossesse sont moins notables qu'au cours de la première grossesse.)*

Le travail et la naissance se sont bien passés. Le sein a été proposé au bébé immédiatement après la naissance et sa prise du sein était apparemment bonne.

---

36. 13 livres 9 onces.

(Note : « Apparemment », mais je n'étais pas convaincu. Un bébé qui semble avoir une bonne prise du sein, puis qui le refuse ensuite lorsque la mère devient engorgée n'a probablement jamais eu une bonne prise dès le début. Il acceptait seulement que le sein soit dans sa bouche. Lorsque l'engorgement a commencé – l'engorgement est habituellement plus grave si le bébé ne tète pas efficacement –, le bébé a trouvé difficile de faire ce qu'il faisait auparavant. Il a donc commencé à refuser le sein.)

La mère et l'enfant avaient cohabité ensemble au cours du séjour en maternité, aucun supplément n'avait été donné et ils ont quitté l'hôpital 48 heures après la naissance (tel qu'il est usuel de le faire au Canada la plupart du temps). Le poids de naissance du bébé était de 4090 g[37].

Lors de la première visite à mon cabinet de consultation en allaitement, le bébé pesait 4245 g[38]. Le bébé avait reçu des suppléments à partir du 3e jour de vie parce qu'il refusait le sein. Céline était allée avec son bébé à un autre cabinet de consultation en d'allaitement quelques jours avant et on lui avait montré comment employer l'alimentation au doigt pour aider le bébé à prendre le sein (voir le chapitre 10, « Lorsque bébé refuse le sein ») Environ 2 jours avant que le bébé soit vu à notre cabinet, il avait pris le sein. Néanmoins, Céline avait donné des suppléments de l'ordre de 110-150 ml[39] *à chaque tétée.* Elle avait également eu les mamelons douloureux. *(Note : Cette douleur signifiait que même si le bébé prenait le sein, la prise n'était pas bonne. Un autre indice qu'il ne tétait pas efficacement était la grande quantité de lait artificiel que le bébé prenait via les suppléments.)*

En examinant le nourrisson, rien d'inhabituel n'a été remarqué. Le bébé avait une mauvaise prise du sein, mais une fois que cela a été corrigé, il s'est mis à bien boire au sein. J'ai montré à Céline comment faire la compression du sein et je lui ai conseillé de changer de sein dès que le bébé ne buvait plus de lait même quand elle faisait la compression. Il semblait peu probable que le bébé puisse boire autant de lait maternel qu'il buvait de préparation commerciale. Nous avons donc montré à la mère comment utiliser le Dispositif d'Aide à l'Allaitement (D.A.A.).

Mon conseil a donc été : « Allaitez avec le premier sein jusqu'à ce que le bébé ne boive plus. Faites ensuite la compression du sein jusqu'à cela ne semble plus fonctionner[40]. Ensuite, changez de sein et répétez. Si vous le désirez, changez encore de côté, mais offrez au moins les deux seins avant d'utiliser le D.A.A. Laissez ensuite le bébé boire autant qu'il le désire. » *(Note : Certaines mères vont laisser le bébé au sein jusqu'à ce qu'il s'endorme. Cela n'est pas nécessaire puisque si le bébé n'a plus une succion nutritive de type « bouche grande ouverte – pause – compression bouche fermée », il ne boit plus de lait maternel. Attendre que le bébé soit endormi ou presque endormi rallonge*

37. 9 livres.
38. 9 livres 5 onces.
39. 4-5 onces.
40. Voir l'extrait vidéo de la compression du sein sur les sites internet **www.mamancherie.ca**, **www.nourri-source.org** ou **www.drjacknewman.com**

la durée de la tétée sans faire diminuer la quantité de supplément que le bébé prendra. En effet, si on permet au bébé de s'endormir, cela pourra prendre pas mal de temps pour le réveiller suffisamment afin qu'il tète à l'autre sein.

Meilleure est la prise du sein, moins le D.A.A. sera nécessaire. Le D.A.A. sera également plus facile à utiliser. Si le tube de gavage est bien installé et que le bébé a une bonne prise du sein, l'enfant boira de 30 à 60 ml en 10-20 minutes. Si le bébé prend une heure pour boire 30 ml de supplément, il y a quelque chose qui cloche.)

La mère et l'enfant sont revenus au cabinet une semaine après la première visite. Le bébé pesait 4530 g[41]. Il avait diminué sa prise de lait artificiel à 110-150 ml[42] *par jour*. Céline nous a également dit que son bébé se réveillait plus souvent pour boire. Elle était très contente de ne plus avoir mal aux mamelons. L'enfant tétait très bien et il était évident qu'il buvait beaucoup de lait maternel, beaucoup plus qu'à la première visite. J'ai encouragé la mère à poursuivre ses efforts axés sur une bonne prise du sein, pour faire la compression et alterner les seins pendant la tétée, puis après avoir fait tout cela, qu'elle ne limite pas la quantité de supplément que le bébé prendrait. Le nourrisson ne boirait que ce qu'il aurait besoin.

Voici un extrait d'une lettre de Céline que j'ai reçue un peu plus tard : «Jérémie vient tout juste d'avoir 4 mois. Il est exclusivement allaité depuis les 3 derniers mois. Il pèse maintenant plus de 7270 g[43]. Nous sommes très bien tous les deux maintenant. J'adore l'allaitement ! Je n'avais jamais pensé que cela pouvait être si facile et si gratifiant ! » *(Note : Le dispositif d'aide à l'allaitement ne fonctionne pas toujours aussi rapidement et efficacement que cela. Il est même possible qu'avec cette mère nous aurions pu procéder sans son utilisation. Cependant, j'ai senti que c'était nécessaire, notamment parce que je n'étais pas convaincu que la mère serait capable de poursuivre l'allaitement sans le D.A.A.*

Il arrive parfois que plusieurs semaines soient nécessaires pour cesser l'utilisation du D.A.A. Certaines mères n'arrivent jamais à s'en passer lorsque la production lactée est vraiment insuffisante. Il peut être impossible de faire revenir la production lactée à la normale complètement. D'autres mères peuvent cesser l'utilisation du dispositif d'aide à l'allaitement lorsque le bébé commence à avoir une alimentation diversifiée, mais d'autres ne le peuvent pas. La raison ? Les bébés aiment que le lait coule rapidement. Certains bébés sont si particuliers qu'ils téteront au sein seulement lorsque le D.A.A. est en place et que cela leur procure un flot de lait rapide. Cela devient plus un problème pour un bébé plus âgé (3-4 mois), très conscient lorsque le tube de gavage est en place ou pas.)

J'ai également reçu un appel de la mère lorsque le bébé était âgé de 6 mois. Il était encore allaité exclusivement et prenait bien du poids.

41. 10 livres.
42. 4-5 onces.
43. 16 livres.

Ruth

Les jumeaux de Ruth sont nés 7 semaines à l'avance (à 33 semaines de grossesse). Le travail s'est bien passé et les bébés sont nés sans que la mère reçoive de médicaments. Ruth avait déjà allaité 2 autres enfants auparavant, pendant 7 mois (pas des jumeaux), sans problèmes. Un des jumeaux pesait 2020 g[44], et l'autre 1600 g[45]. Il n'y a pas eu de complications liées à leur prématurité, les bébés n'ont pas eu besoin d'assistance respiratoire – pas même de l'oxygène – et il n'y avait pas de problèmes avec la jaunisse. Les nouveau-nés sont restés à l'hôpital pendant 5 semaines : 3 semaines dans celui où ils étaient nés (où les problèmes d'allaitement ont commencé), puis 2 semaines dans un autre (où les difficultés se sont poursuivies).

Les bébés de Ruth avaient reçu des fluides par voie intraveineuse pendant les quatre premiers jours de vie. Ils ont reçu du lait artificiel très rapidement, d'abord à l'aide de tubes de gavage dans leur estomac, puis ensuite avec le biberon qui a été utilisé au cours de la semaine qui a suivi l'accouchement. L'allaitement n'a pas été tenté avant plusieurs semaines. *(Note : Les deux bébés semblaient bien se porter et ils avaient un bon poids de naissance pour des prématurés. Il n'y avait aucune raison de ne pas les faire téter au sein au cours des heures qui ont suivi la naissance, d'autant plus qu'ils n'avaient pas de problèmes de santé. Bien entendu, il aurait été possible qu'ils ne prennent pas le sein, mais plus les bébés sont allaités rapidement après la naissance (ou au moins s'ils sont mis en contact peau à peau), mieux ils apprennent à boire au sein – et plus rapidement. Le personnel qui travaille dans les unités de soins néonatals soutient parfois qu'un bébé prématuré doit apprendre à boire au biberon avant de pouvoir téter au sein, que cela serait moins stressant pour le prématuré de boire au biberon. C'est complètement absurde. Les recherches montrent que l'allaitement maternel est moins stressant pour le prématuré que de boire au biberon. De plus, il est inutile de commencer à donner le biberon si le bébé n'a pas commencé à prendre le sein : l'utilisation de la tasse ou du gobelet semble causer moins de problèmes que le biberon. Offrir le sein aux bébés dès qu'ils sont prêts (souvent dès la 28 ou 29e semaine de grossesse) les aide à apprendre à mieux téter en plus de favoriser une bonne production lactée pour la mère.*

La préparation commerciale pour nourrissons aurait dû être offerte uniquement si la mère n'avait pas réussi à exprimer assez de lait. Il n'y avait aucune raison de présumer que Ruth ne pouvait pas fournir beaucoup de lait à ses bébés. Malgré la logique qui fait en sorte que nous devons suppléer au lait maternel avec du lait industriel ou des laits fortifiés lorsque les bébés sont prématurés, ces bébés ne gagnaient pas assez de poids de toute manière.)

À un certain moment, Ruth a commencé à prendre de la dompéridone. *(Note : C'est typique de l'approche médicale face à de nombreuses difficultés – ne pas corriger le vrai*

---

44. 4 livres 7 onces.
45. 3 livres 8 onces.

problème, qui est peut-être une mauvaise prise du sein ou dans ce cas-ci, pas de prise du sein du tout – et simplement faire prendre un médicament à la mère.)

Les bébés ont reçu leur congé de l'hôpital alors qu'ils étaient essentiellement nourris au biberon.

Lors de la première visite à notre cabinet de consultation, les bébés avaient presque 3 mois. Ils prenaient un peu le sein gauche mais refusaient complètement le sein droit. Chaque repas était composé de lait maternel exprimé (environ 30 ml[46]) et de préparation commerciale pour nourrissons (60 ml). Les bébés pesaient à ce moment-là 3350 g[47] et 3250 g[48]. *(Note : Remarquez que c'est loin du poids qu'ils auraient pris s'ils avaient encore été dans l'utérus de leur mère. Le fait de « prendre du poids au rythme intra-utérin » est la raison habituelle que l'on donne pour offrir des suppléments aux bébés prématurés)*

Les bébés ne voulaient pas prendre le sein droit du tout. Ils se cambraient et hurlaient au lieu de prendre le sein. *(Note : Je pense que c'était un cas évident de confusion sein-tétine).* Ils semblaient prendre le sein gauche, mais en fait, ils avaient simplement le sein dans la bouche, ce qui n'est pas la même chose qu'une réelle prise du sein. Ils ne tétaient pas activement au sein gauche.

J'ai montré à Ruth comment utiliser le dispositif d'aide à l'allaitement (D.A.A.) afin qu'elle leur donne le supplément pendant qu'ils prenaient le sein gauche. Avec le tube de gavage, ils acceptaient de prendre un peu le sein droit, mais pas beaucoup. Ils buvaient plus de supplément lorsqu'ils tétaient au sein gauche, mais ils ne le prenaient pas encore tout à fait bien.

À ce moment-là, il est devenu important de faire augmenter la production lactée de la mère. J'ai donc suggéré qu'elle prenne des herbes médicinales (fenugrec et chardon bénit) et je lui ai également prescrit de la dompéridone.

J'ai demandé à Ruth de poursuivre l'utilisation du D.A.A. en se concentrant sur la prise du sein, tout en prenant les herbes médicinales et la dompéridone, pour ensuite revenir me voir avec les bébés la semaine suivante.

La semaine suivante, la situation s'était nettement améliorée. Les bébés buvaient vraiment au sein gauche. Ils se débrouillaient bien avec le D.A.A. Ils recevaient encore quelques biberons, notamment au cours de la nuit alors que Ruth sentait qu'elle avait besoin de répit. Les bébés pesaient 3490 g[49] et 3350 g[50]. Il s'agissait d'un bon gain de poids pour les deux bébés.

---

46. 1 once.
47. 7 livres 6 onces.
48. 7 livres 2 onces.
49. 7 livres 11 onces.
50. 7 livres 6 onces.

Deux semaines après la première visite, les nourrissons prenaient aussi le sein droit et tétaient très bien au sein gauche. Lors de cette visite, les notes pour le poids ont été perdues ou nous avons oublié de peser les bébés.

Quatre semaines après la première visite, les bébés pesaient 4020 g[51] et 3810 g[52]. À ce moment-là, les enfants ne recevaient que 60 ml de lait artificiel par jour. Les bébés tétaient très bien aux deux seins. Le père, qui n'avait pas beaucoup soutenu l'allaitement au départ, croyait que les bébés seraient plus irritables en étant allaités. Il soutenait désormais beaucoup l'allaitement car il avait constaté que le bébé qui buvait de la préparation commerciale au cours de la nuit était celui qui était le plus irritable par la suite.

Lors de la 5e semaine après la première visite à mon cabinet, les bébés étaient allaités exclusivement et gagnaient du poids convenablement. Ces jumeaux étaient toujours allaités exclusivement à l'âge de 6 mois, la dernière fois que je les ai vus. *(Note : En cinq semaines, ces bébés sont passés d'une alimentation quasi totale au biberon additionné d'un peu de lait maternel, à un allaitement exclusif. Il faut garder en tête que les enfants ont été cinq semaines à l'hôpital. Je crois fortement qu'avec un peu d'aide et du soutien, Ruth et ses bébés se seraient très bien débrouillés dès le départ. La détermination de la mère a fait en sorte que l'allaitement est devenu possible, mais cela n'aurait jamais dû être si difficile que cela…)*

Ces quelques cas sont assez typiques et vus couramment dans le cabinet de consultation où je travaille. Malheureusement, il n'est pas toujours possible d'obtenir des résultats aussi satisfaisants que ceux décrits ici. D'autre part, il faut encore une fois signaler que de nombreux problèmes rencontrés au fil des ans auraient pu être évités. Même si la mère ne produit presque pas de lait en comparaison de ce que le bébé a besoin, meilleur est le départ, plus le bébé obtiendra de lait de sa mère. La mère peut allaiter aussi longtemps qu'elle et son bébé le souhaitent, et cela même si les suppléments et le dispositif d'aide à l'allaitement sont nécessaires.

Tout ce qui a été dit ci-dessus s'applique à un bébé en bonne santé, mais cela est également valable pour un nourrisson qui a un problème médical particulier, comme la trisomie 21, une autre maladie congénitale ou autre. En effet, sauf rares exceptions, les bébés qui ont des difficultés n'ont pas moins besoin du lait maternel (ou moins besoin de l'allaitement ce qui n'est pas la même chose) : ils en ont encore plus besoin! Malheureusement, comme dans le cas de ces jumeaux, il y a trop de professionnels de la santé qui supposent que l'allaitement n'est pas une bonne option pour un bébé malade. Beaucoup croient que le lait industriel est meilleur. Ceci est presque toujours faux.

51. 8 livres 13 onces.
52. 8 livres 6 onces.

Chapitre 6

Les douleurs aux mamelons

Mythe : Il est normal que l'allaitement cause des douleurs aux mamelons.

Les faits : Il n'est pas normal d'avoir les mamelons douloureux, bien que cela soit très fréquent malheureusement. Nous savons que cela est anormal parce que nous pouvons prévenir ce phénomène et l'améliorer rapidement si cela se produit. Alors pourquoi autant de femmes ont-elles les mamelons douloureux? Comme pour beaucoup d'autres difficultés d'allaitement, une mauvaise prise du sein est souvent à l'origine des mamelons douloureux.

Est-il normal d'avoir une certaine sensibilité des mamelons au cours des premiers jours d'allaitement? Cette question est débattue par les spécialistes de l'allaitement, mais cela n'est pas très important pour la mère allaitante. Après tout, nous parlons ici d'une certaine sensibilité, habituellement assez modérée, qui durera deux ou trois jours pour ensuite disparaître. Certaines mères n'expérimentent même pas cette sensibilité.

Toutefois, il n'est pas normal de ressentir une forte douleur et toute mère qui a suffisamment mal pour hésiter à mettre son bébé au sein a besoin d'aide immédiatement afin de voir à ce que le bébé prenne le sein adéquatement. Vous trouverez une description détaillée d'une bonne prise du sein au chapitre 4 « Avoir un départ optimal ».

Une personne qui affirme à une mère qu'il est normal qu'elle ait les mamelons douloureux pendant deux ou trois semaines ne sait pas de quoi elle parle et ne devrait pas donner de conseils sur l'allaitement! Alors que changer le bébé de position et améliorer la prise du sein éliminera parfois la douleur instantanément, dans les cas les plus sérieux cela peut prendre deux semaines. Il est d'autant plus important de commencer à résoudre le problème dès que possible afin de diminuer la douleur de la mère et éviter la possibilité de traumatismes aux mamelons qui pourraient prendre plus de temps à guérir.

Quiconque affirme à la mère d'un nouveau-né de trois jours que malgré la douleur atroce qu'elle ressent « la prise du sein semble bonne » est tout simplement dans l'erreur ! Bien que cela ne soit peut-être pas facile à améliorer, à ce stade les douleurs aux mamelons sont presque toujours occasionnées par une prise du sein inadéquate, peu importe ce à quoi cela ressemble de loin.

Soit dit en passant, l'apparence des mamelons n'importe pas du tout, qu'ils semblent « normaux » ou « anormaux ». Une mère peut avoir très mal et ses mamelons peuvent sembler normaux, tandis qu'une autre n'aura pas beaucoup de douleur ou pas du tout dans certains cas avec de profondes crevasses. Le problème c'est la douleur, pas l'apparence des mamelons. Avec une crevasse, il y a plus de risques de développer une mastite, mais je ne crois pas que ce risque augmente tant que cela. Un traitement très complexe et difficile pour faire guérir une crevasse qui ne fait pas mal ne me semble pas nécessaire. Si ça ne fait pas mal, elle guérira avec le temps.

De plus, le saignement d'un mamelon ne fait pas en sorte que la situation est pire. Cela peut sembler plus grave car au premier coup d'œil c'est pire ; et tout le monde risque de plus s'inquiéter... Mais ce n'est pas plus grave. Le problème, c'est la douleur et pas que le mamelon saigne ou non. Si la cause de la douleur aux mamelons est éliminée, la crevasse ne saignera plus. Il est vrai que le bébé peut régurgiter davantage puisque le sang dans le lait peut irriter un peu son estomac, mais cela ne lui fera aucun mal s'il avale un peu de sang. Lorsque l'enfant absorbe plus de sang, il peut arriver qu'on en retrouve un peu dans ses selles, mais à ce moment-là le souci réel serait que quelqu'un pense qu'il a des saignements, ce qui pourrait engendrer des examens inutiles...

Certaines mères qui ont eu les mamelons très abîmés s'inquiètent qu'ils n'aient plus jamais l'air normaux. Ce ne sera pas le cas. J'ai vu des mères avec des mamelons si endommagés que c'était comme s'il n'y avait plus de mamelon du tout, mais le mamelon a guéri et est redevenu normal une fois qu'elle s'en est occupée – bien que dans certains cas cela ait nécessité plusieurs semaines, même après que la douleur ait disparue.

Même si les douleurs aux mamelons indiquent presque toujours que le bébé n'a pas une bonne prise du sein, notamment aux cours des premières semaines de vie, le contraire n'est pas nécessairement vrai. Le fait que la mère ne ressente *pas de douleur* ne veut pas dire que la prise du sein est *adéquate*. Certains bébés qui ne tètent pas vraiment mais qui « acceptent » que le mamelon soit dans leur bouche ne causeront pas de douleurs aux mamelons, mais risqueront d'être déshydratés à cause d'une prise du sein incorrecte.

Il y a de nombreux facteurs reliés aux mamelons douloureux. La plupart des causes interfèrent avec une bonne prise du sein.

L'utilisation précoce des tétines et des sucettes

Il n'est presque jamais nécessaire d'utiliser des tétines ou des sucettes avec les bébés allaités. Toute tétine artificielle, que ce soit un biberon ou une sucette, fait en sorte que le bébé tétera avec une bouche relativement fermée. Si le bébé prend le sein avec une bouche plutôt fermée, il ne prendra que le mamelon qui est très sensible et qui sera facilement endommagé. Cela peut survenir notamment au cours des premières journées d'allaitement.

Il arrive souvent au cours des premiers jours que le bébé reçoive un supplément lorsque la mère a les mamelons douloureux et qu'elle ne peut garder le bébé au sein plus longtemps. Le bébé peut aussi recevoir une sucette dans la bouche au lieu d'un supplément. On ne devrait jamais permettre que le problème en arrive là. Le fait que la mère ait une douleur importante au cours des premières journées devrait faire en sorte qu'elle soit vue par quelqu'un qui l'aidera rapidement pour la prise du sein. La douleur peut être fortement atténuée, voire éliminée, simplement en améliorant la prise du sein.

Certaines infirmières et médecins ont compris la leçon à propos de la douleur causée par une mauvaise prise du sein, mais ont déformé l'approche en répétant « Si cela fait mal, retirez le bébé et recommencez la mise au sein ». Ceci est un bon exemple du fait que des connaissances insuffisantes peuvent faire beaucoup de mal. C'est une approche très fâcheuse. Il est vrai que si cela fait mal, la prise du sein est probablement inadéquate. Cependant, le fait de retirer le bébé du sein à plusieurs reprises pour recommencer plusieurs mises au sein n'est pas la meilleure approche. Certaines femmes ont rapporté avoir retiré leurs bébés du sein à plusieurs reprises, 10-15 fois et même plus que cela (en présence d'un professionnel de la santé) ; à chaque fois, cela faisait mal. Il n'est pas étonnant que des nouvelles mères quittent l'hôpital au bout de 24-48 heures avec les mamelons déjà crevassés, qui saignent, et qu'elles ne veulent plus allaiter...

Cinq ou dix mises au sein douloureuses causent cinq à dix fois plus de dommages. Et beaucoup plus de douleur, bien entendu. De plus, le bébé devient souvent frustré du manège, tout comme la mère. Dans la plupart des cas, si on ne poussait pas à retirer le bébé pour recommencer la mise au sein, la douleur aurait diminué après quelques minutes, et cela pourrait être plus confortable. Par conséquent, il est généralement préférable de laisser le bébé au sein. Lorsqu'il est prêt à changer de sein, travailler sur la prise du sein à ce moment-là. On peut aussi aider la mère à la tétée suivante.

On justifie en partie l'utilisation des suppléments par le fait que le bébé passe beaucoup de temps au sein, que les tétées prolongées causent des douleurs aux mamelons. En fait, les tétées prolongées n'endommagent pas les mamelons, mais c'est le cas d'une mauvaise prise du sein. Bien entendu, un bébé qui tète pendant deux heures avec une prise du sein inadéquate causera plus de lésions au mamelon qu'un autre qui tète une heure avec une prise du sein incorrecte. Une meilleure prise ne fera pas que diminuer la douleur de la mère, elle contribuera aussi à ce que le bébé obtienne du lait plus facilement en réduisant le temps passé au sein pour l'obtenir. Pour cette raison, je me suis rendu compte que lorsque les mères pratiquent la compression du sein – ce qui semble bien fonctionner au cours des premiers jours de vie alors que ce sont de petites quantités de lait (colostrum) qui sont disponibles – leurs douleurs aux mamelons peuvent être réduites.

Que faire si l'amélioration de la prise du sein et l'utilisation de la compression n'élimine toujours pas la douleur et que la mère souhaite réduire le temps de tétée du nourrisson ? Dans un tel cas, je préférerais que la mère donne un peu d'eau sucrée à son bébé plutôt qu'une sucette ou un supplément au biberon. Le meilleur moyen de donner de l'eau sucrée est le dispositif d'aide à l'allaitement, directement au sein. Pourquoi ne pas la donner au gobelet, avec l'alimentation au doigt ou bien avec une autre technique ? Parce que les bébés apprennent à téter au sein en étant allaités ! Au cours des premières journées de vie, 10-15 ml[1] d'eau sucrée donnée avec le D.A.A. au sein aidera à satisfaire le bébé en quelques minutes ; il ne passera donc pas des heures au sein.

Début d'allaitement retardé

Je crois fortement qu'un début d'allaitement retardé contribue au phénomène des mamelons douloureux. La mère dont le bébé commence à téter au cours de la première heure de vie, notamment si le bébé fait une « auto-mise au sein » *(self attachment)*, sera moins sujette à avoir les mamelons douloureux. Pour favoriser « l'auto-mise au sein », on dépose le bébé nu sur l'abdomen de sa mère immédiatement après la naissance, sans le laver, en lui permettant de trouver le sein lui-même. C'est une pratique répandue dans plusieurs pays scandinaves. L'habileté du bébé à trouver le sein et à le prendre de lui-même est vraiment remarquable.

Il arrive parfois qu'un délai soit inévitable dans l'amorce de l'allaitement. Mais la plupart du temps, il n'y a aucune raison pour qu'un enfant ne commence pas à téter tout de suite. Je pense que tous les pédiatres seront d'accord sur le fait qu'il est nécessaire de sécher le nouveau-né avant de le déposer sur le ventre de sa mère. Un bébé humide a plus de risques d'avoir froid et cela augmente ses risques de faire de l'hypoglycémie. Toutefois, cela ne devrait pas retarder l'allaitement de plus que quelques secondes… !

---

1. ⅓ ou ½ once.

Le contact peau à peau favorise considérablement l'initiation d'un allaitement réussi, et de plus cela fait en sorte que le bébé pleure moins, qu'il maintient sa température corporelle et sa glycémie (taux de glucose dans le sang). Les études démontrent qu'un contact peau à peau durant 5 ou 10 minutes n'a pas un effet aussi bénéfique qu'un contact peau à peau d'une durée d'une heure ou plus.

L'engorgement

L'engorgement peut annoncer le début de douleurs aux mamelons parce que les seins de la mère deviennent alors engorgés, durs, le mamelon est plat et le bébé a de la difficulté à prendre le sein de manière adéquate. L'enfant peut blesser le mamelon parce qu'il agrippe seulement le bout.

La démarche appropriée est de prévenir l'engorgement en premier lieu. Beaucoup de femmes croient à tort qu'il est normal qu'elles soient engorgées. Bien que la plupart des femmes aient les seins plus gonflés ou «pleins» au 3e ou 4e jour après l'accouchement, un engorgement prononcé au point que le bébé ait de la difficulté à prendre le sein ne devrait pas survenir. Au risque de ressembler à un disque rayé (une ancienne expression du temps où les disques étaient en vinyle !), je dirais que la meilleure manière de prévenir un engorgement sévère est que le bébé ait une bonne prise du sein dès le premier jour de vie et qu'il soit allaité aussi souvent qu'il le désire. Réfléchissez au fait que certains bébés dans nos hôpitaux et maternités ne montrent pas de signes de faim parce qu'ils sont maintenus bien au chaud, confortablement emmitouflés dans de petites couvertures, incapables de bouger leurs bras, sans compter la sucette qu'ils ont souvent dans la bouche… ! Ceci contribue également à l'engorgement.

Une mère dont le bébé est à l'hôpital devrait insister pour avoir son bébé avec elle 24 heures par jour. N'enveloppez pas le bébé, gardez-le dans votre lit et ne permettez pas qu'on lui offre une sucette. Surveillez les signaux subtils qu'il vous enverra lorsqu'il sera prêt à téter à nouveau – en essayant de téter ses mains ou la couverture, en tournant sa tête de gauche à droite comme s'il cherchait le sein, en faisant des bruits de succion ou tout autre signe qu'il pourrait utiliser pour vous envoyer son message. Répondez à ces signaux et allaitez le bébé, cela préviendra l'engorgement et favorisera l'établissement d'une bonne production lactée.

Les problèmes de succion

Il est indubitable que certains bébés ont de la difficulté à téter correctement ou efficacement. Et un nourrisson qui a une succion plutôt faible et inadéquate peut causer ou contribuer à créer des douleurs aux mamelons. Les bébés qui ont des problèmes neurologiques (temporaires dans le cas de sédation causée par des médicaments, ou bien des effets plus prolongés comme pour les bébés qui ont manqué d'oxygène avant ou pendant la naissance), ou des bébés avec des anomalies faciales ou buccales (fissures palatines, macroglossie – langue très grosse, frein de langue court ou langue attachée) ont vraiment de la difficulté à téter correctement. Toutefois, la majorité des nourrissons qui ont des problèmes de succion n'auraient pas eu de difficultés s'ils avaient été aidés correctement à avoir une prise du sein efficace et à bien téter au sein.

Si un bébé prend le sein et qu'il reçoit du lait en tétant correctement, il apprendra que cette manière de téter lui permet d'obtenir ce qu'il souhaite. D'un point de vue évolutif, je crois que ceci pourrait expliquer pourquoi il est si judicieux qu'il y ait moins de lait au cours des premiers jours de vie. Lorsque la production lactée est moins abondante, un bébé doit téter efficacement pour obtenir du lait (il s'agit de colostrum au cours des premiers jours de vie). Si le bébé ne tète pas correctement, il n'avalera pas autant de lait et n'apprendra pas à téter au sein. Dans les temps ancestraux, si le bébé ne tétait pas au sein, ses chances de survie étaient faibles. Dans un peuple de chasseurs-cueilleurs, les bébés qui ne pouvaient pas téter avaient un sérieux problème (car aucun médicament n'était donné à la mère pendant le travail pouvant causer cela), et la survie de bébés avec de sérieux problèmes de santé n'était pas souhaitable.

Lorsqu'un bébé prend le sein au cours des premiers jours alors que la production lactée est peu abondante, il obtiendra du lait uniquement s'il a une bonne prise du sein et qu'il tète efficacement. La récompense que représente le lait renforce la succion efficace du bébé.

Quand la production devient plus abondante, le bébé n'a pas besoin de téter efficacement pour recevoir du lait. S'il tète de manière inadéquate ou qu'il ne tète pas du tout, il recevra quand même du lait maternel et cela pourra l'encourager à téter de manière inadéquate – ce qui pourra faire en sorte que la mère ait les mamelons douloureux. La plupart des bébés apprendront finalement à téter de manière efficace (c'est pour cela que la plupart des douleurs aux mamelons finissent par disparaître). Par contre, la mère pourra se sentir très inconfortable pendant tout ce temps !

Donc, la meilleure manière de faire téter un bébé correctement au sein est de le faire téter avec une bonne prise du sein dès le premier jour.

Si la mère a les mamelons douloureux et que le bébé ne tète pas correctement, des exercices pour améliorer la succion peuvent aider la mère à ressentir moins de douleur. L'idée est de montrer à l'enfant comment téter juste avant de le mettre au sein. Certains spécialistes de l'allaitement ont développé des protocoles élaborés pour les exercices visant à améliorer la succion, mais je trouve que l'alimentation au doigt employée pour une ou deux minutes avant de mettre le bébé au sein fonctionne très bien. La technique de l'alimentation au doigt est décrite plus en détail au chapitre 5. En résumé, cela se fait en utilisant un petit tube de gavage tenu au bout de l'index, l'autre extrémité trempant dans un contenant où se trouve le supplément. Vous insérez le doigt dans la bouche du bébé, l'ongle reposant sur sa langue, le doigt bien à plat, le tube sur le dessus, et vous laissez le bébé téter.

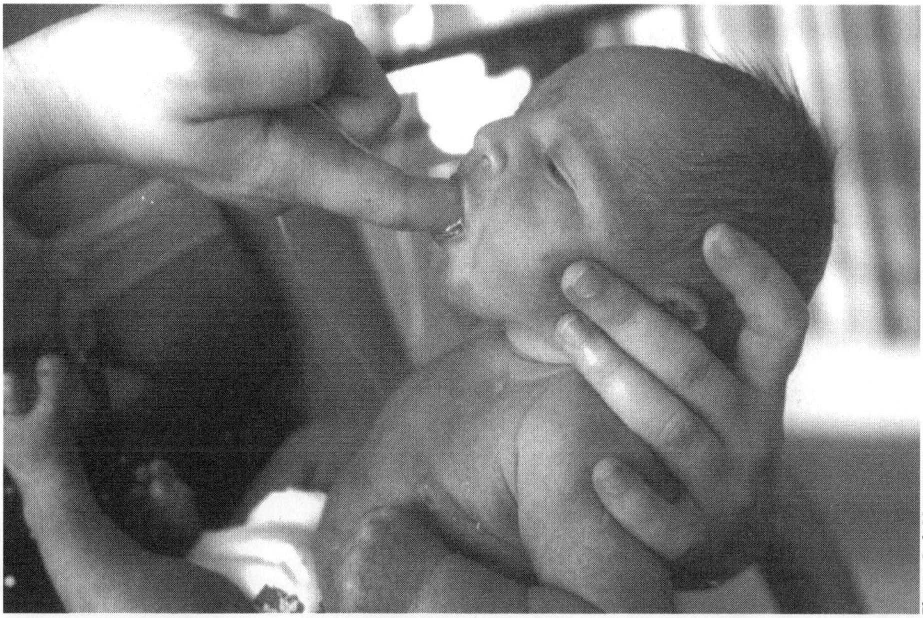

Alimentation au doigt.

Pour l'alimentation au doigt, le lait maternel exprimé est toujours le supplément idéal, mais comme le bébé en boira très peu, l'eau glucosée est également acceptable. L'alimentation au doigt peut prendre du temps, mais dans le cas d'un entraînement à la succion, cela est avantageux. Le bébé aura peu de lait à boire s'il ne tète pas correctement, mais il en obtiendra plus s'il tète efficacement. De plus, j'ai remarqué que le bébé tète mal lorsque c'est la première fois qu'il boit avec un tube de gavage, mais lorsqu'il obtient du lait au bout de quelques secondes, il tète beaucoup plus efficacement.

Le nourrisson enroule sa langue autour du doigt de la mère ou du père et commence à le sucer en le tirant vers l'arrière-gorge ; les bébés font cela lorsqu'ils tètent correctement au sein. Une fois que le bébé tète de la sorte, il peut être transféré au sein. Ceux qui font la promotion des exercices de succion trouvent que leurs méthodes fonctionnent très rapidement, que les mamelons douloureux peuvent être guéris en 24 heures, mais cela n'a pas été le cas des mères à qui j'en ai fait la suggestion. J'ai tendance à suggérer moins souvent les exercices de succion que je le faisais auparavant, mais cela peut être utile (toutefois, j'utilise l'alimentation au doigt avec un bébé qui refuse le sein pour l'aider à l'accepter).

Il est difficile d'évaluer l'efficacité de tout traitement : dans la plupart des cabinets de consultation, il est rare que les spécialistes de l'allaitement n'utilisent qu'une seule technique pour aider les mères qui ont des difficultés. Il peut être ardu de savoir quel traitement a été efficace parmi tous ceux utilisés, si c'est le cas. Il est également possible que toutes les interventions aient aidé un peu et que toutes ensemble elles aient « résolu le problème ». Cette question est souvent complexifiée par le fait que les douleurs aux mamelons diminuent avec le temps, quoi que l'on fasse. Donc, même si je montre à la mère comment employer l'alimentation au doigt (exercices de succion) pour des douleurs aux mamelons, je lui montre aussi comment améliorer la prise du sein du bébé et je suggère souvent d'utiliser une pommade médicamenteuse pour les mamelons (voir page 171) ou d'autres traitements.

Soulagement rapide des mamelons douloureux

Vous avez pris des dispositions afin qu'une personne vous aide à améliorer la prise du sein du bébé – mais le bébé a faim TOUT DE SUITE et vos mamelons font mal ! Qu'est-ce qui pourrait vous aider ?

- ✓ Vous pouvez prendre des analgésiques vendus sans ordonnance (comme du paracétamol – acétaminophène).
- ✓ Utilisez les techniques de relaxation ou de respiration que vous avez apprises dans les rencontres prénatales pour vous aider à faire face aux contractions de l'accouchement.
- ✓ Enveloppez quelques glaçons dans un gant de toilette pour appliquer sur le mamelon – cela l'engourdira temporairement.
- ✓ Utilisez la compression du sein pendant que le bébé tète afin que la durée de la tétée soit plus courte.

Souvenez-vous que ce ne sont que des mesures temporaires et que cela ne remplace pas le fait de faire prendre le sein correctement au bébé.

Certaines causes peu connues de mamelons douloureux

Les vasospasmes (syndrome de Raynaud se produisant au niveau du mamelon)

Le syndrome de Raynaud est un symptôme bien connu de certaines maladies rhumatismales telles que l'arthrite rhumatoïde, la sclérodermie et le lupus érythémateux. Mais la plupart du temps, cela survient chez des gens qui n'ont aucune de ces maladies. Les femmes sont plus souvent touchées, habituellement au niveau des doigts. Le phénomène est déclenché par une baisse de température (comme de quitter une maison chaude pour aller dehors par une journée froide). Les doigts de la personne deviennent blancs et cela est souvent très douloureux ; lorsque les doigts sont réchauffés, ils redeviennent rose à nouveau.

Le syndrome de Raynaud peut également survenir au niveau des mamelons des mères allaitantes, on l'appelle alors *vasospasme*. Seule une mère que j'ai vu avoir ce syndrome avait une maladie rhumatoïde ; les autres n'avaient aucun symptôme de ces maladies.

La douleur causée par un vasospasme survient la plupart du temps après la fin de la tétée, probablement à cause de l'air ambiant qui est plus froid que l'intérieur de la bouche du bébé. Le mamelon ou une partie de celui-ci commence à blanchir, mais seulement lorsque le bébé n'est plus au sein depuis quelques secondes ou minutes. Une douleur brûlante survient avec le blanchissement, et elle se prolonge aussi longtemps que le mamelon est blanc. Le blanchissement est causé par les vaisseaux sanguins du mamelon qui se contractent, le sang ne circulant plus dans le mamelon.

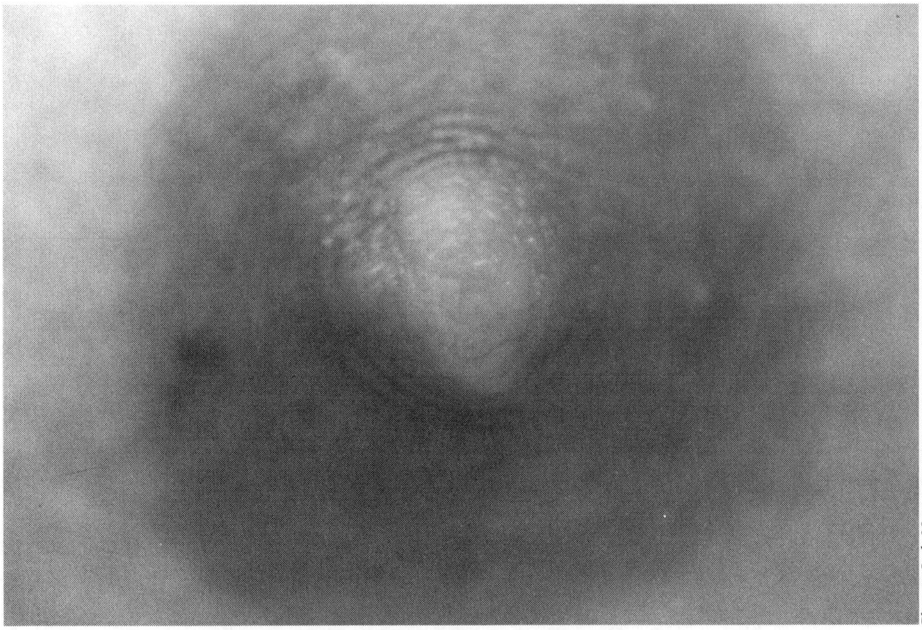

Photo : Jack Newman

Le syndrome de Raynaud (vasospasme) se produisant au niveau du mamelon. Le blanchissement du mamelon est causé par un spasme des vaisseaux sanguins survenant après la fin de la tétée. Lorsque le mamelon est blanc, la douleur est habituellement décrite comme une brûlure, et il y a présence d'élancements lorsque la couleur du mamelon redevient normale.

Lorsque les vaisseaux sanguins se décontractent, le mamelon reprend sa couleur normale ; la douleur se poursuit souvent sous forme d'élancements. Le mamelon peut alors blanchir à nouveau, accompagné d'une douleur brûlante qui devient ensuite pulsante. La sensation de brûlure peut durer quelques secondes ou minutes, tout comme les élancements. La douleur peut toutefois durer une heure ou plus.

Le vasospasme accompagne presque toujours une autre cause de douleur aux mamelons. Voici ce qui semble se produire : les vaisseaux sanguins du mamelon deviennent «hypersensibles» à cause du traumatisme créé par une mauvaise prise du sein par exemple, une inflammation liée à une candidose mammaire ou toute autre forme de douleurs aux mamelons.

Le traitement du vasospasme consiste à traiter tout ce qui cause de la douleur aux mamelons. Si la douleur présente pendant les tétées disparaît, le vasospasme cessera habituellement au bout de quelques jours. (Mais cela peut prendre jusqu'à deux semaines.)

Il arrive occasionnellement que les mères n'aient plus les mamelons douloureux mais que les vasospasmes persistent. Dans d'autres cas, certaines femmes n'ont jamais eux les mamelons douloureux mais elles expérimentent les vasospasmes. Il arrive quelquefois que le blanchissement des mamelons commence à se produire dès la grossesse. Si la douleur est faible, il ne sera peut-être pas nécessaire de traiter. La mère est souvent rassurée en sachant quel est le problème.

Le syndrome de Raynaud qui se produit au niveau des mamelons (vasospasme) est beaucoup plus fréquent que ce que la plupart des spécialistes de l'allaitement ou les autres professionnels de la santé croient. Le phénomène a rarement besoin d'être traité parce que le fait de régler l'origine des douleurs aux mamelons éliminera bien souvent le phénomène. Toutefois, il est important de connaître ce qu'est un vasospasme parce que les symptômes (douleur brûlante qui survient après la tétée) peuvent faire croire que la mère souffre d'une candidose (infection à champignons). La candidose mammaire cause aussi une douleur brûlante et cela se poursuit après que la tétée est terminée (voir plus bas). Il arrive toutefois qu'il soit nécessaire de traiter le phénomène des vasospasmes.

La douleur causée par un vasospasme peut être atténuée en appliquant de la chaleur sur le mamelon lorsque la tétée est terminée. Certaines utilisent des sèche-cheveux pour réchauffer le mamelon ; d'autres utilisent des serviettes trempées dans l'eau chaude. Toutefois, cette dernière approche est également nuisible, notamment parce que le moment où le mamelon commencera à blanchir n'est pas prévisible. Cela peut se produire quelques secondes après que le bébé a lâché le sein ou bien plusieurs minutes plus tard. Dans certains cas, les mères constatent qu'aussi longtemps qu'elles appliquent de la chaleur, le blanchissement ne se produit pas ; mais dès que la chaleur est retirée, le phénomène se produit.

Si ces solutions ne suffisent pas, je tente l'utilisation d'un médicament, particulièrement si le problème de vasospasme est très sévère. Je présente ici trois substances avec lesquelles j'ai une certaine expérience. Notez aussi que mon expérience avec ces traitements est limitée car le problème disparaît la plupart du temps lorsque l'on règle la cause des mamelons douloureux. Je rencontre environ 1200 dyades mères-enfants pour des difficultés d'allaitement au cours d'une année, je communique avec près de 4000 autres par téléphone ou courrier électronique, et je ne suggère le traitement pour les vasospasmes qu'une dizaine de fois par année tout au plus. Les médicaments peuvent être utiles si la mère continue d'avoir mal après les tétées tout en ayant amélioré la prise du sein du bébé et que ses mamelons ne lui font pas mal pendant les tétées, ou si la mère n'a jamais eu mal pendant les tétées mais seulement après.

• ***La vitamine B6***

Une mère venue me voir pour recevoir de l'aide pour des vasospasmes avait lu quelque chose à propos de l'utilisation de la vitamine B6 pour cette problématique. En premier lieu, j'étais opposé à cette idée parce que je ne pouvais pas imaginer comment cela pouvait fonctionner mais aussi parce qu'il a été rapporté que des doses massives de vitamine B6 faisaient diminuer la production lactée. J'ai donné de la nifédipine à cette mère, cela a été très efficace pour elle. Une autre mère est venue me voir plus tard au cabinet de consultation en allaitement pour des vasospasmes et la nifédipine n'a pas semblé l'aider. J'ai donc suggéré la vitamine B6. Ça a fonctionné ! Depuis, nous avons utilisé ce traitement pour pas mal de femmes et cela a été efficace la plupart du temps. Le dosage est de 100 à 200 mg par jour pendant 4 jours, pour ensuite passer à 25 mg par jour. Toutefois, si la douleur revient lorsque la mère a diminué la dose, elle peut l'augmenter à nouveau à 100-200 mg par jour. C'est une dose forte, mais pas assez élevée pour faire diminuer la production lactée de la mère. Il est intéressant de constater que plusieurs femmes ont noté que la douleur diminuait, mais pas le blanchissement. Je ne sais pas quoi penser de cela. Si la douleur est occasionnée par le blanchissement des mamelons et le sang qui ne circule plus dans le mamelon, pourquoi la douleur s'en va alors que le blanchissement se poursuit ? Mais peu importe – si la douleur a disparu, c'est très bien.

• ***Nifédipine à dissolution lente (30 mg, une fois par jour)***

Plusieurs médicaments, dont la plupart sont employés pour traiter l'hypertension artérielle, sont également utilisés pour traiter le syndrome de Raynaud qui se produit au niveau des doigts. J'ai uniquement de l'expérience avec la nifédipine, qui fonctionne très bien la plupart du temps.

La nifédipine est souvent efficace lorsque la nitroglycérine ne l'est pas, et c'est moins salissant. Je pense aussi que la nifédipine a parfois contribué à la guérison du mamelon puisque des vasospasmes sévères peuvent empêcher la guérison en privant les mamelons de leur approvisionnement en sang.

Comme il est indiqué plus haut, le dosage est un comprimé à dissolution lente de 30 mg par jour. La plupart des mères seront soulagées avec cela. Les effets secondaires sont rares bien que cela cause des maux de tête chez certaines femmes.

J'ai demandé à une mère de prendre de la nifédipine pendant 2 semaines pour ensuite essayer de lui retirer la médication. Les vasospasmes ne reviennent habituellement pas, mais parfois oui, sous une forme moins prononcée. Si la douleur revient et que le traitement semble encore nécessaire, la mère peut poursuivre la médication pendant 2 autres semaines. Cela fera généralement l'affaire, mais nous avons déjà eu une mère qui a dû prendre le médicament pendant quatre semaines, deux semaines de plus avant qu'elle n'ait aucune douleur en ne prenant pas la médication.

La nifédipine peut être prise pendant l'allaitement, comme la plupart des médicaments. La quantité de nifédipine qui passe dans le lait maternel est très faible car la molécule s'amalgame à des protéines dans le sang de la mère et aussi à cause du fait que la concentration est très basse dans le sang maternel. De plus, la plus grande partie de ce que l'enfant recevrait ne serait pas absorbée.

- ***Pommade de nitroglycérine 2 %***

La nitroglycérine employée localement peut soulager le phénomène des vasospasmes bien que cela ne semble pas être efficace si la mère n'a aucune douleur pendant la tétée. Voici les étapes à suivre pour l'employer :

1. Pour les vingt-quatre premières heures de traitement, la mère doit appliquer la pommade de nitroglycérine avec parcimonie aussitôt que le bébé se retire du sein.
2. Si la nitroglycérine est efficace pour éliminer la douleur au cours de la première période de 24 heures, pour la seconde période de 24 heures la mère doit l'utiliser seulement si les mamelons commencent à blanchir. Plusieurs femmes constatent qu'elles n'en ont besoin qu'à quelques reprises, son emploi étant de moins en moins nécessaire. La plupart des mères peuvent cesser l'utilisation de la nitroglycérine au bout de quelques jours, tout au plus environ 2 semaines.
3. Si la nitroglycérine n'est pas efficace au cours de la première période de 24 heures, cela vaut le coup de l'utiliser pour un autre 24 heures en appliquant la pommade après toutes les tétées. Si cela n'a eu aucun effet en 48 heures, cela ne fonctionnera probablement pas.

D'autres formes de nitroglycérine existent, comme les vaporisateurs. Une mère dont j'ai le souvenir qu'elle avait utilisé le vaporisateur a constaté que cela ne fonctionnait pas, mais que la pommade avait été efficace.

La pommade de nitroglycérine est un peu salissante, mais c'est un inconvénient minime si la douleur disparaît au bout de 24 à 48 heures. La difficulté principale est que même si la douleur est absente pendant la tétée, la nitroglycérine ne fonctionne pas à tous les coups. Dans environ 50 % des cas, elle soulage complètement les mères et celles-ci peuvent cesser son utilisation en quelques jours.

Il n'y a aucune inquiétude à avoir à propos de l'absorption de cette nitroglycérine parce qu'elle est absorbée très rapidement dans la circulation sanguine de la mère (en quelques minutes). La mère saura toutefois si elle en utilise trop car elle aura rapidement un mal de tête assez prononcé qui durera habituellement quelques minutes. Si le bébé avale un peu de nitroglycérine, le médicament ne sera pas absorbé dans son estomac, il n'y a donc aucun danger. (Les gens qui utilisent la nitroglycérine pour une maladie cardiaque la mettent sous la langue afin qu'elle soit assimilée directement dans la circulation, chose qui ne se produirait pas s'ils l'avalaient).

Bien que la pommade de nitroglycérine soit souvent efficace, le gâchis généré par son utilisation et ses effets secondaires, dont les maux de tête assez prononcés, limitent son efficacité. Ce n'est pas mon premier choix pour traiter les vasospasmes et je ne l'utilise presque plus.

L'ECZÉMA DES MAMELONS

L'eczéma des mamelons n'est pas un phénomène rare. Cela semble survenir plus tard en cours d'allaitement, généralement trois mois après la naissance du bébé si je considère les mères atteintes que j'ai rencontrées. Le phénomène semble plus fréquent chez les femmes d'origine sud-asiatique ou qui ont la peau noire.

L'eczéma doit être dépisté car cela peut causer une douleur importante, mais on peut le traiter facilement. De plus, cette affection peut être confondue avec une mycose fongique des mamelons (infection à champignons, candidose). Comme dans le cas d'une candidose, l'eczéma peut commencer après une période d'allaitement sans douleur; la mère décrit souvent la douleur comme une «brûlure», et elle peut avoir des démangeaisons au niveau des mamelons. Le traitement peut être ce que je nomme «la pommade tout usage pour mamelons» (composition indiquée à la page 171-172), mais une pommade à base de corticostéroïdes peut également être adéquate pour traiter l'eczéma.

Je traiterais ensuite la mère avec une pommade à la bétaméthasone 0,05 % (je crois que les pommades sont plus efficaces sur le mamelon et l'aréole que les crèmes) qui devra être appliquée en petite quantité après chaque tétée. Lorsque l'amélioration devient évidente, habituellement après un jour ou deux, la mère pourra commencer à diminuer la fréquence d'application de cette pommade. Certaines femmes se rendent compte qu'elles ne peuvent pas cesser complètement de l'utiliser, mais elles peuvent se maintenir sans eczéma avec des applications peu fréquentes (une fois par jour ou même moins).

Il se peut que le bébé absorbe un peu de corticostéroïdes, mais si la pommade est appliquée après la fin de la tétée et que l'enfant ne revient pas au sein pendant quelques heures, les corticostéroïdes seront en bonne partie absorbés par la mère (mais pas nécessairement toute la matière hydratante dans laquelle est mélangé le médicament). Je n'ai jamais vu de problèmes chez les bébés causés par une très petite dose de corticostéroïdes, notamment quand la mère n'utilise la pommade que pour quelques jours, du moins pas à une dose maximale.

Une fois que la situation est sous contrôle, la mère peut utiliser de la lanoline pour mères allaitantes (par contre, si elle est sensible à la lanoline elle ne devrait pas en utiliser, c'est le cas pour beaucoup de femmes qui font de l'eczéma). Ceci peut permettre de diminuer l'utilisation de la pommade à la bétaméthasone. D'autres mesures pour contrôler l'eczéma peuvent également aider en ce sens. Par exemple, ne pas nettoyer les mamelons fréquemment (ce qui est une bonne chose de toute manière) ; utiliser le moins de savon possible sur les seins ; éviter que la peau subisse une très forte chaleur ; exposer toutefois la peau atteinte au soleil lorsque cela est possible (sans excès de chaleur) ; éviter les tissus rugueux ou irritants.

Autres problèmes dermatologiques

Les maladies de peau qui touchent d'autres zones du corps peuvent aussi affecter le mamelon et l'aréole. Par exemple, le psoriasis peut être à l'origine de douleurs aux mamelons. Des plaques apparaissent alors sur l'aréole et ressemblent aux autres situées ailleurs sur le corps. Les dermatites de contact sont très communes et peuvent affecter les femmes qui disent avoir les mamelons douloureux. La dermatite de contact est causée par une réaction, habituellement suite à l'application d'une pommade ou d'une crème médicamenteuse sur le mamelon. Elle peut aussi survenir suite au contact avec certains métaux (le nickel a cette réputation) ou d'autres matières (la laine par exemple). La mère qui a les mamelons douloureux a souvent utilisé toutes sortes de crèmes et pommades sur ses mamelons et ses aréoles et peut souvent se retrouver avec une dermatite de contact ! Cela ressemble souvent à de l'eczéma.

AMPOULES DE LAIT OU « CLOQUES » SUR LES MAMELONS

Il arrive occasionnellement que des ampoules se développent au bout d'un mamelon. La plupart du temps, les ampoules surviennent au cours des premiers jours de vie du bébé et sont le résultat d'une prise du sein inadéquate. Le traitement des ampoules ne diffère pas de celui suggéré pour les mamelons douloureux *sans* ampoules causés par une prise du sein inadéquate.

Toutefois, il arrive parfois que des ampoules apparaissent plusieurs semaines ou même plusieurs mois après la naissance du bébé, sans crier gare. Il y a un lien entre les ampoules et les canaux lactifères obstrués (voir plus loin), mais il est difficile de savoir en quoi ce lien consiste. Les mères développent parfois un canal obstrué après avoir eu une ampoule au mamelon, et cela suggère que l'ampoule est en quelque sorte à l'origine du canal obstrué. De plus, l'ampoule survient presque toujours au niveau d'un orifice qui semble être en lien avec l'endroit où apparaît le canal obstrué. Par exemple, une ampoule située sur la portion supérieure interne du mamelon est en association avec un canal obstrué situé sur la portion supérieure interne du sein.

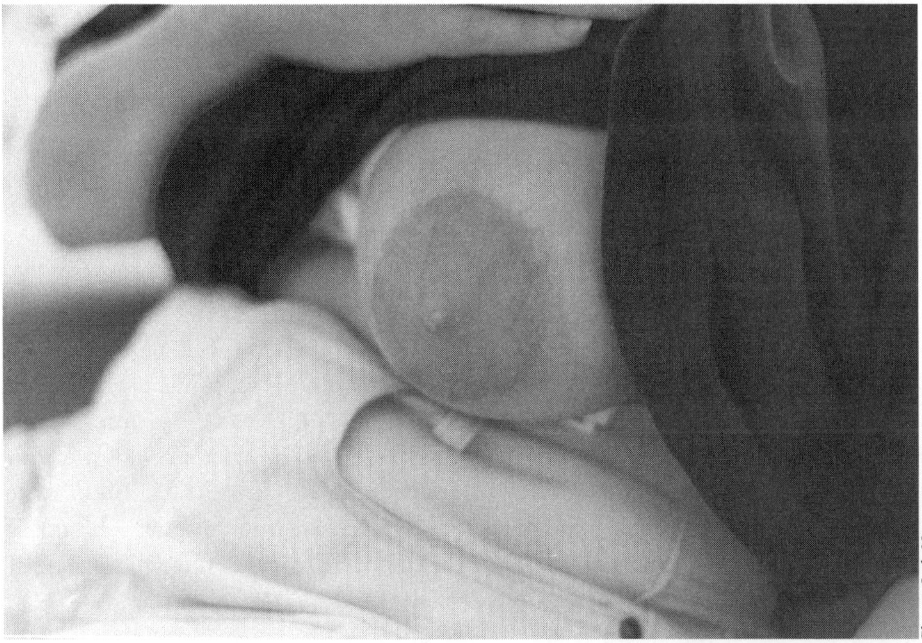

Cloque ou ampoule sur le mamelon. C'est petit, mais cela peut être très douloureux. S'il y a une bulle, elle peut être percée à l'aide d'une aiguille à coudre stérile.

Toutefois, bien souvent les ampoules apparaissent seulement après que le canal obstrué a commencé ; ou la mère a une ampoule sans avoir de canal lactifère obstrué ; ou bien elle a un canal lactifère obstrué sans avoir d'ampoule… La relation entre une ampoule et un canal obstrué n'est donc pas très claire.

Certains tiennent le *candida albicans* (champignons) responsable de ces ampoules, et je suppose que cela est possible. Il semble que le traitement pour la candidose fasse parfois diminuer la récurrence des ampoules, mais de nombreuses situations s'améliorent d'elles-mêmes, dont les ampoules sur les mamelons.

Mon hypothèse – qui, je l'admets, n'explique pas tout – est que les ampoules surviennent dans des zones qui ont déjà été endommagées et où le lait ne coule pas correctement. Un bon flot de lait dans un canal lactifère éviterait que la peau se referme au bout de l'orifice où débouche le canal, ce qui préviendrait la formation d'ampoules. Mais si le lait ne s'écoule pas correctement par un des canaux, la peau peut se former en bouchant l'orifice. Un canal lactifère obstrué peut faire en sorte que le flot de lait diminue à travers ce canal, ce qui peut expliquer pourquoi une ampoule apparaît parfois deux ou trois jours après que la mère ait eu un canal obstrué.

Dans d'autres situations, si un bébé ne tète pas efficacement (peut-être parce que des biberons ou une sucette ont été introduits), il peut drainer le sein insuffisamment dans certaines zones et obtenir un flot de lait plus faible – assez faible pour qu'une ampoule se forme. Ceci peut expliquer pourquoi une ampoule peut apparaître avant ou au même moment qu'un canal lactifère obstrué. Et pourquoi certaines mères auront une ampoule sans avoir un canal obstrué ? Il est probable que les différentes zones du sein qui sont desservies par un certain canal puissent être reliées à d'autres zones du sein par d'autres canaux lactifères ; si l'ampoule apparaît, le lait peut alors continuer de s'écouler par un autre canal. Pour terminer, un canal lactifère obstrué peut assurément survenir sans qu'il y ait d'ampoule. Ceci n'est pas très difficile à expliquer puisqu'un blocage peut survenir plus profondément dans le sein et pas au niveau du mamelon.

Lorsqu'une mère a une ampoule au niveau du mamelon, cela peut occasionner une vive douleur, notamment pendant que le bébé tète. L'ampoule est sous tension à cause du lait qui s'accumule dans le canal mais qui ne peut s'en écouler. Comme le bébé a bu plus de lait lorsque la fin de la tétée arrive, et que le lait a continué de s'accumuler, la mère peut donc avoir encore plus de douleur à la fin de la tétée qu'au début. Il arrive que la femme ait mal au mamelon lorsque le bébé prend le sein au début de la tétée, la douleur s'estompant alors qu'il tète, puis la douleur augmentant ensuite lorsque l'ampoule se distend.

Le traitement d'une ampoule au mamelon consiste en premier lieu à la percer. Cela peut être fait par la mère bien que cela nécessite apparemment une certaine dose de courage, comme lorsque nous devons enlever un pansement adhésif sur le bras alors que le poil a repoussé… ! Beaucoup de mères peuvent le faire, tout comme un professionnel de santé.

Je procède généralement après que le bébé a fini de téter. Cela me donne l'opportunité d'aider la mère pour la prise du sein, ce qui peut faire une différence pour la douleur et permettre d'éviter des problèmes ultérieurs. Cependant, il est remarquable à quel point il n'est pas toujours facile de modifier la prise du sein lorsque le nourrisson est âgé de trois mois par exemple, ou parfois aussi jeune que six semaines de vie. Certains nourrissons développent l'habitude de prendre le sein d'une certaine manière ; s'ils reçoivent leur récompense, le lait, ils continueront à téter avec cette technique.

Donc, pour percer l'ampoule, j'utilise une aiguille stérilisée (une mère à la maison peut le faire avec une aiguille à coudre qu'elle aura passé dans une flamme, en la laissant refroidir quelques secondes). Il est inutile de l'enfoncer tout autour ; simplement percer l'ampoule… Cela prendra une seconde, et c'est généralement peu douloureux ou indolore. Il se peut qu'une goutte de sang apparaisse, mais ne soyez pas inquiète de cela. S'il n'y a pas de cloque visible, n'essayez pas de percer l'ampoule.

Une fois qu'elle est percée, comprimez l'aréole derrière l'ampoule pour exprimer une matière ressemblant à de la pâte dentifrice. Cela ne fonctionne pas toujours mais si cela se produit, cela permettra d'éviter que d'autres ampoules se forment par la suite.

Je recommande aussi l'utilisation de la « pommade tout usage pour mamelons » (voir un peu plus loin) afin de prévenir l'infection et éviter que le phénomène se reproduise. La pommade devrait être utilisée après chaque tétée pendant 7 à 10 jours. Si l'ampoule n'est pas réapparue au bout de ce temps, c'est qu'elle ne se reformera probablement pas.

Si mon hypothèse s'avère correcte, un bon démarrage de l'allaitement avec une bonne prise du sein contribue à prévenir ces difficultés.

UNE AUTRE CAUSE DE DOULEURS AUX MAMELONS PLUS TARDIVES : UNE GROSSESSE

Pour beaucoup de femmes, un des premiers signes de grossesse est une sensibilité accrue des mamelons. Une des causes fréquentes de douleurs aux mamelons survenant tardivement est une nouvelle grossesse.

Vous n'êtes pas obligée de cesser l'allaitement parce que vous êtes enceinte, mais un grand nombre de femmes trouvent que la sensibilité des mamelons est désagréable. De plus, puisqu'une grossesse fait souvent diminuer la production lactée, de nombreux bébés commenceront à tirer sur le sein parce que le flot de lait est trop lent. Ceci peut aggraver les douleurs aux mamelons.

Le traitement est le temps. La sensibilité des mamelons disparaît généralement après le premier trimestre de grossesse, du moins pour la plupart des femmes.

Si vous le désirez, de même que votre enfant, vous pouvez continuer d'allaiter pendant toute votre grossesse. Si vous le souhaitez, vous pouvez poursuivre l'allaitement après l'accouchement en allaitant votre nouveau bébé et votre autre enfant. Ceci s'appelle l'allaitement tandem (ou co-allaitement) et cela devient de plus en plus courant.

Évidemment, il existe d'autres causes de douleurs aux mamelons survenant plus tardivement : les candidoses, des problèmes dermatologiques, les ampoules ou cloques sur les mamelons. La douleur neuropathique est une forme de douleur inhabituelle et mal comprise, de type lancinante, brûlante ou en coup de poignard. Un bébé qui mord cause également des douleurs aux mamelons et pas seulement lorsqu'il a des dents.

La pommade tout usage pour mamelons

Je vous présente ici la composition d'une pommade tout usage pour les mamelons. Je me suis rendu compte qu'elle était efficace dans la plupart des cas de mamelons douloureux ainsi que pour les candidoses (infections à champignons) affectant les mamelons. Vous devrez demander à votre médecin qu'il vous prescrive cette pommade.

✓ Pommade de mupirocine 2 % (15 g)

✓ Pommade de bétaméthasone 0,1 % (15 g)

✓ Poudre de miconazole ajoutée afin que la concentration finale de miconazole soit de 2 %.

Les pharmacies où l'on fabrique des préparations magistrales ont habituellement de la poudre de miconazole, mais n'importe quel pharmacien devrait pouvoir s'en procurer. Si cela n'est pas disponible, la poudre de clotrimazole peut aussi être utilisée (à une concentration finale de 2 % aussi), mais les mères disent que c'est plus irritant pour la peau. Si les deux substances ne sont pas disponibles, 15 g de pommade de nystatine peuvent être ajoutés, mais cela est moins efficace.

Il m'est arrivé une fois d'utiliser de la crème de miconazole[2], mais j'ai trouvé qu'elle avait tendance à se séparer lorsqu'elle est mélangée à des pommades.

Si la pommade de mupirocine est difficile à obtenir, d'autres pommades antibactériennes peuvent être utilisées, telles que l'acide fusidique ou la bacitracine, mais ceux-ci sont moins efficaces.

Le pharmacien mélange donc tous les ingrédients ensemble afin d'obtenir une pommade totalisant 30 g. La mère l'applique après chaque tétée et n'a pas à la retirer avant la tétée suivante. La plupart des ingrédients ne sont pas absorbés par le bébé même s'il en avale, et ce qui est absorbé l'est en si petite quantité qu'on ne devrait pas s'inquiéter. J'ai employé cette pommade très fréquemment et elle n'a jamais causé de problèmes aux enfants à part 1 ou 2 cas où les mères ont rapporté que leurs bébés semblaient régurgiter plus souvent. Il est également possible qu'un bébé régurgite plus s'il boit plus de lait. Je ne prescris jamais cette pommade sans avoir aidé le bébé à prendre le sein de manière plus efficace. Une meilleure prise du sein fait habituellement en sorte que le bébé recevra plus de lait.

La mupirocine (Bactroban®) est un antibiotique. Peu importe ce qui rend les mamelons douloureux, il y a presque toujours une bactérie en cause, notamment le *staphylococcus aureus* (staphylocoque doré) qui se développe sur la peau abîmée ou irritée. Que la bactérie cause une infection ou qu'elle vive bien tranquillement à cet endroit, on sait depuis un certain temps que les pommades antibiotiques (sans les autres ingrédients mentionnés dans la composition citée précédemment) ont été efficaces pour traiter les mamelons douloureux de certaines mères. En Angleterre, les médecins prescrivaient des pommades antibiotiques pour les douleurs aux mamelons et beaucoup de mères obtenaient une amélioration, tandis que nous de l'autre côté de l'Atlantique, nous disions aux mères incommodées qu'elles n'avaient

2. Commercialisée sous le nom de Monistat® ou de Daktarin®.

pas besoin de pommades ou de crèmes. Il est possible que la bactérie empêche la guérison des lésions. Le fait de s'en débarrasser (notamment le staphylocoque doré) peut l'empêcher de causer une mastite. La présence de bactéries favorise parfois le développement du *candida albicans* au niveau du mamelon.

Le miconazole agit contre le *candida albicans*, tandis que la bétaméthasone est un corticostéroïde qui fait diminuer l'inflammation. Ces ingrédients sont inclus dans la pommade tout usage à cause de l'inflammation : une grande partie de la douleur qui accompagne une infection bactérienne, une candidose ou autre infection est due à l'inflammation plus qu'au micro-organisme lui-même. Le fait de réduire l'inflammation permet de faire diminuer la douleur.

N'importe lequel des ingrédients peut être remplacé par un autre. Par exemple, certains professionnels de la santé préfèrent utiliser de l'acide fusidique au lieu de la mupirocine, ou bien du kétoconazole comme antifongique, ou bien ajouter du kétoconazole aux deux autres composants pour un cas de candidose résistante. Un autre stéroïde peut remplacer la bétaméthasone. Il faut garder en tête que chaque ingrédient est dilué par l'autre ingrédient, par conséquent cela diminue le potentiel de chacun. Bien que 0,1 % de bétaméthasone soit une concentration assez élevée, dans la préparation suggérée ci-haut cela devient 0,05 %, ce qui est moins concentré.

Je crois que les pommades, qui adhérent mieux, permettent une meilleure guérison des mamelons que les crèmes, mais il n'existe aucune pommade contenant du clotrimazole, du miconazole ou du kétoconazole. D'autre part, il existe une poudre de fluconazole qui pourrait être employée à la place du miconazole. Nous l'avons déjà utilisée à une concentration de 2 %. Je n'ai pas encore constaté qu'il était plus efficace d'employer du fluconazole, et le fluconazole est beaucoup plus absorbé par le bébé que le miconazole.

Traiter les mamelons douloureux

Le meilleur traitement est toujours la prévention : faire en sorte que le bébé ait une bonne prise du sein dès le départ. Si les mamelons de la mère sont déjà douloureux et gercés, voici les étapes à suivre pour traiter le problème :

1. Enseigner à la mère comment elle peut obtenir la meilleure prise du sein possible. Dans beaucoup de cas, c'est tout ce qui est nécessaire. J'estimerais que 50 % de toutes les mères qui se présentent à mon cabinet de consultation pour des mamelons douloureux sont immédiatement et presque complètement soulagées en améliorant la prise du sein. Le pourcentage de mères soulagées est plus élevé pour celles qui viennent à la consultation alors que le bébé a moins de 7-8 jours de vie. C'est environ 25 % *de plus* qui obtiennent une amélioration importante, même des tétées indolores, sans toutefois enrayer leurs douleurs complètement.

2. Si la mère n'a pas d'amélioration ou si je crois qu'elle ne pourra pas gérer aussi efficacement la prise du sein à la maison qu'elle l'a fait à mon cabinet de consultation, je prescris alors la pommade tout usage pour mamelons. Ceci favorise souvent la guérison *pendant* que la mère travaille sur la prise du sein. La mère devrait en appliquer après chaque tétée. Lorsqu'elle n'a plus de douleur, elle peut diminuer graduellement les applications pendant une semaine, jusqu'à ce qu'elle ne l'utilise plus du tout. Si cela est nécessaire, elle peut recommencer à utiliser la pommade, mais elle devrait aussi consulter pour avoir de l'aide car une fois que les douleurs aux mamelons ont cessé, cela ne devrait pas revenir. Bien entendu, si la mère veille à ce que le bébé prenne le sein correctement et que cela ne crée pas de douleur, la pommade pour mamelons n'est pas nécessaire.

   Les pommades à base de lanoline ont leurs partisans et elles peuvent être efficaces, ce que de nombreuses mères m'ont affirmé. Cependant, je rencontre habituellement les mères pour qui la lanoline n'a pas fonctionné, et il est donc difficile pour moi de tirer des conclusions. Au cours de ma pratique, les autres pommades utilisées par les femmes (la vitamine E par exemple) n'ont pas été très efficaces. Mais encore une fois, je ne vois généralement pas celles pour qui ces traitements ont été efficaces. N'oubliez pas que les douleurs aux mamelons diminuent souvent d'elles-mêmes.

3. J'enseigne également la compression du sein aux mères qui ont les mamelons douloureux. Pourquoi? Pour différentes raisons. Par exemple, si le bébé passe moins de temps au sein, les mamelons de la mère guériront souvent plus rapidement. Si la mère a assez de lait, le fait de pratiquer la compression lui permettra souvent de compléter la tétée avec un seul sein. Si c'est une prise du sein inadéquate qui fait en sorte qu'elle a de la douleur, le fait de ne pas avoir à mettre le bébé à l'autre sein lui épargnera d'éventuels traumatismes. Puis finalement, beaucoup de mères témoignent que la douleur diminue au bout de quelques minutes mais qu'elle augmente à nouveau au cours de la tétée. Ceci correspond au bébé qui passe une grande partie de son temps à «tétouiller» au lieu de vraiment téter. Si la compression permet au bébé de recommencer à boire, généralement la douleur diminuera.

4. Les coussinets d'allaitement[3] jetables, et même ceux en coton, peuvent aggraver l'irritation ou l'inflammation des mamelons. Des coussinets humides qui frottent sur le mamelon et l'aréole peuvent causer une certaine macération, une zone à vif générée par l'humidité et la friction. Il est préférable de garder les mamelons à l'air autant que possible. Lorsque c'est impossible, des «boucliers de Woolwich» (aussi appelés «coquilles»),

3. On dit également «compresses d'allaitement».

faits de plastique léger et perforé, qui couvrent l'aréole sans la toucher, peuvent être portés entre les tétées afin de protéger les mamelons du frottement des vêtements ou des coussinets d'allaitement. La plupart du temps, le port des coquilles aide considérablement, mais elles peuvent aussi causer certains inconvénients. Certaines femmes perdent plus de lait lorsqu'elles en portent que si elles n'en portent pas. Si ce sont de petites quantités de lait, la mère peut porter des coussinets d'allaitement par-dessus les coquilles. Mais certaines mères remplissent leurs coquilles de lait en quelques minutes.... Elles deviennent alors inutiles. Dans d'autres cas, certaines femmes se plaignent que les boucliers de Woolwich font pression et marquent leur peau. Si cela cause de la douleur, il est préférable qu'elles n'en utilisent pas. Toutefois, les boucliers sont vendus en deux formats d'ouverture pour laisser entrer le mamelon et l'aréole. L'ouverture plus petite sert à faire ressortir un mamelon ombiliqué. Ce n'est pas le bon modèle à utiliser pour protéger les mamelons douloureux du frottement des vêtements ou des coussinets d'allaitement. L'ouverture plus large peut réduire une partie de l'inconfort ou des écoulements.

5. La téterelle (aussi appelée «bout de sein en silicone») n'est mentionnée ici que pour être condamnée ! Une téterelle est une sorte de tétine ou «mamelon» en silicone portée sur le mamelon et l'aréole pendant que le bébé tète (elle n'est pas portée entre les tétées comme les boucliers [coquilles] cités au point 4). Elle est souvent recommandée pour deux raisons : aider un bébé qui refuse le sein à l'accepter, ou si les mamelons sont douloureux. Je crois que la téterelle est une approche inutile et nocive dans le cas de mamelons douloureux et qu'elle ne devrait jamais être utilisée. Bien qu'occasionnellement une mère soit soulagée en utilisant une téterelle, cela n'est pas un argument pour l'utiliser. Je crois que les approches évoquées précédemment apportent un soulagement plus rapide et accru. Lorsqu'une téterelle est utilisée, la mère court un grand risque que le bébé refuse le sein sans la téterelle par la suite et que sa production lactée diminue. Toutefois, la téterelle peut être utilisée en dernier ressort et lorsque toutes les autres alternatives ont été essayées pour mettre le bébé au sein, sans succès. Si cela fonctionne, ça va, mais la mère devrait uniquement utiliser une téterelle en étant suivie de près par un spécialiste de la lactation expérimenté. Et le but sera de se débarrasser de cet objet le plus vite possible.

Que faire si rien ne fonctionne ?

Si rien ne fonctionne pour soulager les mamelons douloureux, le temps arrangera souvent les choses. Pas toujours, mais souvent. Pour diverses raisons,

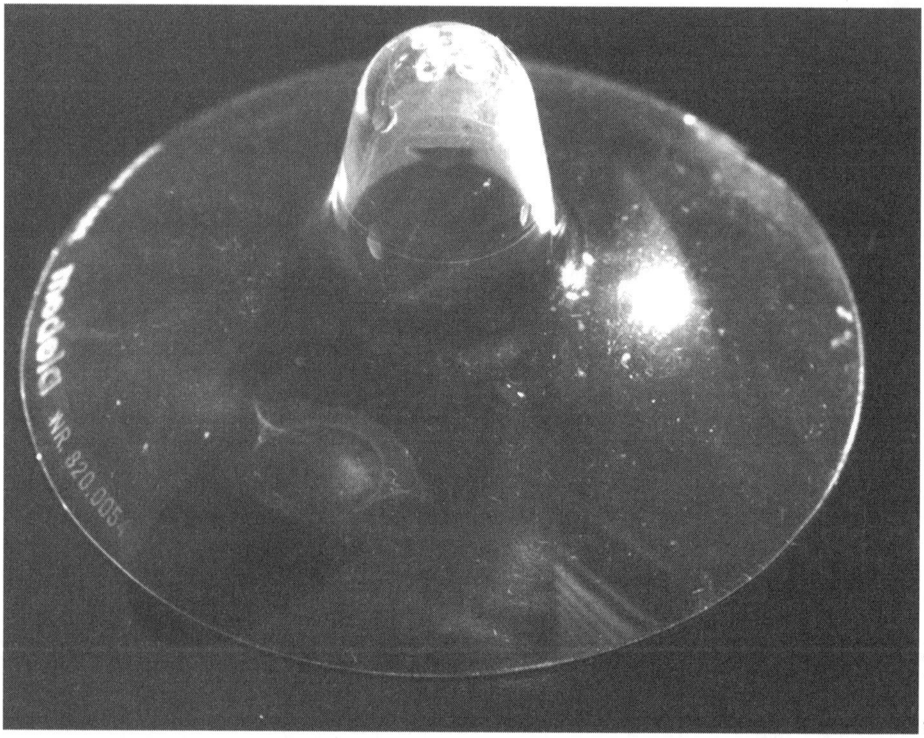

Photo : Jack Newman

Voici une téterelle. Je pense que c'est un bien piètre traitement pour les mamelons douloureux... Il *peut* y avoir *certaines* raisons pour l'utiliser lorsqu'un bébé refuse de prendre le sein, mais uniquement lorsque la production lactée de la mère est bien établie, que toutes les autres solutions ont été essayées et que rien n'a fonctionné...

le fait que le bébé grandisse et tète mieux ou plus efficacement au cours des 6 à 8 semaines qui suivent l'accouchement permet à la mère de vivre des tétées indolores, sans égard à ce qui a aidé ou pas auparavant. Nombre « d'échecs » sont occasionnés par un traitement qui commence trop tard. Si la douleur ne diminue pas au bout de 3-4 jours après la naissance du bébé, il est très important que la mère reçoive l'aide d'un spécialiste de la lactation expérimenté.

Mais que faire si la mère ne peut poursuivre l'allaitement jusqu'à ce que la douleur diminue d'elle-même ? Il y a quelques solutions de dernier recours qui sont tout de même préférables à cesser l'allaitement complètement.

Cesser de donner le sein au bébé et le nourrir avec du lait maternel exprimé

C'est une option que je déteste suggérer, mais cela peut parfois être nécessaire. Malheureusement, c'est aussi une alternative qui est suggérée trop fréquemment et qui plus est, avant même que la mère ait pu tenter toutes les autres solutions.

Lorsque j'entends qu'une mère a reçu le conseil de cesser de donner le sein à son bébé de quatre jours « afin que ses mamelons guérissent », ça me fait frémir... Il est évident que tout n'a pas été tenté auparavant. Il est également certain que c'est une situation où l'aide est arrivée trop tardivement, ou que ce n'était pas une aide efficace car les mamelons sont devenus rapidement très douloureux. Quelque chose aurait dû être fait dès le premier jour.

Bon, d'accord, disons que la douleur est si intense que la mère envisage seulement cette dernière alternative.... Que devrait-on faire et comment ?

Premièrement, la plupart des mères qui se retrouvent dans cette situation trouvent que l'expression du lait est moins douloureuse que de mettre le bébé au sein. Mais cela n'est pas toujours le cas. Beaucoup de femmes sont aussi efficaces à exprimer manuellement leur lait qu'avec le tire-lait électrique, mais cela demande de l'expérience, et au début les mères trouvent souvent que l'expression manuelle est moins rapide. Si un tire-lait cause de la douleur, l'expression manuelle elle, n'en créera habituellement pas.

De quelle manière le lait maternel devrait-il être offert au bébé ? Dans le cas de mamelons douloureux, la meilleure méthode serait alors la tasse (gobelet). C'est plus rapide que l'alimentation au doigt et cela interférera moins avec la succion au sein que ne le ferait le biberon. Si le nourrisson boit rapidement avec l'alimentation au doigt, je suggérerais alors cette méthode, mais la plupart des bébés prennent leur temps lorsqu'ils boivent de cette manière. Une utilisation combinée d'alimentation au doigt et du gobelet pourrait être tentée. Toutefois, je ne suis pas déconnecté de la réalité au point de nier que beaucoup de mères choisiront d'utiliser le biberon. Si la mère doit le faire, elle le fait. Aussi longtemps qu'elle a une bonne production lactée et qu'elle la maintient avec des séances d'expression fréquentes, il y a de fortes chances que le bébé reprenne le sein une fois que les mamelons seront guéris.

Combien de temps devrait-on nourrir le bébé sans le mettre au sein ? Au moins quelques jours, probablement autour de trois ou quatre, parfois plus longtemps. Il est souhaitable que les mamelons guérissent correctement afin que lorsque le bébé reprendra le sein, les tétées soient indolores ou presque. C'est un jugement personnel qui permettra d'évaluer combien de temps le bébé sera alimenté autrement qu'au sein ; cela peut dépendre de la production lactée de la mère, jusqu'à quel point ses mamelons étaient douloureux, si les autres traitements (la pommade tout usage par exemple) ont été efficaces, l'âge du bébé, et plusieurs autres facteurs. Il est important de poursuivre l'utilisation de la pommade tout usage pour mamelons si cela semble aider – au moins trois ou quatre applications par jour, ou après chaque séance d'expression.

Bien entendu, dans ces cas extrêmes, la mère n'est pas obligée de cesser complètement de donner le sein à son bébé. En conservant quelques tétées au sein par jour, le retour au sein peut se faire encore plus facilement. Beaucoup de mères trouvent que les tétées du matin sont moins douloureuses, plus rapides et généralement plus agréables. Il serait peut-être possible de conserver ces tétées, et ne pas mettre le bébé au sein pour les autres tétées en utilisant une autre méthode.

Si la mère a seulement un mamelon douloureux et que l'autre est indolore, elle devrait continuer d'allaiter le bébé avec le sein qui n'est pas douloureux. Si le nourrisson ne semble pas satisfait avec un seul sein, elle peut donner son lait exprimé avec le D.A.A. (Dispositif d'Aide à l'Allaitement, voir chapitre 5) utilisé sur le sein indolore, comme il sera discuté ci-dessous.

UNE AUTRE OPTION «EN ATTENDANT»

Il est possible d'exprimer le lait maternel d'un côté, et de nourrir le bébé uniquement avec un seul sein à toutes les tétées en utilisant le D.A.A. pour faire boire le lait exprimé. Dans cette situation, je suggérerais d'introduire le tube de gavage du D.A.A. assez rapidement au cours de la tétée (disons au bout de 5-10 minutes, selon la douleur ressentie par la mère) afin que la tétée dure moins longtemps. Bon nombre de mères pensent que si elles peuvent garder le bébé au même sein pendant la tétée tout en ayant une certaine assurance que le bébé ne tétera pas pendant les 3 prochaines heures, elles peuvent mieux gérer la situation. Si l'enfant boit à un sein pour une tétée et qu'il passe ensuite 3 heures avant de téter à nouveau, cela signifie que le bébé tète à chaque sein toutes les 6 heures. Si la mère ne peut pas exprimer assez de lait ou que l'enfant reçoit déjà des suppléments de préparation commerciale, le lait artificiel peut être donné avec le D.A.A. ; le bébé boira alors à un seul sein à la fois.

Hypersensibilité des mamelons

Je mentionne cette possibilité dans le but de faire un tour complet de la question des douleurs aux mamelons. Il m'arrive très occasionnellement, même pas une fois par an, de rencontrer une mère qui a un problème qui ressemble à des mamelons hypersensibles et extrêmement douloureux. La femme soutient la plupart du temps qu'elle a toujours eu ce problème, que ses mamelons faisaient très mal pendant la grossesse et que l'allaitement a été extrêmement douloureux dès la première tétée. Rien n'a aidé, ne serait-ce qu'un tout petit peu. Je dois l'admettre, je n'ai aucune idée de quoi il peut s'agir, comment cela se produit et je n'ai aucune solution à ce problème. Je me souviens d'un cas où la mère était capable d'exprimer son lait avec un tire-lait et de nourrir son bébé au biberon avec son lait. Elle avait quand même les mamelons un peu douloureux pendant l'expression, mais beaucoup moins que lorsque le bébé tétait au sein. Tout ce que nous avons essayé au cours des trois premiers mois n'a pas aidé. Fait intéressant à souligner, le bébé avait toujours une bonne prise du sein, même lorsqu'il n'avait pas été mis au sein pendant deux ou trois jours ou plus longtemps. Je me souviens qu'à un moment donné nous avons essayé de mettre le bébé au sein après qu'il ait passé un mois sans téter, et l'enfant s'est merveilleusement bien débrouillé. Cependant, la mère ne pouvait tolérer la tétée. Elle a quand même donné du lait maternel à son bébé pendant environ six mois.

Le candida albicans

Le *candida albicans* est un champignon microscopique[4] parmi cent autres types regroupés dans la famille « candida ». La plupart ne sont pas reconnus pour causer des maladies chez les humains, mais sept espèces le sont. Dans la famille « candida », le *candida albicans* est le type de champignon qui cause le plus fréquemment des problèmes de santé.

On dit qu'environ 90 % des nouveau-nés sont colonisés par le *candida albicans* au cours des premières heures qui suivent la naissance. Ce champignon est généralement inoffensif et cause rarement de sérieux problèmes sauf si la personne est immunodéprimée (incapable de se bâtir une solide défense contre les infections, par exemple une personne atteinte du SIDA ou les grands prématurés qui ont des perfusions intraveineuses qui durent longtemps). Comme bien des femmes le savent, le *candida albicans* peut causer de l'irritation au niveau du vagin et beaucoup de mères savent aussi que cela peut causer du muguet dans la bouche du bébé (ce sont des taches blanches à l'intérieur des joues ou sur la langue de l'enfant), ainsi que de l'érythème fessier. Le *candida albicans* aime les zones humides, chaudes et sombres. Dans des conditions normales, ce champignon vit en harmonie avec les autres microorganismes dans notre corps.

Le *candida albicans* vit sous deux formes. Une de celles-ci est une levure, apparaissant au microscope comme une cellule ronde. Cette forme ne cause pas de problème. Mais elle peut aussi se transformer et changer de forme, s'étendre avec de longs filaments – ce que l'on voit uniquement au microscope. C'est cette deuxième forme qui cause des problèmes.

Les antibiotiques détruisent certaines bactéries, mais certains ont un spectre plus large que d'autres. Lorsqu'une personne est traitée par antibiotiques, la plupart des microorganismes sensibles sont détruits ou ne peuvent plus se reproduire. Cela permet à d'autres qui ne sont pas sensibles de prendre avantage des nutriments qui deviennent disponibles. Un de ces microorganismes non-sensibles à la plupart des antibiotiques est le *candida albicans*. L'utilisation des antibiotiques lui donne donc la chance de proliférer et de devenir pathogène. Cela ne veut pas dire que l'utilisation des antibiotiques ne soit jamais appropriée. En effet, leur usage peut parfois sauver des vies et peut souvent faire diminuer la durée de la maladie. Toutefois, l'augmentation du nombre de microorganismes résistants, dont le *candida albicans*, doit être considérée comme un effet secondaire à leur utilisation.

---

4. On dit aussi « levure ».

IDENTIFIER LA DOULEUR CAUSÉE PAR LE *CANDIDA ALBICANS*

Il est désormais évident que certaines mères ont des douleurs aux mamelons dues à une infection du mamelon causée par le *candida albicans* (candidose). Le bébé peut développer du muguet et la mère peut commencer à avoir mal aux mamelons en même temps ou avec un petit décalage. Des observateurs attentifs ont noté qu'il y avait souvent des différences entre les symptômes que les mères rapportent lorsqu'elles décrivent la douleur :

✓ La douleur causée par une mauvaise prise du sein est habituellement aggravée lorsque le bébé vient tout juste de commencer à téter, et diminue pendant la tétée. C'est uniquement dans les cas les plus sévères que la mère ressent de la douleur pendant toute la durée de la tétée, et même si c'est le cas, la douleur tend à diminuer au cours de la tétée.

Dans le cas d'une infection des mamelons causée par le candida albicans, la mère dira habituellement que la douleur se poursuit pendant toute la tétée et que bien souvent elle continue après la fin de la tétée.

✓ La douleur associée à une prise du sein inadéquate se limite au mamelon et à l'aréole, du moins dans la plupart des cas.

Dans le cas d'une candidose mammaire, la douleur peut irradier jusque dans le dos de la mère ou dans son épaule. La femme peut également ressentir de la douleur à l'intérieur du sein.

✓ La douleur liée à une mauvaise prise du sein est souvent décrite comme de type «coup de poignard» ou lancinante. **Dans le cas d'une candidose, la mère décrit souvent sa douleur comme étant semblable à une «brûlure».**

Ces symptômes ne sont pas toujours évidents et il peut y avoir une combinaison de différents facteurs liés aux mamelons douloureux – la mère peut certainement avoir deux problèmes, à savoir une prise du sein inadéquate *et* une candidose.

En plus des symptômes mentionnés précédemment, un autre facteur qui peut être utile dans le diagnostic d'une infection des mamelons causée par le *candida* est que cela commence souvent après une période d'allaitement indolore pour la mère. En comparaison, la douleur aux mamelons causée par une prise du sein inadéquate se développe rapidement après la naissance du bébé. Cette caractéristique à elle seule devrait être suffisante pour faire penser à la mère ou à ceux qui l'aident qu'il peut s'agir d'une candidose. Toutefois, comme il a été mentionné précédemment, d'autres causes de mamelons douloureux peuvent faire en sorte que la douleur commence après une période d'allaitement indolore (eczéma, ampoule sur le mamelon).

D'autres facteurs peuvent suggérer la possibilité d'une infection à *candida albicans*. Les voici :

1. Utilisation récente d'antibiotiques par la mère et/ou le bébé. Cela n'assure pas que la douleur au mamelon soit occasionnée par une candidose, mais

c'est un élément à ne pas oublier. Cependant, il est à noter que dans la plupart des hôpitaux nord-américains, les mères qui accouchent par césarienne recevront presque toujours une dose d'antibiotique pendant l'intervention. Bien entendu, même si la mère et l'enfant n'ont pas reçu d'antibiotiques, le problème peut quand même être le *candida albicans.*

2. Le bébé a du muguet ou de l'érythème fessier causé par le *candida albicans.* Cela ne prouve rien et il n'est pas nécessaire que le bébé ait du muguet ou un érythème fessier avec champignons pour que la maman ait des douleurs causées par le *candida albicans.* Et inversement : si le bébé a du muguet ou un érythème fessier causé par le candida, cela ne signifie pas automatiquement que les douleurs aux mamelons sont causées par le *candida albicans.*
3. Le fait qu'une mère ait une infection vaginale occasionnée par le *candida albicans* ne signifie pas que ses douleurs aux mamelons remontent à ce problème. D'autre part, l'absence de sites d'infection ne signifie pas que la mère n'a pas une candidose mammaire.

«De quelle manière le candida albicans se développe-t-il?»

Beaucoup de mères qui ont reçu un diagnostic de candidose des mamelons s'inquiètent de la manière dont elles ont développé cela, ou bien à quel endroit elles l'ont contractée. Comme il a été dit auparavant, presque tous les êtres humains sont colonisés par le *candida albicans*, notamment au cours des premières heures qui suivent la naissance. Il n'y a rien que la mère a fait de travers ou qu'elle aurait dû faire, ce n'est pas une question de propreté ou autre qui aurait permis d'éviter la candidose.

Même la grossesse augmente les risques de mycose, tout comme le fait de prendre la pilule contraceptive. Le diabète augmente également les risques, et un nombre important de mères ont un taux de sucre élevé dans leur sang au cours de la grossesse. Comme il a été dit précédemment, l'utilisation d'antibiotiques peut augmenter les risques de développer un problème avec le *candida albicans.*

Un mauvais démarrage de l'allaitement peut aussi permettre au candida de proliférer et de devenir envahissant. Il a été démontré que le développement du *candida albicans* est favorisé par les blessures de la peau. La friction et les lésions de la peau permettent au *candida albicans* de devenir envahissant. De plus, beaucoup de femmes dont le bébé a une mauvaise prise du sein ont des lésions d'où suinte du sérum ou du sang. La transformation du *candida albicans*, de sa forme levure à celle de type champignon filamenteux agressif, se produit rapidement au contact de sérum sanguin.

Par conséquent, une infection du mamelon causée par le *candida albicans* sera favorisée par la présence d'une lésion occasionnée par une prise du sein inadéquate au cours des premiers jours. La prévention des douleurs aux mamelons causées par le *candida albicans* commence par une bonne prise du sein dès le premier jour.

LE TRAITEMENT DES DOULEURS AUX MAMELONS CAUSÉES PAR LE *CANDIDA ALBICANS*

Il y a plusieurs manières de traiter les douleurs aux mamelons occasionnées par une candidose. Cependant, un des problèmes est que le champignon devient de plus en plus résistant aux médicaments qui sont utilisés depuis de nombreuses années. Ce qui suit représente mon approche pour traiter les candidoses des mamelons :

- **Le violet de gentiane**

  Le violet de gentiane est un traitement connu depuis longtemps contre le *candida albicans*. Ses avantages sont considérables :

  ✓ Il n'est pas nécessaire d'avoir d'ordonnance en Amérique du Nord ni en Europe pour en obtenir puisqu'il est disponible en vente libre. Si la mère a mal et que son médecin n'est pas disponible, cela fait en sorte qu'il lui sera facile de se procurer le médicament.

  ✓ Le violet de gentiane est efficace la plupart du temps et l'effet se fait sentir rapidement.

  ✓ C'est une méthode facile pour traiter la mère et le bébé en même temps.

  ✓ Peu coûteux.

Il y a toutefois certaines préoccupations au sujet de l'utilisation du violet de gentiane :

- C'est salissant, et bien que les taches ne soient pas permanentes, les vêtements exigent quelques lavages pour redevenir comme avant.
- En de rares occasions, généralement lorsque le violet de gentiane n'a pas été utilisé correctement, certains bébés ont développé des ulcères dans la bouche. Toutefois, l'arrêt du violet de gentiane a permis aux ulcères de guérir en 24 heures. Je dois insister sur le fait que c'est un problème rare. J'ai vu seulement 3 ou 4 bébés dans cette situation parmi les centaines pour qui j'ai suggéré ce traitement.
- Certaines mères et des médecins s'inquiètent du fait que le violet de gentiane est dissout dans de l'alcool à 10 %. Cependant, la quantité absorbée par le bébé est très faible ; il en reçoit une ou deux gouttes par jour et la plupart n'est pas avalé[5].
- Les préparations de violet de gentiane vendues en pharmacie mentionnent habituellement que le produit est toxique. Tous les médicaments sont toxiques. Selon mon expérience, les effets secondaires du violet de gentiane

5. D'autre part, certains pharmaciens l'ont déjà fait dissoudre dans de la glycérine.

sont peu fréquents et disparaissent rapidement lorsque les traitements sont interrompus.

- Certains s'inquiètent aussi que le violet de gentiane puisse être cancérogène (que cela puisse favoriser le développement du cancer). Ceci est basé sur une étude faite sur des souris qui recevaient de très grandes quantités de violet de gentiane chaque jour pour environ la moitié de leur vie ou toute leur espérance de vie naturelle (c'est approximatif car leur vie ne s'est pas terminée naturellement). Celles qui étaient alimentées avec du violet de gentiane pour environ toute la durée de leur vie avaient plus de cancers du foie que celles qui n'en avaient pas consommé. Cependant, les souris qui en avaient reçu pendant environ la moitié de leur vie n'avaient pas une augmentation de cas de cancer du foie. De plus, même les souris qui n'avaient pas consommé de violet de gentiane avaient un nombre élevé de cancers du foie, ce qui suggère qu'elles étaient prédestinées génétiquement à le développer. En se basant sur ce type d'études, je n'aurais aucune crainte que mon bébé reçoive du violet de gentiane. En effet, un de mes enfants a eu un traitement au violet de gentiane et cela a guéri son muguet ainsi que les problèmes de mon épouse en un ou deux jours. À la fin du traitement de trois jours, la quantité de violet de gentiane ne semblait pas avoir diminué dans la bouteille, ce qui démontre la petite quantité dont on a besoin pour le traitement.

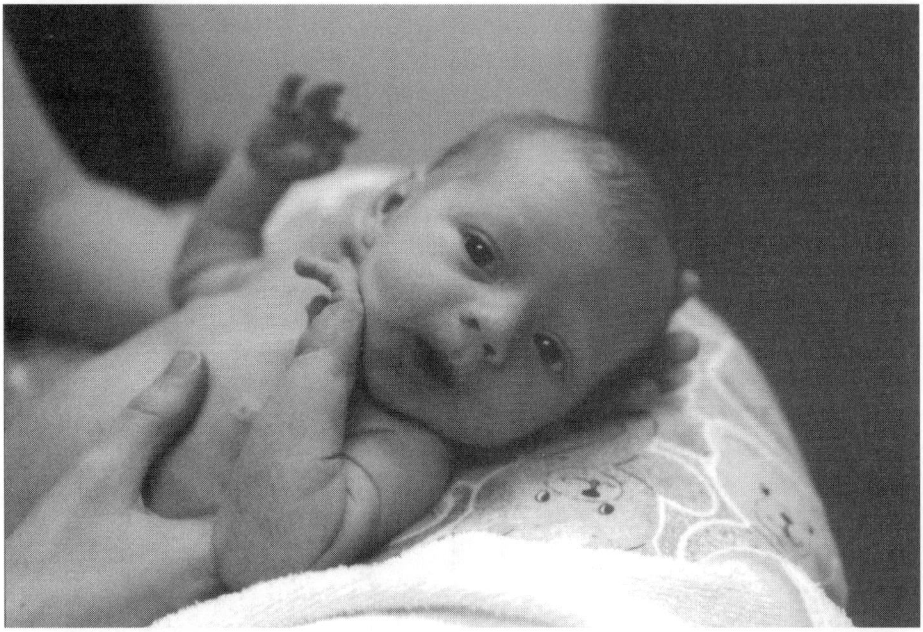

Photo : Jack Newman

Ce bébé a la bouche violette suite au traitement avec le violet de gentiane.

Utiliser le violet de gentiane

1. Le violet de gentiane s'étale rapidement et coule partout, c'est pourquoi le bébé ne devrait pas avoir de vêtements sauf sa couche, et la mère devrait être torse nu. N'utilisez pas le violet de gentiane si vous êtes assise sur votre nouveau et luxueux canapé blanc...!
2. Prenez un coton-tige propre, trempez-le dans le violet de gentiane et badigeonnez l'intérieur de la bouche du bébé. Cela prendra environ une ou deux secondes pour que le violet de gentiane se répande dans toute sa bouche.
3. Lorsque sa bouche – et ses lèvres, ce qui est inévitable – est violette, faites téter le bébé au sein.
4. À la fin de la tétée, la bouche du bébé sera toujours violette. Les aréoles et les mamelons pourront aussi être teintés de cette couleur. Si ce n'est pas le cas, trempez un nouveau coton-tige propre dans la solution et badigeonnez-les.

   Vous faites cela une fois par jour, pendant une période de quatre à sept jours. Après cela, il devrait y avoir un soulagement important si le problème est occasionné par le candida albicans. En effet, pour bien des mères, la douleur diminuera considérablement quelques heures après la première application de violet de gentiane, si la douleur est causée par le candida albicans. Si ce n'est pas le cas, on devrait envisager que la douleur n'est pas occasionnée par un champignon. Cette constatation s'imposait encore plus il y a quelques années quand le traitement au violet de gentiane échouait rarement, mais cela peut être une possibilité maintenant.
5. N'oubliez pas que toutes les tétines artificielles que le bébé tète, dont les sucettes, devraient aussi être traitées au violet de gentiane une fois par jour (ou faites-les bouillir pendant quelques minutes, ou mieux encore, débarrassez-vous en !)

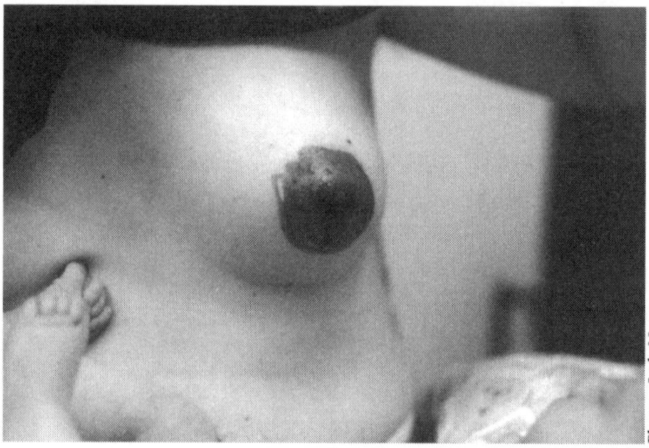

Photo : Jack Newman

La mère a badigeonné son aréole et le mamelon avec du violet de gentiane puisque la tétée n'a pas fait en sorte que le violet dans la bouche du bébé colore suffisamment son aréole.

- **La pommade tout usage pour mamelons**

À cause de la résistance accrue du *candida albicans* face à certains de nos traitements, j'ai suggéré récemment aux mères de combiner l'utilisation du violet de gentiane et de la pommade tout usage pour mamelons présentée à la page 171. La mère utilise le violet de gentiane une fois par jour pendant trois ou quatre jours. Après toutes les autres tétées (sauf celle où elle utilise du violet de gentiane), elle applique un peu de pommade tout usage, en prenant soin de ne pas l'enlever avant la tétée suivante.

Comme il a été dit précédemment, la pommade contient plus que des substances antifongiques. Elle comporte un corticostéroïde qui fait diminuer l'inflammation. Comme c'est le cas pour beaucoup d'infections, la douleur ou autres symptômes sont plus souvent occasionnés par l'inflammation qui accompagne l'infection, que par l'infection elle-même. C'est pour cela que je suggère aussi la pommade, même si le corticostéroïde peut favoriser dans certaines circonstances la croissance du *candida albicans*. L'antibiotique qu'elle contient peut même aider à enrayer la candidose puisque le candida vit en harmonie avec certaines bactéries, et la présence de ces bactéries contribue à le faire multiplier. Pour cette raison, même dans les cas de certaines candidoses avérées, je préfère utiliser les traitements combinés tel que je l'ai expliqué plutôt que le clotrimazole ou la nystatine, ou ces deux éléments combinés.

Si la mère obtient un bon soulagement de ses symptômes, elle devrait cesser le violet de gentiane après 3 ou 4 jours d'utilisation et diminuer lentement l'utilisation de la pommade tout usage sur une semaine.

Par contre, si elle ne va pas mieux, la mère devrait cesser d'utiliser le violet de gentiane, poursuivre les applications de pommade tout usage et consulter un médecin ou un spécialiste de l'allaitement. Si la douleur a diminué partiellement, la mère peut continuer d'appliquer le violet de gentiane, pour une durée de 7 jours en tout. Si après ce temps il n'y a pas d'amélioration, il n'y en aura probablement pas du tout.

La pommade tout usage pour mamelons peut être utilisé seul contre la candidose mammaire, et peut être aussi efficace que le violet de gentiane. Cependant, contrairement au violet, la pommade ne traite pas la bouche du bébé.

- **L'extrait de pépins de pamplemousse (EPP)**

Nous utilisons de plus en plus l'extrait de pépins de pamplemousse[6], non seulement pris oralement par la mère, mais aussi dans sa forme liquide appliquée directement sur les mamelons. Les gélules d'extrait de pépins

6. On dit aussi extrait de graines de pamplemousse (E.G.P.). N.D.T.

de pamplemousse peuvent être utilisées seules comme traitement, mais habituellement nous suggérons aux mères de mettre en plus une solution diluée sur les aréoles (5-15 gouttes dans 30 ml d'eau[7], appliquée avec un coton-tige) et d'appliquer la pommade tout usage pour mamelons, cela après chaque tétée, sauf pour celle où la mère applique du violet de gentiane. Nous avons également découvert que lorsque l'extrait de pépins de pamplemousse était utilisé oralement, seul ou de concert avec le fluconazole (voir à la fin de ce chapitre), cela faisait diminuer les douleurs dans le sein associées à la présence de *candida albicans. La dose d'extrait de pépins de pamplemousse est de 250 mg / 3 fois par jour (en gélules).* On peut poursuivre le traitement après la fin du traitement au fluconazole afin de prévenir les rechutes.

- **Les autres traitements**

Les gélules de ***bactéries lactiques*** ont été utilisées pour traiter ou prévenir les infections à *candida albicans*. En se basant sur quelques cas, il est difficile de savoir à quel point cela est efficace. Certaines mères ne jurent que par les bactéries lactiques, mais d'autres n'ont pas trouvé cela utile. Je ne les recommanderais pas comme unique traitement pour une candidose mammaire, mais on peut en prendre en addition à d'autres traitements. Pour la mère, il s'agit de 3 gélules par jour pendant une semaine ou deux. Si le violet de gentiane n'est pas utilisé, il peut être utile de traiter le bébé avec des bactéries lactiques. Roulez un doigt humide dans la poudre de bactéries lactiques et faire sucer au bébé avant la tétée (à faire 2 fois par jour pendant 2 jours seulement).

Les ***compresses de vinaigre et de bicarbonate de soude*** sur les mamelons ont également été utilisées pour soigner les candidoses mammaires, apparemment avec un certain succès. Ces compresses agiraient en changeant l'acidité du milieu dans lequel le champignon vit, ce qui interférerait avec son développement. Je n'ai pas été très impressionné par leur efficacité, les compresses peuvent enlever les lubrifiants naturels de l'aréole et irriter la peau. Encore une fois, beaucoup de mères ont eu apparemment un soulagement appréciable. Si cela est efficace, tant mieux.

Les régimes anti-candida sont peut-être efficaces. J'ai des doutes, mais cela est possible. Le problème est qu'ils sont tellement restrictifs qu'ils deviennent une véritable épreuve pour la plupart des gens qui les suivent. La plupart

7. Si la douleur ne diminue pas de façon significative après 2 ou 3 jours d'utilisation, ajoutez 5 gouttes d'extrait de pépins de pamplemousse (EPP) par 30 ml d'eau pour les applications locales. Vous pouvez augmenter la quantité d'EPP à 25 gouttes par 30 ml d'eau. Si la peau desquame ou s'assèche, vous pouvez appliquer un peu d'huile d'olive pure sur les aréoles, une à trois fois par jour (ou un peu d'huile de vitamine E).

d'entre nous ne trouverions pas difficile de bannir l'alcool de notre régime alimentaire, mais que dire du sucre, du pain et des produits laitiers... ?

L'élimination du *candida albicans* de l'environnement de la mère n'est ni pratique, ni très utile. Jeter le lait maternel exprimé pendant que la mère a une candidose m'apparaît comme un terrible gaspillage ! Bien que la congélation du lait ne détruise pas le *candida albicans*, il semble que le champignon y demeure dans sa forme inoffensive grâce aux facteurs antifongiques du lait maternel. D'autre part, il est plus facile de cesser de porter des coussinets d'allaitement que de les faire bouillir tous les jours... ! Le *candida albicans* est toujours présent. Il est impossible de s'en débarrasser, et ce n'est pas nécessaire d'essayer. L'important est de rétablir un rapport équilibré avec celui-ci.

Pour résumer, voici mes recommandations habituelles pour traiter le *candida albicans* :

✓ Violet de gentiane appliqué une fois par jour, pour 4 à 7 jours. Si la douleur a disparu après 4 jours, cesser d'utiliser le violet de gentiane. Si les symptômes ont diminué, mais n'ont pas disparu complètement, poursuivre pour une durée totale de 7 jours. Si la douleur ne s'est pas estompée du tout après 4 jours, cesser le violet de gentiane et contacter un médecin ou un spécialiste de la lactation.

Combiné à :

✓ La pommade tout usage pour mamelons (composition détaillée auparavant dans le chapitre), jusqu'à ce que la mère n'ait plus de douleur. Cesser ensuite son utilisation graduellement, pendant 1 semaine ou plus.

Si la douleur est toujours présente et qu'il est relativement certain que le problème est causé par la présence de *candida albicans*, j'ajouterais ce qui suit :

✓ Extrait de pépins de pamplemousses (E.P.P.) pris par voie orale, 250 mg / 3 fois par jour et/ou :

✓ Fluconazole 400 mg pour la première dose, et ensuite 100 mg 2 fois par jour, jusqu'à ce que la mère n'ait plus de douleur pendant une semaine[8].

✓ L'utilisation de la pommade tout usage devrait être poursuivie, le traitement au violet de gentiane peut être répété. Si le fluconazole est jugé trop onéreux, le kétoconazole (dose initiale de 400 mg, et ensuite 200 mg / 2 fois par jour) peut être utilisé pour la même durée (ainsi que l'extrait de pépins de pamplemousses). Si le *candida albicans* résiste à ce traitement, essayez

8. Le fluconazole ne devrait jamais être utilisé comme premier traitement, sans traiter agressivement les mamelons avec du violet de gentiane, la pommade tout usage et l'extrait de pépins de pamplemousse.

l'itraconazole, même dosage et durée de traitement bien que le candida soit généralement moins sensible à l'itraconazole qu'il l'est au fluconazole. Le fluconazole serait maintenant disponible sous forme générique (donc moins cher). **Le fluconazole ne devrait pas être utilisé comme traitement initial, ou si la nystatine utilisée seule n'a pas été efficace.**

✓ Pour soulager les douleurs profondes dans le sein, la mère peut prendre de l'ibuprofène (200 à 400 mg, toutes les 4 heures) jusqu'à ce que les autres traitements soient efficaces. La dose maximale d'ibuprofène par jour est de 2400 mg.

Les douleurs aux mamelons peuvent être causées par de multiples facteurs, mais elles peuvent vraiment être évitées. Un bon démarrage et une bonne prise du sein peuvent permettre à la plupart des mères d'éviter les douleurs aux mamelons. Toutefois, de nombreuses solutions peuvent être mises de l'avant si des douleurs surviennent. Recherchez un soutien à l'allaitement approprié.

CHAPITRE 7

Les douleurs aux seins

Mythe : Une douleur dans le sein indique qu'il y a infection et que cela nécessitera des antibiotiques.

Les faits : La plupart du temps, une douleur dans le sein n'est pas une infection bactérienne, et cela n'exige donc pas un traitement antibiotique.

L'engorgement du 3e ou 4e jour après l'accouchement

Vous vous dites peut-être : « Oui, il est certainement normal pour la mère d'être engorgée le 3e ou 4e jour après la naissance lorsque "le lait monte". Et il est évident que cet engorgement est douloureux ».

Il est normal que les femmes sentent un changement au niveau de leurs seins – une sensation de plénitude qui peut rendre leurs seins plus sensibles au toucher, cela entre le 2e et le 4e jour après la naissance du bébé. Le degré de plénitude sera souvent moindre s'il s'agit du 2e ou 3e bébé et peut diminuer encore si la mère allaite un bambin en même temps que le nouveau-né. Cependant, il est anormal que les femmes aient des engorgements sévères qui rendent leurs seins douloureux, gonflés et rouges. Lorsque les seins deviennent si engorgés que la mère sent plus que de l'inconfort, cela est généralement dû au fait que l'allaitement a été inefficace jusque-là. Les seins ne seraient certainement pas engorgés au point que le bébé ne puisse pas les prendre et téter ; cela signifie la plupart du temps que le bébé n'a pas eu une bonne prise du sein dès le départ ou que l'on n'a pas permis au bébé de téter assez fréquemment.

De nombreux spécialistes de la lactation n'aiment pas l'expression qui dit que « le lait monte », bien qu'il soit habituel de l'utiliser. Cette expression implique qu'il n'y avait pas de lait avant ou qu'il n'y avait « que du colostrum ». « Que du colostrum » est une autre expression que nous n'apprécions guère, car le colostrum n'est pas un liquide banal. En réalité, il est extraordinaire ! Dire que les mères ne produisent « que du colostrum » au cours des premiers jours permet à certains professionnels de la santé moins secourables de convaincre les nouvelles mamans qu'elles n'ont pas à mettre leurs bébés au sein au cours des premiers jours, qu'il n'y a pas de mal si le bébé ne reçoit pas de colostrum. Si la mère et son enfant sont séparés et qu'elle ne peut exprimer que quelques gouttes de colostrum (ce qui est usuel), ils poursuivent en disant que « cela n'en vaut pas la peine ». Pourtant, cela vaut la peine de lui donner ces quelques gouttes. Et si la mère et le bébé sont séparés, cela vaut la peine d'exprimer ces quelques gouttes de colostrum ! Si la mère n'arrive pas à exprimer de colostrum, le fait d'exprimer permettra tout de même de stimuler le sein et aidera la mère à développer une bonne production lactée par la suite. Le colostrum est produit en quantité suffisante au cours des premiers jours de vie et cela correspond aux besoins du nouveau-né. Par contre, le bébé doit avoir une prise du sein adéquate pour recevoir ce colostrum.

Le colostrum est bourré d'anticorps, de globules blancs qui favorisent l'immunité, ainsi que d'acides gras polyinsaturés à longue chaîne. Il y a aussi une bonne quantité de vitamine K, ce qui protège l'enfant des hémorragies. Le niveau de protéines est particulièrement élevé dans le colostrum, environ trois fois plus que dans le lait mature, ce qui contribue à conserver un bon taux de glucose dans le sang, ce qui est important car certains bébés peuvent être plus à risque de faire de l'hypoglycémie. Le colostrum est un fluide très particulier. Nous devrions chanter ses louanges ! Et ce qui est important, c'est de s'assurer que tous les nouveau-nés en reçoivent, dans toutes les situations possibles.

QUE FAIRE LORS D'UN ENGORGEMENT SÉVÈRE ?

Si un sérieux engorgement survient, il est important que la mère sache, de même que ceux qui l'aident, que cela ne durera probablement que quelques jours ; le pire durera tout au plus 24 heures. Il est également important de garder en tête que le fait d'avoir les seins gonflés, durs et douloureux ne signifie pas que la mère a une mastite (infection du sein), ce qui pourrait ressembler à cela. La mastite affecte rarement les deux seins simultanément, et elle ne se produit habituellement pas 3 ou 4 jours après la naissance. La fièvre accompagne souvent une mastite, mais elle peut aussi être présente lors d'un engorgement sévère (fièvre de lait). La présence de fièvre n'indique pas nécessairement qu'il y a une mastite. Traiter un engorgement avec des antibiotiques est inapproprié et cela peut amener la mère à développer une candidose au niveau du mamelon ou du sein par la suite.

L'engorgement pathologique est causé par plus que le simple fait que « du lait remplit le sein ». Il y a également une rétention de fluides dans les tissus, un peu comme l'œdème des chevilles de certaines femmes enceintes. Cette rétention de fluides est aggravée si la mère a reçu une perfusion intraveineuse pendant l'accouchement car cela fait augmenter le volume de liquide dans son corps. L'engorgement est non seulement douloureux, mais il cause de véritables problèmes d'allaitement. Il est difficile pour le bébé d'avoir une bonne prise parce que le sein devient si dur que cela l'empêche de bien saisir l'aréole. Cela signifie aussi qu'il ne peut pas obtenir autant de lait. Les canaux lactifères peuvent même s'affaisser et être écrasés par la pression du tissu mammaire gorgé de fluides. Si le sein continue d'être engorgé, la production lactée peut commencer à diminuer. Par chance, la situation est généralement passagère ou pas assez grave pour entraver l'allaitement.

Encore une fois, on ne devrait pas oublier qu'on peut prévenir l'engorgement sévère (voir ci-après). Toutefois, si cela se produit, on devrait le traiter rapidement, comme indiqué ici :

1. La mère peut avoir besoin de médicaments pour soulager la douleur. Elle n'a pas à cesser l'allaitement pour cela. Par exemple, l'ibuprofène a des propriétés anti-inflammatoires et antidouleur, et c'est un bon choix.
2. La prise du sein doit être améliorée afin que le bébé obtienne du lait plus facilement.
3. La mère devrait faire la « compression du sein » pendant les tétées pour aider à faire couler le lait. Une fois que le lait commence à s'écouler, la tension dans le sein diminue un peu et cela permet au lait de couler plus rapidement, ce qui améliore grandement la situation dans certains cas. Des serviettes mouillées, chaudes, devraient être appliquées avant de mettre le bébé au sein ou pendant qu'il tète. Cela peut faire augmenter le flot de lait. L'utilisation de serviettes mouillées peut être gênante pendant que le bébé tète, et je trouve que la compression du sein est plus efficace.
4. Les serviettes ou compresses froides réutilisables (sachets de gel mou) appliquées après la tétée peuvent faire diminuer l'engorgement.
5. Les feuilles de chou semblent avoir un effet bénéfique sur l'engorgement bien que personne ne sache comment et pourquoi cela est efficace. Les feuilles de chou utilisées devraient être de la variété du chou vert (pas le rouge) et placées autour du sein après la tétée, 3 ou 4 fois par jour, peut-être après toutes les tétées ou chaque fois que le lait est exprimé. Certains disent de les garder en place pendant environ 20 minutes, d'autres jusqu'à ce qu'elles soient fanées. Dès que l'engorgement a diminué, la mère devrait cesser d'utiliser les feuilles de chou ; certaines personnes croient que cela pourrait par la suite faire diminuer la production lactée.
6. La mère devrait exprimer son lait après les tétées. Certains professionnels de la santé seront peu secourables en disant à la mère qu'elle ne devrait pas exprimer son lait parce que cela ferait augmenter sa production lactée. Si l'expression du lait fait augmenter la production lactée, c'est bien. Et

le fait d'exprimer le lait contribuera à faire diminuer l'engorgement et la douleur. Bien qu'une grande part de l'engorgement ne soit pas occasionné par le lait, le fait de l'exprimer contribuera à soulager les symptômes de la mère. De plus, si le bébé n'est pas très enthousiaste à téter, il pourra recevoir le lait maternel exprimé à la tasse ou à l'aide de l'alimentation au doigt. (voir le chapitre 5 « Insuffisance de lait »)

Mais que dire si le bébé ne prend pas le sein ? La raison pour laquelle il refuse le sein engorgé est simple : il ne peut pas avoir de prise du fait que le mamelon et l'aréole sont plats et parce que le sein est trop gonflé et dur. La première chose à faire est donc d'assouplir l'aréole et le mamelon afin qu'ils deviennent moins tendus. Cela peut être fait à l'aide de l'expression manuelle, qui assouplira plus la zone que si la mère utilise un tire-lait. Une fois que l'aréole et le mamelon sont assouplis et moins plats, le bébé peut prendre le sein et téter. Ce qui importe, c'est que ce soit une bonne tétée au sein, et pas seulement de mettre le sein dans la bouche du bébé.

La consultante en lactation Jean Cotterman a développé une technique appelée « assouplissement par pression inversée » *(reverse pressure softening)* afin d'aider les mères qui ont un engorgement. Vous trouverez la description de cette technique dans l'encadré ci-après.

Si le bébé refuse toujours le sein, le lait maternel devrait alors être exprimé aux deux seins, et le nouveau-né devrait être nourri à l'aide d'une méthode alternative : alimentation à la tasse ou au gobelet, alimentation au doigt ou au compte-gouttes – elles conviennent toutes. Toutefois, n'ayez pas recours au biberon.

Assouplissement par pression inversée (A.P.I.)

Par Jean Cotterman, RN, IBCLC

Beaucoup de professionnels de la santé se rendent compte que les mères qui reçoivent des fluides par voie intraveineuse pendant le travail et l'accouchement tardent à bien éliminer ces fluides en post-partum immédiat. Un œdème peut survenir à ce moment-là et cela intensifie l'engorgement et la tension dans les tissus sub-aréolaires en déformant le mamelon, ce qui interfère avec une prise du sein efficace et confortable.

Je souhaite partager avec vous une technique qui s'avère très utile au cours des deux premières semaines qui suivent la naissance du bébé. Je l'appelle « assouplissement par pression inversée »(A.P.I). Cette technique emploie une douce pression positive et peut être faite par le professionnel de la santé ou bien enseignée à la mère elle-même, si nécessaire, au téléphone.

Le liquide interstitiel peut augmenter dans une proportion de 30 % au-dessus de la normale avant que cela apparaisse comme de l'œdème à l'œil nu (Guyton*). En conséquence, l'usage précoce de l'A.P.I. peut favoriser un meilleur transfert du lait, prévenir les douleurs ou lésions des mamelons et faire cesser rapidement l'engorgement.

Inversement, l'utilisation d'un tire-lait électrique au cours de cette période risque de faire augmenter l'œdème dans les tissus à l'intérieur de la zone de l'entonnoir, notamment s'il est réglé au maximum (succion et cycles). Une nouvelle couche d'œdème peut alors recouvrir les canaux lactifères sous le tissu aréolaire déjà tendu. Lorsque cela se produit, ni les mouvements rythmés de la langue de l'enfant, ni l'expression manuelle ou mécanique n'exprimera le lait de manière efficace.

L'assouplissement par pression inversée (A.P.I.) sera avantageusement employé immédiatement avant chaque tétée, pour autant de tétées que cela sera nécessaire. Une pression douce et régulière vers le thorax doit être appliquée pour 60 secondes ou plus, en mettant l'accent sur la zone de l'aréole qui rejoint la base du mamelon. (On peut encourager la mère à chanter une berceuse pendant l'intervention plutôt que de regarder l'horloge.)

Si les ongles de la mère sont assez courts, elle peut appuyer avec le bout des doigts, avec ses deux mains simultanément, les ongles qui touchent presque les côtés des mamelons. Le but est de créer un cercle de 6-8 petits creux sur l'aréole à la base du mamelon. Si c'est un professionnel de la santé qui le fait, il peut également utiliser les deux pouces ou deux autres doigts bien à plat de chaque côté, ce qui créera une dépression d'environ 2 cm de long juste au-dessus et en dessous du mamelon. Cela exigera une autre séance de pression de 60 secondes dans les autres quadrants, en empiétant sur les premières dépressions ou petits creux dans le but d'assouplir la même zone à la base du mamelon.

Si la zone enflée est extrêmement tendue et que les multiples méthodes de pression des doigts ont été employées, une ou plusieurs séances de 3 minutes d'A.P.I. peuvent mener à de meilleurs résultats (Regarder le sable s'écouler dans un sablier ou l'utilisation d'une minuterie est plus relaxant pour la mère et permet d'éviter l'impatience suscitée par l'observation de l'horloge.)

Cependant, si on utilise le revers plat de deux doigts pour faire pression, on obtiendra une meilleure distribution du liquide interstitiel en alternant à plusieurs reprises, pour au moins 3 « pressions » de 60 secondes chacune.

L'effet se fera sentir de trois manières :

- ✓ Tout liquide interstitiel en excès est temporairement déplacé vers l'intérieur en vue d'être drainé naturellement par le système lymphatique.
- ✓ Une compression des canaux lactifères dans le sens de la longueur permet de repousser un peu de lait vers l'intérieur dans les canaux. Le fait de diminuer la distension subie par les parois des canaux lactifères permet de soulager l'inconfort lié à la prise du sein. Cela procure de l'élasticité afin de permettre au complexe mamelon-aréole d'entrer plus profondément dans la bouche du bébé et ainsi répondre au massage de la langue.
- ✓ Le réflexe d'éjection du lait est automatiquement déclenché par la stimulation constante des nerfs reliés au complexe mamelon-aréole, ce qui propulse le lait dans les canaux près de la surface du sein, la plupart du temps en moins de 5 minutes.

Après avoir pratiqué l'assouplissement par pression inversée, toute expression manuelle supplémentaire en vue d'assouplir plus l'aréole sera facilitée, plus confortable et efficace. S'il s'agit d'un engorgement sévère, une expression supplémentaire du bout des doigts permettra de créer de l'espace pour le menton du bébé, ce qui permettra une « bouchée » encore plus grande.

* Guyton, AC, *Basic Human Physiology : Normal Function and Mechanisms of Disease*, 2nd Ed., W.B. Saunders Co. Philadelphia, 1977, p. 321.

Les canaux lactifères obstrués

Un canal lactifère obstrué[1] est ressenti comme une zone dure, douloureuse et enflée, laquelle peut s'étendre sur une bonne partie du sein. Cela peut ou non être associé à une ampoule de lait ou à une cloque. Heureusement, le flot de lait que le bébé reçoit n'est généralement pas affecté, mais cela peut être le cas occasionnellement. Un canal obstrué s'améliore habituellement en 24 à 48 heures, que la mère le traite ou non. Un canal obstrué n'est pas une mastite et ne requiert pas un traitement antibiotique. Toutefois, il n'est pas toujours facile de distinguer un canal obstrué d'une mastite. Il n'est peut-être pas si important que ce que l'on croit à première vue d'en établir la différence.

Les canaux obstrués se produisent fréquemment et semblent affecter généralement – mais pas exclusivement – les mères qui ont une production lactée abondante. On a déjà suggéré que cela se produisait lorsque les bébés «vidaient le sein à moitié» (le terme «vidé à moitié» n'est pas vraiment adéquat car le sein n'est jamais vide, mais il est plus facile d'utiliser cette expression dans les explications). Cependant, si cela est vrai, il est clair que la meilleure manière de prévenir les canaux obstrués est de favoriser un bon démarrage de l'allaitement, et plus encore, que l'enfant ait la meilleure prise du sein aussitôt que possible.

TRAITEMENT POUR LES CANAUX OBSTRUÉS

1. La douleur devrait être soulagée. À cet effet, la mère ne devrait pas hésiter à utiliser des médicaments, dont l'ibuprofène ou le paracétamol (acétaminophène), bien que les effets anti-inflammatoires de l'ibuprofène en fassent un meilleur choix dans ce cas-ci.
2. Le bébé devrait continuer à téter au sein atteint. On dit que le canal se débouche plus rapidement si le bébé est mis au sein de manière à ce que son menton «pointe» vers la zone du canal obstrué (c'est-à-dire que le menton est la partie du visage du bébé placée le plus près du canal obstrué). Cela peut se faire, mais ce n'est pas toujours réalisable. La mère qui a un canal obstrué sur le haut du sein devrait alors faire téter le bébé de cette manière : bébé allongé sur le dos dans le lit, ses pieds pointant dans le sens opposé de sa mère, la mère penchée à quatre pattes par-dessus. Vous pouvez toujours essayer.
3. Pendant que le bébé tète au sein atteint, cela peut aider grandement que la mère comprime la zone du canal obstrué. La compression devrait être constante et la force de la pression appliquée devrait être à la mesure de ce que la mère peut raisonnablement tolérer. Il peut parfois être avantageux de prendre de l'ibuprofène une à deux heures avant une tétée afin de

1. On dit aussi «bouché», «bloqué» (N.D.T.)

pouvoir faire une compression plus efficace et mieux tolérée. J'ai déjà aidé des mères à se débarrasser d'un canal obstrué en quelques minutes en utilisant cette technique. Le bébé aide la mère en tétant au sein, et celle-ci aide aussi en mettant de la pression sur le canal bouché.

4. Si la mère a une ampoule de lait associée à un canal obstrué, cela vaut la peine de la percer à l'aide d'une aiguille stérilisée (chauffée avec une allumette, puis refroidie). Ensuite, comprimer si possible juste derrière l'ampoule pour tenter de faire sortir une substance dont la texture ressemble à de la pâte dentifrice. Le fait de faire cela permet souvent au canal de se déboucher immédiatement. Utiliser la pommade tout usage pour mamelons après avoir perforé l'ampoule et après chaque tétée pendant environ une semaine.
5. Est-ce qu'appliquer des compresses chaudes sur la zone peut aider? Peut-être. La chaleur devrait être seulement utilisée avant la tétée afin de favoriser le flot de lait. Si cela soulage, poursuivre son utilisation.
6. Les feuilles de chou ne devraient pas être utilisées pour traiter un canal obstrué.

Que faire si ce qui est suggéré ici ne fonctionne pas? La patience donnera souvent des résultats. Comme il a été dit auparavant, la plupart des canaux obstrués se règlent en 24 à 48 heures. Cela peut occasionnellement prendre plus de temps à se résorber, mais s'il n'y a aucun soulagement en 48 heures, des traitements par ultrasons peuvent faire débloquer rapidement un canal obstrué.

Les traitements par ultrasons semblent efficaces, mais ne le sont pas toujours. Les ultrasons permettent souvent de prévenir la réapparition d'un canal obstrué. Cette technique exige que le thérapeute ait une certaine expérience afin d'obtenir des résultats satisfaisants. Certains physiothérapeutes ou autres techniciens n'ont peut-être jamais entendu parler que les ultrasons pouvaient traiter un canal lactifère obstrué.

- **La dose recommandée pour les ultrasons est celle-ci :**
  2 watts par cm^2, en continu pendant 5 minutes, 1 fois par jour.

De nombreux techniciens s'inquiètent du fait que la dose est élevée, mais je n'ai jamais entendu de mères rapporter quelque problème que ce soit après les traitements. Les mères ressentent de la chaleur pendant le traitement, mais c'est tout. Les praticiens sont également inquiets de prodiguer ce type de traitement lorsqu'il y a une infection, car ils croient que les ultrasons pourraient faire répandre l'infection. Si cela était vrai, on ne devrait donc pas employer d'ultrasons pendant une mastite.

Habituellement, un seul traitement est nécessaire pour régler le problème de canal obstrué. Il arrive parfois qu'une autre séance soit salutaire le jour suivant, mais je n'ai pas constaté que plus de deux traitements permettaient de régler le problème si les deux séances n'avaient pas suffi.

Personne ne sait vraiment comment les ultrasons aident à résorber les canaux lactifères obstrués, mais cela semble aider dans certains cas.

CANAUX LACTIFÈRES OBSTRUÉS À RÉPÉTITION

La prévention et le traitement des canaux obstrués à répétition sont les mêmes que pour un canal obstrué.

1. Veiller à ce que la prise du sein soit adéquate.
2. « Vider » le premier sein avant d'offrir le second. Au besoin faire la compression du sein afin d'aider le bébé à terminer le premier sein.
3. Évitez les vêtements trop ajustés.

Canaux lactifères obstrués à répétition?

Les canaux obstrués à répétition peuvent être parfois occasionnés par une pression exercée sur des parties du sein.

Vérifiez votre soutien-gorge afin d'être certaine qu'il n'est pas trop serré à certains endroits. Les soutiens-gorge d'allaitement comportant un rabat qui s'ouvre tout en laissant une partie de tissu en place qui entoure le sein sont souvent les coupables... Vous n'avez peut-être pas besoin d'un soutien-gorge plus grand, mais d'un bonnet plus grand (par exemple, un bonnet D plutôt que C). Certaines mères ont également des canaux obstrués dans les zones où les bretelles d'un porte-bébé s'enfoncent dans leur poitrine. Le traitement de canaux obstrués à répétition est le même que pour un canal qui s'obstrue occasionnellement.

J'ai aussi constaté que la **lécithine** pouvait parfois être efficace, bien que je ne sache pas comment cela fonctionne. La lécithine est un phospholipide que l'on retrouve dans beaucoup d'aliments. Elle est disponible sous forme de gélules ou en liquide, on peut s'en procurer dans les magasins d'aliments naturels, dans la plupart des pharmacies ou autres « drugstores ». La lécithine est peu coûteuse. Il n'est pas dangereux d'en consommer, elle peut même être bénéfique pour le cœur et elle est parfois utile pour prévenir le phénomène de récurrence des canaux obstrués. La dose est une cuillère à soupe 3-4 fois par jour, ou 1200 mg (gélules) , 3-4 fois par jour.

D'autres ont découvert que **l'huile d'onagre** contribuait à prévenir le blocage des canaux lactifères à répétition. Le dosage à prendre est celui inscrit sur la bouteille. J'ai suggéré l'huile d'onagre à quelques reprises seulement. Elle semble avoir fonctionné dans la plupart des cas, toutefois ces quelques cas ne suffisent pas à prouver son efficacité.

Je commence à croire que certains cas de canaux obstrués à répétition sont dus à des infections à *candida albicans* (candidose). Je ne peux le prouver, mais de nombreuses mères que j'ai traitées pour une candidose (avec succès) ont aussi été débarrassées des canaux obstrués à répétition dont elles souffraient. Si vous avez des canaux obstrués à répétition, cela vaudrait la peine de prendre de **l'extrait de pépins de pamplemousse**, par voie orale, 250 mg (gélules), 3-4 fois par jour. Lorsque le problème continue, j'ai eu du succès en traitant la mère avec du fluconazole (voir le chapitre 6 « Le *candida albicans* » p.179).

Canal constamment obstrué

Que faire si un canal bouché ne se résorbe pas ? Que faire si cela dure une, deux semaines ou même plus longtemps ? Certains cas de canaux obstrués s'améliorent lentement et peuvent prendre plus de deux semaines à disparaître. Toutefois, si la situation s'améliore et qu'ils diminuent de volume, cela ne m'inquiète pas. Mais que faire si le canal demeure obstrué et que son volume ne diminue pas ? Même si la douleur a disparu, je soupçonne alors qu'il s'agit d'autre chose qu'un canal obstrué typique. Qu'est-ce que cela pourrait alors être ?

- Cela pourrait être un kyste rempli de lait (galactocèle). Il arrive que le lait s'accumule à l'intérieur d'un canal obstrué ou derrière un certain blocage pour ensuite créer un kyste dans le sein. Les kystes ne sont habituellement pas douloureux ni sensibles, mais ils peuvent l'être. La présence ou l'absence de douleur dépend de la rapidité avec laquelle ils se sont développés. Plus les kystes se développent rapidement, plus ils sont susceptibles de causer de la douleur.
- J'ai rencontré plusieurs femmes qui ont eu un canal obstrué qui a perduré pendant des semaines et même des mois. En dernier lieu, elles sont allées en chirurgie pour faire faire une biopsie et rien d'anormal n'a été trouvé.
- Je crois que toute masse qui ne disparaît pas ou qui, à tout le moins, ne diminue pas de volume après quelques semaines devrait être examinée par un chirurgien ami de l'allaitement, qui a de l'expérience face aux différentes masses du sein. Malheureusement, il y a trop de chirurgiens qui ne sont pas amis de l'allaitement, et ils diront à la mère que rien ne peut être fait avant qu'elle ne sèvre son bébé. Ceci n'est pas vrai. On peut faire beaucoup de choses pendant l'allaitement si cela est nécessaire, notamment ce qui suit :
  - Des ultrasons (pour établir un diagnostic cette fois-ci)
  - Aspiration avec une seringue ou ponction-biopsie à la seringue
  - Mammographie
  - Biopsie ouverte

Même s'il était vraiment nécessaire de sevrer du côté atteint (et cela n'est presque jamais nécessaire, même si certains chirurgiens peuvent se faire insistants), il est possible de poursuivre l'allaitement avec l'autre sein. La production de lait cessera dans le sein atteint, mais elle continuera dans l'autre sein. Beaucoup de chirurgiens, même ceux qui soutiennent l'allaitement, ne savent pas que la mère peut laisser un sein « s'assécher » tout en poursuivant l'allaitement avec l'autre sein.

La mastite

Le terme mastite fait référence à une infection bactérienne d'une partie ou de l'ensemble du sein. La mastite est toujours associée à une zone du sein qui est dure, enflée, douloureuse et rouge. Trop de femmes reçoivent un diagnostic de mastite alors qu'elles expérimentent des symptômes grippaux et de la fièvre simplement parce qu'elles sont en train d'allaiter. S'il n'y a pas de problème dans le sein, le diagnostic serait plutôt une grippe qu'une mastite. Tout ce qui peut causer de la fièvre, par exemple un rhume (coryza), une gastro-entérite, une pneumonie ainsi que des centaines d'autres maladies causeront des symptômes s'apparentant à la grippe (maux de tête, douleurs musculaires et articulaires, fatigue, frissons, bouffées de chaleur et inconfort.).

Il n'est pas toujours facile de faire la différence entre une mastite et un canal lactifère obstrué. Plusieurs critères qui étaient utilisés pour distinguer les deux cas ne sont plus vraiment valables pour nous aider à faire la distinction. Par exemple, l'absence de fièvre semble indiquer qu'il s'agit plutôt d'un canal lactifère obstrué, mais une mastite peut survenir sans qu'il y ait de fièvre. Dans le même ordre d'idée, s'il y a suffisamment d'inflammation autour du canal lactifère obstrué, la mère peut être fiévreuse. Il est vrai que la fièvre associée à la mastite a tendance à être plus élevée. Mais encore une fois, cela n'est pas très utile puisque la fièvre est variable et, bien entendu, le niveau de la température corporelle dépend du moment où elle est prise. On a aussi dit qu'un canal obstrué apparaissait lentement et que la mastite survenait plus rapidement, mais je pense que c'est erroné. En général, la mastite ressemble à un canal lactifère obstrué, mais la mère a plus de symptômes généraux associés à de la fièvre, comme il a été mentionné ci-dessus. La rougeur du sein est plus accentuée et la zone touchée est souvent plus chaude.

Quoi qu'il en soit, j'ai le sentiment qu'il n'est habituellement pas vraiment nécessaire de différencier les deux phénomènes. Autant la mastite qu'un canal obstrué peuvent s'améliorer spontanément en 24 à 48 heures, sans antibiotiques.

Voici mon approche pour traiter une mastite :

- **Si les symptômes durent plus de 24 heures <u>sans aucune amélioration</u>,** la mère devrait commencer à prendre des antibiotiques.

- **Si la mère a des symptômes depuis moins de 24 heures**, je lui donne une ordonnance d'antibiotiques en lui suggérant d'attendre avant de commencer le traitement. Voici les options qui se présentent ensuite :
  - ⇨ **Si les symptômes s'aggravent au cours des 8 à 12 heures qui suivent** (plus de douleur, rougeur qui s'étend, zone douloureuse qui s'élargit), la mère devrait commencer à prendre les antibiotiques.
  - ⇨ **Si 24 heures plus tard les symptômes ne se sont pas aggravés mais qu'ils ne se sont pas atténués non plus**, la mère devrait commencer à prendre des antibiotiques. **Par contre, si les symptômes ont commencé à diminuer au cours de ces 24 heures,** il n'est pas nécessaire de commencer les antibiotiques.

Habituellement, les symptômes continueront de diminuer et auront disparu en 2 à 5 jours. La fièvre cessera généralement en 24 heures et la douleur en 24 à 48 heures. Le sein restera ferme pendant quelques jours et la rougeur peut demeurer pendant une semaine ou plus.

Selon mon expérience à mon cabinet de consultation en allaitement, j'ai le sentiment qu'au moins 50 % des femmes traitées de la manière indiquée ci-dessus n'auront jamais besoin de prendre des antibiotiques.

La plupart du temps, la bactérie qui cause la mastite est le staphylocoque doré *(staphylococcus aureus)* et si la mère a vraiment besoin d'antibiotiques, on devrait en choisir un qui est actif contre cette bactérie. (Il arrive de temps à autre que l'amoxicilline ou la pénicilline soient efficaces contre le staphylocoque doré, mais cela est *rare* de nos jours car les bactéries sont de plus en plus résistantes.) Mon choix se portera habituellement vers la céphalexine, 500 mg/4 fois par jour, pour 10 jours. Bien que des dérivés de la pénicilline résistants à la pénicillinase soient disponibles (ex. cloxacilline, dicloxacilline, flucloxacilline) et qu'ils soient assez efficaces, je me suis retrouvé dans plusieurs situations où ces médicaments ne semblaient pas agir du tout, la mère répondant ensuite à la céphalexine. Bien entendu, si tout le monde commence à utiliser de la céphalexine, le médicament deviendra également inefficace dans peu de temps. Les autres options pour traiter une mastite sont l'amoxicilline combinée avec l'acide clavulinique, la clindamycine et la ciprofloxacine.

- La réponse favorable de la mastite au traitement antibiotique est la diminution des symptômes en plus ou moins 24 heures.
- Dans la plupart des cas, la mastite est complètement guérie de 3 à 7 jours après avoir débuté les antibiotiques.

Sinon, il est possible que :

- Un antibiotique inadéquat ait été utilisé

- Un abcès du sein se soit développé
- En premier lieu, le problème n'était pas une mastite
- La cause soit un carcinome inflammatoire (heureusement très peu fréquent)

Lorsqu'il s'agit d'une mastite, les applications de chaleur aident à combattre l'infection. La chaleur appliquée localement (ex. coussin chauffant ou compresse chaude réutilisable) peut faire résorber l'infection plus rapidement. Assurez-vous que la chaleur appliquée localement n'est ni trop intense, ni trop longue afin de ne pas endommager la peau. La fièvre permet aussi de combattre l'infection. Une personne qui a une infection ne devrait pas combattre la fièvre juste parce qu'elle se manifeste. Il est évident qu'un adulte qui a de la fièvre peut se sentir terriblement mal, mais en pareil cas le traitement devrait viser principalement le confort du malade, et non à faire tomber la fièvre. Cela peut vous sembler couper les cheveux en quatre, mais si quelqu'un a de la fièvre et ne se sent pas trop mal (comme c'est souvent le cas pour les jeunes enfants), il est inutile de faire baisser la fièvre.

Si la mère a besoin de traiter les symptômes occasionnés par la fièvre, il est préférable qu'elle prenne un médicament de type anti-inflammatoire plutôt qu'une substance qui vise seulement à faire baisser la température. L'ibuprofène est donc préférable à l'acétaminophène (paracétamol). L'acide acétylsalicylique (l'aspirine) peut aussi être utilisé. Bien que beaucoup de gens s'inquiètent du fait que les mères allaitantes utilisent de l'aspirine, je crois que cette crainte est exagérée, surtout si la mère n'en utilise qu'un jour ou deux.

Lors d'une mastite, un des effets bénéfiques de la fièvre est que la mère se sent assez mal en point pour ressentir le besoin de se reposer. Si vous avez une infection, le repos est bénéfique. Couchez le bébé avec vous dans le lit, bien entendu.

«Est-ce que je peux poursuivre l'allaitement?»

Quand la mère a une mastite, il n'y a aucun doute qu'il est préférable qu'elle poursuive l'allaitement. Premièrement, la mère se sentira bien plus confortable si son sein est bien drainé. Le fait d'ajouter de l'engorgement à une mastite rendra le sein encore plus douloureux. Exprimer le lait maternel manuellement ou avec un tire-lait n'a aucun sens lorsque le bébé arrive à faire le travail beaucoup plus efficacement.

Deuxièmement, il est probable que l'infection se résorbera plus rapidement si la mère poursuit l'allaitement.

Rien ne permet de dire qu'il serait dangereux pour le bébé de continuer à téter au sein. Après tout, les mères qui allaitent et leurs bébés ont un contact si intime qu'ils partagent la même flore bactérienne. La meilleure protection qui soit pour le bébé est de poursuivre les tétées au sein. J'ai traité de nombreuses femmes qui avaient une mastite et je leur ai conseillé de poursuivre l'allaitement. Aucun bébé n'est devenu malade.

Bien entendu, il y a certains cas où la douleur causée par l'infection est si intense que la mère ne peut tout simplement pas mettre le bébé au sein. Cependant, si le traitement est efficace, elle devrait pouvoir le remettre au sein au bout de 12 à 24 heures.

Il est également vrai que les femmes se sentent souvent malades à cause de la mastite, et qu'elles n'ont pas beaucoup d'énergie. La meilleure approche est de se coucher avec le bébé et de continuer à l'allaiter. Après le traitement, au bout de 24 à 48 heures, les mères se sentent habituellement mieux.

L'abcès du sein

Un abcès est une accumulation de pus qui se forme dans une zone infectée. Il est presque toujours occasionné par un traitement inadéquat d'une infection ou un traitement retardé. Croyez-le ou non, la formation d'un abcès est un processus de protection du corps humain qui vise à circonscrire l'infection dans une zone localisée afin d'éviter qu'elle se répande. Sans intervention médicale, un abcès trouvera finalement son chemin jusqu'à la peau ou près d'une surface, pour ensuite se perforer afin que le pus soit évacué. Si le pus est évacué à l'extérieur de la peau, cela amène à la guérison. Bien entendu, selon la localisation (ex. le cerveau) ou selon l'endroit où ils se perforent (ex. la cavité abdominale), les abcès ne sont pas totalement bénins et peuvent même causer la mort. Par contre, un abcès du sein n'est généralement pas dangereux, même s'il est douloureux.

Une histoire typique d'abcès du sein

Dans certains cas, une mastite peut mener à un abcès du sein en 24 à 48 heures. Ce type de progression rapide est rare, mais j'ai entendu dire que cela s'était produit au moins une fois. Dans un cas pareil, je suis porté à croire que même un usage précoce des antibiotiques n'aurait pas prévenu le problème. La plupart du temps, les abcès semblent se développer à cause d'un traitement retardé ou inefficace. Presque tous les abcès du sein que j'ai vus chez les mères allaitantes pouvaient être attribués à ces deux motifs. (Une femme n'est pas obligée d'allaiter pour développer un abcès du sein. Cela peut aussi se produire chez les femmes qui ne sont pas enceintes et chez celles qui n'allaitent pas. Cela peut même se produire chez un nouveau-né, quel que soit le sexe !).

L'évolution typique d'un abcès du sein :

1. La mère allaitante développe des symptômes et des signes de mastite
2. Elle est traitée, tôt ou tard, avec des antibiotiques.

3. Ses symptômes s'améliorent quelque peu, mais pas complètement.
4. Lorsque les antibiotiques sont terminés, la mère a souvent une aggravation de ses symptômes, fréquemment en 24 à 48 heures.
5. Le cycle ci-dessus se produit au moins une fois ou à plusieurs reprises, jusqu'à ce que quelqu'un établisse un diagnostic.

Ainsi, toute mère ayant une mastite qui ne s'est pas complètement résorbée en plus ou moins 5 à 7 jours après le début d'un traitement antibiotique (ou à tout le moins qui n'a pas eu une amélioration marquée) devrait revoir un médecin afin de s'assurer qu'un abcès n'est pas en train de se former. Si le médecin ne croit pas qu'un abcès se soit formé, il serait logique de changer d'antibiotique.

COMMENT DIAGNOSTIQUER UN ABCÈS DU SEIN

Habituellement, la mère qui a un abcès aura une masse très sensible à la compression dans son sein, même si elle le fait doucement. Il y a habituellement de la rougeur au niveau de la peau (mais parfois pas du tout). Parfois, cette rougeur est importante. Il arrive que l'abcès ne soit pas sensible. J'ai vu cela à au moins deux reprises; j'ai aspiré la masse en m'attendant à ce que du lait en sorte, et ainsi établir un diagnostic de kyste rempli de lait (galactocèle). Dans les deux cas, quel ne fut pas mon étonnement d'en retirer du pus! Il est parfois évident qu'il y a du liquide dans la masse. Il arrive quelquefois que l'abcès soit déjà en train de se déplacer vers la surface de la peau.

Si une mère se reconnaît dans la description ci-dessus et qu'elle sent une masse sensible dans son sein, elle devrait considérer la possibilité d'avoir un abcès.

La manière la plus facile de diagnostiquer un abcès est d'aspirer le liquide avec une aiguille et une seringue. Cette méthode donne un résultat immédiat, plus fiable que les ultrasons (qui permettent seulement de savoir s'il y a du liquide dans la masse), et cela est pratiquement indolore (si elle est faite correctement). De plus, cela permet d'obtenir un échantillon pour analyse (et cela nous donne de l'information sur les antibiotiques à utiliser). L'aspiration offre également un soulagement important à la mère, du moins temporairement.

LE TRAITEMENT D'UN ABCÈS

Bien qu'à l'occasion un petit abcès puisse se résorber avec des aspirations répétées et l'usage d'antibiotiques appropriés, le traitement définitif sera le drainage chirurgical de l'abcès. Les antibiotiques à eux seuls ne guériront pas un abcès. Des aspirations répétées peuvent fonctionner, mais cette méthode nécessite des visites fréquentes chez le médecin ou le chirurgien, parfois pendant une période de temps assez prolongée (quelques semaines). Là encore, le succès n'est pas garanti. Malgré tout, de plus en plus de chirurgiens du sein traitent les abcès avec succès au moyen d'aspirations répétées.

Notre expérience au cabinet de consultation en allaitement a montré ce qui suit :

- La chirurgie peut être faite sur une patiente en consultation externe dans presque tous les cas, et au moyen d'une anesthésie locale. Même si une anesthésie générale est nécessaire, il n'y a habituellement pas de raisons d'hospitaliser la mère.
- La mère peut presque toujours poursuivre l'allaitement avec le sein affecté. À notre cabinet de consultation, les mères qui ont eu des abcès drainés chirurgicalement ont allaité jusqu'au moment d'être opérées, et ont allaité dès la fin de l'opération, aussitôt qu'elles se sentaient en mesure de recommencer.
- La littérature rapporte qu'environ 7 % des abcès se reforment après une chirurgie de drainage. Ce taux de récidive n'augmente pas si l'anesthésie est locale ou si la mère continue d'allaiter.

Les chirurgiens connaissent peut-être cette chirurgie, mais généralement ils ne connaissent pas grand chose à l'allaitement maternel. Par conséquent, il y a certains points qui doivent être pris en considération :

- L'incision devrait être faite aussi loin que possible de l'aréole et du mamelon. Si l'incision est faite près de l'aréole, la mère peut ne plus être capable de mettre le bébé au sein à cause de la douleur, ou parce que la succion du bébé interfère avec le processus de guérison de la plaie.
- L'incision ne devrait pas être faite près de la ligne qui divise l'aréole du reste du sein. Beaucoup de chirurgiens font cela pour des raisons « esthétiques », mais une telle incision interférera souvent avec la production lactée. De plus, cela rend l'allaitement plus difficile après la chirurgie (à cause de la douleur).
- Les incisions devraient être radiales (dans le sens des rayons d'un cercle, donc dans le sens des canaux lactifères) et non circonférentielles (qui croisent les rayons – donc les canaux lactifères) et aussi courtes que possible, sans empêcher un drainage approprié de l'abcès.
- Même si pour certaines raisons on pense que la mère ne devrait pas allaiter du sein touché, cela n'est pas une raison pour cesser d'allaiter avec l'autre sein. De nombreux chirurgiens (et autres professionnels de la santé) croient que si l'allaitement est poursuivi avec l'autre sein, le lait continuera d'être sécrété du côté opéré. Cela n'est pas vrai. (La production lactée peut se « tarir » d'un sein seulement en n'y faisant pas téter le bébé)

Je poursuis habituellement l'usage des antibiotiques après la chirurgie afin d'être certain que l'infection ne se prolonge pas. La chirurgie soigne l'abcès, mais il peut y avoir des zones infectées dans le sein qui peuvent se propager.

« Puis-je poursuivre l'allaitement avec le sein atteint? »

Oui, si possible. L'allaitement est parfois interrompu si l'incision doit être faite très près de l'aréole, ce qui empêche la mère de mettre le bébé au sein. Cela peut aussi être le cas si le tissu mammaire est enflé au point que le bébé ne peut pas prendre le sein. Mais aussitôt que la mère peut le remettre à ce sein, elle devrait essayer de le faire. Si elle ne peut vraiment pas le faire boire à ce sein, elle devrait exprimer son lait. Si l'utilisation du tire-lait cause de la douleur, l'expression manuelle pourrait être plus facile. Si les deux méthodes sont douloureuses, la mère serait aussi bien de mettre son bébé au sein.

« Est-il plus probable d'avoir un abcès lors d'allaitements ultérieurs? »

Je ne crois pas qu'il y ait des études à ce sujet, mais je parierais que la réponse est « non ». Un abcès survient lorsqu'une infection du sein n'est pas traitée correctement. Les infections bactériennes du sein sont habituellement occasionnées par un démarrage inadéquat de l'allaitement. Le meilleur traitement est la prévention.

Douleur au sein causée par le candida albicans

Alors que l'on croit que le *candida albicans* cause généralement des douleurs aux mamelons, le champignon peut aussi être à l'origine de douleurs à l'intérieur du sein. La douleur au sein occasionnée par le *candida albicans* peut être violente ou légère, et se situer n'importe où entre ces deux extrêmes. On la décrit avec les caractéristiques suivantes :

- La douleur commence généralement plus tard au cours de la tétée ou après la fin de la tétée.
- La douleur s'aggrave généralement pendant la soirée.
- La douleur est habituellement lancinante ou souvent décrite comme une brûlure.
- La douleur peut être ressentie dans tout le sein et elle irradie parfois vers l'épaule ou le dos de la mère.
- La douleur peut durer quelques minutes ou des heures.
- La douleur peut commencer peu de temps après la naissance ou des mois plus tard.

La douleur qui répond habituellement au traitement contre le *candida albicans* peut parfois survenir sans que la mère ait les mamelons douloureux. Cela suggère qu'il y a possibilité d'infection due à la présence de *candida albicans* dans les canaux lactifères. Cela est sûrement possible, bien qu'on ne l'ait jamais prouvé.

Le traitement de la douleur au sein causée par le *Candida albicans*

Le traitement de la douleur au sein causée par le *candida albicans* est le même que pour les mamelons qui sont douloureux à cause du champignon. Bien qu'il soit probable que les traitements locaux (violet de gentiane, pommade tout usage pour mamelons) soient moins efficaces que s'il s'agissait de mamelons douloureux, cela vaut la peine de les essayer en premier lieu, surtout si la mère doit payer de sa poche les médicaments antifongiques oraux (ils sont assez dispendieux). Cependant, si la douleur est importante ou qu'elle ne répond pas à un traitement local, prendre de l'extrait de pépins de pamplemousse par voie orale ou du fluconazole est indiqué. Les grandes lignes du traitement ont été présentées au chapitre 6 à la rubrique sur les mamelons douloureux.

Si en plus de la douleur dans le sein, la mère a mal au mamelon, un traitement local devrait définitivement être utilisé. Le fait de traiter la douleur au mamelon permettra souvent de se débarrasser de la douleur au sein car il y a parfois une irradiation de la douleur.

Autres causes de douleurs aux seins

Le vasospasme (voir chapitre 6 «Les douleurs aux mamelons») peut causer des douleurs aux seins. Le diagnostic est établi en observant le blanchissement des mamelons après la fin de la tétée.

Les blessures aux seins (ex. avoir le sein bleu ou meurtri après une chute) peuvent être très douloureuses. L'allaitement devrait être poursuivi autant que possible et la douleur traitée avec de l'ibuprofène, de l'acétaminophène (paracétamol) ou tout autre médicament analgésique.

Autres affections du sein et des mamelons

Les saignements provenant des mamelons

Les nouvelles mères peuvent avoir un saignement indolore provenant des mamelons au cours des premières journées après la naissance du bébé. Cela est bien entendu assez alarmant, mais ce n'est dangereux ni pour elles ni pour leurs bébés. Il est vrai qu'avaler du sang peut causer des régurgitations chez le bébé. Ses selles peuvent être plus noirâtres ou contenir du sang, mais encore une fois, ce n'est pas dangereux, juste alarmant. Le saignement peut parfois avoir été remarqué pendant la grossesse, mais il peut aussi commencer bien longtemps après la naissance du bébé. Le phénomène a lieu généralement tout juste après la naissance du bébé. Bien souvent, la mère ne sait pas que cela se produit, mais cela devient évident si elle exprime son lait pour quelque raison que ce soit ou si son bébé régurgite du sang ou qu'on en retrouve dans ses selles.

La meilleure chose à faire est de continuer d'allaiter. Le sang disparaît généralement en sept jours ou moins après la naissance du bébé.

Personne ne sait pourquoi ces saignements peuvent se produire. On croit que cela aurait un lien avec l'augmentation de la circulation sanguine dans le sein. Si les saignements se poursuivent pendant plus d'une semaine ou deux, notamment si cela survient d'un seul sein, il serait préférable de consulter un chirurgien du sein expérimenté et ami de l'allaitement.

L'ECZÉMA DU MAMELON

Cela est rare, mais l'eczéma qui touche un seul mamelon peut être associé à un cancer du sein de ce côté. On appelle cela la maladie cutanéo-muqueuse de Paget. N'importe quel eczéma situé sur un seul des deux mamelons, qui ne répond pas bien à une pommade corticostéroïde, devrait être l'objet d'investigations plus poussées par un chirurgien du sein expérimenté et ami de l'allaitement.

LES MASSES DANS LE SEIN

La plupart des mères allaitantes ont des zones dans le sein où elles sentent des masses. Ces zones qu'elles sentent plus pleines se déplacent et même si elles peuvent occasionnellement être un peu sensibles, elles ne sont pas douloureuses. Il n'est pas facile de les différencier des autres types de masses dans le sein.

La plupart du temps, toute masse qui diminue ne suscite pas d'inquiétude. Cependant, une masse qui perdure devrait être investiguée. Si la mère passe deux ou trois semaines avec une masse qui ne diminue pas de volume, cela devrait être une bonne raison de consulter. Par chance, la plupart des masses dans le sein sont bénignes – mais il est préférable d'en être certain.

De nombreuses femmes n'expérimenteront jamais les difficultés décrites dans le présent chapitre. Néanmoins, il est préférable de connaître les symptômes et de savoir quoi faire si c'est le cas.

Chapitre 8

La jaunisse

Mythe : Un bébé qui a une jaunisse ne devrait pas boire au sein jusqu'à ce que son taux de bilirubine ait diminué.

Les faits : Il n'est presque jamais nécessaire de cesser l'allaitement à cause d'une jaunisse. Non seulement c'est inutile, mais cela serait néfaste de priver le bébé de l'allaitement. De plus, cesser l'allaitement pour une journée ou deux peut rendre l'allaitement encore plus difficile pour la mère, voire impossible.

La jaunisse (ictère) est un phénomène très commun chez les nouveau-nés. Pourquoi la jaunisse est-elle considérée comme un problème majeur ? Pourquoi dit-on à tant de mères de cesser l'allaitement pour que le taux de bilirubine du bébé descende… ? Quel mal la jaunisse peut-elle faire au bébé ?

Premièrement, regardons ce qui cause la jaunisse chez les nouveau-nés et pourquoi cela peut parfois être inquiétant.

La physiologie de la jaunisse (ictère)

La bilirubine est le pigment dans le sang qui donne au bébé un teint jaune. Cela se produit dans le corps lorsque les globules rouges meurent – c'est un processus normal. Lorsque les globules rouges meurent, l'hémoglobine contenue dans les cellules se fragmente, et un des composants est la bilirubine. Cette bilirubine est soluble dans le gras, pas dans l'eau. Pour que le corps puisse s'en débarrasser, il doit la rendre hydrosoluble. Ceci est le travail du foie : prendre la bilirubine liposoluble, lui ajouter un composant biochimique afin de la rendre hydrosoluble. Une fois qu'elle est devenue hydrosoluble, elle quitte le foie et passe éventuellement par les intestins. Une grande partie de cette bilirubine quittera le corps à travers les selles, mais une partie est réabsorbée dans le corps après être redevenue liposoluble suite à la perte d'éléments biochimiques. Ce cycle est appelé « circulation entéro-hépatique de la bilirubine » (« entéro » fait référence aux intestins et « hépatique », au foie). La bilirubine hydrosoluble est également appelée « bilirubine directe » (dans l'analyse qui sert à connaître son taux, la quantité est mesurée directement) ou « bilirubine conjuguée » (le processus qui la rend hydrosoluble est appelé conjugaison). La bilirubine liposoluble est appelée bilirubine indirecte ou non-conjuguée. Les trois désignations (liposoluble, indirecte ou non-conjuguée / et hydrosoluble, directe ou conjuguée) font référence aux mêmes phénomènes, mais les différents noms peuvent créer de la confusion. Le personnel médical peut mentionner tous ces termes, ou seulement certains.

Il est intéressant de savoir que le corps humain n'est pas obligé de fabriquer de la bilirubine pour fragmenter l'hémoglobine et s'en débarrasser. En fait, produire de la bilirubine nécessite plus d'énergie que cela en prendrait pour se débarrasser de l'hémoglobine par d'autres moyens. Pour cette raison, certains scientifiques croient que la bilirubine a une fonction très importante dans le corps. On croit qu'elle protège le bébé contre les effets des radicaux libres qui sont générés pendant certaines réactions métaboliques, cela pouvant endommager les tissus. Je reparlerai de cela lorsque j'aborderai le thème de la jaunisse « causée » par le lait maternel.

Pourquoi les bébés deviennent-ils manifestement jaunâtres ? Si vous regardez comment la bilirubine est métabolisée, vous pourrez comprendre le phénomène, notamment dans les situations anormales.

1. Il y a trop de bilirubine qui se forme

Dans les situations normales, un nouveau-né a plus de globules rouges dans un seul millilitre de sang qu'un adulte. De plus, les cellules des nouveau-nés ont une durée de vie plus courte, donc à n'importe quel moment, le bébé élimine beaucoup plus de globules rouges pour sa taille qu'un adulte. Ceci explique en partie la jaunisse « physiologique ». « *Physiologique* » signifie simplement « ce qui se produit normalement dans le corps ».

Dans une situation anormale, il peut y avoir plus de globules rouges que la moyenne qui meurent, et forcément, plus de bilirubine se forme. Qu'est-ce qui peut causer la destruction d'un nombre anormalement élevé de globules rouges ?

La situation classique se produit lors d'une incompatibilité Rh. Pendant la grossesse, une mère dont le sang est rhésus (Rh) négatif peut développer des anticorps contre les cellules sanguines de son bébé si celles-ci sont rhésus positif. Cela se produit parce que les globules rouges peuvent traverser le placenta, du bébé vers la mère. Le système immunitaire maternel reconnaît les antigènes des globules rouges du bébé comme étant quelque chose qui ne fait pas partie de son corps, et elle commence à produire des anticorps contre cela (un antigène est une molécule, habituellement une protéine, qui provoque la production d'anticorps). Ces anticorps peuvent revenir par le placenta et commencer à détruire les globules rouges du bébé (on appelle cela l'hémolyse). Dans les cas graves, ces bébés peuvent avoir une jaunisse dès la naissance parce que les cellules ont commencé à être détruites avant même qu'ils naissent. Il peut y avoir tellement de globules rouges détruits en très peu de temps que le bébé développe une grave anémie, pouvant même occasionner une insuffisance cardiaque. Jadis, beaucoup de ces bébés ont développé un retard mental, de la surdité ou des handicaps physiques. Certains sont même décédés... C'est pour cette raison que tant de médecins redoutent la jaunisse.

Une incompatibilité rhésus (Rh) causait souvent des problèmes sérieux, non seulement à cause du taux élevé de bilirubine mais parce que les bébés qui souffraient de ce problème avaient également des problèmes métaboliques graves, une insuffisance cardiaque et une anémie importante. Nous savons maintenant que ces facteurs étaient surtout associés aux dommages causés aux bébés plutôt qu'au taux élevé de bilirubine à lui seul. Il n'y a actuellement aucune preuve qu'un taux élevé de bilirubine puisse avoir des effets nocifs sur le bébé, sauf s'il est extrêmement élevé.

La bonne nouvelle est que la plupart des médecins diplômés après 1980 n'ont jamais vu un cas d'incompatibilité rhésus. L'apparente disparition de ce problème est un des grands triomphes de la médecine moderne, du moins dans les pays industrialisés. Une femme enceinte qui est rhésus négatif reçoit maintenant une injection d'anticorps, généralement autour de la 28e semaine de grossesse. Si des cellules Rh positif de son bébé passent par le placenta, les anticorps injectés vont protéger ces cellules et éviter la production d'anticorps par la mère. Mais les souvenirs de jadis font en sorte que bon nombre de médecins demeurent très timorés et craintifs à propos de la jaunisse. C'est malheureux car il en résulte des impacts négatifs et injustifiés sur l'allaitement maternel.

D'autres raisons expliquent pourquoi il y a plus de globules rouges que la normale qui sont détruits. Certaines ressemblent au phénomène du facteur rhésus. D'autres antigènes des globules rouges peuvent également faire en sorte que le système immunitaire de la mère produise des anticorps contre les globules rouges du bébé, augmentant la destruction de ceux-ci. Lorsque nous parlons d'un « groupe » sanguin par exemple, nous faisons référence à un autre groupe d'antigènes – nous les appelons A, O, AB ou B. Beaucoup de gens sont du groupe O, ce qui signifie qu'ils n'ont aucun antigène de ce groupe dans leurs cellules sanguines. Tout comme le facteur Rh, si la mère est O et que son bébé est d'un autre groupe sanguin, certaines cellules sanguines pourront passer vers la mère via le placenta et faire en sorte qu'elle produise des anticorps contre le sang de son bébé. Ceci s'appelle l'incompatibilité ABO, qui est habituellement moins grave que l'incompatibilité rhésus.

Il peut y avoir plus de cellules qui se décomposent si le bébé a une grosse ecchymose (bleu) résultant d'une naissance difficile ou d'une blessure faite au moment de la naissance. Ces ecchymoses sont parfois évidentes si elles sont sur le visage du bébé par exemple, mais elles peuvent aussi être cachées comme lorsqu'elles sont autour d'un rein. Les globules rouges de l'ecchymose sont morts et se fragmenteront pour former de la bilirubine.

2. Le foie a de la difficulté à métaboliser la bilirubine

Cela peut même se produire dans une situation normale. Le foie du nouveau-né est relativement immature, et il peut avoir de la difficulté à métaboliser ou transformer toute la bilirubine qui y transite au cours des premiers jours. Voici une autre raison pour laquelle les bébés ont une jaunisse physiologique. Dès que le foie se développe un peu plus et qu'il est plus efficace à rendre la bilirubine hydrosoluble, la jaunisse physiologique diminue. Cela survient généralement autour du 3e jour de vie. Le foie des bébés prématurés est encore plus immature, ce qui explique pourquoi les prématurés ont des taux de bilirubine encore plus élevés que les bébés nés à terme.

Souvenez-vous que *physiologique* signifie *normale*. Nous devons nous attendre à ce que ce type de jaunisse survienne. Aucun traitement n'est nécessaire ou souhaitable.

Les enfants de mères diabétiques peuvent également avoir un taux plus élevé de bilirubine parce que même s'ils sont nés à terme, les enfants de mères diabétiques sont relativement immatures. Cela peut aussi expliquer le plus grand nombre de bébés qui ont la jaunisse chez ceux qui sont nés avec une insuffisance de la glande thyroïde (hypothyroïdie). Si le bébé a manqué d'oxygène pendant la naissance, son foie peut avoir de la difficulté à métaboliser autant de bilirubine. Il arrive parfois que des infections sanguines ou urinaires soient associées à la jaunisse chez le nouveau-né. Nous ne savons pas la raison pour laquelle les infections induisent des taux de bilirubine plus élevés que la moyenne, mais cela pourrait être occasionné par des tétées inefficaces. Il y a également certaines maladies génétiques rares dans lesquelles l'enzyme nécessaire à la conjugaison de la bilirubine est absente ou insuffisante. Une de ces maladies qui n'est pas rare et qui n'est pas un problème majeur, est le *Syndrome de Gilbert.* On ne le remarque pas nécessairement au cours des premiers jours de vie, et ce n'est pas dangereux.

3. Il y a une circulation entéro-hépatique accrue de la bilirubine

Il faut se souvenir qu'une fois dans l'intestin, une partie de la bilirubine est réabsorbée après avoir été «déconjuguée» (devenue bilirubine indirecte) dans la paroi intestinale. Si le bébé fait peu de selles, le pourcentage de bilirubine réabsorbée augmente, et cela peut avoir pour conséquence un taux de bilirubine plus élevé que la moyenne.

Une circulation entéro-hépatique accrue de la bilirubine peut survenir chez les bébés qui ont la glande thyroïde peu active, puisqu'ils sont souvent très constipés, bien que cela ne soit pas la seule explication. Les nouveau-nés qui ont des obstructions intestinales qui les empêchent de faire des selles peuvent aussi avoir une circulation entéro-hépatique accrue de la bilirubine, bien que la jaunisse ne soit certainement pas le symptôme le plus sévère qu'ils aient.

La cause la plus fréquente de l'augmentation de la réabsorption de la bilirubine est, de loin, un apport insuffisant en lait maternel. J'appelle cela « la jaunisse par insuffisance de lait maternel ». Certains bébés « allaités » ont une jaunisse plus accentuée que la normale au cours des premiers jours de vie : pas à cause du lait maternel qu'ils reçoivent comme certains médecins le croient, mais parce qu'ils ne reçoivent *pas* de lait maternel. Notez que j'ai mis « allaités » entre guillemets car ces bébés ne sont pas vraiment nourris au sein. Ils ne sont pas nourris du tout ou ils le sont de manière minimale, et le fait qu'ils soient au sein fréquemment ne change rien. Un bébé peut « être au sein » tout en ne buvant pas.

4. Le bébé a une hyperbilirubinémie (jaunisse) conjuguée (directe)

Si le foie est malade ou si les canaux qui vont du foie à l'intestin sont bloqués, la bilirubine conjuguée ne peut se rendre dans les intestins, elle est alors refoulée dans le sang. Ceci cause aussi une jaunisse. Mais c'est une situation complètement différente – toujours anormale et assez sérieuse. L'indice qui nous révèle que cela pourrait être le problème est que l'urine du bébé sera probablement brunâtre, pas claire comme celle du bébé *bien* nourri. La couleur brunâtre est causée par la bilirubine hydrosoluble qui se fraye un chemin hors du corps via l'urine. La bilirubine liposoluble ne peut être éliminée dans l'urine.

« Quel est le lien de tout cela avec l'allaitement ? »

Comme vous pouvez le constater, il y a seulement une raison en lien avec l'allaitement pour expliquer un taux de bilirubine plus élevé que la norme au cours des premiers jours : le bébé ne boit pas au sein adéquatement (en terme de prise du sein surtout, et de fréquence), ou bien il ne boit pas du tout.

Je suis convaincu que les bébés ne devraient pas cesser d'être allaités, même pour le type de jaunisse précoce et très accentuée que l'on voit fréquemment au cours des premiers jours de vie. Au contraire, un spécialiste de la lactation qualifié devrait observer les tétées et déterminer si le bébé tète efficacement au sein. Si le bébé boit bien, il n'y a pas lieu de s'inquiéter : la jaunisse diminuera. Si le bébé ne boit pas bien, cela n'a aucun sens de le retirer du sein – le bébé ne boit pas de toute manière ! C'est l'allaitement qui doit être corrigé.

S'il n'est pas possible de corriger la prise du sein ou de faire en sorte que le bébé tète bien, il est important que la mère commence à exprimer son colostrum pour le bébé. Le colostrum est laxatif et il aide le bébé à faire des selles. Cela est donc très bon pour ceux qui ont une jaunisse ; l'augmentation du nombre de selles permet au bébé de se débarrasser de plus de bilirubine, et son corps en réabsorbera moins. S'il n'est pas possible d'avoir assez de colostrum, comme cela est souvent le cas au cours des premiers jours de vie (gardons en tête que pendant les premiers jours, de nombreuses mères en expriment davantage à l'aide de l'expression manuelle plutôt qu'au tire-lait), on devrait mettre en place des techniques pour aider le bébé à prendre le sein. On peut lui donner du colostrum (additionné d'eau sucrée, ce qui peut aider le bébé à prendre le sein). Le meilleur moyen de donner du colostrum exprimé au bébé – additionné ou pas d'eau sucrée – est au sein à l'aide d'un Dispositif d'Aide à l'Allaitement (D.A.A.). Non seulement le nourrisson reçoit le supplément mais cela lui apprend comment téter au sein. Il est rarement nécessaire de donner de la préparation commerciale pour nourrissons[1], bien qu'il puisse être difficile de convaincre beaucoup de pédiatres de cela...

Si le taux élevé de bilirubine est causé par une incompatibilité ABO ou une ecchymose importante, encore une fois il n'y a aucune raison de cesser l'allaitement.

On dit souvent que les bébés ictériques (qui ont une jaunisse) ne boivent pas bien parce qu'ils sont endormis. Je ne suis pas d'accord avec cela. Je pense qu'ils sont endormis parce qu'ils ne boivent pas efficacement, et pas l'inverse. Quand on commence à donner des nutriments à ces bébés, il est impressionnant de constater à quel point ils deviennent éveillés ! C'est uniquement lorsque le taux de bilirubine est très élevé que les bébés deviennent endormis à cause de la jaunisse. Un nouveau-né trop endormi a besoin d'être alimenté, et si cela est nécessaire, des méthodes alternatives devraient être utilisées afin de lui donner du lait maternel exprimé. Bien entendu, la première approche devrait toujours être de faire en sorte que le bébé tète adéquatement.

Des études récentes semblaient démontrer que la jaunisse des bébés ictériques diminuait plus rapidement lorsqu'ils recevaient des suppléments de préparation commerciale pour nourrissons. Ces études comportaient de nombreuses failles importantes : aucune ne confirme que ces bébés tétaient efficacement au sein au cours des premiers jours. Bon nombre de ces bébés ne tétaient pas correctement, et cela induisait une perte de poids plus importante chez les bébés « allaités ».

Cependant, le point est que ce n'est pas l'allaitement qui cause le problème, mais la faible efficacité des tétées au sein. La solution n'est pas de cesser l'allaitement, mais bien de le corriger afin que le bébé obtienne le lait disponible.

1. « Préparation commerciale pour nourrissons » est le vrai terme employé pour nommer les « laits » pour bébés, mais on retrouve également les termes « lait industriel », « lait artificiel », etc. (N.D.T.)

La jaunisse « au lait maternel »

Ce « diagnostic » ne peut pas être fait, sauf si nous sommes certains que le bébé obtient des quantités suffisantes et substantielles de lait maternel, habituellement au bout de la première semaine de vie. (Il est difficile d'être sûrs à 100 % de la quantité de lait maternel que le bébé prend au cours des premières journées de vie. Toutefois l'observation attentive de la mère et du bébé pendant les tétées pourra nous informer sur le fait que le bébé tète efficacement ou pas et qu'il avale ou pas du lait maternel). Encore une fois, j'insiste sur le fait que le taux élevé de bilirubine au cours des premiers jours de vie n'a rien à voir avec le lait maternel, qui maintiendrait soi-disant un taux plus élevé que les préparations commerciales.

Cependant, je ne crois pas qu'il existe un tel diagnostic de « jaunisse occasionnée par le lait maternel ». Après plus de vingt ans à observer des petits nourrissons allaités, je dirais que la majorité de ceux qui sont exclusivement allaités et qui prennent bien du poids ont une petite jaunisse ; pas seulement pour une semaine ou deux, mais souvent pour trois mois, et même plus ! Généralement, cela est difficile à remarquer, mais si vous y regardez de plus près, c'est le cas. Parfois il n'y a aucune jaunisse apparente même en observant très attentivement, et dans d'autres situations, les bébés sont assez « jaunes ». Cela représente les extrêmes par rapport à la norme (qui est une tendance pour le bébé à être « légèrement jaunâtre »). Pour ceux qui ont une jaunisse physiologique très accentuée au cours des premiers jours, il est vrai qu'il y a une propension à ce qu'ils aient une jaunisse plus évidente par la suite. Toutefois, il n'y a aucune raison de prétendre que la jaunisse plus tardive serait plus inquiétante. Aucune raison. Au contraire, la bilirubine peut être bénéfique pour le bébé, le protégeant d'éventuelles substances chimiques nocives ! Nous pouvons constater ici un manque de compréhension ; beaucoup trop de gens ne comprennent pas que l'allaitement est la norme biologique pour nourrir les bébés et les jeunes enfants. Si la plupart des enfants allaités exclusivement, qui prennent correctement du poids ont une jaunisse, c'est donc normal et ce n'est pas inquiétant ! Au contraire, nous devrions nous inquiéter du fait que les bébés nourris au lait industriel (annoncé comme « proche du lait maternel ») n'ont *PAS* de jaunisse ! Qu'est-ce qui peut être nuisible pour eux dans le fait de ne pas avoir de jaunisse ? Le bébé allaité devrait représenter la norme de ce qui doit se produire, et pas le bébé nourri artificiellement. Il est vrai que la jaunisse qui dure plus d'une semaine pour un bébé nourri artificiellement peut indiquer que quelque chose ne va pas, mais on ne peut pas tirer les mêmes conclusions pour les bébés allaités.

Pour ces raisons, il n'y a pas de raison pour retirer le bébé du sein pour 24 à 48 heures « afin de savoir si la jaunisse est causée par le lait maternel » et pour faire baisser le taux de bilirubine au niveau de celui des bébés nourris artificiellement. Logiquement, nous devrions plutôt ne pas inquiéter la mère qui allaite à propos de la jaunisse du bébé. Nous devrions dire aux mères qui donnent du lait industriel

« Le taux de bilirubine de votre bébé est trop bas. Ce n'est probablement pas dangereux, mais afin de nous assurer que c'est le lait industriel qui fait en sorte que le taux de bilirubine est bas, nous aimerions que vous mettiez votre bébé au sein pour quelques jours afin que son taux remonte à un niveau normal. » Ce serait tout à fait logique. Mais cela n'arrivera jamais… !

Allaitement versus mentalité de l'alimentation artificielle

Voici deux cas vécus :

Un nouveau-né de 2 jours a un taux de bilirubine de 300 µmol/litre Le bébé est uniquement nourri au sein. Le médecin a une mentalité « alimentation artificielle » et il croit que le taux élevé de bilirubine est causé par le lait maternel. Il ordonne à la mère de cesser l'allaitement et de nourrir le bébé au lait artificiel. Le jour suivant, le taux de bilirubine est passé à 170 µmol/litre.

À quelle conclusion le médecin « alimentation artificielle » est-il parvenu ?

Il a affirmé que cela était une preuve que le taux élevé de bilirubine était occasionné par l'allaitement et le fait que le bébé buvait du lait maternel… Le bébé sevré et nourri au lait artificiel avait vu son taux de bilirubine diminuer. Diagnostic ? Jaunisse « au lait maternel »… !

Voici l'autre approche, celle d'aider la mère dans son allaitement… :

- Lui montrer ce qu'est une bonne prise du sein et l'aider à y parvenir
- Ne pas restreindre le temps que le bébé passe au sein
- Lui démontrer comment savoir si son enfant reçoit du lait
- Enseigner la compression du sein, et d'offrir l'autre sein lorsque le bébé n'obtient plus de lait.

La bilirubine d'un bébé dans la même situation a été de 200 µmol/litre le jour suivant. En utilisant les mêmes données, nous pouvons tirer une conclusion différente : le taux élevé de bilirubine était causé par les tétées inefficaces, et pas à cause du lait maternel ou de l'allaitement… Un apport insuffisant de lait maternel est donc la conclusion adéquate.

Le fait de nourrir le bébé avec n'importe quelle sorte de lait aurait fait baisser son taux de bilirubine. Mais quelle approche cause le moins de torts… ? Mais quels torts ?

- Miner la confiance de la mère face à l'allaitement
- L'inquiéter sur le fait que son lait serait dangereux pour le bébé
- Introduire une tétine artificielle dans la bouche de l'enfant (car on ne croit pas que la confusion sein-tétine soit réelle…)
- Donner au nourrisson un aliment inapproprié, en quantité inappropriée
- Exposer l'enfant à des protéines étrangères.

Une étude récente menée en Italie a démontré que les bébés allaités – ceux qui boivent vraiment au sein sans faire semblant de téter – n'avaient pas des taux de bilirubine plus élevés que les bébés nourris avec des préparations commerciales. En fait, beaucoup de bébés avaient un taux de bilirubine moins élevé au 3e jour de vie. Ceux qui perdaient plus de poids avaient un niveau de bilirubine plus élevé – mais ces bébés ne tétaient pas très efficacement.

En passant, les jaunisses de ce type semblent plus évidentes et durent plus longtemps chez certains groupes humains (Chinois, Vietnamiens, Noirs, Amérindiens, ou chez tous les bébés dont les parents ne sont pas tous les deux de race blanche).

«Est-il possible que la jaunisse survenant à trois semaines de vie soit un problème?»

Oui, cela peut être un problème. La jaunisse directe (bilirubine conjuguée) est toujours un problème et le cas doit être étudié. Mais il est très rare que la mère doive cesser l'allaitement. Quelques désordres métaboliques très rares – la galactosémie par exemple – peuvent avoir entre autres comme symptôme un taux élevé de bilirubine. La galactosémie est un désordre métabolique; le bébé ne peut pas métaboliser un des deux glucides qui composent le lactose – le sucre du lait maternel, notamment. Le sucre reste dans le sang et cause de sérieux dommages au bébé. Si le bébé continue de recevoir du galactose, cela lui est fatal. Heureusement, la galactosémie est rare, survenant chez 1 bébé sur 60 000 naissances vivantes. Personnellement, j'ai vu un cas comme cela en plus de vingt ans de pratique en tant que pédiatre. C'est une des rares et véritables raisons pour cesser l'allaitement. Cependant, il y a une forme différente de galactosémie dans laquelle le bébé a une certaine activité enzymatique. Il est alors capable de métaboliser le galactose et dans ce cas il lui est possible d'être allaité. On doit alors surveiller le sang du bébé afin d'être certain qu'il pourra maintenir le taux de galactose à un niveau normal.

Certains problèmes médicaux peuvent prolonger la durée de la jaunisse. Un de ceux-là est le déficit en glucose-6-phosphatase, un déficit enzymatique qui survient presque uniquement chez les garçons. Ce problème peut avoir pour conséquence que les globules rouges se fragmentent lorsque les bébés sont exposés à certains médicaments ou toxines. Bien que ce déficit soit fréquent (très commun en Asie, Afrique et dans la zone méditerranéenne de l'Europe), la jaunisse ne semble pas survenir plus souvent. Toutefois, il est important de savoir que votre enfant à ce déficit et s'il a besoin de prendre certains médicaments. D'autre part, si le déficit en glucose-6-phosphatase est une cause de la jaunisse, la mère ne devrait pas cesser l'allaitement.

L'hypothyroïdie peut provoquer une jaunisse plus prononcée et prolongée. Ce dont le bébé a besoin, c'est d'être traité avec des hormones thyroïdiennes, pas d'être sevré du sein maternel... Une infection urinaire peut aussi causer occasionnellement la jaunisse. Encore une fois, l'infection doit être traitée, mais l'allaitement ne devrait pas être cessé.

Le bébé peut également avoir une jaunisse plus évidente pour la même raison que le nouveau-né de trois jours de vie qui a un niveau de bilirubine plus élevé : parce qu'il ne boit pas efficacement. Il est intéressant de constater que les bébés qui ne gagnent pas suffisamment de poids avec l'allaitement exclusif n'ont pas la jaunisse typique des bébés allaités exclusivement qui prennent bien du poids. Certains ont une jaunisse résultant du fait qu'ils ne boivent pas assez de lait maternel. C'est le prolongement de la jaunisse par «manque de lait maternel» qui a été présentée dans le contexte de bébés plus jeunes, et comme dans cette situation, la solution n'est pas de sevrer le bébé mais de faire en sorte que la prise du sein soit meilleure et que l'allaitement soit amélioré.

Un médecin peut parfois suggérer de cesser l'allaitement afin «d'établir un diagnostic». Je trouve cela complètement injustifié. Ces bébés allaités exclusivement sont habituellement en bonne santé. Si l'hypothyroïdie n'est pas soupçonnée (assez rare somme toute, et habituellement détectée par les examens de routine), ni une infection des voies urinaires ou un problème hépatique, si ces hypothèses ont été écartées, on devrait laisser le bébé en paix; il n'est pas nécessaire de faire d'autres examens, ni analyses de bilirubinémie. Et encore une fois... l'allaitement ne devrait pas être cessé.

CHAPITRE 9

Les coliques

Mythe : Le meilleur traitement pour les coliques est de changer le lait que l'on donne au bébé.

Les faits : Plusieurs solutions peuvent être essayées pour soulager un bébé maussade sans avoir à changer de lait. Certains trucs devraient être essayés en premier lieu parce que les bénéfices apportés par le lait maternel sont réels et importants. De plus, le fait de changer pour offrir de la préparation commerciale n'aide pas la plupart du temps et peut même aggraver la situation.

L'irritabilité d'un bébé allaité est devenue l'un des motifs les plus fréquents de sevrage. Les publicités de l'industrie des préparations commerciales pour nourrissons ont exploité le manque d'intérêt et de connaissances des professionnels de la santé envers l'allaitement afin de les convaincre que si le bébé est irritable, la meilleure solution est de le passer à l'un de leurs laits « spéciaux » ! Cette stratégie n'a rien de bien nouveau ! Jadis, il était d'usage de dire que le bébé était « allergique » au lait de sa mère et le fait de le passer au lait industriel était le meilleur moyen d'arranger les choses. Il y a encore des médecins qui ont cette ligne de pensée, mais les raisons ont changé. Ils disent maintenant que le bébé est « intolérant au lactose » ou qu'il a un « reflux ». Ces deux « raisons » sont des distorsions de la réalité. Et même s'il y avait une parcelle de vérité dans ces explications, cesser l'allaitement ne serait pas la meilleure chose à faire. Une multitude de solutions peuvent être essayées pour aider un bébé « irritable » sans avoir à lui donner de la préparation commerciale…

Qu'est-ce que les coliques ?

De nos jours, on dit de tous les bébés « irritables » qu'ils ont des « coliques ». Peut-être est-ce exact d'une certaine façon puisque nous ne savons pas vraiment ce que sont les coliques. Le cas du « bébé à coliques » typique est le suivant : environ 3 semaines après la naissance, le bébé commence à devenir irritable, notamment en soirée, souvent autour de 19h, et pleure de manière inconsolable pendant des heures. Rien de ce que la mère ou le père peuvent faire ne calme le bébé, sauf de manière très temporaire (le faire téter, marcher, mettre le bébé sur le sèche-linge – pas dedans !!) Cette période difficile dure jusqu'à ce que le bébé ait environ trois mois. Le bébé prend habituellement du poids de manière correcte et il est en bonne santé. N'importe quelle maladie peut faire en sorte qu'un nourrisson pleure. Cependant, la bonne santé du bébé en question, ainsi que sa bonne humeur dans d'autres moments de la journée sont des facteurs rassurants.

Bien entendu, de nombreux bébés ne cadrent pas dans ce cas-type mais ont leurs propres habitudes d'irritabilité. Les parents de ces enfants ont tellement peur des coliques qu'ils viennent souvent me voir en me disant : « Nous espérons qu'il n'a pas des.... Le mot qui commence par la lettre C ! »

Donc, qu'est-ce qui cause les coliques ? Personne ne le sait, mais il existe de nombreuses théories.

Les gaz

Certains médecins faisaient auparavant des radiographies de l'abdomen du bébé pour montrer aux parents les intestins remplis d'air et leur prouver que c'était la cause de l'irritabilité du bébé. J'imagine que c'était assez convaincant... Il n'y a aucun doute que les bébés « à coliques » ont des gaz. Ils rotent et pètent tout le temps ! Mais les gaz causent-ils les pleurs, ou bien est-ce l'inverse... ? Un bébé qui pleure beaucoup avalera beaucoup d'air. Mais beaucoup de bébés qui ont des gaz ne sont pas particulièrement irritables ou dits « à coliques ». Cependant, c'est la raison pour laquelle il est si important pour bien des gens de faire sortir l'air au moyen des rots. Honnêtement, je crois que les rots sont un de ces rituels inutiles que nous mettons en pratique lorsque nous avons des enfants... Oui, il est vrai que certains nourrissons régurgitent moins s'ils ont roté après la tétée. Mais le fait de roter ne soulage pas vraiment les coliques.

Les gaz dans les intestins du bébé proviennent essentiellement de la même source que les gaz dans les intestins des adultes, c'est-à-dire de la digestion de la nourriture. Le fait de roter ne fera pas diminuer cela !

La nervosité des parents

Il est vrai que le phénomène des coliques semble survenir plus fréquemment pour le premier bébé. Un bébé qui a des coliques rendrait n'importe qui nerveux !

Entendre un enfant pleurer continuellement pendant plusieurs heures, sans pouvoir y faire quoi que ce soit, rend difficile de rester zen...

Les coliques surviennent peut-être moins fréquemment au deuxième ou troisième bébé parce que les parents sont plus avisés du comportement normal des bébés et qu'ils acceptent d'emblée que les enfants pleurent de temps à autre. Les parents ont quelquefois l'idée préconçue que les nouveau-nés ne font que boire et dormir... Alors si le bébé veut être cajolé et porté, veut qu'on lui parle et qu'on le prenne entre les tétées, ils sont persuadés que leur nourrisson doit avoir un problème.

Les parents qui ont plus d'expérience ont également développé des techniques pour calmer leurs bébés. Ils s'inquiètent moins du fait que l'enfant pourrait être malade. C'est l'inquiétude qui pousse les parents à consulter un médecin ou à se rendre à l'hôpital pour obtenir de l'aide. Et là, le médecin peut leur suggérer de donner du lait industriel parce qu'il sent qu'il « doit faire quelque chose » pour eux...

Il est vrai que la manière dont les parents prennent soin de leurs enfants peut affecter le bébé, que le bébé ait des coliques et pleure beaucoup ou non. Dans de nombreux pays en voie de développement, les coliques sont pratiquement inconnues. Il y a peut-être certaines raisons à cela. Lorsque je suis allé en Indonésie la première fois en 1971, j'ai été très étonné de voir des petites filles de moins de cinq ans transporter des bébés sur leur hanche. Ces bébés (qui n'en étaient plus vraiment car ils avaient deux ans ou plus) étaient presque aussi gros que leur sœur ! Les fillettes étaient bien conscientes de ce qu'elles faisaient. Le maternage était quelque chose qu'elles avaient appris dès leur plus jeune âge. Elles avaient appris de la même manière dont elles avaient été maternées elles-mêmes, en observant leurs mères, leurs grandes sœurs et d'autres mères, puis en le mettant en pratique. Les garçons vivaient aussi cet apprentissage. Par contre, j'ai des amis en Amérique du Nord qui n'avaient jamais touché un bébé avant d'avoir le leur dans les bras ! Et nous sommes étonnés que de nombreux parents soient anxieux ? Prendre soin des enfants est quelque chose de beaucoup plus complexe que de conduire une voiture ! Pourtant, personne ne suggérerait à quelqu'un de monter dans une bagnole et de la conduire s'il n'a pas appris à conduire auparavant ! Présentement, la plupart des gens vivant dans les pays riches ont vu des personnes conduire une voiture à la télévision et dans les films, et ils ont au moins une idée de ce qu'ils doivent faire. Ce que les gens voient au cinéma ou à la télévision au sujet des soins à donner aux bébés est généralement aberrant ; c'est une caricature du parentage. N'oubliez pas que votre professionnel de la santé peut avoir vécu une expérience de parentage semblable.

Dans beaucoup de pays en voie de développement, les bébés sont constamment portés par une personne – si ce n'est pas la mère, alors c'est la tante, la grand-maman, le père, la sœur. Il y a toujours quelqu'un qui porte l'enfant. À Bali en Indonésie, ils ont une charmante tradition qui consiste en une danse spéciale lorsque le bébé atteint trois mois de vie. À cet âge, ils laissent le bébé toucher la terre pour la première fois. Jusqu'à l'âge de trois mois, le nourrisson est toujours porté par quelqu'un et n'est jamais déposé par terre. Le bébé ne dort jamais seul. L'enfant a également un accès continu au sein. Et, apparemment, ces gens ne connaissent rien aux coliques... !

Vous remarquerez que dans le cas présent, il y a une famille élargie, presque toujours disponible pour porter le bébé et se promener avec lui. Au Mexique, je me souviens qu'un jour j'ai attendu longtemps pour me faire servir un repas dans un restaurant en bordure de la mer. À côté du restaurant (qui n'avait pas de murs), il y avait une mère installée dans un hamac. De temps en temps, elle allaitait son bébé, mais ne descendait pas de son hamac. Lorsque l'enfant pleurait, quelqu'un venait le prendre (je ne sais qui) et le promenait. Il y a eu au moins trois personnes différentes, dont le père – un homme du moins – qui ont fait cela au cours de la soirée. La mère ne semblait pas nerveuse du tout ; en fait, elle paraissait complètement calme. C'est vraiment d'une grande aide qu'il y ait une famille élargie qui soutient les parents.

Je vous présente maintenant le cas d'un bébé qui semblait avoir des coliques alors qu'en fait ce n'était pas le cas.

ANECDOTES DE MÈRES

Christine

Christine m'a demandé de l'information pour savoir comment se comporter avec son bébé allaité. Son nouveau-né de deux semaines voulait téter plus souvent que toutes les quatre heures, et passait une heure ou deux à pleurer avant chaque tétée. De plus, l'allaitement ne se déroulait pas vraiment bien car l'enfant pleurait aussi après les tétées. La même chose s'était produite avec ses trois autres enfants, qu'elle avait sevrés après quatre semaines « parce qu'elle n'avait pas assez de lait et que le bébé pleurait toujours ».

J'ai observé ce nourrisson au sein, et il était clair qu'il obtenait de bonnes quantités de lait (type de succion « bouche grande ouverte – pause – compression bouche fermée »). Il y avait également d'autres indices qui confirmaient qu'il obtenait beaucoup de lait. Il faisait deux ou trois selles substantielles par jour, en plus de quelques couches tachées de selles, ainsi que des couches trempées d'urine. Finalement, la balance suggérait que le bébé avait gagné pas mal de poids.

J'ai suggéré à la mère de nourrir le bébé lorsqu'il semblait prêt à téter, avant qu'il pleure, même si cela signifiait de l'allaiter beaucoup plus fréquemment que toutes les quatre heures.

Deux jours plus tard, les « coliques » avaient disparu ! Le bébé était calme, mais la mère s'inquiétait du fait qu'elle allaitait 10 fois par 24 heures, parfois plus (elle prenait tout cela en note...). Je lui ai dit de tenir le coup, en espérant qu'elle se relaxerait sans s'inquiéter de la fréquence des tétées. (Ses autres enfants étaient plus âgés et ils étaient à l'école pendant la journée, le temps n'était donc pas un gros problème pour elle comme cela aurait pu être le cas avec la présence d'enfants plus jeunes).

En fait, deux semaines plus tard, le bébé avait pris une sorte de routine. Et bon sang, c'était toutes les quatre heures ! L'auriez-vous cru ? Il était satisfait, en gagnant bien son poids avec le sein exclusivement. La mère a allaité pendant neuf mois !

Il y a quelques années, la notion selon laquelle les bébés devaient être nourris selon l'horloge, toutes les quatre heures, était un vrai diktat. Bien entendu, les mères peuvent toujours entendre des médecins dire qu'il est bon de donner un horaire aux bébés (même s'ils ne donnent aucune raison pour prouver que c'est une bonne chose !). Par contre, si votre enfant veut téter plus souvent, ne l'en empêchez pas. Allez-y, offrez-lui le sein.

Nous avons été prétentieux de croire que les horaires avaient disparu une fois pour toutes.

Un programme basé sur des fondements pseudo-religieux a commencé à se répandre, son but étant le « contrôle du bébé ». Les parents doivent être les responsables du programme, pas le bébé... Cela signifie donc de nourrir l'enfant selon l'horloge et certaines justifications étranges d'origine biblique sont avancées pour appuyer cette approche. Cette méthode vient des États-Unis, mais elle commence à faire son chemin au Canada. Les gens qui suivent ce « programme » croient qu'ils font la bonne chose pour leurs enfants, mais ce n'est pas le cas. Le fait d'encourager les parents à laisser le bébé pleurer pendant une heure, même vingt minutes ou peu importe la durée, pour le simple fait de suivre une routine est un phénomène anti-bébé, anti-mère, anti-père, anti-famille ! C'est « ennemi des bébés » ! Ces enfants sont peut-être de « bons » poupons (si pour nous « bons » signifie « contrôlés »...), mais je n'ose pas imaginer ce que bon nombre d'entre eux feront lorsqu'ils deviendront adolescents...

Bon nombre de ces enfants ne prennent pas de poids correctement, car au moment où ils commencent à téter, ils sont si fatigués d'avoir pleuré qu'ils ne prennent pas le sein correctement. Puis après ils s'endorment avant d'avoir bu suffisamment. La mère croit alors qu'elle n'a pas assez de lait, et bientôt, l'allaitement est sacrifié au prix de la routine... Est-ce vraiment ce que Dieu souhaite... ?

Immaturité du système digestif

Il est probable que le système digestif d'un bébé en très bas âge n'est pas encore tout à fait au point pour digérer de la nourriture. Par exemple, nous savons que le bébé a moins de lactase (l'enzyme qui métabolise le lactose) dans l'intestin grêle avant l'âge d'environ trois mois que par la suite. La plupart du temps, ce n'est pas un problème majeur sauf lorsque le bébé ne boit que du lait moins riche en matières grasses (voir plus bas).

Bien entendu, cela n'explique pas pourquoi dans des cultures plus traditionnelles on rapporte rarement le phénomène des coliques. Est-ce qu'il y a quelque chose qui fait en sorte que le système intestinal d'un bébé est plus mature ? C'est possible, je suppose. Il y a un composant du colostrum et du lait humain qu'on nomme « facteur de croissance épidermique[2] », qui accélère le développement des intestins de l'enfant. Cette substance se retrouve en quantité particulièrement élevée dans le colostrum. Dans beaucoup de sociétés traditionnelles, les bébés prennent le sein dès la naissance et ne le quittent pas. Ils obtiennent probablement de plus grandes quantités de colostrum que les bébés d'Amérique du Nord et d'Europe qui sont souvent séparés de leurs mères et qui reçoivent des suppléments (la plupart du temps inutiles), etc. Peut-être qu'une grande quantité de facteur de croissance épidermique se retrouve dans leurs intestins sans être diluée par un autre lait, aidant les intestins à se parachever. Mais d'autre part, les coliques semblent peu fréquentes dans les communautés où les mères expriment et jettent leur colostrum (ce qui est par contre une mauvaise idée très ancrée dans certaines sociétés traditionnelles.) Donc, le système digestif « immature » ne semble pas être la réponse.

On a également suggéré que le portage continu de ces bébés, tel qu'il est pratiqué dans ces cultures, diminuait les coliques. Personne ne sait pourquoi le portage peut faire diminuer les pleurs. Il y a des pratiques de soins destinés aux enfants qui ne semblent avoir aucun fondement physiologique mais qui peuvent aider les bébés à se sentir mieux. Certains mammifères lèchent leurs petits et poursuivent cette pratique au cours des premiers mois. Ce comportement pourrait rassurer, réconforter le petit, ou stimuler une certaine réceptivité de la peau ou du cerveau qui calme l'enfant. Pour les humains, le portage peut avoir les mêmes résultats.

La suralimentation

La suralimentation était le diagnostic traditionnel du médecin pour expliquer les coliques. Cela a été une des raisons pour lesquelles les tétées toutes les quatre heures ont été instaurées – éviter que le bébé soit suralimenté et qu'il ait des « coliques ». Pendant de nombreuses années, nous, les défenseurs de l'allaitement, nous sommes moqués de cette idée, mais en fait nous n'aurions pas dû. Il y a bien une situation en rapport avec cela, mais la solution n'est pas de limiter les tétées. (Voir la rubrique sur le Réflexe d'éjection puissant)

2. On dit aussi « facteur de croissance de l'épiderme ».

Que peut-on faire pour un bébé qui a des «coliques»?

Avant de dire d'un bébé qu'il a des coliques, il faut vérifier s'il reçoit suffisamment de lait. Le bébé qui ne prend pas de poids correctement pleure probablement parce qu'il a faim. Combien de fois les mères viennent à mon cabinet de consultation en disant que le bébé ne prend pas assez de poids et que de surcroît il a des coliques... Mais non! Le bébé a faim et si la mère lui donne plus de lait, il est probable qu'il aura moins de «coliques» (voir le Chapitre 5 «Insuffisance de lait», ainsi que l'histoire de Christine dans ce chapitre).

Les bébés peuvent parfois avoir faim même s'ils boivent assez de lait et qu'ils prennent du poids correctement. Ce sont ces bébés qui tètent de manière inefficace, qui passent beaucoup de temps au sein et qui «tétouillent», rendant les tétées interminables. Si on les enlève du sein, ils peuvent pleurer même s'ils y sont depuis longtemps parce qu'ils ont encore faim. Comme ils prennent du poids correctement, on dit qu'ils ont des «coliques». Nous pouvons les aider à téter plus efficacement si nous améliorons la prise du sein et que la mère pratique la compression du sein.

Une des raisons expliquant cette situation est que le bébé ne boit pas assez de lait riche en matières grasses. Une des solutions faciles et souvent utile à ces «coliques» est de laisser le bébé terminer le premier sein avant d'offrir le deuxième. C'est la première chose à essayer lorsque le bébé est maussade. Pourquoi?

Le pourcentage de matières grasses du lait maternel augmente graduellement du début à la fin de la tétée. Mais vous devez comprendre que si le bébé ne boit pas au sein, le temps qu'il y passe importe peu; il n'obtiendra pas plus de lait riche en matières grasses! Bien entendu, le nourrisson reçoit de grandes quantités de lait au début de la tétée et il boira bien. Mais plus la tétée avancera, plus il «tétouillera» et il se nourrira de moins en moins. Meilleure est la prise du sein, plus habile il sera à boire le lait au sein. Lorsque le bébé «tétouille», il ne boit pas vraiment de lait. Le fait de le laisser au sein pendant 10 ou même 40 minutes ne changera pas grand chose à la quantité de matières grasses qu'il absorbera. Le bébé boit au sein lorsqu'il y a une pause évidente dans le mouvement de son menton au moment où il ouvre la bouche au maximum pendant la tétée, juste avant qu'il la referme à nouveau (voir la page 87 et suivantes pour la description complète)

Au cours des quatre à huit premières semaines après la naissance, les bébés ont habituellement tendance à s'endormir au sein lorsque le flot de lait diminue. Lorsqu'ils grandissent un peu, il arrive souvent qu'ils se mettent plutôt à tirer sur le sein. Certains bébés auront toujours tendance à s'endormir, quel que soit leur âge, d'autres tireront sur le sein à une semaine de vie, et d'autres se comporteront différemment d'une tétée à l'autre. À la base toutefois, si la production lactée est abondante mais que la prise du sein est incorrecte, le bébé boira bien uniquement si le flot de lait est rapide. Meilleure est la prise du sein, plus adéquatement l'enfant boira et pour plus longtemps parce qu'il pourra obtenir du lait même lorsque le flot de lait ralentit. Il pourra vraiment exprimer le lait du sein et ne dépendra pas uniquement du flot de lait.

Par conséquent, certains bébés ne boiront plus correctement et commenceront à s'endormir avant de recevoir le lait plus riche en matières grasses. Alors la mère retirera souvent son enfant du sein pendant qu'il dort, et puisqu'il aura encore faim, il s'éveillera et commencera à pleurer. Elle offrira souvent le deuxième sein. Encore une fois, le poupon boira bien pendant le flot de lait rapide, puis commencera à s'endormir ou tirera sur le sein. Il a bu beaucoup de lait, moins riche en matières grasses cependant.

Si on dit à la mère de donner un seul sein par tétée, comme cela survient trop fréquemment maintenant, le bébé endormi sera retiré du sein, puis à son réveil, la mère lui offrira le même sein à nouveau, et il «tétouillera» sans boire efficacement pendant un certain temps, puis s'endormira à nouveau. La mère finira par avoir un bébé qui passe de longues périodes de temps au sein mais qui continue de pleurer et d'être maussade. Soit dit en passant, la concentration des matières grasses dans le lait maternel ne varie pas brutalement. C'est plutôt une augmentation graduelle, au fur et à mesure que le lait est exprimé du sein.

L'estomac a tendance à se vider rapidement lorsqu'il contient de la nourriture pauvre en matières grasses. Si l'estomac du bébé se remplit essentiellement de lait moins riche en matières grasses, le lait est évacué et se retrouve dans l'intestin grêle. Dans l'intestin grêle, il y a des enzymes, comme la lactase (l'enzyme qui métabolise le sucre du lait, le lactose), qui métabolisent plusieurs composants du lait. Lorsqu'une grande quantité de lait se retrouve dans l'intestin grêle aussi rapidement, il est possible qu'il y ait trop de lactose pour la quantité de lactase présente pour le métaboliser. Quand cela se produit, il y a une quantité de lactose non digéré et cela peut causer des gaz ainsi que des selles verdâtres, liquides, explosives et très fréquentes. La sévérité des symptômes dépend sans aucun doute de la quantité de lactose qui se retrouve non digéré dans l'intestin, de la quantité de matières grasses du lait, de la vitesse avec laquelle l'estomac se vide. Avec le temps, une irritation de l'intestin peut survenir et le bébé peut avoir du mucus et du sang dans ses selles. Beaucoup de spécialistes des problèmes gastro-intestinaux ne croient pas en ce phénomène ou n'en ont pas entendu parler, mais des bébés ont été «guéris» de ce type d'inflammation simplement en faisant en sorte qu'ils boivent plus de lait riche en matières grasses. Je crois que la digestion incomplète du lactose peut vraiment faire que du mucus et même du sang se retrouvent dans les selles. Ces bébés ont souvent les fesses irritées, parfois avec des plaies et de petits saignements. Si les selles peuvent irriter la peau à ce point, pourquoi pas l'intérieur de la paroi intestinale?

La solution est alors d'augmenter la quantité de lait riche en matières grasses que le bébé boit en «finissant» le premier sein avant d'offrir le second. Comment?

Faites en sorte que le bébé ait la meilleure prise du sein possible

Malheureusement, au moment où je vois beaucoup de ces bébés, ils ont déjà atteint l'âge de six semaines ou plus. Il n'est pas toujours possible de changer la prise du sein d'un nourrisson de cet âge s'il obtient tout le lait qu'il souhaite ; il ne voit probablement aucune raison qui l'inciterait à changer. Mais cela en vaut la peine. Voir le chapitre 4 « Avoir un départ optimal », et demandez l'aide d'un professionnel de la lactation.

Soyez certaine que vous savez lorsque votre bébé boit ou pas

Malheureusement, ceci n'est pas toujours facile à dire en mots. Certaines mères peuvent entendre le bébé boire, mais il y a toutes sortes de bruits que les enfants peuvent faire lorsqu'ils sont au sein et qui n'ont rien à voir avec le fait d'obtenir du lait. Un bébé qui a une prise du sein incorrecte peut faire des bruits de succion au sein s'il le lâche puis l'attrape à nouveau. Même s'il le lâche souvent à cause du flot rapide de lait, cela ne signifie pas qu'il obtient beaucoup de lait. Le meilleur indice que le bébé obtient du lait est la pause dans le mouvement de son menton qui survient lorsque sa bouche est ouverte au maximum pendant la tétée. Tant que vous observez cette pause alors que la bouche est grande ouverte, le bébé boit du lait. Ne changez pas de sein tant qu'il boit de cette manière. Mais dès qu'il commence à « tétouiller » (succion non-nutritive), commencez à faire la « compression du sein ».

Faites la compression du sein

Ne faites pas la compression du sein lorsque votre bébé boit efficacement. Si vous la faites, il pourrait obtenir tellement de lait et si rapidement qu'il pourrait tousser et s'étouffer pendant qu'il est au sein, ce qu'il fait peut-être déjà. Par contre, lorsque le bébé ralentit et qu'il « tétouille », mettez la main autour de votre sein, le pouce d'un côté et tous les autres doigts de l'autre, de manière à ce que cela soit confortable pour vous. Refermez votre main pour comprimer le sein – pas assez fortement pour que cela soit douloureux, quoiqu'il faille appuyer drôlement fort pour que la compression fasse mal... Vous n'avez pas à glisser vos doigts vers le mamelon. En fait, il est préférable de ne pas le faire car cela pourrait irriter la peau du sein. Essayez de ne pas changer la forme du sein lorsque vous faites la compression. Si vous voyez l'aréole ou la peau la bordant qui se plisse, essayez de déplacer votre main plus près du thorax. Lorsque vous comprimez le sein, le bébé peut commencer à boire. S'il le fait (succion de type bouche grande ouverte – pause – compression bouche fermée), c'est très bien. Maintenez la compression jusqu'à ce qu'il ne boive plus, ensuite relâchez. Il aura peut-être pris une ou deux gorgées, ou bien la tétée pourra durer plusieurs minutes de plus. Il semble que la compression du sein puisse simuler ou stimuler le réflexe d'éjection du lait. Si la compression du sein n'est plus efficace, relâchez la pression et attendez la prochaine occasion. Les jeunes bébés cessent souvent de téter lorsque le flot de lait s'arrête, mais ils recommencent à boire lorsqu'ils goûtent le lait à nouveau.

Le cycle sera semblable à ceci :

1. Bébé boit bien (sans « tétouiller »), puis il commence à « tétouiller ». Commencez la compression du sein. Faites la compression lorsqu'il est en train de téter, mais qu'il ne boit pas. Maintenez une pression continue jusqu'à ce que l'enfant ne boive plus (le fait de « pomper » le sein n'est pas aussi efficace selon moi.)
2. Relâchez la pression. Pendant la compression, dès que le bébé se remet à « tétouiller », cessez la compression. Si vous ne le faites pas, vos mains seront fatiguées et il est possible qu'une pression continue puisse alors interférer avec le flot de lait. En effet, j'ai vu des enfants « tétouiller » pendant la compression, et ils recommençaient à boire immédiatement après que la mère avait relâché la pression. Il y avait probablement du lait retenu dans les canaux derrière la zone comprimée. Certains nourrissons cessent de téter lorsque le flot de lait s'arrête, tandis que d'autres continuent de « tétouiller ».
3. Si le bébé cesse de téter, attendez qu'il recommence à téter. Attendez-le, ainsi vous travaillerez ensemble. Il essayera d'obtenir du lait en tétant, et vous l'aiderez en faisant la compression du sein. Répétez le cycle.
4. Si le bébé continue de téter après que vous avez relâché la compression (ce que font beaucoup de bébés âgés de plus de 6-8 semaines), attendez un peu. S'il ne commence pas vraiment à boire, débutez la compression. Vous pouvez aussi attendre un peu jusqu'à ce qu'il arrête de téter, se repose, et puis qu'il recommence à téter. S'il ne commence pas à *boire* à ce moment, faites la compression à nouveau.
5. Laissez le bébé au même sein jusqu'à ce qu'il ne boive plus, même si vous faites la compression. Cela ne signifie pas que vous deviez retirer le bébé du sein immédiatement, la première fois que la compression ne l'aide pas à obtenir plus de lait. Attendez un peu. Le réflexe d'éjection du lait se produira peut-être à nouveau. La compression peut ne pas fonctionner à ce moment précis, mais être efficace quelques minutes plus tard. Il n'y a pas urgence ! Un nourrisson qui tète quelques minutes de plus au sein peut faire toute la différence entre un bébé « à coliques » qui tète tout le temps et un bébé plus calme qui se nourrit un peu ou beaucoup, mais moins fréquemment. Cela aide notamment si le bébé a tendance à régurgiter beaucoup.

6. Dès que le nourrisson laisse le sein de lui-même ou qu'il commence à s'endormir en ne buvant plus vraiment, offrez l'autre sein. S'il a bien bu, il peut ne pas vouloir l'autre sein. N'en faites pas une loi. Les règles rigides et l'allaitement ne font pas bon ménage. Votre enfant sera parfois très satisfait avec un seul sein, et à d'autres moment ce ne sera pas le cas. Un nourrisson se satisfait plus souvent d'un seul sein le matin, ce qui est moins probable le soir. S'il a faim, allaitez-le ! Mais donnez suffisamment le premier sein avant d'offrir l'autre. S'il boit aux deux seins et qu'il a encore faim, offrez-lui le « premier » sein à nouveau. Vous pourrez être étonnée de la quantité de lait disponible dans le sein « vidé »... !

Est-ce que la compression fonctionne toujours et transforme un bébé maussade qui régurgite et qui pleure en un bébé calme dont tout le monde rêve ? Non... rien ne fonctionne *à tout coup* ! Mais cela sera efficace dans de nombreux cas et aidera la plupart des autres bébés. Si cela ne vous aide pas du tout, il y a d'autres moyens de faire augmenter la quantité de matières grasses du lait maternel que le bébé ingère.

Nourrir pour plus d'une tétée avec le même sein

Ceci est un autre truc qui est efficace pour certaines mères et bébés. L'idée consiste simplement à faire téter le bébé au même sein pour deux tétées consécutives (dans certains cas plus de deux tétées). En fait, vous devez avoir une production lactée très abondante pour faire cela, ceci étant souvent le cas de la mère d'un bébé « à coliques ». Le phénomène des coliques va souvent de pair avec une production lactée très abondante. Lorsque cela fait peu de temps que le bébé a bu à un sein, le lait a tendance à conserver un taux de matières grasses plus élevé. C'est ainsi car plus il y a de lait qui est retiré du sein, moins grande est la quantité de lait qui y demeure, lequel aura donc une teneur de plus en plus grande en matières grasses. Il y a toujours du lait nouvellement sécrété, mais si le bébé boit fréquemment, il exprime une grande partie de ce lait. Si le bébé a bu à un sein il y a deux heures, le lait de ce sein aura un taux plus élevé de matières grasses que le lait du sein qui a été tété quatre heures auparavant.

Il peut vous être impossible de nourrir le bébé avec le même sein pour deux tétées consécutives. Le bébé peut ne pas avoir assez de lait de cette manière. Il peut arriver que de le remettre au même sein fonctionne, mais encore une fois, si le bébé ne *boit pas* (c'est-à-dire qu'il ne boit pas avec une succion de type « bouche grande ouverte – pause – compression bouche fermée) ou s'il ne semble pas satisfait, vous devrez lui offrir l'autre sein également.

Vous pouvez penser qu'en faisant téter le bébé au même sein pour deux tétées consécutives votre autre sein sera engorgé. Il n'y a aucun inconvénient à exprimer du lait afin d'être plus confortable, mais essayez de retarder cela le plus près possible de l'autre tétée (je sais, on ne peut prédire cela). En exprimant votre lait le plus près possible de la tétée, vous retirerez une certaine quantité de lait moins riche en matières grasses, ce qui peut faire augmenter la quantité de matières grasses que le bébé absorbera. Je suggère habituellement d'exprimer le lait jusqu'à ce qu'il semble moins bleuté ou aqueux. Généralement, 30 ml[3] suffisent, mais là encore il n'y a pas de loi. N'en exprimez pas trop. Votre bébé aura faim et s'attendra à avoir un flot de lait rapide. De plus, vous ne souhaitez pas stimuler encore plus votre production lactée.

ANECDOTES DE MÈRES

Jeanne

Jeanne est venue avec son nouveau-né d'un mois à mon cabinet de consultation parce qu'il était toujours maussade et qu'il voulait téter toutes les heures ou plus, 24 heures sur 24. Jeanne était extrêmement frustrée, mais elle poursuivait son allaitement car elle était certaine que c'était ce qu'il y avait de mieux. Toutefois, elle n'était pas toujours convaincue qu'elle devait continuer…

J'ai examiné Julien, qui était effectivement un bébé costaud et en bonne santé. Comme tous les bébés allaités exclusivement et qui grossissent bien, il avait une jaunisse (ce qui n'est pas un signe de maladie car on s'attend à cela chez un bébé allaité et en bonne santé – voir le chapitre 8 « La jaunisse »). Il pesait 4500 g[4], alors que son poids de naissance était de 3300 g[5] . Il mouillait très souvent sa couche, qui était toujours trempée.

J'ai observé le bébé en train de téter. Il a pris le sein d'une manière plutôt correcte et il a bu – je devrais plutôt dire aspiré ! – le lait pendant quelques minutes, pour ensuite lâcher le sein en pleurant. La mère lui a offert l'autre sein et le même phénomène s'est produit. Le bébé avait encore faim et il pleurait après avoir fini de boire au deuxième sein.

Nous avons essayé d'obtenir une meilleure prise du sein, mais c'était difficile. Jeanne trouvait l'enfant trop lourd dans la position de la madone inversée et Julien ne semblait pas vouloir changer ses habitudes… Je lui ai expliqué comment faire la compression du sein. Toutefois, je n'étais pas certain que cela fonctionnerait, dans la mesure où il se retirait du sein rapidement et de manière imprévisible. Malgré tout, la compression a été un peu efficace et l'enfant semblait plus calme au sein.

Au cours de la semaine suivante, le bébé se portait un peu mieux, mais il était loin d'être un bébé content. Il avait pris 400 g[6] en une semaine. J'ai suggéré

3. Une once.
4. Environ 10 livres.
5. 7 livres 4 onces.
6. Environ 14 onces.

à Jeanne de continuer à faire boire Julien avec la compression, autant que possible, en remettant le bébé au même sein s'il le lâchait. (Certains bébés semblent se rendre compte qu'on leur offre le même sein qui n'est pas aussi «plein»... alors, ils se débattent en pleurant mais prendront le 2e sein plus facilement, car il est plus plein). Si cela fonctionnait, j'ai suggéré à Jeanne de donner deux tétées consécutives avec le même sein.

La semaine suivante, Julien avait encore pris 400 g, mais il était beaucoup plus calme. Il tétait encore toutes les heures. La semaine d'après, Jeanne a commencé à l'allaiter plus fréquemment au même sein et la situation a continué de s'améliorer. À la fin, au bout d'environ 4 semaines, la mère allaitait Julien 5 fois au même sein, puis 5 fois à l'autre sein. Julien avait allongé le temps entre les tétées ; il tétait désormais 5 fois par période de 24 heures (à l'âge de 8 semaines). La mère allaitait pratiquement d'un seul sein pendant une journée, et de l'autre le lendemain. Au début, elle devait exprimer son lait pour être plus confortable, mais après quelques semaines, ce n'était plus nécessaire de le faire.

Je présente ce cas comme étant assez inusité. Je n'ai rencontré aucune autre mère qui a vécu un espacement aussi important entre les tétées. Et je n'ai rencontré aucune autre mère qui donnait le même sein aussi souvent pour autant de tétées successives. Le fait d'offrir un seul sein par tétée n'a rien de bien extraordinaire. Nombre de mères nourrissent très bien leurs bébés ainsi sans avoir à donner de suppléments de lait artificiel. Ce qui est extraordinaire, c'est la manière dont tout a fonctionné. Si seulement toutes les solutions fonctionnaient aussi bien !

Barbara

Barbara est venue à mon cabinet de consultation avec Clément alors qu'il avait environ 4 semaines. Il était extrêmement irritable et il régurgitait beaucoup. De plus, il tétait assez fréquemment – au moins toutes les 2 heures et même plus souvent. Son gain de poids était impressionnant avec un allaitement exclusif. Son poids de naissance était apparemment de 4000 g[7], et il pesait 5200 g[8] lors de cette visite !

L'examen a confirmé que Clément était en pleine santé. Ses urines étaient normales.

J'ai fait avec Barbara et Clément ce que j'avais fait avec Jeanne et Julien. (J'ai choisi ces deux cas car ils étaient au cabinet de consultation pratiquement au même moment). Barbara est revenue avec son bébé à plusieurs reprises, mais rien ne semblait aider, et elle a passé Clément au lait industriel. Au début, le bébé était plus calme avec le lait industriel, mais après quelques jours, il a recommencé

7. 8 livres 12 onces.
8. 11 livres 7 onces.

à être aussi irritable et «à coliques»... C'est alors qu'elle l'a mis aux préparations commerciales à base de soja. Cela l'a «aidé» quelques jours, après quoi la situation s'est détériorée à nouveau. Au bout de quelque temps, bien que je lui ai suggéré d'exprimer son lait pour le donner à Clément au biberon, Barbara a abandonné l'allaitement pour lui donner un lait industriel à base de protéines hydrolysées qui semblait l'aider. Elle a continué de l'alimenter avec ce lait. Je dis que cela «semblait l'aider» parce qu'il a commencé à aller mieux à partir de l'âge de 8 semaines, lorsque de nombreux bébés commencent à aller mieux de toute manière. Néanmoins, j'ai accepté la possibilité que c'est quelque chose dans la préparation commerciale à base de protéines hydrolysées qui a pu aider ce bébé. Mais est-ce que cela valait le coup/coût? D'un point de vue financier, il en coûtait entre 50 et 75 $ CAN[9] par semaine pour acheter cette préparation commerciale, environ 4 fois le prix d'une préparation commerciale régulière. C'était en 1993 et le prix des préparations commerciales a grandement augmenté depuis ce temps! Désormais, il en coûte environ 35 $ CAN[10] à chaque semaine pour la préparation commerciale régulière!

Bien entendu, ce n'est pas tout! Sans l'allaitement, la mère et l'enfant n'ont pas cette relation unique. Le bébé aurait peut-être commencé à se porter mieux, sans égard aux traitements qui ont été efficaces. C'est vrai, ce n'est pas facile... Est-ce que cela vaut la peine de continuer d'allaiter un bébé irritable? Je crois que oui.

Le réflexe d'éjection puissant

Le bébé d'une mère qui a ce «problème» est souvent très maussade et décrit comme étant un bébé «à coliques». Un réflexe d'éjection puissant signifie que lorsque le lait commence à s'écouler, le flot est très rapide et parfois assez brutal. Cela peut occasionner certaines difficultés, qui peuvent être attribuées en partie au fait que le bébé n'obtient que de petites quantités de lait riche en matières grasses.

La mère a habituellement une production lactée abondante. Lorsque le bébé prend le sein et que le lait coule, il peut s'étouffer ou tousser. Il lâche souvent le sein en pleurant; la mère peut aussi le retirer souvent du sein pour essayer de le calmer ou pour ne pas qu'il s'étouffe. Habituellement, l'enfant aura encore faim lorsqu'il lâchera le sein, car il aura tété pendant une très courte période de temps. Il essayera donc de le prendre à nouveau, mais le manège peut recommencer à nouveau...

9. Environ 35 à 50 € par semaine.
10. Environ 25 €.

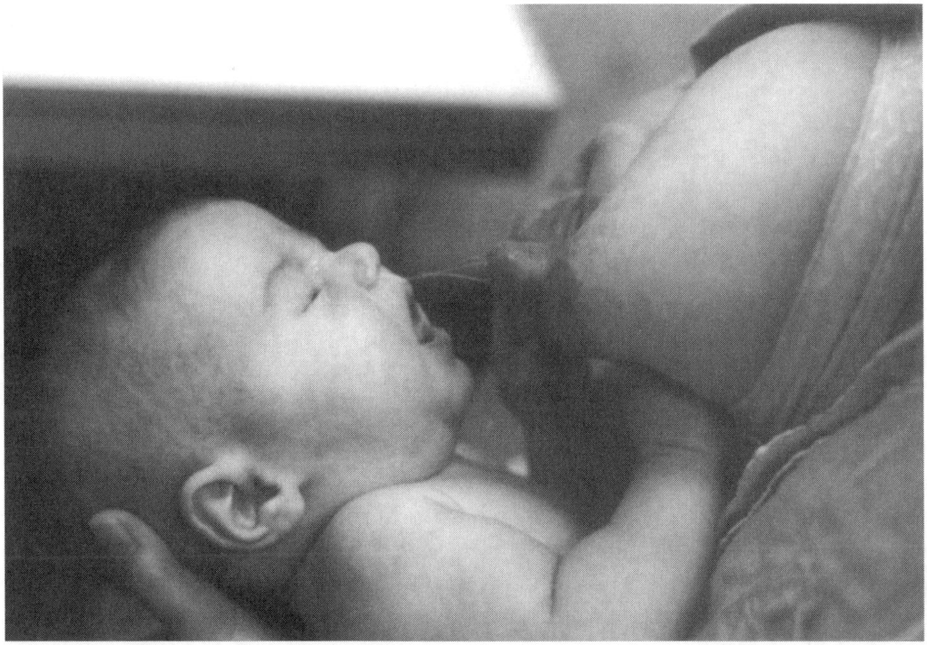

Un réflexe d'éjection puissant. Le bébé lâche le sein à cause du flot de lait rapide et puissant.

Autant ces bébés n'aiment pas le flot de lait rapide au début, autant plus tard au cours de la tétée, ils détestent que le flot de lait ralentisse... D'ailleurs, ils repoussent souvent le sein et sont contrariés lorsque le lait coule plus lentement. Ces nourrissons sont donc continuellement mécontents lorsqu'ils tètent au sein.

Comme vous pouvez l'imaginer, ils peuvent boire de grandes quantités de lait moins riche en matières grasses.

Le meilleur traitement est la prévention. Une bonne prise du sein dès les premiers jours aidera. Le bébé qui prend le sein correctement arrive à mieux contrôler le débit du lait, le ralentissant lorsqu'il est trop rapide et pouvant exprimer plus efficacement le lait lorsque le flot ralentit. Il est possible que certains bébés apprennent à prendre le sein de manière incorrecte parce qu'ils sont repoussés du sein par le flot de lait rapide. Toutefois, je crois qu'une mauvaise prise du sein au départ est la source du problème.

Mais si vous vivez déjà une telle situation, que devriez-vous faire ?

1. Utilisez les techniques et conseils mentionnés plus haut (dont l'amélioration de la prise du sein) afin d'accroître la quantité de matières grasses que votre bébé absorbe. Toutes ces techniques l'aideront à faire face au réflexe d'éjection puissant en faisant décroître votre production lactée. Cela prend du temps, mais c'est souvent efficace.

2. Allaitez en position allongée. Beaucoup de bébés sont plus calmes lorsqu'ils sont couchés à côté de leur mère pour téter, et gèrent mieux le réflexe d'éjection, peut-être à cause de l'effet de la gravité. Lorsque la position allongée ne semble pas aider, certains bébés seront plus confortables pour téter en position ventrale horizontale (on dit aussi « à l'australienne »), la femme étant couchée sur le dos tandis que le bébé repose sur son abdomen, sur le ventre. Cette position peut être prise quand la mère est assise dans son lit pour mettre le bébé au sein, puis qu'elle se laisse aller vers l'arrière pour se coucher sur son oreiller derrière elle. Cette position peut aussi être adoptée dans un fauteuil inclinable.

Protéines étrangères dans le lait maternel

Lorsque j'étais étudiant en médecine, on m'a enseigné que jusqu'à environ l'âge de trois mois, l'intestin du bébé était perméable et que l'enfant pouvait absorber une protéine entière directement de l'intestin. Après l'âge de trois mois, l'intestin se « referme » et ne permet plus aux protéines étrangères de passer au travers. Les intestins des bébés allaités se « referment » plus précocement que ceux des bébés nourris au lait industriel. Cela est dû aux facteurs de croissance, et à d'autres substances comme les prostaglandines, contenues dans le lait humain et le colostrum. Un adulte en bonne santé n'absorbe pas des protéines non digérées, et celles-ci doivent être fragmentées en plus petites particules dans les intestins grâce à différents enzymes afin que les résidus de la fragmentation (des acides aminés et des acides aminés combinés) puissent être absorbés.

Nous savons maintenant que ceci n'est pas tout à fait vrai. Du moins, cela est faux pour les mères qui allaitent. Cela a très bien été montré dans beaucoup d'études menées en Scandinavie notamment, mais aussi dans différents endroits du monde. Les protéines issues de l'alimentation de la mère peuvent être assimilées directement dans son corps, via son intestin, puis être transmises au bébé via le lait. La protéine du lait de vache (la bêta lactoglobuline), le gluten (la gliadine) et d'autres ont été retrouvées dans le lait de mères allaitantes.

Le fait que ces protéines passent dans le lait maternel est souvent perçu comme une mauvaise chose, autant par les professionnels de la santé que par les mères. Mais il n'y a aucune raison de croire que parce que bébé a des problèmes épisodiques avec ces protéines, il serait préférable qu'elles ne soient pas dans le lait. Au contraire, la nature ne fait habituellement pas les choses pour rien. Les protéines étrangères qui sont dans le lait maternel peuvent s'avérer importantes, en faisant diminuer les réactions du bébé de sorte qu'il puisse tolérer certaines protéines dans son alimentation lorsqu'il grandira.

Les protéines ne sont pas les seuls éléments que l'on décèle dans le lait maternel. Il y a beaucoup d'autres facteurs dans le lait humain pour empêcher le bébé de mal réagir aux protéines étrangères, tout en le désensibilisant à ces protéines en même temps. Les injections pour les allergies sont précisément de la désensibilisation. Qu'elles agissent ou non, cela est une autre question, mais le principe est que de petites quantités d'allergènes sont injectées dans le corps afin que la personne développe éventuellement le bon type d'anticorps correspondant à l'allergène, et pas celui qui cause les réactions allergiques. Par exemple, la protéine de lait de vache qui apparaît dans le lait maternel est accompagnée d'anticorps contre la protéine de lait de vache, ainsi que de globules blancs sensibilisés (lymphocytes et macrophages) et autres composants immunitaires. Cela crée une situation bien différente de celle où l'on disait : «Le bébé reçoit des protéines de lait de vache via votre lait». Il y a eu au moins une étude montrant que les bébés qui avaient des «coliques» ne recevaient pas plus de protéines de lait de vache que les autres enfants qui n'avaient pas de coliques. Toutefois, la concentration d'anticorps contre la protéine de lait de vache était beaucoup plus basse dans le lait de la mère.

Soit dit en passant, il y a au moins une autre raison qui fait qu'il n'est pas néfaste que des protéines et autres substances passent dans le lait. Des études ont démontré qu'en général les bébés allaités acceptaient mieux la nourriture lors de la diversification alimentaire que les enfants alimentés avec des préparations commerciales. Une des raisons pourrait être qu'à travers les tétées, dès le premier jour, les bébés allaités sont exposés à une panoplie de goûts différents. Les nourrissons alimentés au lait industriel sont exposés à un seul goût (et il est mauvais à mon avis!).

«Donc, est-ce que je devrais cesser de manger certains aliments si mon bébé a des coliques ?»

J'essayerais premièrement de faire en sorte que le bébé reçoive plus de lait riche en matières grasses. Dans notre société, les mères allaitantes ont déjà trop de restrictions généralement inutiles. Toutefois, il n'y a aucun doute que le fait de ne plus manger certains aliments crée *parfois* un grand changement dans le comportement du bébé. Mon impression est que cela n'est pas efficace la plupart du temps, fonctionnant très bien pour un bébé sur dix environ, et un peu pour un autre. Non seulement il est difficile d'éliminer tous les produits laitiers ou tout le blé de l'alimentation, mais de plus les coliques des enfants allaités sont rarement causées par les aliments mangés par la mère.

Si vous êtes sur le point d'éliminer certains aliments de votre alimentation, faites-le pour une seule catégorie d'aliments à la fois. N'éliminez pas les produits laitiers ainsi que le blé, les œufs, les noix, les arachides, et les fruits de mer en même temps! De plus, il y aura bien assez de mères pour vous dire que leurs bébés se sont portés mieux quand elles ont arrêté de manger des bananes, du bœuf, du brocoli etc., et vous pourriez bientôt vous retrouver restreinte à une diète composée de riz blanc et d'eau… Ce n'est pas très bien… !

Commencez par le groupe d'aliments le plus probable, qui est celui des produits laitiers. Malgré ce que le lobbying des produits laitiers affirme, vous n'avez pas besoin de consommer de produits laitiers pendant que vous allaitez. Il est facile d'obtenir le calcium à partir du lait, mais vous pouvez en absorber suffisamment sans manger de produits laitiers. Dans beaucoup d'endroits sur le globe, les produits laitiers font rarement partie du régime alimentaire des adultes. Certaines mères mangent et boivent des produits laitiers même si elles les détestent parce que tout le monde leur dit qu'elles doivent en prendre... Certaines sont elles-mêmes intolérantes au lactose et souffrent de crampes abdominales et de diarrhées, croyant que cela les aidera à produire du lait... Ce n'est pas nécessaire !

Soit dit en passant, si vous êtes intolérante au lactose, cela ne veut pas dire que vos enfants le seront. De plus, la cause des coliques de votre enfant n'est pas nécessairement une mauvaise digestion du lactose. Même les adultes intolérants au lactose n'étaient pas, enfants, intolérants au lactose... Il est très rare qu'un bébé soit véritablement intolérant au lactose. Ce qui est diagnostiqué comme de l'intolérance au lactose peut être une mauvaise digestion du lactose, mais cela est habituellement causé par une surabondance de lait moins riche en matières grasses – et l'on peut y remédier.

N'oubliez pas que la raison pour laquelle vous cessez de manger certains aliments est d'empêcher que certaines protéines se retrouvent dans votre lait. Si vous retirez les produits laitiers de votre alimentation, ce n'est pas pour vous débarrasser du lactose. Votre lait contiendra la concentration habituelle de lactose, que vous consommiez ou non des produits laitiers.

Vous devez vous rendre compte que de nombreux aliments communs pouvant affecter votre bébé à travers votre lait sont extrêmement difficiles à éliminer de votre alimentation... Les produits laitiers et le blé sont utilisés dans de nombreux aliments préparés et même là où vous ne vous attendriez pas à les trouver. Toutefois, il se peut qu'il ne soit pas nécessaire de les éliminer complètement pour aider votre enfant.

Si vous avez l'intention de retirer un aliment de votre régime alimentaire, soyez résolue à le faire pour au moins une semaine, et même une bonne dizaine de jours. Certaines personnes disent qu'il faut le faire encore plus longtemps, mais je doute que les protéines étrangères restent aussi longtemps dans le sang et le lait maternel. Si après ce temps aucun changement n'est survenu, vous pouvez probablement recommencer à manger l'aliment en question. Même si vous obtenez des changements importants, après quelques jours de calme, vous pouvez réintroduire doucement de petites quantités de cet aliment. Il se peut que le bébé supporte une petite quantité de la protéine étrangère dans votre lait et vous pourrez ainsi trouver la quantité que vous pouvez consommer sans que cela l'affecte.

Et si le résultat est mitigé ? J'essayerais de réintroduire l'aliment pour voir si cela fait une différence. Si c'est le cas, cessez de consommer l'aliment à nouveau.

Devriez-vous éliminer un autre aliment? Peut-être, si vous sentez que vous devez le faire, et cela même si le bébé se sent un peu mieux mais qu'il souffre encore beaucoup. Mais soyez prudente face à ce que vous éliminez de votre régime alimentaire. Les femmes n'ont pas à être très prudentes côté alimentation quand elles allaitent, elles doivent manger quelque chose.

Récemment, nous avons commencé à donner des enzymes pancréatiques aux mères de bébés « à coliques », dans le but de réduire les coliques et la colite allergique du bébé. La mère prend une gélule à chaque repas. Les enzymes fragmentent les protéines dans sa propre alimentation, et font ainsi diminuer les réactions du bébé. Cela ne fonctionne pas à tout coup, mais cela a aidé certaines mères et leurs bébés.

Je relate ci-dessous un cas rencontré parmi mes premières patientes. Il s'agissait d'un problème d'intolérance à la protéine du lait de vache causé par la présence de cette protéine dans le lait maternel.

Anecdotes de mères

Catherine

Catherine est venue à mon cabinet de consultation en allaitement avec Chloé alors qu'elle avait 6 semaines. Elle disait que son bébé pleurait à peu près tout le temps lorsqu'elle était éveillée, ce qui signifiait jour et nuit. Malgré cela, elle tétait bien et semblait réconfortée par l'allaitement.

À l'examen, le bébé semblait normal; il avait une légère jaunisse, ce qui est également normal chez le bébé allaité exclusivement et qui prend du poids. Elle pesait 4000 g[11], et son poids de naissance était de 2700 g[12]. L'analyse d'urine était normale.

Je n'étais pas certain de ce que je devais suggérer. Je commençais tout juste à aider les mères face à leurs difficultés d'allaitement et c'était vraiment le premier bébé qu'on m'amenait avec ce type de problème. Comme j'avais entendu parler de la possibilité que les protéines du lait de vache causent un tel problème et que je n'avais aucune autre idée, j'ai suggéré à Catherine de cesser de consommer des produits laitiers. En 24 à 48 heures, Chloé était devenue calme, un bébé presque parfait!

Lorsque l'enfant a eu environ 6 mois, Catherine m'a téléphoné pour me dire ce qui s'était passé. Après quelques semaines, elle avait commencé à se demander si l'amélioration de la condition de Chloé n'était pas une simple coïncidence, notamment parce que les produits laitiers lui manquaient beaucoup. Elle a donc

11. 8 livres 12 onces.
12. 6 livres 2 onces.

ajouté 1 verre de lait à son régime alimentaire. Le bébé n'a pas recommencé des périodes de pleurs, mais le jour suivant, il avait du sang visible dans ses selles. Cela avait duré une partie de la journée, puis les selles avaient recommencé à être normales ensuite. Catherine rapportait qu'elle avait fait cela à plusieurs reprises au cours des 4-5 mois qui ont suivi sa visite à mon cabinet. Comme elle le disait «Je pouvais lui faire avoir du sang dans les selles comme ça, en claquant des doigts, simplement en buvant un verre de lait!»

Ceci est un récit assez convaincant, mais ce n'est pas la règle. Je ne crois pas que cela soit typique. Cela dit, de tels changements chez un bébé sont peut-être plus communs que je le crois, car si les exclusions alimentaires fonctionnent, les mères ne me rappellent pas. Il est rare que les mères viennent me voir à mon cabinet de consultation pour me dire que tout va bien.

Les autres aliments et les suppléments

Pour le bébé qui a des coliques, il est préférable de tout arrêter sauf l'allaitement! Les bébés n'ont généralement pas besoin de vitamines offertes en suppléments. Bien que possible chez le bébé allaité exclusivement, le rachitisme causé par la carence en vitamine D est très rare. Cette carence se produit chez le bébé lorsque la mère elle-même était carencée en vitamine D et qu'il n'a pas pu en emmagasiner suffisamment pendant la grossesse. La carence en vitamine D chez les femmes enceintes est assez rare au Canada car elles vont souvent à l'extérieur, de nombreuses femmes boivent du lait (qui contient déjà de la vitamine D), et parce qu'elles prennent habituellement un supplément vitaminique prénatal. Il n'est pas nécessaire que les mères allaitantes donnent de la vitamine D à leurs bébés sauf lors de circonstances exceptionnelles. Les femmes qui ont le plus de risques d'avoir une carence en vitamine D sont celles dont l'exposition de la peau au soleil est restreinte. Bon nombre de femmes voilées, à la peau noire ou qui ne vont pas souvent à l'extérieur peuvent manquer de vitamine D. Ces femmes et leurs enfants devraient probablement prendre un supplément de cette vitamine. Mais la majorité n'ont pas besoin de suppléments de vitamine D. Amenez votre bébé dehors – cela calme les nourrissons irritables et c'est un bon moyen pour lui d'augmenter naturellement son taux de vitamine D. Je ne dis pas que ces vitamines causent des coliques, mais de nombreuses mères ont remarqué que leurs bébés allaient mieux après avoir arrêté de leur en donner.

On peut dire la même chose des suppléments de fer. La majorité des bébés allaités exclusivement n'ont pas besoin de fer au moins jusqu'à l'âge de six mois. Les suppléments de fer peuvent causer de la constipation et de l'irritabilité. Certains bébés nés prématurément ont besoin de fer mais il est parfois possible de ne pas en donner ou au moins d'en réduire la dose. Essayez de réduire la dose du supplément de fer pour voir si cela fait diminuer l'irritabilité du bébé.

Si votre enfant est né très prématurément, vérifiez avec votre pédiatre avant de cesser les suppléments de fer. Cependant, même un grand prématuré peut ne pas prendre de fer pendant une semaine ou deux.

Calmer un bébé qui a des coliques

Voici quelques petits trucs à essayer :

- Marcher avec l'enfant dans un porte-bébé ou une écharpe de portage – cela semble plus efficace si on le fait aussi pendant la journée lorsqu'il est de bonne humeur ou qu'il dort plutôt que d'attendre qu'il devienne irritable.
- Masser le ventre du bébé en utilisant un peu d'huile pour bébés ou de fécule de maïs pour éviter la friction sur sa peau. Masser en dessous de ses côtes, vers le bas, en direction de ses jambes, puis remonter vers le haut et recommencer.
- Emmener le bébé faire une ballade en auto (dans son siège d'auto !).
- Se bercer avec le bébé dans une chaise berçante.
- Tenir le bébé sur votre avant-bras, le ventre vers le bas, son visage supporté par votre main. Dans cette position, bouger l'enfant doucement
- Essayer de mettre le bébé dans une balançoire pour bébé, si nécessaire avec des serviettes roulées pour le soutenir dans une position confortable.
- Prendre un bain chaud et relaxant avec le bébé.

Et si aucune de ces approches n'est efficace ?

Quoi que l'on fasse, les coliques auront presque toujours disparu lorsque le bébé aura trois ou quatre mois. La situation finit par s'améliorer. Persévérez et poursuivez l'allaitement. Si je me base sur l'expérience de nombreuses patientes, vous ne serez pas déçue.

« Mais je ne peux tolérer une autre journée, encore moins plusieurs autres semaines.... »

D'accord, vous ne pouvez pas poursuivre comme cela. Essayez ce qui suit **en dernier recours**. Au moins votre bébé recevra toujours du lait maternel.

1. *Utilisez une téterelle.* Les téterelles sont parfois utilisées pour certains problèmes d'allaitement, souvent sans raison et au détriment de l'allaitement. Mais dans le cas d'un réflexe d'éjection puissant, elles peuvent être utiles. Pour ce problème, les anciens modèles de téterelles (comme une tétine de biberon) sont meilleurs que les types plus « modernes ». La raison en est que les anciennes téterelles se comportent plus comme un biberon ; l'espace se remplit de lait et le bébé boit comme s'il buvait au biberon.

Dans la plupart des cas, les coliques ne sont pas une question d'allergie à votre lait, mais ont plutôt un lien avec la manière dont le lait s'écoule. La raison pour laquelle certains bébés se sentent mieux lorsqu'ils sont nourris au biberon avec du lait artificiel n'a habituellement rien à voir avec le lait artificiel mais plutôt avec le fait d'être nourri au biberon. Vous pouvez aussi consulter le paragraphe suivant.

2. ***Donnez votre lait au biberon.*** Si la téterelle ne fonctionne pas (certaines mères trouvent difficile de l'utiliser, et certains bébés ne l'aiment pas), alors donnez votre lait au biberon. Le flot de lait régulier et rapide du biberon rendra les repas plus aisés. Le bébé pourra quand même s'étouffer en buvant au biberon, mais comme le flot est régulier, l'étouffement survient moins fréquemment. Il est vraiment préférable et meilleur de donner votre lait plutôt que du lait industriel.

3. ***Utilisez des gouttes de lactase.*** Si vous alimentez votre bébé au biberon, avec votre lait qu'il continu à être irritable et à démontrer des symptômes d'intolérance au lactose, que faire ? Vous pouvez acheter des gouttes de lactase pour les ajouter à votre lait. Suivez les recommandations sur la boîte ou le flacon. Cela prend quelques heures à agir, vous ne pouvez donc pas utiliser votre lait immédiatement, mais par la suite le lait maternel sera sans lactose. (À propos, le lait maternel peut être laissé à la température de la pièce pendant quelques heures, au moins 6 à 8 heures, sans être réfrigéré. Après tout, le lait maternel est antibactérien et il est peu probable qu'il se « gâte »).

Les « progrès » récents du marketing de l'alimentation infantile

Les fabricants de préparations commerciales, toujours à l'affût pour découvrir des moyens visant à aider les médecins à faire cesser l'allaitement des femmes, ont été particulièrement ingénieux en mettant sur le marché des produits ciblant le problème des coliques, de « reflux » et « d'intolérance au lactose ».

LES PRÉPARATIONS COMMERCIALES POUR NOURRISSONS SANS LACTOSE

C'est le pseudo « traitement » pour le bébé qui a des coliques et des selles verdâtres, aqueuses et explosives. Jusqu'à récemment, les seuls laits industriels sans lactose étaient les préparations à base de soja, mais des doutes à propos de leur innocuité ont été soulevés et les fabricants produisent maintenant des préparations commerciales pour nourrissons à base de lait de vache sans lactose. La mise sur le marché de ces préparations a été si efficace que de nombreux médecins les recommandent tout bonnement pour les bébés irritables, avant même d'essayer quelques-unes des techniques qui ont été proposées auparavant. Une approche aussi médiocre pour « aider » un bébé « à coliques » résulte de la piètre formation des médecins en ce qui a trait à la nutrition infantile ; et une fois qu'ils pratiquent, les médecins dépendent des fabricants de laits artificiels pour se tenir « au courant »... Évidemment, le représentant de l'entreprise de préparations commerciales ne fait rien de la sorte... Il tient le médecin « informé » en ce qui concerne les nouveaux produits du fabricant ! Les représentants de l'industrie mentionnent souvent un article de Michael Woolridge et Chloe Fisher tiré d'un journal médical « *The Lancet* » datant de quelques années pour justifier l'utilisation des préparations commerciales sans lactose. Mais Woolridge et Fisher ne suggèrent pas d'utiliser des laits sans lactose. Voici ce qu'ils disent :

« Les tétées qui comportent moins de lait riche en matières grasses font en sorte que l'estomac se vide rapidement, les lipides étant un puissant inhibiteur de la vidange gastrique. Le bébé qui absorbe plus de lait faible en matières grasses lors des tétées aura besoin d'être alimenté fréquemment, ce qui peut également faire augmenter la production lactée. La quantité de lactose absorbée peut aussi être responsable des symptômes du bébé. Le lactose est présent en concentration invariable dans le lait, donc les tétées où le bébé absorbe plus de lait représentent aussi des tétées riches en lactose. La vidange gastrique accélérée résultera en la présence de beaucoup de lactose en peu de temps au niveau du jéjunum et de l'iléon. Pour certains bébés, cette quantité peut être trop grande pour la quantité de lactase présent dans la bordure en brosse intestinale. Si une trop grande quantité de lactose entre dans le côlon, il peut y avoir une fermentation accrue causant des coliques, des flatulences et la production de selles liquides et acides. Ces symptômes : a) gain de poids lent, b) coliques et irritabilité, c) diarrhée aqueuse, sont le diagnostic d'une mauvaise absorption du lactose, connue précisément dans son sens traditionnel comme « suralimentation ».

Selon nous, les nourrissons devraient être encouragés à finir de téter au premier sein et démontrer des signes de faim avant de se faire offrir le second sein – en d'autres mots, ils devraient laisser le sein spontanément. Aucune limite de temps ne devrait être imposée en ce qui concerne le temps passé à téter au sein, et il ne devrait pas y avoir de changement forcé pour passer du premier au second sein. Pour une partie des mères, notamment celles qui ont une surabondance de lait, cette pratique peut signifier qu'un seul sein suffise à chaque tétée. Si l'autre sein est offert en premier à la tétée suivante, la production lactée devrait se stabiliser à un niveau plus bas que si les deux seins étaient offerts à chaque tétée, et il n'y aura pas un déséquilibre dans la production lactée à long terme. Un des conseils fondamentaux est que si nous permettons au bébé de téter au sein à satiété, tous les efforts devraient être faits afin de faire en sorte que l'enfant ait une bonne position au sein. Autrement le sein ne sera pas drainé adéquatement.

Ceci est simplement une manière plus technique de décrire une situation au cours de laquelle le bébé reçoit beaucoup de lait moins riche en matières grasses. Les solutions recommandées par les auteurs sont les mêmes que celles décrites auparavant dans ce chapitre. Le traitement est de régler la cause, et non de changer pour un lait industriel...

LES PRÉPARATIONS COMMERCIALES ADDITIONNÉES DE RIZ

Ce produit est plus récent encore que les préparations industrielles sans lactose. Certains bébés ont des coliques, mais plutôt que d'avoir des selles aqueuses, verdâtres et fréquentes, ils régurgitent beaucoup. Le diagnostic offert est « reflux ». La réponse ? Une autre préparation commerciale ! Et cela peut fonctionner. Tout comme pour « l'intolérance au lactose », j'ai rencontré des mères qui disaient : « Lorsqu'il boit du lait maternel au biberon, il ne régurgite pas autant, mais quand il tète au sein, c'est un vrai geyser ! ». Encore une fois, la cause est souvent la manière dont le lait est ingéré.

Il faut porter attention à la manière dont le bébé a le sein en bouche, de « terminer » le premier sein en faisant la compression avant d'offrir le second. Tout cela aidera le bébé qui régurgite beaucoup et qui a des coliques. Si le bébé ne fait que régurgiter en abondance, ce n'est pas un problème médical, mais de lessive ! Les médecins devraient rassurer les mères sur le fait que le lait maternel est le meilleur qui soit pour les bébés, en les encourageant à poursuivre l'allaitement. Trop souvent malheureusement, ils recommandent une préparation commerciale « spéciale »...

Au bout du compte, c'est le temps qui résoudra le problème.

Le reflux gastro-œsophagien

Voici le nouveau diagnostic à la mode des années 90 et du nouveau siècle... Bien entendu, le reflux gastro-œsophagien existe. Non seulement le bébé peut régurgiter beaucoup, mais il peut souffrir et pleurer pour cette raison à cause de l'irritation du tube digestif (l'œsophage, qui va de la bouche à l'estomac). Rien ne démontre mieux l'influence négative de la mentalité biberon sur l'allaitement que l'approche habituelle du médecin face au « reflux ». Voici comment la plupart des médecins traiteront un bébé nourri au lait artificiel qui a du reflux :

- Offrez de petites quantités de lait, mais plus fréquemment. Si cela ne fonctionne pas :
- Ajoutez des céréales pour bébés dans le biberon. Si cela ne fonctionne pas, alors... :
- Je lui prescrirai un médicament.

Lorsque les médecins sont en présence d'un bébé allaité qui régurgite beaucoup et qui est irritable, la plupart se serviront de ce modèle de solution parce que c'est le seul qu'ils connaissent. La première suggestion sera que les tétées soient plus courtes et plus fréquentes. Si cela ne fonctionne pas, la mère recevra le conseil d'exprimer son lait, de le mettre dans un biberon et de l'épaissir avec des céréales pour bébés...

La plupart des médecins n'observent pas les mères allaiter leurs bébés. S'ils le faisaient, ils remarqueraient peut-être qu'il est très rare que les bébés régurgitent pendant qu'ils sont au sein. Cela peut se produire, mais même moi qui observe des milliers de tétées par année j'en vois un par an, voire moins...

En appliquant le modèle du bébé nourri au biberon au bébé allaité, les professionnels de la santé donnent aux mères allaitantes le pire conseil qu'ils pourraient donner pour traiter le reflux... ! Les tétées ne devraient pas être courtes (peu importe ce que cela signifie). Le bébé devrait être au sein aussi longtemps qu'il y reste de lui-même, même s'il ne boit pas. Pendant qu'il tète, il se produit des vagues de petites contractions musculaires dans son œsophage en direction de l'estomac, ce qui semble expliquer pourquoi le bébé ne régurgite pas pendant qu'il est au sein. Lorsque le bébé obtient très peu de lait à la fin de la tétée, il y en a moins qui descend du haut vers le bas, et en même temps, l'estomac peut se vider. Alors quand l'enfant lâchera véritablement le sein, il régurgitera moins ou pas du tout. Cela est simple, mais nécessite une compréhension de l'allaitement.

Ça ne fonctionne pas.... ?

Vous avez essayé tout ce que j'ai suggéré. Votre bébé est toujours allaité mais il a encore des coliques. Que faire maintenant ? Premièrement, permettez-moi de vous dire que les bébés à coliques sont généralement très intelligents. Peut-être parce qu'ils ont beaucoup d'attention, de soins et de contacts, ou bien parce que les enfants intelligents ont souvent des coliques. Mais ce facteur est souvent dû en partie au lait maternel. (Bien entendu, cela ne veut pas dire que votre bébé qui n'a pas de coliques ne sera pas intelligent !)

Cette période des coliques passera. Un jour, votre bébé n'en aura plus. Cela pourra se produire d'un jour à l'autre, ou bien changer graduellement, mais cela arrivera un jour. Cela pourra survenir quand il aura passé le cap des trois mois, comme cela a été le cas pour notre premier enfant, comme les livres l'affirment souvent.

Couchez-vous avec le bébé et allaitez-le. Cela peut aider grandement au cours de la soirée lorsque les nourrissons veulent parfois téter très souvent et qu'ils pleurent s'ils ne peuvent pas le faire. Si vous vous allongez avec votre enfant, vous pourrez vous endormir. Ainsi, vous ne saurez pas depuis combien de temps il est au sein. Une nuit de huit heures sans interruption fera partie de vos souvenirs de jadis pour un bon moment... Faites la sieste et reposez-vous lorsque vous pouvez le faire. Vous pourrez faire face aux moments difficiles plus facilement si vous prenez du repos.

Demandez l'aide de quiconque dans votre famille pour vous aider – pas pour nourrir le bébé mais pour marcher avec lui, faire des tâches ménagères afin que vous puissiez avoir quelques minutes pour vous.

Un verre de vin ou de bière peut également aider, et ne fera aucun mal. Cela pourrait peut-être vous aider à dormir. Vous pourriez être plus calme lorsque le bébé pleure. Si les autres membres de votre famille boivent aussi un verre de vin, ça pourrait les calmer aussi… !

Le fait d'avoir des enfants change la perception que l'on a du temps. Avec un nouveau bébé, une journée de 24 heures peut sembler une éternité, même s'il n'a pas de coliques. Les semaines et les mois passeront à toute vitesse. Avant d'avoir eu le temps de vous ressaisir, le bébé aura 6 mois, 6 ans, puis 20 ans ! Ce temps difficile ne reviendra jamais. Essayez de profiter de certains moments, même si cela peut vous sembler difficile. Soyez émerveillée devant le sourire de votre bébé, même s'il vous l'offre au moment où vous étiez prête à le balancer par la fenêtre ! Je ne sais pas comment les bébés font pour savoir, mais ils sourient au moment où vous arrivez au bout du rouleau. Ce sourire est un mécanisme de survie ! Sachez qu'en donnant ce temps à votre enfant, en luttant pour rester éveillés la nuit pour le calmer, en le portant et en le réconfortant, en lui chantant des berceuses, vous faites exactement ce qu'il faut. De cette manière, au moins, vous pouvez finir par vous endormir. Personne d'autre ne ferait cela. Vous ne pouvez payer une gardienne d'enfant pour faire ce que vous faites. Mais vous serez récompensés plus tard. Et quand vous verrez votre enfant devenu si charmant, lui qui était autrefois si maussade, vous vous direz : «J'ai réussi cela ! ».

CHAPITRE 10

Lorsque bébé refuse le sein

Mythe : Si un bébé n'est pas capable de prendre le sein au cours des premiers jours qui suivent la naissance, il ne le prendra jamais et cela ne vaut pas la peine de continuer d'essayer.

Les faits : Il n'est pas rare qu'un bébé qui a refusé le sein au début commence à téter plus tard. Cela vaut vraiment la peine de continuer. Lorsque la mère a une production lactée abondante, le bébé finira presque toujours par prendre le sein lui-même avant l'âge de 4 à 8 semaines.

Lorsque l'enfant ne peut pas prendre le sein, cela peut décourager la mère et être très frustrant pour elle et son entourage. Certaines femmes, déjà très sensibles émotionnellement au cours des premiers jours après l'accouchement, sont désemparées. La mère le prend souvent de manière personnelle, comme si le bébé la rejetait, *elle*. Dans cette situation, cela peut aider la mère de savoir que ce n'est pas de sa faute, et que le problème est presque toujours temporaire. Son bébé apprendra à téter au sein; avec du temps et de la patience...

Certains bébés ne semblent pas vouloir prendre le sein et la raison n'est pas claire. Habituellement, une combinaison de différents facteurs entre en jeu. Il n'y a probablement pas qu'un seul des facteurs mentionnés ci-dessous qui soit *LA* cause unique de la situation. Cependant, lorsque deux ou trois facteurs entrent en ligne de compte, l'effet cumulatif peut faire en sorte que le bébé ne prenne pas le sein.

Il est intéressant de constater que lorsqu'il y a eu peu d'interventions pendant l'accouchement, les bébés ont rarement de la difficulté à prendre le sein. Je n'ai jamais entendu parler d'un problème semblable lorsque je travaillais en Afrique – il faut dire qu'il y avait 1500 accouchements par mois, et donc je ne pouvais pas entendre parler de tous les cas.

Les bébés prennent le sein et y restent attachés lorsqu'il y a un bon flot de lait. Par conséquent, si un enfant prend le sein et que le lait coule lentement ou pas du tout, il peut ne pas y rester ou le prendre. (Beaucoup prendront le sein, mais pas de manière adéquate; comme ils ne sont pas capables d'obtenir beaucoup de lait, ils « tétouilleront » pendant un moment puis s'endormiront. Malheureusement, ceci est le cas de la plupart des bébés au cours des premiers jours jusqu'à ce que la production lactée de la mère devienne abondante). L'enfant peut se débattre au sein ou bien il peut être mou et sembler dormir, ou bien avoir les deux comportements, selon les tétées. Dans toutes ces situations, le nourrisson n'a pas vraiment pris le sein. Lorsque le bébé se débat et pleure au sein, il est clair pour tous qu'il n'a pas pris le sein. Cependant, lorsqu'il a « tétouillé » ou qu'il a dormi au sein, cela n'est peut-être pas évident pour la mère ou une personne-soutien qui n'a pas d'expérience. Une perte de poids importante de l'enfant est à craindre. (Voir le chapitre 5 « Insuffisance de lait »)

Les mères ont suffisamment de lait (colostrum) pour leurs bébés au cours des premiers jours. Mais l'enfant doit prendre le sein de manière efficace afin de recevoir ce lait.

L'enfant ne prend pas le sein

1. Le bébé n'a pas été mis au sein tôt après la naissance

Lorsque nous laissons un enfant suivre son instinct, trouver le sein et le prendre immédiatement après la naissance, les risques ultérieurs qu'il ne le prenne pas sont de beaucoup réduits. Des études dans les pays scandinaves, où les bébés sont déposés systématiquement sur l'abdomen de leur mère après la naissance le temps qu'ils trouvent le sein par eux-mêmes, notent que cela prend en moyenne une heure pour que le bébé prenne le sein. Bien entendu, certains le feront presque immédiatement après la naissance, d'autres bébés prendront plus de temps; et quelques-uns d'entre eux ne se mettront jamais au sein d'eux-mêmes

Cependant, mieux vaut que la mère et le bébé aient quelques minutes ensemble après la naissance pour amorcer l'allaitement que rien du tout. Mais dans certains cas, cela n'est tout simplement pas assez long pour permettre au bébé de prendre le sein. Si l'enfant commence à téter au sein, nous devrions le laisser boire jusqu'à ce qu'il cesse de lui-même ou qu'il s'endorme, plutôt que de l'enlever lorsqu'une limite de temps arbitraire a été atteinte…

Le bébé séparé de sa mère sans avoir tété tout de suite après la naissance et qui revient des heures plus tard peut refuser le sein à ce moment-là. Ces bébés ignorent parfois le sein lorsqu'ils sont tenus en position d'allaitement, comme s'ils ne savaient pas quoi faire… D'autres agitent leur tête d'avant en arrière comme s'ils cherchaient quelque chose sans être capables de reconnaître le sein même s'ils y sont collés.

Par contre, il n'est pas souhaitable que les bébés soient poussés au sein s'ils ne sont pas prêts. Ceci crée une aversion envers le sein et encore plus de difficultés d'allaitement.

2. Les médicaments pris par la mère pendant le travail et l'accouchement

Il n'y a aucun doute que les narcotiques et anesthésiques donnés pendant le travail interfèrent avec l'habilité du bébé à prendre le sein de lui-même et à y téter. Ces médicaments sont transmis au bébé via le placenta et peuvent créer une dépression de son système nerveux. En certaines occasions, cette dépression est si profonde que les bébés doivent recevoir un autre médicament à la naissance afin de stimuler leur respiration... ! Si un acte aussi vital que de respirer peut être compromis par un narcotique, il est aisément compréhensible que ces médicaments peuvent aussi entraver la coordination dont le bébé a besoin pour prendre le sein et téter adéquatement ! Certains narcotiques affectent moins le bébé que d'autres. À ce sujet, il est intéressant de constater que le pire narcotique qui soit du point de vue de l'allaitement est aussi le plus utilisé pendant le travail : la mépéridine (Démérol®). Le problème est qu'il demeure dans le corps du bébé pendant une longue période de temps, et peut l'affecter pendant un certain temps. D'autres narcotiques ont les mêmes propriétés mais ils ne restent pas aussi longtemps dans le corps du nourrisson. Ces bébés qui ont reçu des narcotiques via leurs mères pendant le travail ne seront pas tous incapables de prendre le sein, mais ajoutez quelques facteurs supplémentaires et il risque d'y avoir des problèmes.

Est-ce que la péridurale (ou la rachianesthésie) cause des difficultés ? Cette question n'a pas de réponse définitive et il y a des études qui penchent dans les deux sens. Une des conséquences qui n'est pas souvent présentée est que d'autres interventions s'ajoutent à la péridurale. Il est tout à fait possible que ce type d'anesthésie cause un minimum d'interférences avec l'allaitement – par exemple il y aurait un effet, mais très négligeable. Si le soutien à l'allaitement est très présent à l'hôpital et que les routines favorisent le démarrage de l'allaitement, il pourrait ne pas y avoir d'effets négatifs. Cependant, si le soutien est inadéquat et que les routines vont à l'encontre du démarrage de l'allaitement maternel (tout compte fait, une situation plus que fréquente...), l'effet peut-être minime de la péridurale peut suffire à faire pencher la balance dans le mauvais sens pour bien des mères et leurs bébés.

De plus, beaucoup d'études ne prennent pas en considération la durée totale de l'anesthésie péridurale. Elle peut ne faire aucune différence si la femme a été sous péridurale pendant deux heures vers la fin de l'accouchement, mais peut être un problème si elle a reçu la péridurale pendant vingt-quatre heures... D'autre part, il est indiscutable que les médicaments utilisés pour la péridurale ou la rachianesthésie se retrouvent dans le sang de la mère et que cela passe vers le bébé, bien que ce soit habituellement en concentration très basse.

3. La séparation mère-enfant

Les bébés apprennent à boire au sein en tétant au sein… Ils devraient donc avoir toutes les opportunités de prendre le sein au cours des premiers jours. La séparation mère-enfant enlève des opportunités au bébé d'être allaité. Bien entendu, il y a des situations où ils ne peuvent être ensemble ; la maladie de l'un ou de l'autre ou des deux par exemple, mais cela est peu fréquent.

Nombre d'hôpitaux affirment qu'ils ne laissent pas le bébé avec sa mère afin qu'elle puisse se reposer et récupérer de l'accouchement. Il n'y a aucune preuve que les mères qui sont séparées de leur bébé sont plus reposées… Au contraire, la plupart des femmes sont plus reposées et moins stressées lorsqu'elles sont avec leur nourrisson ! La plupart des mères attendent impatiemment cet enfant depuis trop longtemps pour souhaiter qu'il soit emmené ailleurs ! Le plaisir ressenti par les mères lorsqu'elles portent et caressent leur nouveau-né, qu'elles le mettent au sein fait en sorte que la fatigue de l'accouchement s'envole comme par enchantement !

Les mères et les bébés qui sont ensemble dès la naissance apprennent comment dormir au même rythme. Lorsque l'enfant commence à s'éveiller, il en va de même tout naturellement pour la mère. Ce n'est pas aussi fatigant pour elle que de se faire tirer d'un sommeil profond, comme c'est le cas lorsque l'enfant dort ailleurs et qu'il s'éveille.

Le bébé montre qu'il est prêt à boire bien avant de commencer à pleurer. Par exemple, sa respiration peut changer. Les mères peuvent généralement dormir malgré toutes sortes de bruits, et elles sont réveillées par le changement de rythme respiratoire de l'enfant, qui passe des respirations profondes aux respirations rapides. Le bébé commence parfois à s'étirer. La mère, qui est en phase de sommeil léger, s'éveillera. Son lait aura commencé à couler et le bébé, calme, pas trop affamé, sera heureux de commencer à téter. Le nourrisson qui a pleuré un certain temps avant de se voir offrir le sein peut le refuser, même s'il est affamé. Les mères devraient être encouragées à dormir à côté de leur bébé à l'hôpital. C'est une excellente manière pour les mères de se reposer tout en allaitant. L'allaitement devrait être une expérience relaxante… pas éreintante ! L'enfant a plus de chances de prendre le sein et d'être patient lors de la tétée s'il n'est pas affamé.

4. L'utilisation des tétines artificielles

Ce n'est qu'en de très rares occasions que les tétines artificielles devraient être utilisées. Même si on doit vraiment offrir un supplément au bébé (ce qui ne serait pas nécessaire la plupart du temps si les mères bénéficiaient d'un soutien efficace pour la prise du sein). Les méthodes alternatives ne sont pas parfaites, mais elles sont préférables aux tétines et aux biberons.

Malheureusement, de nombreux bébés se voient offrir la sucette ou un biberon de lait industriel ou d'eau sucrée au cours des premiers jours qui suivent la naissance. Cela peut entraver sérieusement l'allaitement au sein.

Le cas le plus grave semble être celui où le bébé n'a pas pris le sein au cours des premières heures de vie ou qui semble avoir refusé le sein ou qui a résisté, et qui a ensuite été conduit à la pouponnière pour y recevoir un biberon ou deux.

Par la suite, lorsqu'il a faim et qu'on le ramène à sa mère, il refuse le sein car il est à la recherche d'une tétine de latex rigide qui lui a procuré du lait la dernière fois... Comme la tétée se passe souvent mal, l'enfant reçoit la plupart du temps un autre biberon ; bientôt, il sera convaincu que le lait provient d'une tétine artificielle. Il luttera encore plus contre le sein...

Si le bébé est tout le temps irritable, que l'amélioration de la prise du sein ou la compression du sein n'aident pas, et qu'on ne peut simplement pas encourager la mère à garder le bébé au sein plus longtemps, je crois qu'il est préférable de donner du lait maternel exprimé (1er choix) ou de l'eau sucrée en utilisant le Dispositif d'Aide à l'Allaitement (D.A.A.). Donner une sucette ou un biberon compliquera la situation. Je dois insister sur le fait que l'amélioration de la prise du sein et de la technique doit se faire AVANT d'offrir un supplément ; un trop grand nombre d'hôpitaux donnent le supplément en guise de première solution... Offrir le supplément avec le D.A.A. sans avoir corrigé la technique auparavant n'est pas adéquat. La prise du sein devrait être améliorée avant de suggérer l'utilisation de suppléments. Toutefois, si l'enfant est toujours énervé, j'ai constaté que le bébé se calmait rapidement après avoir reçu un petit 5 ou 10 ml d'eau glucosée. Bien entendu, s'il y a du lait maternel disponible, cela est préférable.

Les mères devraient être encouragées à exprimer leur lait dès que possible si elles ne peuvent nourrir le bébé au sein. Si personne ne vous le suggère, demandez-le. Demandez que l'on vous montre comment exprimer votre colostrum à la main.

5. Les problèmes de mamelons et du sein

Les mères pensent souvent que leur bébé ne prend pas le sein parce qu'elles ont les mamelons plats ou ombiliqués[1], ou à cause d'un autre problème anatomique du sein. Elles sont poussées à croire qu'elles n'ont tout simplement pas « ce qu'il faut » pour allaiter leurs bébés. Il n'y a aucun doute qu'un mamelon qui ressort bien facilite la prise du sein. Mais le nourrisson boit *au sein* et pas seulement au mamelon ! Donc les mamelons ombiliqués peuvent être aussi efficaces. N'oubliez pas que les mères et les bébés changent avec le temps ; le sein qui était difficile à prendre pour le nouveau-né de deux jours pourra être parfait sept ou quinze jours

1. On dit également « inversés » ou « invaginés ». (N.D.T.)

après ! Une bonne prise du sein aide en toutes circonstances car le bébé obtient plus de lait ; s'il obtient plus de lait, il aura tendance à demeurer là où il en reçoit... !

Les mamelons ombiliqués (inversés)

Un mamelon ombiliqué rentre vers l'intérieur plutôt que de ressortir. Ce type de mamelon peut rendre la prise du sein plus difficile, mais pas impossible. Dans certains cas, lorsque l'enfant prend le sein et applique une pression avec sa bouche, le tissu mammaire semble s'éloigner de lui, en glissant ; il ne peut donc pas agripper le sein. La mère aura plus de difficultés si le mamelon est non seulement ombiliqué, mais qu'il semble également avoir un anneau de peau rigidifiée autour, ce qui rend la prise du sein encore plus difficile.

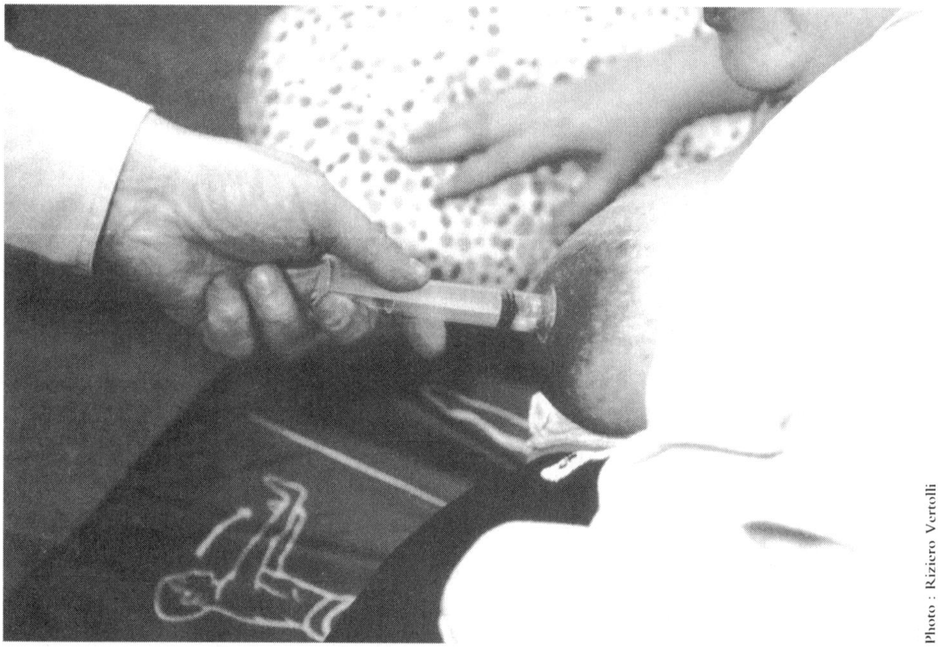

Photo : Riziero Vertolli

Utilisation d'un « extracteur de mamelon » fait maison, afin de faire ressortir un mamelon plat ou ombiliqué avant de mettre le bébé au sein. Un instrument facile à faire.

Les mamelons ombiliqués peuvent parfois saillir en utilisant le petit instrument montré sur la photo. Ces dispositifs sont disponibles dans la plupart des cabinets de consultation pour l'allaitement. Il y a également des gadgets commerciaux qui peuvent être utilisés pendant la grossesse afin de faire saillir le mamelon.

Les mamelons ombiliqués deviennent habituellement « désombiliqués » ou moins ombiliqués lorsque l'enfant commence à boire au sein et que les jours passent, et même au cours d'une tétée. La succion de l'enfant aidera à faire saillir le mamelon.

Les mamelons plats

Les mamelons plats (les mamelons qui ne saillent pas du tout après stimulation et qui ne sont pas ombiliqués non plus) peuvent également rendre la prise du sein plus difficile (notamment en conjonction avec un autre type d'interférence) mais pas autant que les mamelons ombiliqués. Toutefois, beaucoup de femmes croient avoir les mamelons plats alors que ce n'est pas du tout le cas. Un bon démarrage de l'allaitement et une bonne prise du sein sont habituellement tout ce qui est nécessaire.

Les mamelons de large diamètre ou très longs

Les très grands mamelons (de large diamètre ou très longs) peuvent être plus problématiques que les mamelons ombiliqués ou plats. Ils peuvent ne pas causer de difficultés du tout, mais un mamelon très grand ou très long peut rendre la prise du sein difficile et entraver l'apport en lait. Pour boire au sein, l'enfant ne doit pas seulement prendre le mamelon en bouche, il doit aussi avoir une bonne partie de l'aréole afin de pouvoir comprimer les canaux lactifères et ainsi exprimer le lait.

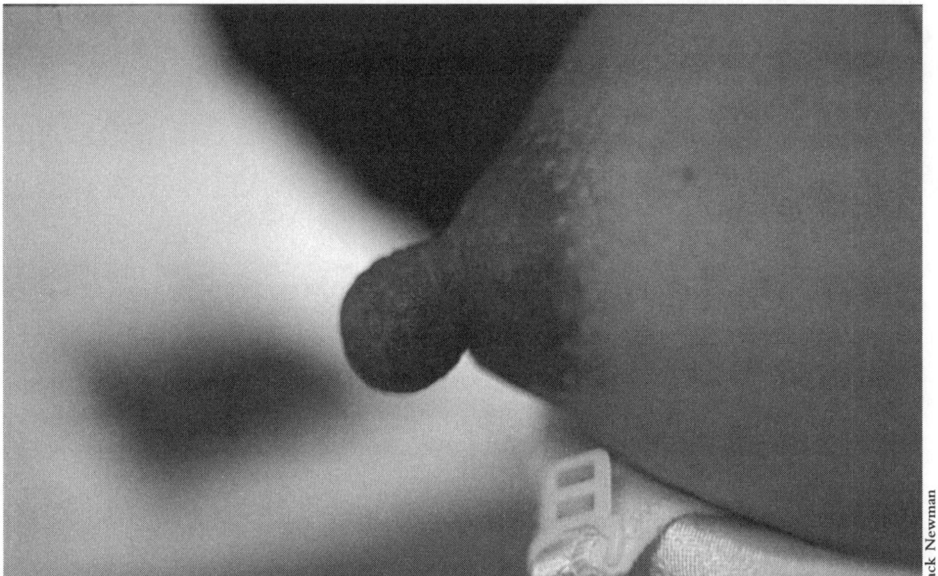

Un mamelon très long ou de large diamètre peut être un obstacle à la prise du sein, mais avec du temps et de la patience, cela devient possible.

Lorsque les mamelons sont de large diamètre, la bouche du bébé est remplie par le mamelon et il ne peut pas prendre beaucoup d'aréole. Dans un tel cas, cela peut parfois prendre quelques semaines pour que le bébé ait une bonne prise du sein, mais ce problème se résout toujours lorsque l'enfant grandit. Si la production lactée de la mère est abondante, le bébé pourrait obtenir suffisamment de lait même si la prise du sein n'est pas très adéquate.

Les seins engorgés

L'engorgement qui peut survenir vers le 3e ou 4e jour après la naissance du bébé peut faire en sorte que l'enfant ne soit pas capable de prendre le sein. Je ne crois pas que les bébés prennent le sein correctement jusqu'à la montée de lait, pour ensuite le refuser à cause de l'engorgement. Je crois que le nourrisson concerné n'a jamais eu une bonne prise du sein, même s'il a eu le sein en bouche et qu'il a fait des mouvements de succion. Cependant, lorsqu'il devient plus difficile de prendre le sein à cause de l'engorgement, le fait qu'il ne le prenait pas correctement auparavant devient vraiment évident à ce moment-là. La prévention reste le meilleur traitement : une bonne prise du sein dès le départ.

Si l'engorgement rend le sein si dur que le bébé ne peut plus le comprimer pour téter correctement, le fait d'exprimer un peu de lait manuellement ou avec un tire-lait pour assouplir l'aréole et faciliter la prise du sein peut aider. Une bonne position d'allaitement et une bonne prise du sein permettront souvent au bébé de prendre le sein malgré l'engorgement. Voir l'encadré p. 192, « Assouplissement par pression inversée » de Jean Cotterman.

Seins très volumineux

Les femmes qui ont une très forte poitrine ont parfois de la difficulté à mettre leur bébé au sein car elles trouvent parfois difficile de positionner l'enfant et de soutenir leur sein pendant la tétée. De plus, certaines de ces femmes ont aussi les mamelons plats, ce qui complique les choses.

La difficulté à manier des seins volumineux peut être diminuée par l'utilisation d'un porte-bébé de type écharpe (fait de tissu doux), qui soutient le sein bien haut, de la même manière qu'une écharpe aide à tenir un bras bien en place.

En utilisant le porte-bébé sous le sein, la mère peut utiliser une main pour orienter le mamelon et l'aréole correctement plutôt que de l'utiliser à soutenir le sein. D'autre part, la mère trouve parfois plus aisé de manipuler son sein et plus facile pour le bébé de le prendre lorsqu'elle s'allonge pour allaiter.

6. Problèmes du bébé qui rendent la prise du sein plus difficile

Certains bébés ne peuvent pas prendre le sein à cause de problèmes médicaux qui rendent la mise au sein plus difficile ou dans certains cas, impossible. Toutefois, dans beaucoup de situations, même en présence de problèmes anatomiques, les bébés arrivent à prendre le sein si on leur en laisse le temps et si la mère est bien

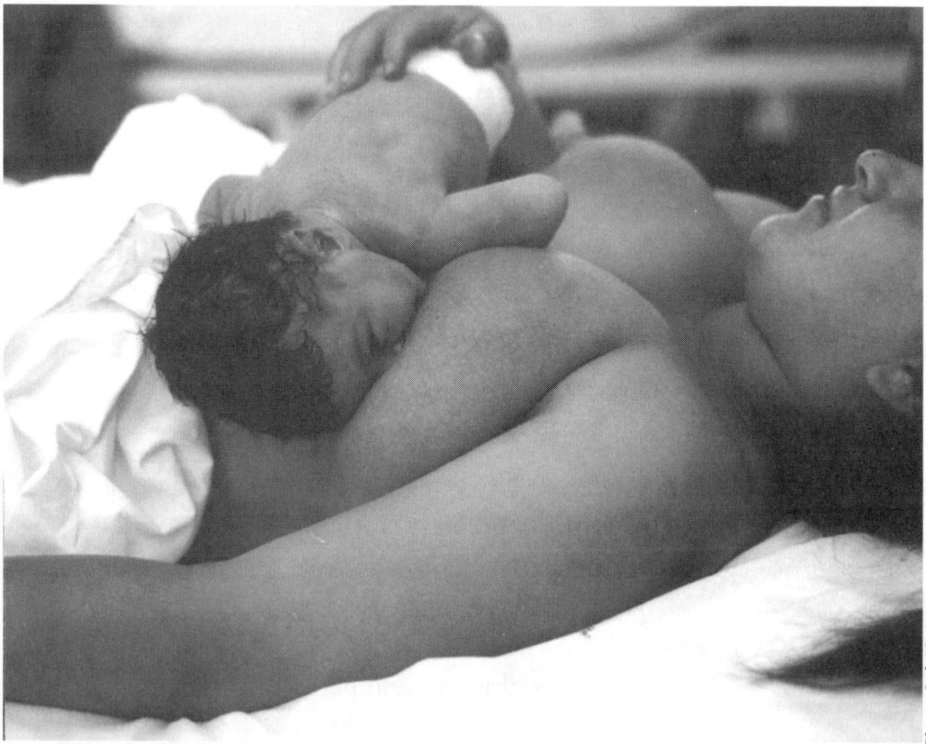

Photo : Jack Newman

Ce bébé vient tout juste de naître. Il a grimpé jusqu'au sein, puis il l'a pris de lui-même après un rapide virage à droite ! Sa mère a des seins très volumineux et tombants, ainsi que les mamelons « plats ». Mais l'enfant s'est bien attaché au sein.

conseillée. Il est impossible de parler ici de tous les problèmes qui peuvent affecter la prise du sein ; il y en a trop (par chance, aucun n'est fréquent) ! Toutefois, la mère ne devrait pas accepter que l'allaitement soit « impossible ». Dans beaucoup de cas, les mères de ces bébés qui ont des difficultés n'ont même pas essayé d'allaiter parce qu'on leur a toujours dit que l'allaitement était impossible et que cela ne valait pas la peine d'essayer de mettre le bébé au sein. Dans certains cas, il sera peut être impossible d'allaiter au sein, mais cela vaut toujours le coup d'essayer.

Même s'il s'avère impossible d'allaiter au sein, vous pouvez toujours offrir votre lait au bébé. Si vous entretenez votre production lactée, peut-être que votre enfant finira par prendre le sein quelques semaines plus tard ou même quelques mois plus tard, selon la cause de ses difficultés.

Dépression neurologique du bébé

Certains nourrissons sont temporairement déprimés au point de vue neurologique, généralement lorsque la mère a reçu des médicaments pendant l'accouchement. D'autres bébés ont des difficultés à plus long terme, notamment :

les enfants qui sont atteints de la trisomie 21, ceux qui ont été privés d'oxygène pendant le travail ou la grossesse, ou bien ceux qui ont des anomalies du cerveau. Même dans ces cas, certains bébés prendront le sein tout de suite en dépit de leurs problèmes de santé, et d'autres auront besoin de plus de temps. La plupart finiront par prendre le sein. Ne vous découragez pas. Le temps, la patience, le soutien et une aide professionnelle en allaitement peuvent faire des merveilles! Et cela vaut le coup. Les enfants qui ont des problèmes de santé ont encore plus besoin du lait maternel et de l'allaitement... pas moins!

En fait, selon mon expérience, les bébés atteints de trisomie 21 peuvent habituellement prendre le sein et téter correctement. Au début, ils ont tendance à être très mous et ont souvent de très grosses langues (ou de petites bouches), ce qui peut entraver la prise du sein. En pareil cas, il faut s'assurer que la mère développe une bonne production lactée, laquelle est la clé pour amener le bébé à prendre le sein. Cela signifie habituellement qu'elle devra exprimer fréquemment son lait au tire-lait si l'enfant ne prend pas le sein.

Les enfants qui ont manqué d'oxygène pendant l'accouchement peuvent avoir des problèmes de santé très graves. L'atteinte neurologique et son traitement peuvent affecter l'allaitement et la prise du sein. Toutefois, bon nombre de ces bébés finiront par aller mieux en général. La clé est le temps, la patience, le soutien et une aide adéquate.

Anomalies anatomiques de la bouche

Certains nourrissons naissent avec des anomalies de la bouche. L'anomalie la plus commune est la *fente palatine*, labiale ou une combinaison des deux. Les enfants qui ont une fente labiale uniquement, ou bien une fente labiale accompagnée d'une entaille de la gencive auront habituellement très peu de difficultés à téter au sein. Si une fente labiale crée des difficultés, elles peuvent être surmontées en mettant le bébé au sein de manière à ce que le sein remplisse la fente. Si cela est nécessaire, du ruban adhésif peut aussi être utilisé pour fermer celle-ci.

Par contre, une fente palatine cause plus de difficultés. Avec nos connaissances et notre expertise actuelles, il est vrai que bon nombre, voire la majorité des bébés ne pourront pas prendre le sein. Cependant, si on n'essaye pas du tout de faire téter l'enfant au sein, alors il ne le prendra définitivement pas! Malheureusement, beaucoup d'équipes offrant des soins spécialisés pour les bébés nés avec des fentes palatines considèrent que l'allaitement est impossible et découragent les femmes d'essayer, en croyant qu'elles seront sans doute déçues. Je ne crois pas que cette approche soit correcte. Les mères se demanderont par la suite pourquoi elles ont mis l'allaitement au rancard et regretteront de ne pas avoir au moins essayé. Quel mal cela peut-il faire d'essayer d'allaiter?

En réalité, si plus de mères essayaient d'allaiter leur enfant qui a une fente palatine, peut-être qu'il y en aurait plus qui réussiraient. Depuis 20 ans, nous avons appris beaucoup de choses en aidant des bébés en bonne santé à téter au sein. L'expérience générée par le fait d'aider ces mères à mettre leur bébé au sein fait en sorte que les spécialistes de la lactation réussissent désormais à aider les mères de n'importe quel bébé « normal » à donner le sein avec succès. Il y a quelques années, une majorité de femmes abandonnaient tout simplement l'allaitement lorsqu'elles rencontraient des difficultés. Mais maintenant, nous avons des gens compétents qui peuvent les aider. Si nous essayons de mettre les bébés qui ont des fentes palatines au sein et que nous gagnons de l'expérience, peut-être qu'il y aura un plus grand nombre de ces bébés qui réussira à boire au sein.

Certaines équipes spécialisées encouragent aussi les parents à utiliser une plaque obturatrice palatine (une pièce de plastique qui va dans la bouche du bébé et qui remplit la fente palatine). En Suisse, ces appareils ont apparemment été utilisés chez presque tous les bébés qui avaient une fente palatine, et on nous a rapporté que bon nombre d'allaitements avaient été réussis.

Les fentes palatines peuvent être complètes, allant jusqu'au devant de la bouche. En pareil cas, elles sont très visibles. Elles peuvent aussi être partielles et se situer uniquement au niveau du palais mou ou sur une partie de celui-ci. Si la fente est partielle, elle peut être moins visible au premier coup d'œil. Tous les bébés qui refusent de prendre le sein ou qui font beaucoup de bruit en tétant lorsqu'ils essayent de boire au sein devraient être examinés afin de voir s'ils ont une fente du palais mou uniquement. Il est parfois plus facile de sentir ces fentes que de les observer.

Frein de langue court, entravant les mouvements de la langue (ankyloglossie)

On ne considère pas un frein de langue court comme une anomalie au sens strict du terme car ce n'en est pas une au même titre qu'une fente palatine en est une. Mais un frein de langue court peut constituer un obstacle à la réussite de l'allaitement maternel[2].

Sous la langue, nous avons un petit filament de peau qui s'appelle le frein. Il attache la langue à la partie inférieure de la bouche. Lorsque le frein est court (ou qu'il restreint les mouvements normaux de la langue), cela peut empêcher le bébé de bien tirer la langue en avant, sous l'aréole, pour exprimer le lait. On dit qu'il a la langue liée. Si l'enfant ne peut pas obtenir de lait du sein, il pourra refuser de le prendre par la suite, pas par entêtement, mais par frustration. Je ne crois pas qu'un frein de langue modérément court puisse empêcher l'enfant de boire efficacement au sein. Mais combiné à d'autres facteurs, comme l'introduction précoce de biberons

2. On dit « frein de langue court », en fait il peut aussi être « long » et attaché sur la pointe de la langue. Ce qu'il faut comprendre, c'est qu'en présence d'ankyloglossie, le frein est toujours très tendu, et cela empêche la langue de bouger adéquatement lors de la tétée (N.D.T.).

ou une mauvaise prise du sein, même un frein un peu court peut rendre la prise du sein difficile. Finalement, si la langue ne ressort pas bien, la mère peut avoir des douleurs aux mamelons causées par le frottement de la langue sur le mamelon. De nombreux médecins sont convaincus qu'un frein de langue court ne peut pas causer de problèmes d'allaitement et qu'il est complètement inutile de le couper. Les parents sont souvent pris au piège entre un médecin qui dit qu'il est inutile de couper le frein et les spécialistes de la lactation qui les encouragent à le faire.

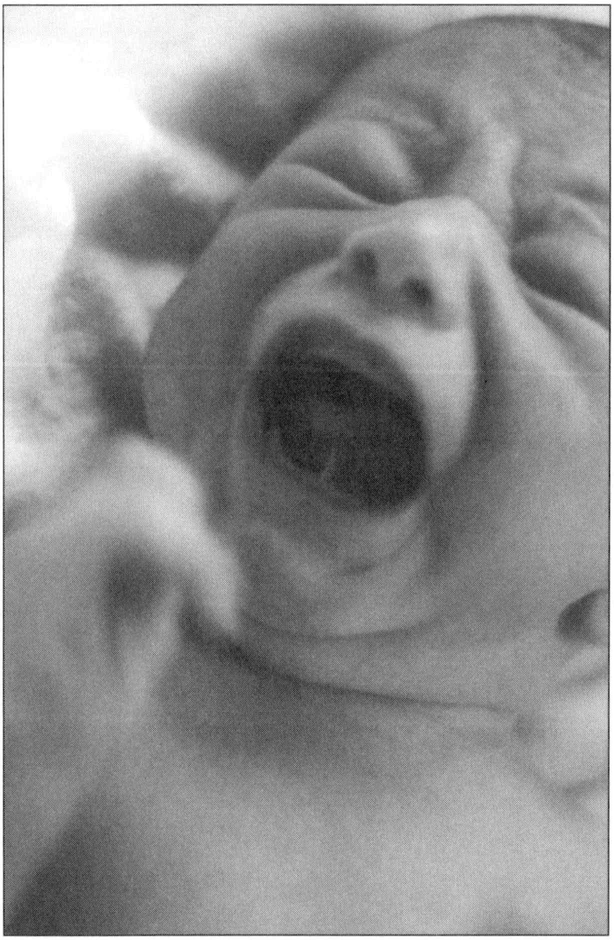

Photo : Jack Newman

Un frein de langue court (ou «serré») empêche la langue du bébé de bien s'étirer et de s'enrouler autour de l'aréole (on dit alors que la langue est attachée).

L'incision du frein était autrefois une intervention fréquente chez les nouveau-nés. Dans certains endroits du monde, c'était une intervention de routine pour tous les bébés. En premier lieu, on coupait le cordon ombilical, puis le frein de la langue. Mais au fil des ans, des preuves ont montré qu'un frein de langue court n'affectait probablement pas le développement du langage sauf si la langue est sérieusement attachée et le frein très très court. Ces études ont été faites au moment où l'allaitement était en déclin. La question de savoir si un frein de langue court pouvait empêcher ou non l'allaitement ne venait probablement pas à l'esprit. Quelle que soit la raison, les médecins ont cessé d'intervenir dans ces cas de freins de langue courts.

Cependant, notre expérience au cabinet de consultation suggère que l'incision d'un frein de langue court (ou un frein qui restreint les mouvements de la langue) peut faire une différence : les tétées deviennent plus confortables pour la mère, cela aide le bébé à obtenir son lait et améliore la prise du sein pour ceux qui avaient des problèmes. L'intervention est extrêmement simple. L'incision du frein prend moins d'une seconde et cause rarement de la douleur au bébé. Les bébés pleurent parce qu'ils sont tenus, mais cela aide puisqu'ils ouvrent alors la bouche, rendant ainsi l'intervention facile et rapide. Puisqu'il n'y a pas de sang dans le frein de la langue, il y a rarement plus d'une goutte ou deux de sang dans la bouche du bébé après l'intervention, si cela a été fait correctement. Le saignement s'arrête presque toujours lorsque le bébé est mis au sein.

Est-ce que cela aide d'inciser le frein de la langue ? Parfois cela fait une différence, parfois pas. La plupart du temps, comme je fais rarement cette intervention uniquement, je ne suis jamais certain si cela fait une différence. Si cette intervention était compliquée ou risquée, je ne la ferais pas. Mais puisque ce n'est ni difficile, ni dangereux et que certaines précautions sont prises (couper uniquement ce qui n'est pas irrigué de sang), je n'hésite pas à la faire.

L'aspiration des voies respiratoires à la naissance

Même s'il est routinier dans la plupart des hôpitaux d'aspirer le nez, la gorge ou l'estomac du bébé, ces interventions ne sont pas nécessaires pour le bébé qui n'a aucun problème. Dans certaines circonstances, cela s'avère nécessaire et aide le bébé à respirer efficacement. Mais un bébé né à terme et en bonne santé, qui respire bien à la naissance n'a pas besoin d'être aspiré. Le fait que l'aspiration pourrait amener certains nouveau-nés à cesser de respirer est inquiétant. J'ai vu cela se produire en certaines occasions... Le fait d'aspirer l'estomac pourrait faire en sorte que la succion du bébé soit affectée par la suite et qu'il tète moins bien. Il n'est donc pas étonnant qu'une aspiration vigoureuse puisse interférer avec le désir du bébé de boire au sein.

Les aspirations peuvent causer de l'irritation dans la bouche et la gorge du bébé, mais ce qui est encore plus probable, c'est que cette stimulation anormale peut désorganiser la succion du bébé en envoyant de très forts et inhabituels stimuli à son cerveau.

Que faire pour aider le bébé qui refuse le sein ?

Un petit rappel pour vous dire que le meilleur traitement est la prévention. Si possible, évitez les narcotiques pendant le travail. Le personnel hospitalier devrait laisser le bébé ramper jusqu'au sein pour y faire une « auto-mise au sein ». L'aspiration des voies respiratoires devrait être évitée à la naissance, sauf si cela est médicalement nécessaire, ce qui n'est généralement pas le cas.

LES 24 PREMIÈRES HEURES

La plupart des bébés n'ont pas vraiment besoin de manger au cours des 24 premières heures de vie. Bien sûr, nous avons insisté sur le fait qu'il est important que le bébé ait la chance de commencer l'allaitement dès que possible après la naissance. Mais si le bébé ne tète pas au cours de cette période, quel qu'en soit le motif, ce n'est pas une raison pour paniquer, donner des biberons de lait industriel ou bien commencer l'alimentation au doigt.

En fait, jusque dans les années 70, beaucoup d'hôpitaux pratiquaient des soins de routine dont celui de ne pas alimenter du tout les bébés pendant les 24 premières heures de vie. Le souvenir le plus bouleversant de ma formation en obstétrique en tant qu'étudiant de dernière année à Toronto (1969), à part celui d'une Italienne qui chantait magnifiquement l'opéra pendant qu'elle avait ses contractions, a été l'incroyable boucan qui provenait de la pouponnière. Les bébés pleuraient et pleuraient parce qu'ils n'étaient pas censés manger pendant cette période de temps ! C'était la règle : rien pour 24 heures... ! Comme il a été mentionné ailleurs dans le livre, cette approche se basait sur les observations de nombreuses infirmières selon lesquelles les bébés nourris de lait industriel le premier jour étaient souvent maussades, régurgitaient fréquemment ou avaient la diarrhée... Désormais, les préparations commerciales s'approchent « un peu plus » du lait maternel au point de vue de la concentration de certains ingrédients, donc il y a moins de problèmes. Mais maintenant tout le monde devient hystérique si le bébé n'a pas bu depuis 4 heures... ! Forcer le bébé à prendre le sein alors qu'il n'y est pas prêt peut faire en sorte qu'il résiste, pleure et développe une aversion pour le sein. Si le personnel de l'hôpital commence vraiment à s'inquiéter parce que le bébé n'a pas bu depuis 6 heures, bien souvent il commencera à recevoir des suppléments, de surcroît au biberon... Cela peut saper la capacité et la volonté du bébé à prendre le sein.

Si toutefois il semble nécessaire de faire boire le bébé, l'alimentation au doigt est un bon moyen de l'éveiller s'il est somnolent et cela permet d'éviter le biberon. Habituellement, le nourrisson commencera à téter si quelque chose est mis dans sa bouche, même s'il est assez endormi. De plus, s'il reçoit du liquide, il s'éveillera la plupart du temps et sera prêt à téter. Il n'est pas nécessaire de l'alimenter au doigt longtemps – juste une minute ou deux, jusqu'à ce que le bébé s'éveille. Dans une telle situation, il n'est pas nécessaire d'utiliser de la préparation commerciale pour nourrissons. Dans la mesure du possible, le liquide utilisé devrait être du lait maternel ou du colostrum exprimé. L'expression du lait maternel devrait débuter dès que l'on a jugé nécessaire de nourrir le bébé, quelle qu'en soit la raison. Même quelques gouttes de colostrum valent la peine d'être données au bébé et peuvent être mélangées à un peu d'eau sucrée si la quantité est minime. (Vous aurez besoin d'une certaine quantité de liquide afin que cela passe dans le petit tube de gavage.) Dans la situation où le lait maternel ne peut pas être exprimé facilement, l'eau sucrée fera l'affaire. Vous devez essayer de tenir le bébé éveillé et faire en sorte qu'il s'alimente ; pas nécessairement de lui donner une grande quantité de calories.

Ne soyez pas découragée si vous n'êtes pas capable d'exprimer beaucoup de lait. Souvenez-vous qu'au cours des premiers jours, un grand nombre de femmes peuvent exprimer plus de colostrum manuellement qu'elles ne peuvent le faire avec le meilleur des tire-lait. N'oubliez pas que le fait de ne pas être capable d'exprimer de lait maternel n'a rien à voir avec votre production lactée actuelle ou future !

Donc le colostrum est préférable parce qu'il contient des anticorps et des globules blancs. L'eau sucrée est préférable au lait industriel pour certaines raisons. Une de celles-ci est que donner du lait industriel suggère à la mère que c'est bon et nécessaire. Et que cela sauvera son enfant « affamé »... Il est également possible qu'un seul repas de préparation commerciale à un si jeune âge puisse déclencher une série d'événements qui pourrait conduire plus tard au développement du diabète, d'allergies ou autres problèmes.

Si le lait industriel est nécessaire, c'est bien, et nous le donnons. Mais cela est rarement le cas au cours des 24 premières heures de vie, même 48 heures.

Certains bébés ne s'éveillent pas lorsqu'ils sont alimentés au doigt, mais s'ils tètent, ils ont au moins reçu du liquide et absorbé des calories. Ils seront probablement plus éveillés par la suite. Avec le temps, certains nourrissons privés de liquide commenceront à être de plus en plus endormis au lieu d'être irritables. C'est le danger lorsque les bébés font semblant de prendre le sein et qu'ils retournent à la maison. Ils semblent boire au sein, mais ce n'est pas le cas et la mère peut croire que la somnolence accrue de son enfant signifie qu'il est satisfait et gorgé de lait. Ce n'est pas le cas. Il est très important pour la mère d'être capable de savoir si son enfant reçoit du lait du sein.

La grande pression pour commencer à nourrir le bébé vient essentiellement du fait que les nouvelles mères et leurs nourrissons sortent souvent de l'hôpital au bout de 24 à 48 heures au Canada après un accouchement dit normal. Je trouve cela tout à fait compréhensible. Il est difficile pour le personnel et pour les nouveaux parents de voir un bébé de 24 heures de vie, qui n'a jamais tété depuis sa naissance, rentrer à la maison. Étant donné le manque de ressources dans plusieurs communautés pour offrir un suivi aux nouvelles mamans et leurs bébés, le problème est non seulement complexe, mais il est potentiellement sérieux pour la santé de l'enfant.

Dès que le bébé est éveillé et intéressé à téter, l'alimentation au doigt devrait être cessée et il devrait être mis au sein (en utilisant la meilleure position et prise du sein possibles). Il le prendra peut-être. Dans ce cas, tant mieux. S'il ne prend pas le sein, l'y contraindre n'aidera en rien. Il pourrait céder, ou au contraire piquer une crise. Vous désirez que la tétée soit un moment calme et agréable. S'il se fâche, réconfortez-le et calmez-le avant de lui offrir le sein à nouveau.

Il sera parfois utile d'employer un D.A.A. (Dispositif d'Aide à l'Allaitement) afin d'aider le bébé à prendre le sein et à y rester. Encore une fois, le lait maternel exprimé est le meilleur supplément à utiliser, suivi par le lait maternel d'une banque de lait[3], suivi du lait maternel ou colostrum dilué dans de l'eau sucrée, suivi de l'eau sucrée – du moins pendant les 24 premières heures de vie. Cela demande de l'aide et une certaine habileté puisque le tube doit être tenu contre le sein de la mère lorsque le bébé y tète. Lorsque le bébé fera quelques mouvements de succion, il obtiendra quelque chose et il restera au sein. Cette technique, comme les autres qui visent à faire prendre le sein à un bébé réticent, sera exposée plus loin lorsque nous parlerons de la mise au sein du bébé plus âgé.

Le bébé peut recevoir tout le liquide et les calories dont il a besoin (si la mère utilise du colostrum) en étant alimenté au doigt, et ce pour 24 à 48 heures. L'alimentation au doigt peut prendre du temps, mais au cours des premiers jours de vie, les bébés n'ont pas besoin d'une grande quantité de liquide et de calories. Voilà pourquoi ce moyen est adéquat.

24 À 72 HEURES APRÈS LA NAISSANCE

Une bonne partie des bébés qui ne prennent pas le sein au cours des 24 premières heures le feront au cours de la 2e ou 3e journée de vie, habituellement parce que le flot de lait augmente. Encore une fois, une bonne position d'allaitement, la meilleure prise du sein possible et faire en sorte que le bébé reçoive du lait sont autant de facteurs qui l'encourageront à prendre le sein.

Comme au cours des 24 premières heures, s'il y a urgence à faire prendre le sein au bébé, les mêmes techniques peuvent être utilisées : une bonne position d'allaitement et une prise du sein adéquate, le Dispositif d'Aide à l'Allaitement (D.A.A) et l'alimentation au doigt.

APRÈS 72 HEURES

Lorsque le bébé est âgé de plus de 3 jours, ses besoins caloriques augmentent de façon importante. Si la mère est capable d'exprimer son propre lait pour suffire aux besoins de son enfant, c'est excellent. Dans certains cas, du lait humain d'un lactarium (banque de lait) sera disponible. Par contre, si la mère n'est pas encore capable d'exprimer assez de lait pour répondre aux besoins de son nourrisson, il peut être nécessaire d'ajouter de la préparation commerciale pour nourrissons. Le « 72 heures » après la naissance n'est pas une règle absolue « coulée dans le bronze », mais la plupart des enfants seront satisfaits par un peu de lait exprimé et un peu

3. Aussi appelée « lactarium ».

d'eau sucrée au cours des 2-3 premiers jours de vie. Cependant, des quantités importantes d'eau sucrée pendant plus de deux ou trois jours ne sont pas bonnes pour le bébé. C'est pour cette raison que l'expression du lait maternel doit commencer rapidement afin que la mère établisse une bonne production lactée, et pour que le colostrum soit ainsi disponible pour nourrir le bébé. Le colostrum n'assure pas seulement l'alimentation et l'immunité de l'enfant ; il l'aide également à évacuer le méconium, réduisant de beaucoup le risque de développer une jaunisse.

L'enfant a trois jours et il ne prend pas encore le sein ? Premièrement, ne désespérez pas ! Poursuivez vos efforts. Les bébés changent, se développent et apprennent. Les tissus mammaires se modifient aussi et deviennent plus souples ; les mamelons s'allongent et ressortent plus. Bien que certains experts de la lactation puissent recommander l'utilisation d'une téterelle (bout de sein en silicone) à cette étape, je crois fortement que cela n'est pas la bonne manière de procéder. Une téterelle ressemble à une tétine de biberon, mais elle est habituellement faite d'un matériau plus mince. Lorsqu'elle est employée, la mère met la téterelle par-dessus son mamelon et installe ensuite son bébé au sein.

Si les autres solutions ne fonctionnent pas, la téterelle peut être utilisée plus tard, mais pas à ce moment-là. Je trouve qu'utiliser une téterelle au cours de la première semaine de vie du bébé est une manière de dire « Je ne sais pas ce que je pourrais faire d'autre ». Vous et votre bébé ne vous accordez pas suffisamment de temps…

Quelques principes

1) Un bébé prendra habituellement le sein s'il obtient ce qu'il veut. Et qu'est-ce qu'il veut ? DU LAIT ! C'est la raison pour laquelle il est si important que l'enfant prenne le sein avec sa lèvre inférieure positionnée le plus loin possible du mamelon. D'un autre sens, cela veut aussi dire que la première partie de son visage à toucher le sein est le menton. Lorsque l'enfant prend le sein de cette manière, ses gencives passent sous les canaux lactifères et lorsqu'il commencera à téter, il recevra du lait. La mère devrait aider son enfant à recevoir du lait en comprimant son sein lorsqu'il commence la tétée. Ainsi, il recevra du lait dès qu'il mettra sa bouche contre le sein. Certaines mères expriment un peu de lait juste avant la tétée afin qu'il y en ait une goutte ou deux sur le mamelon. Cela encourage parfois leur nourrisson à téter.

2) La plupart du temps, un bébé fâché ne prendra pas le sein, qu'il ait faim ou pas. Les mères croient parfois que si le bébé a très faim, il est plus probable qu'il prenne le sein. Ceci est presque toujours faux ! Plus il a faim, plus il est irritable, moins il est probable qu'il tète. Lorsque le bébé a très faim, il est également faux de croire qu'il acceptera de prendre son

sein moins «favori». Si l'enfant semble préférer un sein à l'autre, essayez d'abord avec le sein plus «facile», pas celui où la tétée est plus laborieuse. Lorsque l'enfant n'a pas de préférence mais qu'il semble y avoir plus de lait dans un sein plutôt que dans l'autre, débutez la tétée avec le sein qui semble plus gorgé de lait.

3) Si vous mettez l'enfant au sein et qu'il ne s'y attache pas, il est préférable de l'éloigner du sein et de tout recommencer depuis le début. Si vous le tenez contre le sein en souhaitant qu'il le prenne, il est très probable qu'il deviendra fâché ou sans tonus. Ceci ne l'aidera pas à prendre le sein... Il est préférable de retirer l'enfant du sein et d'essayer à nouveau, même si vous avez à le faire 6 ou 7 fois d'affilée plutôt que de le garder au sein. (Cela est différent de *«recommencer quand la mère a les mamelons douloureux pour "améliorer» la prise du sein"*, ce qui ne fait bien souvent qu'aggraver les choses et la douleur...)

   Comment savoir si le bébé n'est pas attaché au sein? Un enfant qui ne tète pas n'est pas attaché au sein, même s'il a le sein bien en bouche, ou bien il laisse échapper le sein. Si vous n'êtes pas certaine s'il prend le sein ou pas, si le bébé ne tète pas, il est préférable de l'enlever et de recommencer. S'il fait des mouvements de succion, comprimez le sein afin de lui fournir un certain flot de lait, il commencera peut-être à avaler. S'il avale, c'est bien!

4) Vous et votre enfant avez besoin de beaucoup de contact peau à peau. Même si vous ne pouvez pas mettre le bébé au sein immédiatement, le contact peau à peau aidera. Prenez l'enfant au lit avec vous. Il ne devrait porter que sa couche et vous devriez être torse nu. Ce contact rapproché pourra encourager le bébé à prendre le sein.

UN PEU PLUS D'INFO SUR LA PRISE DU SEIN

Si l'enfant ne boit pas au sein au cours des 3 ou 4 premières journées de vie, il est important que vous obteniez l'aide d'une personne expérimentée. Avec le soutien d'une personne qualifiée, bien souvent le bébé prendra le sein correctement. Et parfois l'enfant prendra le sein d'un seul coup et il n'y aura pas de retour en arrière! Il l'a et voilà tout! Il devient une superstar de la tétée au sein! Bien entendu, ce n'est pas toujours aussi facile mais cela arrive assez souvent et ça vaut le coup d'essayer. J'encourage les mères à trouver de l'aide avant que le bébé ait 4 jours de vie car plus rapidement l'enfant prend le sein, plus il est probable qu'il continuera à le prendre. J'ai vu un trop grand nombre de mères avec des bébés de 3 semaines qui ne prenaient pas le sein correctement. C'est une attente beaucoup trop longue avant de demander de l'aide...

Si l'enfant ne veut pas prendre le sein, il n'y a pas lieu de lutter pendant 30 minutes ou plus. Après quelques minutes, faites une pause. Essayez l'autre sein – il se peut qu'il ne prenne. Par contre, s'il ne le prend pas rapidement, utilisez l'alimentation au doigt.

Dans cette situation, voici les raisons pour employer l'alimentation au doigt :

- Calmer le bébé. Comme il a été dit précédemment, un enfant fâché et irrité ne prendra probablement pas le sein.
- Faire téter le bébé comme il le ferait au sein. L'alimentation au doigt doit être faite correctement pour que ce soit le cas. C'est pour cette raison que vous avez besoin de l'aide d'une personne expérimentée et compétente.

Lorsque le nourrisson boit au doigt correctement, vous devez sentir sa langue s'enrouler autour de votre doigt, avec un mouvement qui le tire vers l'arrière. Lorsque le bébé a tété ainsi pendant une minute ou deux, essayez de le mettre au sein à nouveau.

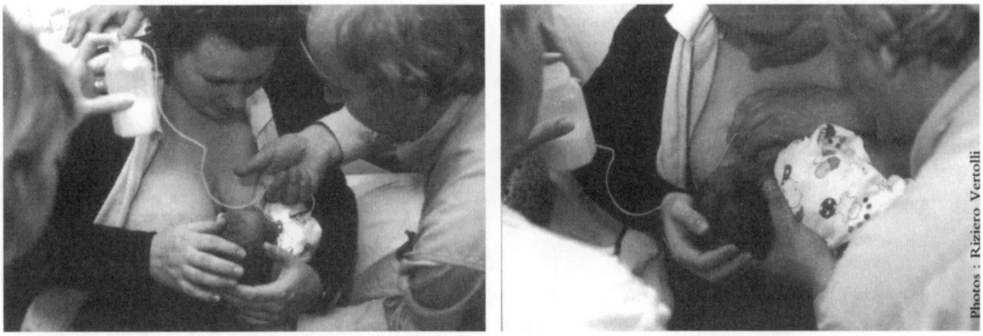

L'alimentation au doigt est employée pour calmer le bébé avant d'essayer de le mettre au sein. Une mise au sein a ensuite été tentée avec un Dispositif d'Aide à l'Allaitement (D.A.A.) afin qu'il obtienne un bon flot de lait dès qu'il a commencé à téter.

Bien entendu, si vous êtes lasse d'essayer ou frustrée, nourrissez-le plus longtemps avec l'alimentation au doigt, jusqu'à ce que vous vous sentiez prête à réessayer.

Si l'enfant n'a pas pris le sein au cours de la tétée, vous pouvez terminer en employant l'alimentation au doigt ou à la tasse. Le principal inconvénient de l'alimentation au doigt est que c'est long. Et comme pour toutes les méthodes alternatives, le bébé peut commencer à trop aimer cela... Les risques sont moins grands qu'avec le biberon puisque que cela est lent, les mouvements de succion que le bébé doit faire sont différents, mais certains bébés deviennent « dépendants du doigt ».

Si vous avez de l'aide, il sera parfois plus facile de faire prendre le sein au bébé lorsque le D.A.A.[4] (qui est donc le même tube et le contenant de lait utilisé

4. Dispositif d'Aide à l'Allaitement.

pendant l'alimentation au doigt) est installé le long du sein avec l'extrémité qui arrive juste au bout du mamelon. Puisque vous venez tout juste de l'alimenter au doigt, le tube sera probablement plein de lait. Le bébé obtiendra un flot de lait plus rapide du tube lorsqu'il essayera de téter et restera probablement au sein pour téter. Il ne doit pas y avoir de différence dans la manière dont le bébé est positionné ou déplacé vers le sein lorsque le dispositif d'aide à l'allaitement est utilisé. En ce qui concerne le bébé, ceci est tout simplement un sein qui offre un flot de lait plus soutenu qu'auparavant... !

Il sera parfois plus facile de faire prendre le sein au bébé lorsque vous êtes allongés, côte à côte. Comment cela est-il possible puisque la plupart des mères trouvent les tétées en position allongée plus difficiles au début ? Je ne suis pas certain, mais si cela fonctionne, tant mieux.

J'ai vu une vidéo australienne qui montre un bébé d'une semaine, prenant le sein adéquatement pour la première fois pendant qu'il est dans la baignoire avec sa mère. L'enfant était couché sur sa mère, en contact peau à peau, les deux étant immergés dans l'eau chaude. À un moment, le bébé a pris le sein de lui-même. D'autres ont également réussi avec cette méthode.

Cependant, ne vous épuisez pas à essayer toutes les alternatives l'une après l'autre. Faites ce que vous pouvez et ne vous découragez pas.

> *« "Je vais allaiter cette enfant, lui donner des forces et la voir grandir." La première fois que l'enfant trouva le sein de sa mère et téta goulûment, le sourcil froncé par l'effort et la concentration, Scarlett la contempla avec un sourire de triomphe. »*
>
> *Alexandra Ripley, **« Scarlett »***

LES TÉTINES ARTIFICIELLES

Si possible à cette étape-ci, évitez d'utiliser des biberons et des sucettes. Il est assez facile d'utiliser une petite tasse, un gobelet pour nourrir un très jeune ou petit bébé, mais comme pour beaucoup de compétences dans la vie, il est nécessaire d'apprendre comment s'en servir. Les bébés apprendront très facilement avec un peu d'enseignement. Les professionnels de la santé ne savent pas tous qu'un nouveau-né peut être nourri à la tasse ou au gobelet ; ils ne peuvent donc pas vous enseigner comment faire. Si vous devez utiliser un biberon malgré tout, faites-le, mais essayez de l'employer le moins souvent possible. Il est plus important de maintenir votre production lactée que d'éviter un biberon.

Si le bébé ne prend toujours pas le sein

Il arrive un moment où il devient plus important de maintenir la production lactée que d'éviter le biberon... Pour certaines mères, ce moment arrive quelques jours après la naissance. Pour d'autres, l'alimentation au doigt n'est pas un problème et les parents peuvent poursuivre pendant des semaines. Le principal inconvénient est que l'alimentation au doigt est plus lente, bien que certains bébés tètent aussi rapidement qu'au biberon. Néanmoins, même lorsque l'alimentation au doigt n'est pas un fardeau pour les nouveaux parents, il vient un temps où l'on dit : « Nous avons essayé suffisamment longtemps, essayons quelque chose de nouveau. »

Dans ma pratique, lorsque le bébé a environ deux semaines, je trouve que cela vaut la peine de changer d'approche si les techniques ci-dessus n'ont pas fonctionné. Il n'y a aucun calendrier à suivre à ce niveau et si l'enfant est sur le point de prendre le sein, il n'est même pas recommandé d'envisager une alternative. Toutefois, je suggère généralement à la mère d'exprimer son lait et de le donner au biberon, ou bien d'utiliser une téterelle. La téterelle n'est pas toujours la solution puisque qu'elle n'est pas nécessairement facile à utiliser, mais si cela fonctionne, ce sera plus facile pour la mère que d'exprimer son lait et de le donner au biberon.

N'oubliez pas : lorsque la mère a une production lactée abondante, le bébé finira presque toujours par prendre le sein lorsqu'il sera âgé de quatre à huit semaines. Il y a des exceptions, mais la plupart le feront. Soyez patiente. C'est difficile, mais vous serez récompensée de vos efforts. Prenez un jour à la fois…

La plupart du temps, je revois à nouveau la mère une semaine après qu'elle a commencé à utiliser la téterelle ou le biberon, et j'essaye de nouveau. Le bébé commence souvent à prendre le sein. En effet, il semble qu'autour de la deuxième ou troisième semaine, tous les changements que nous essayons d'apporter semblent faire une différence. C'est comme si l'enfant pensait « Ah !, il y a plus d'une manière d'obtenir cette substance… ! ».

Si la mère a essayé une autre approche (par exemple elle arrive à mon cabinet de consultation en nourrissant au biberon son enfant âgé de deux semaines), je lui demande d'essayer l'alimentation au doigt. Puis nous mettons l'enfant au sein. C'est très satisfaisant de voir autant de bébés prendre le sein après quelques jours d'alimentation au doigt (pratiquée juste avant la tétée) et parfois même après une seule séance.

Maintenir votre production lactée

Ceci est essentiel. Comme il a été dit à de nombreuses reprises auparavant, avec une production lactée abondante qui s'offre à lui, le bébé finira presque toujours par prendre le sein, quelle que soit la manière dont il est nourri.

Si votre production lactée n'est pas abondante, bien entendu, ce sera plus difficile. Mais la plupart des enfants prendront le sein si la mère bénéficie d'une aide adéquate. Même si vous pensez devoir offrir des suppléments de lait industriel pour bébé au début, lorsque le bébé prendra le sein, vous remarquerez probablement que votre production lactée augmente en réponse à la succion du bébé. Prochainement, vous n'aurez plus besoin de donner des suppléments.

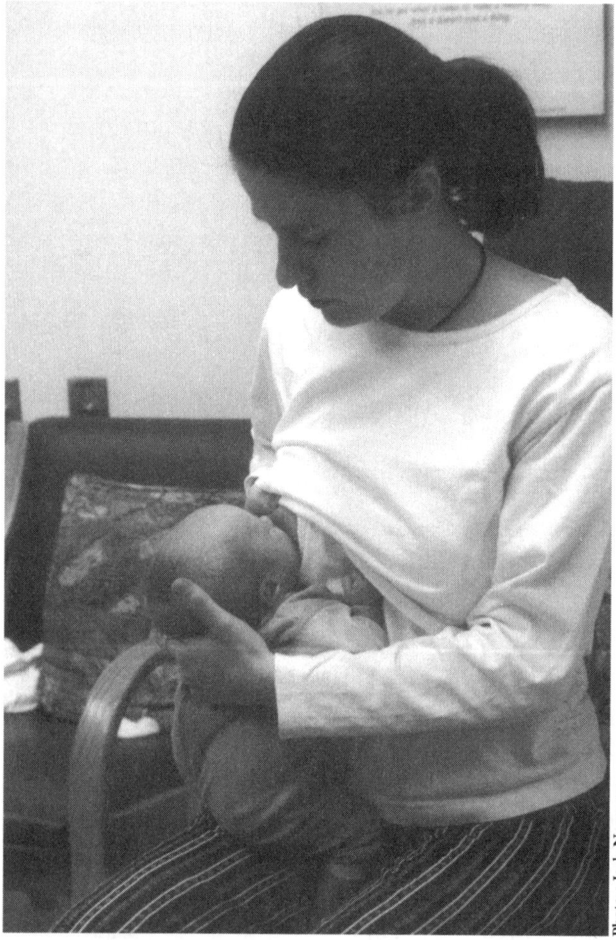

Ce bébé ne voulait pas prendre le sein jusqu'à ce que la mère essaye cette position. Pourquoi est-ce que cela a fonctionné ? Je ne sais pas. Jusque là, rien de ce que l'on avait essayé fonctionnait. Après avoir commencé à boire au sein de cette manière, il a accepté de téter dans les positions plus usuelles.

.Si l'enfant ne prend pas le sein, même si la mère a une production lactée abondante, je suggère parfois le fenugrec et le chardon bénit, parfois la dompéridone, dans le but d'augmenter sa production et le flot de lait. Plus le flot de lait est important, plus il est probable que l'enfant prendra le sein et qu'il y restera.

Si le bébé ne prend jamais le sein

Ceci est vraiment fâcheux... Mais *votre lait* dans le biberon est meilleur qu'une préparation commerciale pour nourrisson dans un biberon.

Il est également possible de poursuivre l'allaitement au sein avec une téterelle si cela fonctionne, et je me suis rendu compte que certaines mères en ont utilisé une pendant quelques mois sans problème. Ce n'est pas la meilleure solution, mais c'est préférable à exprimer le lait pour le donner au biberon car cela prend moins de temps. En fait, si vous avez essayé la téterelle auparavant et que cela n'a pas fonctionné, vous pourriez l'essayer à nouveau ; il se peut que votre enfant l'accepte à ce moment-là.

Et ne dites jamais le mot «jamais»... Je connais des mères dont les bébés n'ont pas pris le sein pendant 4 mois ou même plus, et qui ont fini par l'accepter, notamment un nourrisson qui a pris le sein pour la première fois alors qu'il avait neuf mois ! J'ai même reçu un courriel d'une mère qui exprimait son lait pour le donner au biberon, et lorsque l'enfant a eu 26 mois, il a pris le sein et a commencé à téter ! Peut-être qu'un plus grand nombre de bébés commenceraient à téter si leurs mères entretenaient leur production lactée.

Continuez d'offrir le sein au bébé, particulièrement lorsqu'il n'est pas affamé et qu'il est calme. Gardez-le près de vous, en contact peau à peau aussi souvent que vous le pouvez. Dormez avec votre enfant à vos côtés, en laissant vos seins accessibles. On ne sait pas, mais il pourrait prendre le sein pendant la nuit.

Finalement, si votre premier-né n'a pas pris le sein, ne supposez pas que ce qui s'est passé avec lui se reproduira avec votre deuxième bébé. Les seins changent, non seulement pendant la période qui suit immédiatement la naissance, mais aussi au cours des années et au fil des autres grossesses. Les différentes causes qui engendrent cette difficulté avec votre premier bébé pourront ne pas se représenter lors de vos autres allaitements. Si vous avez eu de la difficulté à faire prendre le sein à votre premier-né, recueillez de l'information avant la naissance du second. Donnez naissance à votre enfant dans un endroit où l'expérience du personnel face aux mères allaitantes est reconnue et où l'on vous soutiendra face à votre désir d'allaiter. Si votre enfant ne semble pas bien prendre le sein à ce moment-là, demandez rapidement l'aide d'un spécialiste de la lactation expérimenté.

La grève de la tétée

Certaines mères et leurs bébés traversent parfois un moment difficile qui consiste en une «grève de la tétée» – nous n'avons pas trouvé de meilleure expression pour décrire ce phénomène. Il s'agit d'un bébé qui a relativement bien tété jusqu'alors, puis qui, tout d'un coup, cesse de prendre le sein. Bien qu'il semble vraiment affamé, l'enfant pleure, hurle et repousse le sein si la mère essaye de le faire téter. Généralement, plus la mère essaye, plus l'enfant devient irrité. La «grève de la tétée» survient généralement lorsque le bébé a environ 3 mois, ainsi que vers 8 mois, bien que cela puisse varier. Ce n'est pas une difficulté qui survient fréquemment, mais c'est une des plus pénibles pour la mère et son bébé, comme pour le reste de la famille...

La grève de la tétée peut survenir soudainement sans crier gare ou bien s'aggraver graduellement en quelques jours. La situation la plus typique est que le bébé ne refuse pas toujours de téter. Il peut prendre le sein lorsqu'il est somnolent, qu'il commence à s'endormir ou bien s'éveiller, et il peut téter très bien la nuit.

Toutefois, pendant la journée, il est très alerte et a visiblement faim mais il lutte obstinément contre le sein ! Certains bébés préfèrent téter leurs mains et ne pas boire. Une forte majorité de ces enfants tètent suffisamment pendant la nuit ou lorsqu'ils sont endormis et continuent à prendre du poids. Peut-être qu'ils ne prendront pas de poids aussi rapidement qu'auparavant, mais le gain de poids demeurera adéquat ou sera même un peu mieux. Dans la plupart des cas, ces bébés sont de ceux qui ont gagné du poids rapidement dès la naissance ; le ralentissement du gain de poids peut simplement être différent de ce à quoi la mère est habituée mais peut demeurer satisfaisant. Certains nourrissons observés, qui avaient ce problème, ont gagné du poids en tétant seulement 3 ou 4 fois par période de 24 heures.

La grève de la tétée peut être de courte durée ou se poursuivre pendant quelques semaines. La majorité des cas *ne durent pas* des semaines, mais s'améliorent peu à peu au bout de quelques jours ou 1 à 2 semaines. Certaines grèves de la tétée cessent aussi rapidement qu'elles ont commencé !

Ce problème semble être en lien avec une production lactée surabondante. Je crois que le bébé n'a probablement pas une bonne prise du sein dès le départ, mais comme je rencontre rarement ces mères et bébés avant que la grève de la tétée commence, je fais de simples hypothèses. Bon nombre de mères disent qu'elles ont des problèmes de « réflexe d'éjection puissant » (voir chapitre 9, « Les coliques »). Le bébé tétait au sein, mais lorsque le réflexe se produisait, il s'étouffait, toussait, en se retirant parfois du sein, pleurant parce qu'il recevait le lait trop rapidement. Ce problème de réflexe d'éjection puissant semblait se résorber au bout de quelques semaines, et puis *vlan !*, bébé fait la grève…

Cette grève de la tétée n'est pas causée par une otite ou du muguet dans sa bouche – le muguet incommode rarement les bébés.

La grève de la tétée ne doit pas être confondue avec la diminution de sécrétion lactée vécue par certaines mères environ 3 mois après la naissance. Dans certains cas, le déclin de la production de lait est causé par un contraceptif oral. Dans d'autres cas, il n'y a pas de raison évidente. Dans ce cas-ci, le bébé voulait prendre le sein mais il est rapidement devenu frustré et a commencé à tirer sur le sein. En d'autres mots, le bébé va au sein, souhaite téter de manière évidente, mais lâche le sein et pleure parce qu'il ne reçoit pas le lait adéquatement. Cependant, prenez note qu'il arrive parfois qu'un bébé « gréviste » prenne le sein mais pour de très courtes périodes – juste assez pour atténuer sa faim – puis cesse la tétée. Il peut être difficile de distinguer ce comportement de celui du bébé qui repousse le sein parce que le lait ne coule pas. Ceci est une autre raison pour apprendre à distinguer si le bébé avale du lait (succion de type « bouche grande ouverte – pause – compression bouche fermée », qui indique que votre enfant reçoit du lait). Si l'enfant se retire du sein alors qu'il était en train de « tétouiller » (succion superficielle ouvre-ferme-ouvre-ferme), c'est parce qu'il est frustré, pas parce qu'il fait une grève de la tétée.

Pour quelles raisons votre production lactée pourrait-elle diminuer ?

1. Vous avez commencé à prendre un contraceptif oral. Si c'est le cas, l'idéal est de cesser de le prendre.
2. Vous êtes enceinte.
3. Vous avez essayé d'espacer les tétées ou bien vous avez « entraîné » au bébé à dormir la nuit. Si c'est le cas, il vaut mieux allaiter le bébé lorsqu'il a faim ou lorsqu'il tète ses mains.
4. Vous utilisez des biberons plus qu'occasionnellement. Même lorsque la production lactée est bien établie, donner fréquemment des biberons inculque au bébé une prise inadéquate alors qu'il s'attend à un flot de lait rapide. En recevant un débit plus lent, le bébé peut laisser le sein tout en diminuant le temps qu'il y passe, ce qui fera ensuite diminuer la production lactée…
5. Vous allaitez avec un sein seulement à chaque tétée. Cela pouvait suffire auparavant, alors que là ce n'est plus le cas. Offrez le 1er sein à volonté, et si votre enfant veut encore téter, offrez l'autre sein.
6. Occasionnellement, un choc émotionnel peut faire diminuer la production lactée.
7. Une maladie ou une infection, particulièrement lorsqu'elle est associée à de la fièvre, peut parfois faire diminuer la production lactée. Cela peut être le cas lors d'une mastite par exemple. Cependant, par chance, cela ne survient habituellement pas lors d'une maladie.
8. Vous en faites trop ? Souvenez-vous : vous n'avez pas à être une « superwoman ». Laissez tomber les corvées ménagères… Dormez lorsque votre enfant dort. Laissez le bébé téter pendant que vous dormez.
9. Certains médicaments peuvent faire diminuer la production de lait. Les médicaments à surveiller sont notamment des antihistaminiques (par exemple Benadryl® – diphenhydramine), la pseudoéphédrine (comme Sudafed®) les contraceptifs oraux, et peut-être les diurétiques (des médicaments prescrits pour accroître l'excrétion d'urine).
10. Une combinaison de différents facteurs mentionnés ci-dessus.
11. La production lactée peut parfois diminuer sans raison apparente, notamment lorsque le bébé a environ 3 mois.

Il y a une autre raison. Celle-ci nécessite un peu plus d'explications. Au cours des premières semaines de vie, les bébés ont tendance à s'endormir pendant la tétée au sein, alors que le flot de lait ralentit (ce ralentissement survient plus rapidement au cours de la tétée si la prise du sein n'est pas adéquate). Le bébé tète, dort, puis tète, sans avaler de grandes quantités de lait à ce moment-là. Par contre, la mère peut avoir un réflexe d'éjection de temps en temps et l'enfant boira plus à ce moment. Lorsque la mère a une forte production lactée, l'enfant prendra du poids, bien qu'il puisse passer de longs moments au sein malgré le fait que la mère produit beaucoup de lait. Cependant, lorsque les nourrissons atteignent l'âge de 6-8 semaines, parfois avant, certains commencent à lâcher le sein lorsque le flot de lait ralentit, quelques minutes seulement après le début de la tétée (ou certains s'endormiront au sein). Il est probable que la mère le mettra à l'autre sein à ce moment-là, mais l'enfant répétera le scénario… Il aura peut-être faim, mais il pourra refuser le sein et téter son poing. En ne restant pas au sein, il ne recevra pas ces réflexes d'éjection supplémentaires qui lui auraient procuré quelques gorgées de lait supplémentaires… Donc l'enfant boit moins et la production lactée diminue parce qu'il boit moins, puis le flot de lait diminue d'intensité plus rapidement pendant la tétée car il y a moins de lait… et vous voyez ce qui peut se passer ? Cela ne se produit pas toujours de cette manière ; de nombreux enfants peuvent gagner du poids même s'ils ne passent que peu de temps au sein. D'un autre côté, le bébé peut lâcher le sein et téter son poing parce qu'il a encore un besoin de succion à satisfaire.

Pour prévenir cette situation, faites en sorte que le bébé ait une bonne prise du sein dès le départ. Beaucoup de mères se font dire que la prise est correcte alors que ce n'est pas le cas… Une meilleure prise du sein peut aider, parfois même après un certain temps. L'usage de la compression du sein fera souvent en sorte que le bébé boira (voir le protocole présenté au chapitre 5 « Insuffisance de lait »). La dompéridone fera parfois augmenter la production lactée de manière considérable. Cependant, n'en prenez pas si vous êtes enceinte.

POURQUOI UNE GRÈVE DE LA TÉTÉE SE PRODUIT-ELLE ?

Aucune idée ! Je n'ai jamais entendu une explication convaincante. Et je n'ai jamais proposé une hypothèse qui aurait pu se rapprocher selon moi d'une explication valable.

Certains nourrissons feront une grève de la tétée qui pourra être reliée à un événement précis. Par exemple, une mère avait un petit garçon de dix mois qui tétait très bien. Il était en pleine poussée dentaire et au cours d'une tétée, il l'a mordue assez fort, la prenant par surprise. Elle a crié assez fort, l'a retiré du sein, et il a commencé à pleurer. La réaction soudaine de la mère l'avait manifestement vexé et lorsqu'elle a essayé de le faire téter un peu plus tard, il a refusé en se mettant à pleurer. Il s'agissait d'une grève de la tétée complète, il ne voulait plus téter du tout. Mais après trois jours, elle arrivait à le faire boire pendant qu'il dormait, puis il a aussitôt recommencé à téter comme auparavant.

QUE FAIRE ?

N'oubliez pas qu'une grève de la tétée s'améliorera généralement de façon spontanée. Souvenez-vous aussi que si le nourrisson tète bien, ne serait-ce que trois ou quatre fois par période de vingt-quatre heures, il boira probablement assez de lait pour demeurer en bonne santé. Six couches bien mouillées par période de vingt-quatre heures indiquent que l'enfant n'est pas en train de se déshydrater. Les couches n'ont pas à être trempées pour prouver que le bébé conserve une bonne hydratation, bien que si elles ne le sont pas, il peut ne pas recevoir assez de lait pour gagner du poids correctement. Toutefois, si le bébé devient anormalement somnolent, vous devriez rechercher de l'aide afin de vous assurer qu'il se porte bien.

Il est inutile de forcer un enfant à prendre le sein s'il ne le désire pas. N'essayez pas. Le bébé se fâchera encore plus et il y a des risques que vous ne puissiez pas le mettre au sein de toute façon. Laissez-le téter son poing si c'est ce qu'il souhaite faire...

Essayez de le faire téter lorsqu'il est somnolent. Cela fonctionne souvent. S'il boit au sein, c'est excellent. S'il commence à « tétouiller » (succion superficielle), faites une douce compression du sein afin de favoriser l'écoulement du lait.

La nuit, couchez le bébé dans le lit avec vous, en le mettant en couche et en vous laissant le haut du corps dévêtu. Le contact peau à peau peut l'encourager à prendre le sein. N'essayez pas de passer la nuit sans le faire téter.

Le bébé acceptera parfois le sein si vous le tenez dans vos bras en vous promenant, en position d'allaitement et si vous lui offrez le sein au moment où il commence à somnoler un peu. Si vous utilisez une sucette, laissez-le téter la sucette jusqu'à ce qu'il soit calme et un peu somnolent, puis essayez de le faire téter.

Ce n'est pas le moment de commencer à utiliser le biberon ou de poursuivre son utilisation. Votre enfant recevra probablement assez de lait grâce à l'allaitement uniquement, même s'il semble boire peu de lait. Si vous êtes vraiment inquiète face à ce qu'il absorbe, donnez-lui votre lait exprimé avec une cuillère, un compte-gouttes ou une petite tasse.

Cela peut être éprouvant pour tout le monde. N'oubliez pas que, malgré tout, il y a une lumière au bout du tunnel. Bientôt, votre enfant recommencera à boire au sein.

S'il s'agit d'un bébé de 8 mois qui fait une grève de la tétée, l'approche sera similaire. Il y a plus de marge de manœuvre parce que la plupart des nourrissons de 8 mois mangent d'autres aliments. Le lait maternel peut être mélangé avec ces aliments même si l'enfant refuse de boire le lait directement au sein. Les grèves de la tétée qui surviennent à cet âge-là ne durent généralement pas aussi longtemps que lorsque le bébé a 3 mois.

ANECDOTES DE MÈRES

Anne

Anne a amené son fils Samuel à mon cabinet de consultation pour l'allaitement alors qu'il était âgé de 9 jours. Il ne prenait pas du tout le sein. Samuel était né après une grossesse sans histoire. Le travail avait commencé quelques jours seulement après la date prévue d'accouchement, et s'était passé sans histoire. Le poids de naissance du bébé était de 3500 g[5]. À la naissance, Samuel respirait bruyamment et il a dû rester à l'unité de soins spécialisés jusqu'à ce que les râles cessent. Il a reçu un traitement antibiotique pendant 2 jours.

Quelques heures après la naissance, Anne avait proposé le sein à Samuel mais il n'avait pas voulu le prendre. On lui a enseigné comment pratiquer l'alimentation au doigt, ce qu'elle a fait en donnant de l'eau glucosée. *[Note : On aurait dû encourager la mère à exprimer son lait aussitôt qu'il a été décidé que l'enfant devait être nourri. Malheureusement, cela n'a pas été suggéré... On aurait pu ajouter n'importe quelle quantité de colostrum à l'eau sucrée, même quelques gouttes auraient été bénéfiques pour le bébé.]*

Lorsque j'ai vu Anne et Samuel la première fois, la mère l'alimentait avec un peu de lait industriel, mais essentiellement de lait maternel exprimé. Le bébé était parfois alimenté au doigt, parfois au biberon. Le bébé pesait 3550 g[6]. *[Note : Le poids semblait satisfaisant, mais on ne peut prendre de décision en se basant uniquement sur le poids. De plus, l'enfant était maintenant pesé sur une balance différente de celle de l'hôpital.]*

Anne avait une forte poitrine, ses mamelons étaient plats et difficiles à agripper. Néanmoins, avec de l'aide, nous avons été capables de faire prendre le sein au bébé en le positionnant correctement au sein et en attendant que sa bouche soit grande ouverte avant de l'avancer vers le sein. Samuel tétait bien et lorsqu'il a cessé de boire, j'ai ajouté le Dispositif d'Aide à l'Allaitement (D.A.A.) ; il a bu ainsi le lait maternel qu'elle avait exprimé, et cela a permis de garder Samuel plus longtemps au sein.

Anne est retournée à la maison avec le plan d'action suivant :

1. Elle « préparerait » Samuel à prendre le sein en l'alimentant au doigt, une ou deux minutes suffiraient. Ensuite, elle essayerait de lui faire prendre le sein en le comprimant afin d'obtenir un jet de lait lorsqu'il s'y attacherait.
2. Si le bébé prend le sein, parfait. S'il prend le sein mais qu'il ne boit pas, elle ferait la compression du sein et/ou utiliserait le Dispositif d'Aide à

5. 7 livres 11 onces.
6. 7 livres 13 onces.

l'Allaitement pour l'encourager à continuer de téter. Je lui ai montré le type de succion à rechercher pour savoir s'il buvait bien.

3. Elle reviendrait me voir au bout d'un jour ou deux s'il ne prenait pas encore le sein

Anne et Samuel sont revenus à mon cabinet le jour suivant. Elle n'arrivait pas à lui faire prendre le sein. *[Note : Cela n'était pas étonnant. Le bébé était capable de prendre le sein lorsque deux mains expérimentées étaient là pour aider la mère. J'avais donné à cette mère et à son bébé beaucoup de nouvelles informations et techniques, cela n'est pas facile à assimiler en une seule séance.]* Au cabinet de consultation, le bébé a encore réussi à prendre le sein, mais nous avons eu besoin du Dispositif d'Aide à l'Allaitement pour l'y maintenir. Lors de cette visite, le bébé pesait 3570 g[7]. Nous avons encouragé Anne à conserver la même approche.

La visite suivante a eu lieu 6 jours plus tard. Samuel pesait 3690 g[8]. Au cours des dernières journées, il avait bien pris le sein gauche et il buvait un peu sur le sein droit. La mère avait commencé à avoir les seins douloureux, ce que nous avons traité avec les mesures habituelles (amélioration de la prise du sein, application de la pommade tout usage pour mamelons).

Au cours des jours qui ont suivi, le bébé a tété au sein droit de mieux en mieux. Lorsque le nourrisson a eu 3 semaines, il buvait très bien au sein. La mère est revenue à mon cabinet pour apprendre à allaiter en position allongée, ce qu'elle n'arrivait pas à faire par elle-même *[Note : Je pense qu'elle venait surtout pour nous montrer son magnifique bébé !]*. Il pesait 4660 g[9] et il était allaité exclusivement !

Lorsque Samuel a eu 10 semaines, la mère l'a ramené au cabinet de consultation. Au cours des journées précédentes, il avait tété de moins en moins bien. Et là, il refusait le sein la plupart du temps. Toutefois, il tétait bien pendant la nuit ; donc, si Anne essayait de lui faire prendre le sein pendant qu'il est somnolent, il téterait également. La situation ressemblait à une grève de la tétée même si cela survenait un peu plus tôt que le moment habituel, qui est autour de 3 mois. *[Note : Les grèves de la tétée ne se produisent pas fréquemment chez les bébés qui ont refusé auparavant, du moins selon mon expérience personnelle.]* Anne a suivi nos recommandations, qui étaient de nourrir le bébé lorsqu'il démontrait qu'il était prêt en ne le forçant pas à prendre le sein, ce qui aurait été inutile.

La grève de la tétée de Samuel a duré quelques jours, puis il a recommencé à boire au sein. Anne a passé par d'autres difficultés, dont une candidose du mamelon et du sein qui a nécessité 5 semaines de traitement au fluconazole, mais elle s'en est finalement débarrassé.

---

7. 7 livres 13,5 onces.
8. 8 livres 2 onces.
9. 10 livres 4 onces.

Elle a allaité Samuel pendant plus de 2 ans, et au moment de l'écriture de la première édition de ce livre, elle allaitait son 2e enfant.

Catherine

Catherine est venue avec son petit Roger à notre cabinet de consultation lorsqu'il avait 37 jours. Il refusait le sein. D'ailleurs, le sein ne lui avait pas été proposé au cours des 2 heures qui avaient suivi sa naissance, même s'il était en bonne santé et que sa mère se sentait bien... ! *[Note : Deux heures, c'est trop. Je ne dis pas qu'il aurait tété au sein immédiatement après la naissance, mais cela aurait pu être le cas. Nous ne le saurons jamais. La plupart des bébés sont prêts et désirent téter au cours des deux premières heures de vie, certains se mettront au sein d'eux-mêmes.]* Lorsque sa mère lui a finalement offert le sein, il a refusé de le prendre. La mère et l'enfant cohabitaient ensemble. Le bébé était alimenté au doigt, avec du lait industriel pour bébés. *[Note : Le personnel de l'hôpital aurait dû encourager Catherine à exprimer son lait dès qu'il est devenu nécessaire d'alimenter le bébé. Même si elle n'avait obtenu que quelques gouttes de colostrum, elles auraient pu être utilisées, dissoutes dans de l'eau sucrée. La mère aurait alors compris que son lait avait une valeur extraordinaire. Au lieu de cela, le message donné était « le lait industriel est très important »... Les préparations commerciales pour nourrissons ne sont pas nécessaires au cours des deux premières journées de vie, sauf circonstances extraordinaires.]*

Catherine était allée à un autre cabinet de consultation pour l'allaitement, et personne n'avait été capable de l'aider à faire prendre le sein au bébé. Elle avait essayé d'utiliser une téterelle, mais cela n'avait pas donné de résultat. *[Note : La téterelle n'est pas toujours facile à utiliser. Cela ne devrait pas être employé, sauf par un professionnel de la lactation qui a l'expérience de son utilisation. La téterelle peut aussi être une aide technique utile, mais malheureusement, comme pour toutes les aides techniques, si elle n'est pas utilisée correctement, elle peut faire plus de tort que de bien. L'utilisation de la téterelle alors que le nourrisson a 2-3 jours de vie est une pratique à éviter selon moi– ce qui n'a pas été le cas ici. Cela ne permet pas à l'allaitement de bien s'installer.]*

Catherine exprimait son lait et en nourrissait Roger presque exclusivement. Mais comme elle avait de la difficulté à en exprimer suffisamment, elle donnait aussi un peu de préparation commerciale. *[Note : Ceci est le parfait exemple que le tire-lait n'arrive pas à exprimer tout le lait produit au même titre que la tétée au sein. Ceci démontre que la quantité de lait exprimé ne reflète pas la production lactée de la mère. Lorsqu'il a pris le sein par la suite, Roger a pu être allaité exclusivement.]*

Lorsque j'ai essayé de mettre Roger au sein, il est devenu furieux. Il n'y avait aucun moyen de lui faire prendre le sein ! Il ne supportait même pas d'être près du sein... Le simple fait de le tenir en position d'allaitement le mettait en colère ! Il n'y avait visiblement rien à faire ce jour-là.

J'ai dit à Catherine de ne pas se décourager puisque de nombreux bébés prennent le sein entre l'âge de 4-6 semaines. *[Note : Ceci n'était pas de bon augure...*

Après tout, le bébé avait presque 6 semaines. Cela aurait été plus astucieux que je dise « entre 4 et 8 semaines de vie »...] Je n'étais pas totalement convaincu car il y avait longtemps que je n'avais pas vu un bébé résister autant à prendre le sein.

Néanmoins, j'ai suggéré à Catherine de lui proposer le sein lorsqu'il était de bonne humeur, en n'essayant pas de le forcer à le prendre.

Peu de temps après, j'ai reçu ce courriel :

« Mon bébé, qui a presque 8 semaines et qui ne prenait pas le sein a FINALEMENT tété pendant une HEURE aujourd'hui ! Puis il a tété à nouveau ET il est à l'aise au sein en tétant et en avalant vigoureusement. C'est formidable de l'avoir au sein après tous ces efforts. Hier, je lui ai dit que, s'il acceptait de prendre le sein, je l'allaiterais jusqu'à l'âge de 2 ou 3 ans. Bien entendu, il ne peut pas comprendre...mais... qui sait ?! C'est si emballant ! Donc, maintenant vous connaissez un bébé âgé de plus de 6 semaines au moment où il a commencé à prendre le sein. » [Note : En fait, j'ai vu quelques bébés âgés de plus de 6 semaines qui ont commencé à téter après des mois sans l'avoir pris, mais ces bébés étaient vraiment des exceptions. Si la production lactée de la mère est adéquate, le bébé prendra habituellement le sein de lui-même entre l'âge de 4 et 8 semaines.]

Le message à retenir ? Entretenez votre production lactée. Travaillez d'arrache-pied, mais soyez douce avec votre bébé. Recherchez une aide adéquate ; il y a de bonnes chances que cela fonctionne !

Chapitre 11

L'allaitement et les médicaments

Mythe : Une femme qui prend des médicaments doit cesser l'allaitement jusqu'à ce que la substance ait disparu de son organisme.

Les faits : Ceci est presque toujours faux. L'allaitement et le lait maternel sont très importants pour la santé de la mère et du bébé. Même si le bébé reçoit un peu du médicament que sa mère prend via le lait maternel, l'allaitement n'est pas plus risqué que le fait de donner de la préparation commerciale pour nourrissons.

De nos jours, malgré tout ce que nous avons appris sur les risques de l'alimentation aux préparations commerciales, beaucoup de médecins disent aux mères qu'elles doivent cesser l'allaitement lorsqu'elles prennent différents médicaments. En fait, il est non seulement inutile pour les mères de cesser l'allaitement, mais cela est indiscutablement plus nuisible que de poursuivre l'allaitement, sauf dans un très faible nombre de cas.

La question n'est pas de savoir si le bébé recevra du médicament que la mère prend. Habituellement, il en recevra un petit peu à travers le lait, bien qu'il y ait des exceptions – certains médicaments ne passent pas du tout dans le lait maternel. La question à se poser est celle-ci : le lait maternel qui contient une infime quantité de médicament est-il plus nocif pour la mère et le bébé que le lait industriel pour bébés ? La réponse est presque toujours « non » ! La préparation commerciale pour nourrissons est presque toujours plus nocive pour la mère et l'enfant que le lait maternel contenant une infime quantité de médicament.

Afin d'explorer davantage cette question, considérons les affirmations des fabricants de lait industriel selon lesquelles leurs produits « se rapprochent le plus possible » du lait maternel. En premier lieu, cette déclaration est trompeuse puisque la panoplie de préparations commerciales ne peuvent pas toutes être « celle qui se rapproche le plus du lait maternel », donc quelqu'un ne dit pas la vérité ! En second lieu, « se rapprochant » ne signifie pas « proche ». Paris est plus près de Bruxelles que Genève, mais cela est loin de vouloir dire que les Parisiens demeurent juste à côté de Bruxelles ! Et puisque nous ne savons pas exactement ce que contient le lait maternel, nous ne savons pas plus à quel point « se rapprocher » signifie « proche » du lait maternel…

Les recherches sérieuses sur la composition du lait maternel sont assez récentes. Le lait humain a été analysé intensivement au cours de la dernière génération seulement, et ce qui est évident c'est qu'il n'existe pas de lait maternel standard. Chaque femme a un lait différent en un sens, un lait « sur mesure » qu'elle produit pour son bébé ; ce n'est pas produit pour un bébé « théorique », ce qui est le cas du lait industriel ! Jetons un œil sur la manière dont la composition du lait maternel varie.

Les variations du lait maternel

D'une femme à l'autre

Ceci ne devrait pas nous étonner. Presque tous nos fluides corporels diffèrent d'une personne à l'autre, et les quantités exactes de n'importe quelle composante individuelle seraient impossibles à définir. Presque toutes les substances qui sont mesurables dans le sang le sont à titre de moyennes, pas comme un chiffre exact. Tout ce qui se trouve dans cette zone est considéré comme « normal ». D'une femme à l'autre, les variations dans la concentration des différents composants n'ont probablement aucun impact sur le développement de l'enfant. Donc… le lait de quelle femme le fabricant de préparation commerciale copierait-il… ?

Variations selon le régime alimentaire de la mère

Encore une fois, ce n'est pas un scoop… Le régime alimentaire influe sur la concentration de différents composants du lait. Par exemple, le lait d'une mère végétarienne présente une concentration différente en acides gras (des éléments constituant la matière grasse) de celui d'une femme qui mange de la viande. Le lait d'une femme qui mange beaucoup de poisson contiendra des acides gras différents de celui des deux mères précédentes. Et les autres aliments que la mère mange ajoutent des composants dans son lait qui ne sont généralement pas considérés comme faisant partie « normalement » du lait maternel. Par exemple, lorsqu'une femme mange de l'ail, le lait a une odeur et un goût différent. Mais pourquoi ne pas considérer que l'ail (ou des composants de l'ail) est un composant « normal » du lait maternel si l'ail fait partie du régime alimentaire de la mère ? Puisque l'ail peut contribuer à prévenir l'athérosclérose et augmenter l'immunité des gens grâce à ses propriétés stimulantes pour le système immunitaire, peut-être que les fabricants de préparations commerciales pour bébés devraient ajouter de l'ail à leur lait de vache modifié ?!

On dit souvent que ces ajouts diététiques au lait, tel que l'ail, sont néfastes pour le bébé. Mais en fait, ce n'est pas le cas, sauf rares exceptions. Habituellement, les bébés allaités acceptent les autres aliments plus facilement que les bébés nourris au lait industriel, vraisemblablement parce qu'ils ont été exposés à une variété de goûts à travers leur expérience d'allaitement. Lorsqu'ils commencent à manger d'autres aliments, ces goûts leur sont déjà familiers. Alors que la préparation commerciale pour nourrissons a toujours le même goût...

La présence de composants du lait maternel provenant de l'alimentation de la mère peut aussi diminuer le risque pour le bébé de développer des allergies. Ainsi, la présence de protéines de lait de vache dans le lait maternel n'est pas nécessairement néfaste, comme certains peuvent le croire. Bien que les protéines de lait de vache dans le lait de la mère puissent causer des coliques chez certains bébés, la plupart n'en sont pas incommodés. Il s'agit seulement d'une hypothèse, mais cela pourrait permettre de désensibiliser le bébé aux protéines de lait de vache, comme les injections pour les allergies sont censées désensibiliser la personne qui les reçoit face à différents allergènes. Comme les protéines de lait de vache sont présentes en petite quantité dans le lait maternel et qu'elles sont accompagnées d'anticorps et de globules blancs spécifiques, ceci pourrait même permettre au bébé et à l'enfant de mieux tolérer le lait de vache par la suite (ceci est aussi valable pour les autres protéines).

D'autre part, la quantité totale de nourriture ingérée par la mère n'a pas tant d'importance que ça. Même les femmes qui mangent très peu semblent produire un lait de qualité, quoique la quantité produite puisse diminuer un peu. Toutefois, cette diminution n'est généralement pas assez importante pour résulter en une production lactée insuffisante.

Certains aliments ou plantes peuvent faire augmenter ou diminuer la production lactée, mais il n'y a aucune recherche pour appuyer ce qui peut n'être qu'un mythe dans certains cas. Le persil et la sauge peuvent faire diminuer la production lactée, tandis que le fenugrec peut la faire augmenter.

Variations pendant la tétée

Le lait maternel change au cours d'une tétée. Le changement le plus connu est la teneur en matières grasses. À mesure que le bébé boit du lait au sein, la concentration en matières grasses du lait augmente. Au début de la tétée, le lait peut contenir 1 % de matières grasses, mais à la fin, il en contient 5 % ou plus ; le bébé reçoit dans l'ensemble une moyenne de 4 % de matières grasses. Nous ne savons pas la raison de cela, mais cela pourrait être une façon d'apaiser l'appétit du bébé.

AU COURS DE LA JOURNÉE

La composition du lait maternel change considérablement au cours d'une journée. Par exemple, le lait maternel contient plus de lactose à la fin de l'après-midi que tôt le matin. La quantité de matières grasses est à son maximum le matin et à son minimum en fin d'après-midi. Le pourcentage de protéines est à son taux le plus bas le matin, et au plus élevé au cours de la soirée.

Nous ne savons pas pourquoi cela se produit et quels en sont les bénéfices pour la mère et l'enfant. Mais ces variations sont peut-être encore plus considérables que ce que nous savons. Alors quel lait le fabricant devrait-il copier ? Le lait maternel produit à 6h du matin ? Celui de 18h ou bien de minuit ?

VARIATIONS AU COURS DE LA PÉRIODE D'ALLAITEMENT

Il est évident que le lait maternel produit au cours des 3-4 premiers jours de vie, que nous appelons colostrum, est différent du lait produit par la suite. La couleur du colostrum est différente de celle du lait mature. Il est également de texture plus épaisse et collante. C'est une substance merveilleuse et il est vraiment navrant que la majorité des bébés allaités en Europe et Amérique du Nord n'en reçoivent pas ou si peu. Le colostrum est riche en globules blancs. Il peut y en avoir jusqu'à cinq millions dans chaque millilitre de colostrum, en moyenne un million ! Un million de globules blancs dans chaque millilitre de colostrum, c'est cent fois plus que dans votre sang ! Et c'est bourré d'anticorps ! Le colostrum est également laxatif. Ceci est important et fait en sorte que les intestins du bébé se vident, réduisant le niveau de la jaunisse et préparant le bébé à digérer le lait maternel.

Après trois ou quatre jours, le colostrum change pour devenir du « lait de transition ». Le lait devient plus blanc mais a une légère teinte dorée, indiquant qu'il y a encore du colostrum présent. Après une ou deux semaines, le lait peut être appelé « lait mature » ; il est d'une couleur blanc bleuté au début de la tétée, gagnant en blancheur vers la fin de la tétée.

De façon moins évidente au point de vue visuel, le lait maternel continue à changer. Par exemple, la quantité de globules blancs contenus dans le lait maternel diminue au cours des premiers mois. Mais même six mois après la naissance du bébé, le lait maternel contiendra en moyenne 100 000 globules blancs par millilitre, soit 10 fois plus que votre sang (en réalité, c'est entre 10 et 20 fois plus puisque votre sang contient en moyenne 5000 à 10 000 globules blancs par millilitre, selon les analyses de laboratoire). La concentration de plusieurs autres composants immunitaires diminue également, tandis que d'autres augmentent.

Les lysozymes, un de ces éléments immunitaires, sont présents en plus grande concentration après la première année qu'auparavant. Ils attaquent la paroi des bactéries et les détruisent. Indiquons qu'une *diminution* des composants immunitaires ne signifie pas qu'ils sont absents ou qu'ils sont présents en quantités insignifiantes.

Après tout, les préparations commerciales ne contiennent aucun composant immunitaire (sauf les nucléotides, qui n'ont pas beaucoup d'importance). Toutefois, quand nous parlons des composants immunitaires du lait maternel qui diminuent, les gens semblent croire que c'est quelque chose d'inquiétant. Pourtant, personne ne s'inquiète de l'absence quasi totale de tout composant immunitaire dans le lait industriel… !

Il a été démontré qu'un bébé de 5 mois allaité exclusivement, qui prend bien du poids, ne boit pas beaucoup plus de lait qu'un nourrisson exclusivement allaité âgé d'un mois et qui prend bien du poids. L'enfant de 5 mois boira seulement 10 à 15 % plus de lait même s'il est deux fois plus lourd que le bébé d'un mois ! Autrement dit, le bébé de 5 mois reçoit seulement 60 à 70 calories par kilogramme par jour, tandis que le lait industriel fourni de 90 à 100 calories par kilogramme par jour. En fait, pourquoi le bébé a-t-il besoin d'une telle quantité de lait industriel ? Parce que les nutriments contenus dans le lait maternel sont utilisés beaucoup plus efficacement par le bébé que ceux trouvés dans les préparations commerciales pour nourrissons. (Ceci est peut-être une des raisons pour lesquelles les études démontrent que les bébés nourris de lait industriel sont plus susceptibles de devenir trop gros à l'âge adulte. Ils ont peut-être été habitués à manger de trop grandes quantités d'aliments pour obtenir les nutriments dont ils avaient besoin.)

N'importe qui affirmant que le lait maternel n'a plus de valeur nutritive après 6 mois (ceci inclut malheureusement des médecins et même des pédiatres) ne comprend pas que le lait maternel est différent, mais ne s'est certainement pas changé en « eau blanche »… ! D'un point de vue immunologique et nutritionnel, la valeur du lait maternel est toujours présente. Et n'oublions pas que l'allaitement favorise encore à cet âge le lien avec l'enfant, en offrant des bénéfices émotionnels et psychologiques.

Variations selon l'âge gestationnel du bébé à la naissance

Un bébé né prématurément a des besoins différents de celui qui est né à terme, selon le degré de prématurité. Il est intéressant de constater que le lait d'une mère dont le bébé est né prématurément diffère du lait de celle qui a accouché à terme. Un bébé prématuré a des besoins plus élevés en protéines et en sodium. Or justement, le lait de la mère qui accouche prématurément a une teneur plus élevée en protéines et en sodium. L'enfant prématuré a plus de risques de développer des infections. Eh bien… le lait de la mère qui accouche prématurément contient plus de globules blancs et d'anticorps. Le bébé né prématurément est en manque d'une partie du fer qu'il aurait accumulé pendant le reste de la grossesse. Quoi donc ? Le lait de sa mère contient plus de fer ! Le nouveau-né prématuré a manqué d'acides polyinsaturés à chaîne longue qui sont si importants pour le développement de son cerveau et de sa vision. Et devinez ? Le lait de sa mère contient alors plus de ces acides gras !

Autres éléments à considérer

Il a été démontré que lorsque la mère offre le même sein à son bébé pour deux tétées consécutives, le lait de ce sein sera différent lors de la 2e tétée que si elle avait offert l'autre sein pour cette 2e tétée. La 2e tétée au même sein offre notamment un pourcentage plus élevé de matières grasses.

Si une mère allaite pour la durée normale de notre espèce – soit 3 ou 4 ans – la composition de son lait changera lors de sa période menstruelle. Beaucoup de mères affirment que leur production lactée diminue lors de leurs menstruations, mais les composants du lait varient également. En moyenne, une femme qui allaite son bébé pendant plus de 12 mois verra ses menstruations revenir 13 ou 14 mois après la naissance de son bébé.

Il y a également des preuves montrant que le lait d'une mère qui a déjà été enceinte plusieurs fois diffère de celui de la mère qui accouche pour la première fois.

Pourquoi tout ceci est important ?

C'est important parce que lorsque nous commençons à discuter des risques possibles de poursuivre l'allaitement pendant que la mère prend certains médicaments, la question n'est pas seulement : « Est-ce que le médicament passera dans mon lait ? ». La raison pour laquelle autant de médecins disent sans hésiter aux mères qu'elles doivent cesser l'allaitement est qu'ils supposent que l'allaitement et l'alimentation artificielle sont à peu près semblables... Mais le lait industriel ne peut même pas s'approcher du lait maternel, qui est unique ; le lait maternel qui varie selon les besoins du bébé ne se copie tout simplement pas ! Il n'y a pas un lait maternel « normal » qui pourrait être copié. « Nous ajoutons ou enlevons simplement telle quantité de protéine, telle quantité de graisses et de sucre et hop, voilà le lait maternel instantané ?! ». Le fait que tant de gens croient les publicités montre de façon remarquable la capacité du marketing à faire croire à l'invraisemblable, que « petit » est « gros », et que « noir » est en fait « blanc » !

Et il y a plus. Comment savoir que le lait maternel exprimé pour les analyses est le même lait que le bébé reçoit lorsqu'il boit au sein ? En fait, il existe des preuves démontrant que le lait exprimé *est différent* de celui que le bébé boit lorsqu'il tète au sein. Les premières études utilisaient des échantillons de lait « d'écoulement », ramassé « goutte à goutte ». La mère devait allaiter son bébé d'un sein pendant que le lait qui coulait de l'autre était recueilli pour les analyses. Cet « échantillon » de lait maternel n'est pas représentatif de ce que l'enfant reçoit. Toutes les recherches qui ont été basées sur ce type d'échantillon de lait « d'écoulement » sont inexactes.

«Est-ce que les préparations commerciales pour nourrissons sont si différentes?»

Oui... elles le sont. Et il n'est pas seulement question de savoir laquelle des variations multiples du lait maternel devrait être utilisée comme standard pour créer la «meilleure» préparation commerciale qui soit... Même en supposant que les standards connus du lait maternel soient précis, ce qui est appelé «lait industriel» ne demeure qu'une pâle approximation du lait maternel.

Pour commencer, le lait maternel et n'importe quelle préparation commerciale pour nourrissons diffèrent en odeur, en apparence et au goût! Alors, même de loin, les deux liquides ne se ressemblent pas (je trouve que la plupart des préparations commerciales ont une apparence et un goût assez répugnants!). Pour montrer à quel point nous ne comprenons vraiment pas ce qu'est le lait maternel, observez ceci : le lait maternel et les préparations commerciales contiennent la même quantité de sucre. Et cependant le lait maternel a un goût beaucoup plus sucré. La préparation commerciale ne s'en approche même pas! (À vrai dire, selon moi, la préparation commerciale n'a pas de goût sucré du tout...).

Mais attaquons-nous à la question des molécules. Notre régime alimentaire contient essentiellement des protéines, des hydrates de carbone, des graisses, et d'infimes quantités de minéraux tels le fer, le zinc, le chrome et des vitamines. Malheureusement, notre diète alimentaire contient aussi des toxines maintenant.

Les protéines et les graisses, importants composants de notre régime alimentaire, sont constituées en groupes qui déterminent le type de protéines et de graisses. Par conséquent, les graisses se composent d'acides gras, et les protéines sont formées d'acides aminés. Les acides gras et les acides aminés que le bébé reçoit dans le lait maternel sont beaucoup plus importants d'un point de vue nutritionnel que la quantité exacte de protéines et de graisses.

Dans notre société actuelle, le mot «graisses» est presque une grossièreté. Mais nous ne pouvons pas vivre sans une certaine quantité de graisses... Le lait maternel et le lait industriel contiennent tous les deux la même quantité de graisses, bien que son pourcentage dans le lait maternel change pendant la tétée, et d'une tétée à l'autre, alors que le lait industriel est toujours le même. Toutefois, les acides gras qui constituent les graisses dans le lait maternel sont présents en quantités très différentes de ceux contenus dans n'importe quel lait industriel.

Une des carences importantes des préparations commerciales pour nourrissons était, il n'y a pas si longtemps, l'absence d'acide docosahexaénoïque (DHA), un acide gras polyinsaturé à longue chaîne (PUFA). Cet acide gras était complètement absent de toutes les préparations commerciales vendues en Amérique du Nord et ailleurs dans le monde. Pourtant, cet acide gras est très important pour le développement du cerveau et de la vision de l'enfant. De plus, il est pour ainsi dire un composant de chaque cellule du corps humain. Sous la pression des consommateurs, et ayant les profits dans leur point de mire, les fabricants de préparations commerciales pour nourrissons ont commencé à ajouter certains acides gras polyinsaturés à longue chaîne dans certaines préparations. Encore là, ce n'est rien de plus que d'ajouter quelques acides gras aux préparations commerciales ! Les acides gras doivent être ajoutés selon une certaine proportion – mais laquelle ? Le problème est qu'ils ne sont pas absorbés de la même manière s'ils proviennent du lait maternel ou d'une préparation commerciale... donc le fabricant ne peut pas prendre comme modèle les pourcentages d'acides gras présents dans le lait maternel !

Les préparations commerciales additionnées d'acides gras polyinsaturés à longue chaîne ont été mises sur le marché récemment au Canada. Il est intéressant de constater que des études semblent montrer qu'il n'y a pas de bénéfices additionnels pour les nourrissons, si on compare ceux qui ont consommé des préparations commerciales ordinaires ou celles avec acides gras ajoutés. Autrement dit, les fabricants peuvent juste ajouter quelques acides gras et dire « un peu plus semblable au lait maternel »... ! Certes, les préparations commerciales pour nourrissons doivent être améliorées et il est bon que les fabricants fassent des recherches et essaient de les améliorer. Toutefois, même si l'ajout d'acides gras polyinsaturés à longue chaîne pouvait finalement présenter des bénéfices pour les bébés, une simple « amélioration » ne pourrait rendre les laits industriels « proches du lait maternel »...

Le lait maternel contient également plus de cholestérol que les préparations commerciales pour nourrissons. Un point en faveur des laits industriels ? Pas nécessairement ! Des études sur les grands primates ont montré que s'ils ne reçoivent pas de cholestérol au cours des premiers mois de vie, leur corps n'arrive pas à le gérer adéquatement par la suite. C'est comme si le fait de recevoir ce cholestérol au cours des premiers mois visait à en protéger l'enfant par la suite.

Comme les composants des graisses sont différents, il en est de même pour les protéines. Les protéines sont faites d'acides aminés. Bien que la quantité totale de protéines soit approximativement la même dans la préparation commerciale pour nourrissons que dans le lait maternel, plusieurs acides aminés sont présents en proportions différentes. Par exemple, le lait industriel contient beaucoup plus de phénylalanine et de tyrosine que le lait maternel. En quantités élevées, ces substances peuvent affecter le fonctionnement du système nerveux central des bébés prématurés, et peut-être aussi des bébés nés à terme. La présence de ces acides aminés n'est donc pas nécessairement une bonne chose. Pendant de nombreuses années, la taurine n'était pas ajoutée aux préparations commerciales pour nourrissons. Puis, lorsqu'il a été déterminé que la taurine pouvait être un acide aminé essentiel, les fabricants ont commencé à en ajouter avec grands renforts publicitaires. Une campagne de publicité pompeuse attirait l'attention sur leur nouveau produit « amélioré », mais pas sur les insuffisances de l'ancienne préparation commerciale... ! Et ça continue... Lorsqu'ils ont ajouté les acides gras polyinsaturés à longue chaîne (ARA, DHA), ils ont fait tout un tapage avec cela, en faisant oublier qu'avant cela, les bébés nourris artificiellement ne recevaient pas de DHA après leur naissance... !

Je n'écris pas là un traité de biochimie du lait maternel et des préparations commerciales pour nourrissons. Il s'agit plutôt d'une forme de «révélation» afin que les gens puissent comprendre que ce qu'ils achètent comme préparation commerciale n'est pas une copie parfaite de ce qu'une mère produit dans ses seins. Ce n'est vraiment pas «proche du lait maternel».

«***Qu'est-ce qui manque dans les préparations commerciales pour nourrissons?***»

Beaucoup d'éléments! Il n'y a pas d'anticorps dans le lait industriel. Pas de lysozyme, pas de facteur de croissance épidermique, pas de globules blancs, pas d'oligosaccharides pour aider à combattre les infections. Il manque un tas de choses! En fait, il y a des dizaines de composants du lait maternel qui sont absents du lait industriel pour bébés, et ils ont tous des propriétés spécifiques. Lesquelles? Nous ne le savons pas toujours. Certains composants ont des fonctions multiples. Par exemple, la lactoferrine est probablement responsable du fait qu'une si grande proportion du fer présent dans le lait maternel est assimilable. Mais la lactoferrine empêche aussi les bactéries d'utiliser le fer; or celles-ci en ont besoin pour se multiplier, cela permet donc de limiter la prolifération bactérienne. La lactoferrine travaille donc de concert avec les globules blancs et les anticorps pour détruire les bactéries plus efficacement. Et peut-être que la lactoferrine a d'autres fonctions? Nous commençons seulement à découvrir les prodiges du lait maternel.

«***Est-ce que toutes ces différences comptent vraiment?***»

Oui! Je sais, vous avez rencontré de nombreuses personnes qui ont été nourries au lait industriel et qui se «portent bien». Peut-être que vous-même n'avez jamais goûté au lait de votre mère, et vous vous «portez bien». Super. Les humains sont très adaptables, peuvent survivre et bien se porter malgré toutes sortes de traumatismes et de stress. Les enfants maltraités grandissent avec de nombreuses difficultés, mais ils peuvent surmonter ces difficultés, devenir des adultes aimables et avoir des existences agréables. Les bébés nés prématurément sont à risque pour toutes sortes de problèmes de santé, mais beaucoup grandissent et deviennent des enfants et des adultes en bonne santé. La médecine moderne peut traiter et guérir bon nombre de maladies. Cependant, nous ne devrions pas mettre l'allaitement au rancart en tant que départ optimal, simplement parce que la plupart des bébés nourris au lait industriel se «portent bien».

Les recherches s'accumulent pour démontrer que les enfants qui ont été allaités ont un quotient intellectuel plus élevé et de meilleurs résultats scolaires que ceux qui n'ont pas été allaités. Plus encore, l'effet est plus important si l'enfant est allaité plus longtemps. Cela ne veut pas dire qu'un enfant qui a le QI d'un génie aurait eu un QI dans la moyenne s'il n'avait pas été allaité. Dans la plupart des études, la différence moyenne de quotient intellectuel est de 8 points, donc une personne avec un QI potentiel de 140 sera très brillante, même si elle n'a pas été allaitée du tout. Mais il y a quand même une différence significative.

Il semblerait, mais sans certitude absolue, que les enfants qui ont été allaités ont moins de risques de développer un diabète de type 1. Plus récemment, des études ont montré qu'ils auraient moins de risque de développer le diabète de type 2. Nous avons maintenant plus d'études montrant que l'allaitement contribue à prévenir l'obésité et la surcharge pondérale, ce qui semble être une préoccupation de santé publique no.1 dans les pays riches actuellement. Plusieurs études se penchant sur plus de 200 000 enfants ont montré que l'allaitement faisait diminuer les risques d'obésité et de surcharge pondérale de façon notable, et que plus l'enfant était allaité longtemps, plus les risques diminuaient. De plus, une excellente étude a aussi démontré que les bébés prématurés qui avaient reçu de façon randomisée du lait maternel provenant d'un lactarium (banque de lait maternel) avaient des taux sanguins de LDL plus bas (*low density lipoprotein* / « mauvais cholestérol ») et des taux plus élevés de HDL (*high density lipoprotein* / « bon cholestérol ») à l'adolescence, en comparaison de ceux qui avaient reçu de la préparation commerciale. Les taux plus élevés de LDL, comparativement au HDL dans le sang de ceux qui avaient été nourris au lait industriel, sont associés avec un risque accru d'athérosclérose. Certaines études laissent penser que les bébés allaités auraient moins de risques de développer la maladie de Crohn (une maladie inflammatoire de l'intestin). Par contre, beaucoup d'études montrent que les bébés allaités ont moins d'infections des poumons (et que celles-ci sont moins graves), moins d'infections de l'oreille moyenne (otites) et du système digestif. Les enfants allaités, notamment ceux qui le sont plus d'un an, ont moins de problèmes de dentition (malocclusion) et ainsi l'allaitement peut vous faire économiser des frais faramineux d'orthodontie. Certaines études montrent que les allergies surviennent moins fréquemment et sont moins importantes chez les bébés allaités. Il y a aussi des études (moins concluantes) selon lesquelles l'allaitement protégerait de certaines maladies, telle la sclérose en plaques.

Beaucoup de parents ont fini par accepter comme « normaux » les problèmes liés à l'alimentation artificielle. Par exemple, beaucoup de livres sur les bébés vous diront qu'il est normal que le bébé ait 5-6 otites au cours des deux premières années de vie. Ceci est peut-être normal pour un bébé nourri artificiellement, mais cela est inhabituel pour le bébé allaité – du moins selon mon expérience. Donc lorsqu'un parent a un enfant qui a des otites à répétition, il ne pense pas que c'est une situation pouvant être reliée au fait qu'il n'est pas allaité... Le parent croit que c'est normal et que son enfant se porte bien. Ces otites à répétition causent non seulement de la douleur à l'enfant, mais peuvent occasionner des troubles d'audition à un âge où il apprend à parler, créant des difficultés et des retards de langage.

N'oubliez pas que l'allaitement est une relation entre deux personnes. La mère a aussi des bénéfices liés à l'allaitement. Il est probable que la mère allaitante aura moins d'ostéoporose que celle qui n'a pas allaité. La plupart des études ont montré une diminution du taux de cancer du sein, des ovaires et de l'utérus chez les femmes qui ont allaité. Les études n'ont pas apporté de preuve absolue, mais elles sont fascinantes, surtout pour le cancer du sein. Pour la plupart des femmes allaitantes, la perte de poids après l'accouchement est plus rapide et complète.

Voilà certains points concernant l'allaitement mis en comparaison avec l'alimentation artificielle. Il y en a plus encore, mais ce n'est pas le but de ce livre que de discuter en long et en large des risques de l'alimentation artificielle.

«Quel est le rapport avec le fait de prendre des médicaments pendant l'allaitement?»

Tout est en lien avec cela! La question essentielle est celle-ci : est-ce qu'une petite quantité de médicament dans le lait de la mère rend l'allaitement plus à craindre que le fait de ne pas allaiter? Si l'on considère tout ce qui a été dit dans les paragraphes précédents, la réponse est presque toujours non. L'allaitement avec une petite quantité de médicament dans le lait maternel n'est pas plus risqué que l'alimentation avec une préparation commerciale, à l'exception de quelques cas spécifiques. L'allaitement présentera presque toujours moins de risques. Il y a des médicaments qui peuvent être nocifs pour les mères qui allaitent, mais la majorité est toutefois sans danger. Il y a des risques pour la santé de la mère et du bébé à ne pas allaiter. La question n'est pas nécessairement de ne pas allaiter le bébé pendant 7 ou 10 jours, mais d'amorcer à un sevrage permanent, car une semaine sans prendre le sein signifie souvent en pratique ne plus jamais reprendre le sein.

«Pourquoi le fait de prendre des médicaments pendant l'allaitement n'est habituellement pas un problème?»

Parce que seules de petites quantités de médicament se retrouvent dans le lait maternel. Les quantités sont si minimes que les risques sont très faibles pour le bébé. Beaucoup de gens croient que l'enfant reçoit une dose de médicament semblable à celle que la mère prend. Ceci est rarement vrai. En fait, l'enfant ne reçoit presque toujours que de très petites quantités. Règle générale, environ 1 % de la dose totale prise par la mère passe dans le lait. Il y a certains médicaments qui s'y retrouvent en concentration plus élevée, tandis que d'autres en plus faible pourcentage encore.

Prenons l'exemple d'un antibiotique utilisé assez fréquemment, l'amoxicilline. Une des doses habituelles utilisée pour un adulte est environ 500 mg, 3 fois par jour. Si 1 % de la dose totale prise par la mère chaque jour est absorbée par le bébé via le lait, c'est environ 15 mg qu'il recevra au cours de toute la journée. C'est loin de stresser une seule bactérie ! Un bébé de 5 kg[1] qui est traité pour une otite en recevrait 200 mg par jour, soit plus de 10 fois ce qu'il recevrait via le lait ! En fait, la quantité d'amoxicilline qui se retrouve dans le lait se chiffre à pas tout à fait 0,7 % de la dose totale prise par la mère. Donc, dans le cas ci-dessus, le bébé recevrait seulement 12 mg d'amoxicilline par période de 24 heures.

« Pourquoi si peu de médicament se retrouve dans le lait maternel ? »

N'importe quel médicament que vous prenez est dilué dans votre corps. À cause de cette dilution dans les différents tissus, la concentration de médicament dans le sang est souvent mesurée en microgrammes (millionièmes de gramme) et même en nanogrammes (milliardièmes de grammes) par millilitres, même si la quantité de médicament que la mère prend est habituellement mesurée en milligrammes (un millième de gramme), occasionnellement en grammes. Beaucoup de substances médicamenteuses sont diffusées dans le corps de telle manière qu'il en passe très peu dans le sang. Un exemple est la paroxétine (Paxil®, Deroxat®), un médicament utilisé pour traiter la dépression. Moins de 1 % de la quantité totale de médicament que la mère a dans son corps se retrouve dans son sang, le reste étant concentré dans d'autres tissus, comme les graisses ou le cerveau. Par conséquent, une très faible quantité de cette substance passe dans son lait.

Un bon exemple pour illustrer ce principe est l'alcool, qui est probablement une des substances les plus utilisées dans le monde. Certains disent qu'une mère qui consomme de l'alcool doit s'abstenir temporairement d'allaiter – deux heures par tranche de 30 ml[2] d'alcool fort est la recommandation habituelle. Je suis complètement en désaccord parce que la consommation occasionnelle d'alcool n'en fera pas absorber une quantité importante à l'enfant. Le whisky est un alcool à 40 %. Le vin en contient entre 9 et 12 %, et la bière 3 à 5 %. Même la bière dite « sans alcool » en contient 0,6 %... Dans plusieurs districts, vous serez considérée inapte à conduire votre voiture si vous avez entre 0,05 ou 0,1 % d'alcool dans votre sang. L'alcool est une substance que l'on retrouve en même quantité dans le lait que dans le sang de la mère. Si elle a 0,08 % d'alcool dans son sang, son lait en contiendra le même pourcentage. Ce n'est rien du tout ! Je suis convaincu que de dire aux mères de ne pas allaiter après avoir bu un ou deux verres tient plus, encore une fois, à l'émergence de comportements puritains de la société nord-américaine de la fin du XXe et du début du XXIe siècle.

Certains médicaments sont appliqués localement – sur la peau, dans le vagin, le nez ou les yeux. Même utilisés en grandes quantités, il est peu probable que

1. 11 livres.
2. Une once.

l'absorption de médicaments appliqués à ces endroits produise plus qu'une légère trace dans le sang de la mère.

«En plus de la concentration du médicament dans le sang maternel, qu'est-ce qui détermine la quantité qui se retrouve dans le lait?»

Un des facteurs importants est la quantité de substance médicamenteuse qui se lie aux protéines dans le sang de la mère, puisque seule la substance médicamenteuse non liée aux protéines peut se retrouver dans le lait maternel. Certaines molécules de médicament sont presque totalement liées aux protéines. L'ibuprofène (un anti-inflammatoire non stéroïdien) est lié aux protéines dans une proportion de plus de 99 %, donc moins de 1 % de la quantité présente dans le sang maternel peut se retrouver dans le lait de la mère! Il en résulte que si la mère prend une dose de 400 mg toutes les 6 heures, son lait contiendra moins de 1 mg d'ibuprofène par litre! Et la plupart des bébés ne boivent pas un litre de lait maternel par jour! Si nous traitions le bébé lui-même avec de l'ibuprofène, nous lui donnerions généralement 5 à 10 mg par kilogramme de son propre poids. Un nourrisson de 5 kg recevrait donc 25 à 50 mg d'ibuprofène toutes les 6 heures...! Si la mère prenait la dose maximale toutes les 6 heures, la quantité que le bébé recevrait via le lait de sa mère en 24 heures est moins de 1 % de ce que nous lui donnerions directement à lui...! Dans le cas de l'antidépresseur cité auparavant (paroxétine), la substance est liée aux protéines dans une proportion de 95 %. De la très faible quantité qui se retrouve dans le sang, 95 % ne peut PAS passer dans le lait maternel!

Un autre facteur important est la grosseur de la molécule du médicament. Bien que les molécules soient généralement assez petites pour passer dans le lait maternel, certaines ne le sont pas. Parmi les molécules trop grosses pour passer dans le lait maternel nous trouvons : l'insuline (pour traiter le diabète), l'interféron (utilisée pour traiter la sclérose en plaques et d'autres maladies chroniques), l'héparine, et l'héparine de bas poids moléculaire (pour prévenir la formation de caillots de sang), le glatiramer (Copaxone®, pour la sclérose en plaques notamment), l'étanercept (Enbrel®, pour l'arthrite rhumatoïde) et le Botox®. Il y en a d'autres, mais elles ne sont pas utilisées fréquemment. Les protéines et plusieurs hormones utilisées dans divers traitement (comme la gonadotrophine chorionique) sont trop grosses pour passer dans le lait.

Mais ce n'est pas seulement cela qui doit être pris en considération. Qu'est-ce que le bébé absorbera véritablement même s'il ingère un peu de médicament via le lait? On dit à beaucoup de mères qu'elles doivent cesser l'allaitement si elles prennent des médicaments tels que la gentamicine (un antibiotique). Est-ce que cela pourrait causer un problème au bébé? La gentamicine est donnée en injection. On donne cet antibiotique de cette manière parce qu'il ne s'assimile pas dans l'intestin. La mère le reçoit donc par injection musculaire ou par intraveineuse; le bébé en reçoit par voie orale à travers le lait maternel – mais ne l'assimile donc pas dans son intestin ! Par conséquent, même si la gentamicine est relativement toxique, qu'elle peut causer de sérieux problèmes rénaux et auditifs si son taux sanguin devient trop élevé, le taux sanguin du bébé ne s'élèvera pas du tout car la molécule du médicament n'est pas absorbée dans l'intestin. Ce principe pourtant bien simple n'est étonnamment pas pris en considération par beaucoup de professionnels de la santé.

Il est possible que cet antibiotique détruise certaines bactéries dans l'intestin du bébé ou qu'il change le type de bactéries qui y vivent. Mais donner du lait industriel ferait également changer le type de bactéries qui le colonisent. Pourquoi est-il « acceptable » de changer la flore bactérienne en donnant de la préparation commerciale mais pas en donnant un antibiotique ? (En réalité, il est moins probable que la flore change à cause d'une petite dose d'antibiotique comparativement à donner du lait industriel, bien que ce soit possible.) Il est vrai que l'enfant peut devenir allergique à un antibiotique absorbé via le lait de sa mère. Mais il peut aussi devenir allergique à la protéine du lait de vache ou de soja contenue dans la préparation commerciale pour nourrissons. En fait, les allergies à ces protéines des préparations pour nourrissons sont beaucoup plus incommodantes et astreignantes que les allergies aux antibiotiques.

Les paragraphes qui suivent présentent seulement quelques médicaments qui sont très faiblement absorbés à partir de l'intestin (certains sont plus absorbés que la gentamicine). Je n'y mentionne que quelques médicaments de la kyrielle qui pourraient être prescrits à la mère. Il est à noter que lorsqu'un médicament est pris oralement, la dose est ajustée pour compenser sa faible absorption orale. Mais ceci concerne la mère, pas le nourrisson. À cause de la dilution des médicaments dans son corps, la quantité qui se retrouve dans le lait de la mère est généralement très faible, et de cette faible quantité, seule un très faible pourcentage est absorbé par le bébé... Une des substances intéressantes est l'oméprazole (Losec®, Mopral®), un médicament utilisé pour faire diminuer l'acidité dans l'estomac. La substance est peu absorbable dans l'intestin, et en fait, elle est même détruite par l'acidité de l'estomac. La mère doit donc prendre de l'oméprazole enrobé afin que le médicament soit protégé de cette acidité. Par contre, ce que l'enfant absorbe n'est plus du tout protégé de cette acidité. Par conséquent, l'absorption orale du médicament par la mère est correcte, mais celle du bébé est faible ou plutôt inexistante.

Les noms des médicaments cités ci-dessous sont des noms génériques (le vrai nom de la substance, accompagnés de quelques noms commerciaux). Le nom commercial est souvent plus connu des gens, mais certains médicaments peuvent avoir plusieurs noms commerciaux.

Médicaments anti-infectieux (antibiotiques, antiviraux, antifongiques)

- **Amikacine (ex. : Amikin®) :** ce médicament appartient à la même famille que la gentamicine et presque aucun antibiotique de cette famille est absorbé dans l'intestin en quantité significative. Les autres sont la kanamycine, la tobramycine et la nétilmicine.
- **Carbénicilline (ex. : Fugacillin®, Pyopen®) :** c'est une forme de pénicilline, mais contrairement à la plupart des pénicillines (qui sont très bien assimilées), celle-ci n'est absorbée qu'en petite quantité (moins de 10 %).
- **Céfazoline (ex. : Ancef®, Cefamezin®) :** plusieurs médicaments de cette famille sont faiblement absorbés. D'autres le sont très bien toutefois. Ceux qui sont faiblement absorbés sont la céfépime, le céfopérazone, la céfotaxime, le céfotétane, la céfoxitine, la ceftazidime, le ceftriaxone, la céphalothine, et la céphapirine. Certains, comme la céphalexine, le ceftibutène et le céfaclor sont bien absorbés et d'autres, comme le céfuroxime et le cefpodoxime, se situent à mi-chemin. Cependant, il y a d'autres raisons pour lesquelles les céphalosporines (famille d'antibiotiques) ne devraient pas causer une interruption de l'allaitement.
- **Clotrimazole (ex. : Canesten®) :** c'est une substance antifongique utilisée en applications locales contre la candidose. Plusieurs substances de cette famille de médicaments ne sont pas absorbées dans l'intestin, mais certaines le sont (comme le fluconazole, le kétoconazole et l'itraconazole).
- **Furazolidone :** il s'agit d'un antibiotique généralement utilisé contre la *guardia lamblia* (parasitose). L'absorption par l'intestin est très faible.
- **Mebendazole :** médicament utilisé contre les vers. Il n'est presque pas absorbé par la mère, et seule une infime quantité de ce qui pourrait se retrouver dans son lait pourrait être absorbée par le bébé.
- **Méthicilline (ex. : Celbenin®) :** un médicament semblable à la pénicilline, qui n'est pas absorbé dans l'intestin du bébé.
- **Vancomycine (ex. : Vancocin®) :** antibiotique utilisé contre le staphylocoque doré résistant à la méthicilline. Ce médicament se retrouve en très faible quantité dans le lait maternel, et de ceci, seule un infime pourcentage est absorbé par l'enfant allaité.

Médicaments antiallergiques

- **Cromolyne :** moins de 1 % de la dose totale prise par la mère est absorbé dans l'intestin de l'enfant. Ainsi, même si la mère utilisait un vaporisateur nasal, la quantité qui se retrouverait dans son sang serait minime, celle qui passerait dans son lait serait encore plus faible et l'enfant n'en absorberait pratiquement pas.

- **Épinéphrine (adrénaline, ex. : Epifrin®) :** Bien que ce ne soit pas spécifiquement un médicament antiallergique, cette substance est parfois prise par des gens très allergiques qui peuvent développer une réaction mortelle avant que l'aide médicale n'arrive sur les lieux. Donnée en injection, cette substance est détruite rapidement dans l'estomac. Rien n'est absorbé dans l'intestin, sauf peut-être si le bébé est un grand prématuré.

Médicaments antiasthmatiques

- **Ipratropium (ex. : Atrovent®) :** Employé en inhalation, ce médicament est absorbé en très petite quantité dans l'intestin du bébé.
- **Zafirlukast (ex. : Accolat®) :** Issu de la nouvelle catégorie de médicaments antiasthmatiques, il est très faiblement absorbé dans l'intestin de l'enfant allaité.

Médicaments pour la tension artérielle

- **Esmolol (ex. : Brevibloc®) :** pratiquement pas absorbé dans l'intestin. Sa demi-vie est également très courte (voir plus loin).
- **Sulfate de magnésium :** Cette substance est particulièrement utilisée pour l'hypertension artérielle lors de l'accouchement. Malheureusement, pendant de nombreuses années et même encore maintenant, on a dit aux mères qu'elles ne pouvaient pas allaiter si elles prenaient ce médicament. Bien que l'absorption intestinale ne soit pas nulle, elle est très faible, et seule une petite quantité se retrouve dans le lait maternel au départ.
- **Nisoldipine (ex. : Syscor®, Sular®)** : C'est un inhibiteur calcique, et seulement 5 % est absorbé dans l'intestin.

Substances de contraste

- **Gadopentétate :** il s'agit d'une injection que l'on reçoit lorsque l'on passe une IRM (Imagerie par Résonance Magnétique). Malheureusement, les radiologistes disent encore aux mères qu'elles doivent cesser d'allaiter pendant 24 heures et même plus longtemps encore, bien que le Collège Américain des Radiologistes ait publié en 2001 une recommandation disant qu'il est parfaitement acceptable d'allaiter son bébé immédiatement après une injection de cette substance… L'absorption orale (ce que le bébé recevra) représente seulement 0,8 % de la petite quantité qui se retrouvera dans le lait maternel.

- **Agents contenant de l'iode radio-opaque :** il n'y a presque aucune absorption orale avec ces substances. Elles ne sont pas une raison pour interrompre l'allaitement, quoi qu'en dise le radiologiste. Si vous avez une pyélographie intraveineuse, une tomographie par émission ou un autre examen utilisant un agent de contraste, il est probable que le radiologiste vous dira que vous ne pouvez pas allaiter pendant 24 à 48 heures. À cause de la faible absorption orale de ces médicaments (et pour d'autres raisons), ce conseil n'est pas vraiment approprié. En fait, les agents de contraste à base d'iode ne se retrouvent même pas dans le lait maternel… !

Médicaments antidiarrhéiques

- **Lopéramide (ex. : Imodium®) :** L'absorption est quasi nulle.

Cette liste n'est pas exhaustive et ne présente pas tous les médicaments qui sont faiblement absorbés dans l'intestin du bébé. Si vous recevez un médicament par injection, il est également possible qu'il soit peu absorbé dans l'intestin.

Certaines lignes de conduite pour l'utilisation des médicaments pendant l'allaitement

Est-ce que le médicament ou l'examen est vraiment nécessaire ?

Malheureusement, beaucoup d'examens médicaux sont faits et beaucoup de médicaments sont prescrits sans réelle nécessité. Bon nombre de médecins croient que « quelque chose doit être fait » lorsque les patients viennent les voir pour se plaindre de leur état de santé. Beaucoup d'analyses médicales et de médicaments sont prescrits car il est plus facile de prescrire une analyse ou un médicament que de parler avec le patient de ses problèmes de santé… Par exemple, la fièvre est rarement causée par une maladie qui nécessite la prise d'antibiotiques. La majorité des maladies qui causent des vomissements et de la diarrhée ne nécessitent pas de médicaments.

Nous vous présentons ici un exemple pour vous montrer à quel point les examens peuvent entraver l'allaitement et comment ils sont parfois inutiles : environ 3 à 6 mois après la naissance de l'enfant, une mère peut éprouver les signes d'une hyperactivité de la glande thyroïde. Ces signes comprennent de l'irritabilité, de la difficulté à dormir, une perte de poids excessive, de la nervosité, de la tension et parfois une très grande fatigue. Une analyse sanguine est faite et l'on découvre que la mère fait de l'hyperthyroïdie. Puis la question survient : cette hyperthyroïdie est-elle occasionnée par une thyroïdite post-partum (inflammation de la thyroïde) ou bien par la maladie de Basedow[3], un problème plus chronique et plus sérieux? La méthode employée habituellement pour différencier ces deux problèmes de santé est de procéder à un examen de la thyroïde avec de l'iode radioactif. Puisque le bébé ne doit pas recevoir d'iode radioactif, la mère est confrontée au fait de ne pas allaiter pendant un certain temps après l'examen. Mais cet examen est-il vraiment nécessaire? La réponse est non... !

En premier lieu, une femme qui fait de l'hyperthyroïdie 3 à 6 mois après la naissance a presque toujours une thyroïdite post-partum, pas la maladie de Basedow... Deuxièmement, une thyroïdite post-partum s'améliore d'elle-même au bout de 6 à 10 semaines. De plus, ces deux causes de l'hyperthyroïdie présentent aussi des différences dans les résultats d'analyses sanguines employées pour le diagnostic.

Il n'est pas nécessaire de faire une scintigraphie de la thyroïde. La mère peut être traitée avec du propranolol (un médicament compatible avec l'allaitement), et ses symptômes et analyses sanguines seront suivis par la suite. S'il s'agit d'une thyroïdite post-partum, ses analyses sanguines s'amélioreront au cours des semaines qui suivront. Si elle a la maladie de Basedow, ce ne sera pas le cas. Alors, elle pourra commencer à prendre du propylthiouracil (PTU) afin de traiter la maladie – et elle n'aura pas à cesser l'allaitement car ce médicament est compatible.

Si l'allaitement est considéré comme quelque chose d'important, c'est incroyable tout ce que nous arrivons à faire en trouvant des manières de le protéger. Malheureusement, de nombreux professionnels de la santé ne valorisent pas l'allaitement et n'essaient pas de trouver des solutions de rechange aux «routines habituelles».

S'agit-il d'un médicament utilisé pour les bébés?

Un médicament qui est utilisé pour les bébés devrait logiquement être adéquat pour la mère qui allaite. Je vous présente ici une histoire vraie. C'est le résumé de ce qu'une mère m'a raconté au téléphone :

«Je suis déconcertée... Je suis allée voir mon médecin il y a quelques jours car j'avais un rhume[4] et il m'a prescrit de l'amoxicilline. Comme j'allaitais mon fils de 3 mois, il m'a dit que je devais arrêter de l'allaiter parce que le bébé recevrait du

3. On dit également «maladie de Graves-Basedow», du nom des deux scientifiques l'ayant décrite (N.D.T.).

4. Aussi appelé rhinite, rhinite aiguë virale ou coryza.

médicament. J'ai arrêté de l'allaiter. Aujourd'hui, mon enfant à un rhume, je l'ai amené chez le médecin, et il lui a prescrit de l'amoxicilline... »

Qu'est-ce qui cloche ici ? Tout !

1. La mère est allée voir le médecin pour un rhume. Un ancien adage dit : Si vous soignez un rhume, il durera une semaine, et si vous ne le soignez pas, il durera 7 jours. C'est encore vrai... ! Pourquoi les gens vont-ils voir un médecin pour un simple rhume... ?
2. Traiter un rhume avec de l'amoxicilline est un bel exemple d'usage abusif des antibiotiques ! Voilà une des raisons pour laquelle il n'y aura plus d'antibiotiques fiables contre certaines bactéries très bientôt, et pas d'antibiotiques du tout pour combattre certaines infections... Les rhumes sont causés par des virus, et les antibiotiques ne détruisent pas les virus...
3. La mère s'est fait dire qu'elle ne pouvait pas allaiter en prenant de l'amoxicilline. Étant donné les risques de cesser l'allaitement pour la mère et l'enfant, en plus du fait qu'il y a très peu d'amoxicilline qui passe dans le lait, c'est un conseil illogique et absurde provenant d'un médecin.
4. Le bébé a un rhume. Il est fort possible que le bébé n'en aurait pas eu si la mère s'était fait dire de poursuivre l'allaitement. Nous n'en avons pas la certitude bien entendu, mais son risque d'être malade est accru lorsqu'il n'est plus allaité et qu'il ne reçoit plus les anticorps et les facteurs immunitaires du lait maternel.
5. La mère a amené son enfant chez le médecin pour un rhume. Bon... d'accord, les mères sont plus inquiètes pour leurs enfants que pour elles-mêmes. Une grand-mère expérimentée aurait été d'un plus grand secours que le médecin...
6. Le bébé a pris de l'amoxicilline pour un rhume ! Ceci est non seulement inutile mais risqué puisque ce médicament peut occasionner de la diarrhée à l'enfant.
7. Les médecins donnent des conseils, pas des commandements ! Mais cette mère s'était fait dire qu'elle devait cesser l'allaitement. À moins que la situation soit risquée au point d'y laisser sa peau, la mère aurait dû recevoir assez d'information pour pouvoir faire un choix éclairé entre le sevrage ou la poursuite de l'allaitement. Bien entendu, le médecin doit lui-même être informé, et il est clair que ce n'était pas le cas !

À travers le lait maternel, les bébés ne reçoivent qu'un très faible pourcentage de médicament en comparaison de ce qu'ils absorberaient s'ils étaient traités directement par cette même substance. Il est extrêmement rare qu'une mère doive cesser son allaitement à cause d'un médicament qui est aussi utilisé pour soigner les bébés.

EST-CE QUE LE MÉDICAMENT PEUT ÊTRE UTILISÉ LORS DE LA GROSSESSE ?

Il n'est pas toujours vrai qu'un médicament employé sans danger pendant la grossesse puisse l'être lors de l'allaitement. Lorsque le bébé est dans l'utérus, la femme enceinte aide le fœtus à se débarrasser du médicament qu'elle prend, donc il n'y a généralement pas d'accumulation dangereuse du médicament dans le corps du bébé. L'accumulation de substances médicamenteuses chez le bébé pendant l'allaitement suscite parfois de l'inquiétude, notamment lorsque la substance a une longue demi-vie (nous en discutons plus en détail un peu plus loin dans ce chapitre), mais cela est rarement un problème.

Par exemple, les médecins peuvent s'inquiéter des effets d'un médicament sur le développement cérébral de l'enfant. C'est pour cette raison qu'ils disent à de nombreuses femmes qu'elles ne peuvent pas allaiter si elles prennent des antidépresseurs, même si elles prenaient ces médicaments pendant leur grossesse.

Une mère qui prend un médicament pouvant avoir un effet sur le système nerveux central expose beaucoup plus le développement du système nerveux de son bébé pendant la grossesse que pendant la lactation. Pendant la grossesse, le cerveau du fœtus est à un stade beaucoup plus sensible et précoce de son développement. De plus, le bébé sera généralement exposé à des niveaux plus élevés pendant la grossesse que lors de l'allaitement, puisqu'il a un taux sanguin comparable à celui de sa mère (la plupart des médicaments passent à travers le placenta). Par conséquent, si un médicament est jugé fiable pendant la grossesse, il le sera généralement lors de l'allaitement.

Prendre des décisions à propos de l'usage des médicaments pendant l'allaitement

La plupart des médicaments sont jugés sans danger pendant l'allaitement, mais certains sont plus fiables que d'autres. Les informations destinées aux médecins et aux pharmaciens peuvent les aider à choisir le médicament qui occasionnera le moins d'effets indésirables. Une partie de ces informations a déjà été mentionnée : les médicaments qui ne passent pas dans le lait maternel et les médicaments qui ne sont pas absorbés dans l'intestin sont fiables pendant l'allaitement. Les substances qui sont liées à des protéines dans le sang sont également plus fiables que celles qui ne le sont pas.

Les médicaments qui restent dans le corps pour une courte période de temps (demi-vie courte) doivent être préférés à ceux qui restent plus longtemps dans le sang (demi-vie longue). La demi-vie est une mesure permettant de savoir combien de temps est nécessaire pour que la moitié du médicament disparaisse du corps. Une fois que l'on cesse de prendre un médicament, cela prend environ cinq demi-vies avant qu'il disparaisse complètement du corps. (Selon le même principe, cela prend environ cinq demi-vies pour que votre taux sanguin atteigne un niveau stable après le début de la prise du médicament.)

Par exemple : beaucoup de médicaments anti-inflammatoires non stéroïdiens sont quasiment similaires du point de vue du soulagement de la douleur et de l'inflammation, et des effets secondaires chez la mère. Plusieurs se lient hautement aux protéines (à plus de 99 %), donc la quantité de ces substances qui se retrouve dans le lait maternel est très faible, ce qui est très bien. Toutefois, certains anti-inflammatoires ont des demi-vies plus longues que d'autres. L'ibuprofène a une courte demi-vie, environ 2 à 4 heures, alors que le naproxène (ex. : Naprosyn®) a une longue demi-vie (entre 12 et 15 heures). Nous savons que ces deux médicaments sont fiables et qu'il est peu probable qu'ils se retrouvent en grande quantité dans le lait maternel (car ils sont hautement liés aux protéines). Toutefois, l'ibuprofène est un meilleur choix à cause de sa courte demi-vie.

Vous ne devriez pas partir avec l'idée que votre médecin ou même votre pharmacien connaissent beaucoup de choses sur l'allaitement et les médicaments, et qu'ils sont soucieux de vous aider à poursuivre votre allaitement. Bien souvent, l'information sur laquelle ils se basent pour décider s'ils utiliseront ou non un médicament provient du fabricant de médicaments lui-même (qui se retrouve au Canada dans un livre nommé «Compendium des produits et spécialités pharmaceutiques» – C.P.S. ou bien *«Physician's Desk Reference»* – P.D.R. aux États-Unis, et dans le «Vidal» en France). Le fabricant se soucie de sa propre responsabilité médico-légale... pas de l'importance de l'allaitement pour la mère et son bébé ! Parmi les milliers de médicaments qui sont présentés dans les répertoires de médicaments, il n'y a guère plus d'un médicament qu'on dit acceptable pour les mères allaitantes ! Le C.P.S. présente au début du livre une partie où le discours sur les médicaments en lien avec l'allaitement est plus raisonné (les pages de couleur lilas). Malheureusement, les médecins et les pharmaciens consultent rarement cette partie. Régulièrement, l'*American Academy of Pediatrics*[5] publie des lignes directrices pour l'usage des médicaments pendant l'allaitement. L'approche est très prudente, mais ces lignes directrices estiment «compatibles avec l'allaitement» des médicaments que le C.P.S., le P.D.R. ou le Vidal «n'autorisent pas». Toutefois, les médecins et les pharmaciens se réfèrent rarement à ces lignes directrices...

Le livre écrit par le Dr Thomas Hale, pharmacologue, est en vente depuis quelques années déjà. *«Medications and Mothers' Milk»* présente une bonne approche envers les médicaments et l'allaitement, offrant même des solutions de rechange lorsqu'un médicament peut vraiment poser problème. De plus, le livre est révisé tous les ans ou tous les deux ans afin d'inclure de nouveaux médicaments et de

5. Académie Américaine de Pédiatrie.

nouvelles données. Cependant, les médecins et les pharmaciens consultent rarement cette ressource...

Si vous recevez une ordonnance de votre médecin et qu'il vous dit que vous ne pouvez pas allaiter pendant que vous prenez ce médicament, vous devriez d'abord douter de son engagement envers l'allaitement maternel et la compréhension qu'il en a. Un médecin qui encourage l'allaitement fera l'effort d'utiliser un médicament qui ne causera pas de problèmes à la mère et à l'enfant allaité. De nos jours, il est extrêmement rare qu'il n'existe qu'un seul médicament pour traiter un problème de santé. Si le médicament prescrit est vraiment incompatible, un autre peut généralement le remplacer, tout en étant adéquat et sans danger pendant l'allaitement. Même si le médecin se donne le mal de consulter les répertoires de médicaments, cela ne signifie pas nécessairement que le médicament ne peut pas être employé : comme il a été dit auparavant, selon ces livres de référence, presque tous les médicaments connus de l'homme peuvent causer des problèmes ! Si le médecin consulte un pharmacien ou le fabricant lui-même, cela ne signifie pas qu'il obtiendra la bonne information. Le pharmacien peut consulter le C.P.S. ou le Vidal, et il maintiendra toujours la position officielle du fabricant telle que présentée dans sa littérature officielle.

Non seulement le médecin « ami de l'allaitement » consultera d'autres sources d'information fiables, mais si cela l'inquiète, il essayera de trouver des moyens pour surmonter les difficultés posées par un médicament. Avec un peu de réflexion, il est généralement possible de trouver un moyen de poursuivre l'allaitement. Quelques cas vécus à notre cabinet de consultation seront utiles pour bien comprendre ce dont il peut s'agir.

ANECDOTES DE MÈRES

Cynthia

Certaines femmes sont sujettes aux infections urinaires. Les femmes qui ont souvent ce type d'infection et qui ont fréquemment reçu des ordonnances d'antibiotiques pour les traiter peuvent découvrir que seuls un ou deux antibiotiques sont efficaces pour elles. Cynthia est venue à mon cabinet de consultation, elle désirait désespérément poursuivre l'allaitement de son fils de deux mois, Justin. Elle avait des antécédents d'infections urinaires et avait des symptômes très nets de ce type d'infection, qu'elle connaissait bien après plusieurs années. Quelques jours auparavant, elle avait recueilli un échantillon d'urine à mi-jet pour le faire analyser, et il s'est révélé plus tard que les bactéries qui y étaient présentes étaient résistantes à tout sauf à la ciprofloxacine et à la gentamicine. En attendant les résultats de la culture, elle a été traitée à l'amoxicilline, qui n'a pas été efficace. On lui a alors dit qu'elle devait cesser l'allaitement car le seul médicament disponible pour son cas était la ciprofloxacine, qui était définitivement contre-indiquée pendant l'allaitement. Que faire ?

Ce que nous ne savions pas à ce moment-là, c'est qu'en fait la ciprofloxacine N'EST PAS contre-indiquée lors de l'allaitement. Il a été dit qu'elle n'était pas compatible parce que des études sur des chiots beagle avaient montré qu'ils avaient des dommages articulaires lorsqu'ils étaient traités avec ce médicament (à titre d'information, ce n'était pas la chienne allaitante qui prenait le médicament). Toutefois, des études plus récentes menées auprès d'enfants qui ont reçu de fortes doses de ciprofloxacine (dans certains cas pendant des années) n'ont montré aucune preuve selon laquelle ce médicament causerait des dommages articulaires. Les humains ne sont pas des chiens beagles !

À l'époque où Cynthia est venue à mon cabinet de consultation, la ciprofloxacine était utilisée depuis si peu de temps qu'il aurait été téméraire de dire qu'elle était fiable pendant l'allaitement, même si d'autres molécules de cette famille d'antibiotiques étaient compatibles avec l'allaitement. Le fait que deux médicaments soient issus de la même famille ne suffit pas à déterminer qu'ils se comporteront de la même manière dans toutes les situations.

Nous étions donc face à un dilemme. La réponse a été trouvée par Cynthia elle-même, qui a dit qu'on devrait lui apprendre comment se faire les injections, et qu'elle se traiterait elle-même avec de la gentamicine (la gentamicine doit être administrée par injection). Après tout, nous enseignons aux diabétiques comment se donner leurs injections ; elle pouvait aussi apprendre. Pourquoi pas ? Et c'est ce qui est arrivé. Donc, ce problème qui semblait insoluble a été résolu parce que tous trouvaient que l'allaitement était important, et nous avons pris le temps de trouver une solution.

Laura

La warfarine (ex. : Coumadin®, Coumadine®), un médicament qui prévient la formation de caillots dans le sang, est le médicament de cette catégorie le plus utilisé actuellement. La warfarine est contre-indiquée pendant la grossesse. À cet effet, la situation pendant la grossesse n'est pas la même que pendant l'allaitement. Bien qu'un médicament qui est sans danger pendant la grossesse le soit généralement pendant l'allaitement, tel qu'il a été expliqué auparavant, une substance nocive pendant la grossesse peut tout de même être sans danger pendant l'allaitement. La warfarine est un de ces médicaments. La tétracycline en est un autre (nous en parlerons plus tard). Les femmes qui ont besoin d'anticoagulants pendant la grossesse (pour prévenir la formation de caillots) sont traitées avec de l'héparine ou de l'héparine à bas poids moléculaire qui est donnée par injection. Une fois qu'elles ont accouché, la majorité des femmes prendront leur dose par voie orale, parce que personne n'aime recevoir des injections.

Laura a téléphoné à notre cabinet parce qu'elle était enceinte et recevait de l'héparine à cause de la présence d'un caillot de sang dans une jambe. Après la naissance du bébé, elle prendrait de la warfarine, mais on l'a prévenue qu'elle ne pourrait pas allaiter en prenant ce médicament. Laura souhaitait vraiment allaiter, elle avait d'ailleurs allaité son premier-né pendant 18 mois, en ayant le sentiment que c'était une expérience merveilleuse et épanouissante. Nous lui avons annoncé qu'il n'y avait pas de problème avec la warfarine et elle a été ravie d'entendre cela. Toutefois, son médecin n'était pas aussi ravi et a affirmé sans mâcher ses mots qu'il ne risquerait pas la vie du bébé en lui «permettant» d'allaiter pendant qu'elle prendrait de la warfarine. (Mon tact et mon bon goût habituel m'empêcheront de dire ce que je pense de cette approche…)

La mère a senti qu'elle ne pouvait ni vexer son médecin, ni en prendre un autre : bien qu'il n'avait jamais encouragé l'allaitement, c'était un ami de la famille. Laura ne savait plus qui croire. Pourquoi aurions-nous eu raison, simplement parce que nous lui disions ce qu'elle souhaitait entendre ?

Le problème n'était pas insoluble. La warfarine inhibe l'action de la vitamine K, qui participe à la production de plusieurs substances coagulantes. Mais l'inhibition fonctionne dans les deux sens. La vitamine K inhibe l'action de la warfarine. Donc, la solution était de donner de la vitamine K au bébé de temps à autre, aussi longtemps que la mère allaiterait en prenant de la warfarine. La question était : quelle quantité de vitamine K le bébé devait-il recevoir ? Tous les enfants qui naissent au Canada reçoivent une injection de vitamine K à la naissance et n'en ont habituellement plus besoin par la suite. Puisque même avec la warfarine, le bébé n'avait pas besoin de vitamine K supplémentaire, la question de la dose n'était pas claire. Nous nous sommes finalement entendus, avec le consentement du médecin de famille de surcroît, que 0,5 mg par mois par voie orale serait la dose à donner. Bien entendu, l'enfant se portait très bien.

Évidemment, il aurait été possible de poursuivre le traitement à l'héparine après la naissance de l'enfant, mais des injections fréquentes sont vraiment ennuyeuses, surtout si cela est nécessaire pendant plusieurs mois.

S'occuper du bébé lorsque vous êtes malade

Vous vous sentez mal – avec un mauvais rhume, une grippe ou atteinte d'une autre maladie. Tout ce que vous souhaitez, c'est de vous allonger dans votre lit et dormir. Comment s'occuper du bébé allaité en même temps ?

Ce n'est pas facile, mais des millions de mères aux quatre coins du globe l'ont fait. Et l'allaitement fait même en sorte que c'est plus facile.

Si vous avez un jeune bébé qui ne se déplace pas encore, apportez simplement l'enfant dans votre lit avec vous. Entassez les couches et les serviettes humides sur une chaise près du lit et assurez-vous aussi d'avoir des rafraîchissements et des collations tout près de vous que vous pourrez absorber au besoin. Vous pouvez allaiter et vous reposer ensemble.

Un bébé qui se déplace peut représenter un plus grand défi. Certaines mères mettent leur matelas sur le sol, ferment et bloquent la porte. Elles se reposent sur le matelas pendant que leur enfant se déplace à quatre pattes dans la pièce (qui est certifiée « à l'épreuve des bébés » évidemment). Le bébé retourne vers sa mère lorsqu'il veut téter. Une boîte avec de nouveaux jouets, et peut-être les aliments favoris du bébé peuvent contribuer à le tenir occupé pendant que maman se repose.

Si vous avez vraiment de la chance, vous pourrez peut-être avoir l'aide d'une personne qui viendra chez vous, qui s'occupera du bébé et qui vous l'apportera au lit lorsqu'il souhaitera téter.

Les « médicaments à problèmes » qui sont fiables

Les médicaments contre les infections

La tétracycline

On dit couramment de la tétracycline qu'il s'agit d'un médicament qui pose problème pour le bébé allaité. Ceci est basé sur le fait que cette substance n'est pas utilisée pour les enfants, du moins pas avant l'âge de 8 ans. La raison ? Le médicament est absorbé dans les dents de l'enfant et cause des décolorations permanentes et enlaidissantes, occasionnant aussi un affaiblissant de l'émail des dents définitives. Pour que ceci survienne, les enfants doivent recevoir de fortes doses de cet antibiotique pendant une assez longue période, mais les tétracyclines ne sont pas utilisées depuis de nombreuses années chez les jeunes enfants et le sont moins en général en comparaison d'il y a 20 ou 30 ans. Toutefois, le souvenir que cela est mauvais pour les dents des enfants semble automatiquement générer une réponse négative pour les mères allaitantes. En fait, la tétracycline n'est pas problématique pour la mère allaitante et son bébé. L'allaitement peut et doit se poursuivre. Pourquoi ?

- La quantité qui se retrouve dans le lait est minime, et il est très improbable que l'enfant développe un jour une décoloration dentaire. De plus, les traitements antibiotiques tendent à être moins longs qu'il y a quelques années. C'était l'usage prolongé et les doses massives de tétracycline qui causaient des problèmes dentaires.
- Toutes les personnes qui ont étudié la pharmacologie, même au niveau le plus élémentaire, savent que la tétracycline ne doit pas être prise avec du lait parce que la molécule se lie au calcium et n'est plus absorbable dans l'intestin. Or, de quelle manière le bébé allaité reçoit-il la tétracycline ? Dans du lait !

Certaines nouvelles molécules antibiotiques de la famille des tétracyclines sont moins liées avec le calcium et peuvent être assimilées en petite quantité par le bébé. Même si cela ne risque pas d'être un problème, il serait préférable d'utiliser un autre antibiotique. Heureusement, il y a plusieurs solutions de rechange.

Le métronidazole (ex. : Flagyl®)

Les mères ont souvent reçu la consigne de cesser l'allaitement à cause d'un traitement au métronidazole. Heureusement, ceci survient moins fréquemment, mais cela se produit encore. Son usage n'impose PAS l'arrêt de l'allaitement.

Voici ce que le Compendium des produits et spécialités pharmaceutiques du Canada (CPS) affirme au sujet du métronidazole dans les pages lilas : « Sans plus de preuves des effets nocifs liés à l'usage à court terme chez les humains, il semble trop conservateur de proscrire ce médicament ou de faire cesser l'allaitement chez les patientes (...) pour qui le métronidazole peut être un traitement de choix. » En fait, considérant les risques de ne pas allaiter, je dirais que l'approche conservatrice est plutôt d'encourager la poursuite de l'allaitement.

La ciprofloxacine

Nous avons déjà présenté cet antibiotique pour dire qu'aucune preuve ne démontre qu'il causerait des problèmes articulaires chez les humains. Il existe de nouveaux antibiotiques de cette famille qui sont également compatibles avec l'allaitement.

La prednisone

La prednisone est un stéroïde donné pour différents problèmes de santé, dont l'asthme et le lupus. Les traitements à la prednisone ont souvent été mentionnés comme une raison d'arrêter l'allaitement, mais cela ne devrait pas être le cas, même s'il s'agit d'un traitement à long terme. Il en va de même pour tous les stéroïdes, même ceux administrés par voie intraveineuse, injection intramusculaire, application topique ou en lavement. Encore une fois, le bébé ne recevra pas un dosage comparable à celui de la mère ; l'enfant n'en recevra qu'une infime quantité. Dans son livre *« Medication and Mothers' Milk »,* le docteur Hale indique que même en présence d'une très haute dose telle que 120 mg par jour, le bébé recevrait seulement 47 microgrammes (mcg) de prednisone sur une période de 24 heures (et son métabolite actif, la prednisolone). Cela est une quantité négligeable pour l'enfant.

Dans bien des cas actuellement, les stéroïdes peuvent être pris par inhalation, notamment pour l'asthme (la raison la plus commune de nos jours liée à l'usage des stéroïdes). En inhalation, les stéroïdes demeurent principalement au niveau des poumons, et seule une petite quantité est absorbée dans le corps. Par conséquent, le bébé en reçoit encore moins que lorsque la mère prend le médicament par voie orale ou par une autre voie.

Les antidépresseurs

La principale raison pour dire aux mères qu'elles doivent cesser l'allaitement lorsqu'elles prennent des antidépresseurs est que nous ne sommes pas certains de l'effet que le médicament peut avoir sur le développement du cerveau du bébé. Et c'est vrai. Nous ne sommes pas certains des effets à long terme que ces substances pourraient causer, même à petite dose. D'autre part, nous savons qu'il y a des effets très clairs sur le cerveau liés au fait de ne pas être allaité. Étude après étude, cette question a été prise en considération, montrant que l'allaitement présente des avantages sur l'alimentation artificielle pour le développement et le quotient intellectuel du bébé. Une étude publiée en 1998 montrait que les enfants qui avaient été allaités avaient de meilleurs résultats scolaires que ceux qui ne l'avaient pas été. Plus l'enfant avait été allaité longtemps, notamment de façon exclusive, mieux il se débrouillait à l'école. Cette étude était particulièrement intéressante parce qu'elle a commencé lors de la naissance des enfants et que ceux-ci ont été suivis jusqu'à ce qu'ils obtiennent leur diplôme du lycée. Les facteurs sociaux et économiques avaient été pris en considération. Alors la question est celle-ci : est-il préférable que la mère qui a besoin de traitements médicaux cesse l'allaitement, ou ne le commence pas du tout, alors que nous savons que l'alimentation artificielle a un effet préjudiciable sur le développement du cerveau de l'enfant ? Ou bien est-il préférable que l'enfant soit allaité, absorbant une quantité infime de médicament via le lait maternel, au sujet duquel nous ne savons pas s'il peut causer problème ? Le fait de ne pas savoir ne signifie pas qu'il n'y a pas d'effets négatifs, mais l'autre choix est d'offrir au bébé quelque chose qui a un *effet négatif prouvé...*

Il y a de bonnes raisons pour lesquelles le lait maternel a des effets positifs sur le développement du cerveau. Les DHA et ARA, des acides gras à longue chaîne présents dans le lait maternel, contribuent au développement optimal du cerveau de l'enfant. (Et il n'a pas été prouvé que ces substances, artificiellement ajoutées au lait industriel, changent quoi que ce soit chez le bébé non-allaité). Les préparations commerciales pour nourrissons contiennent des niveaux plus élevés de métaux toxiques, ce qui a une influence négative sur le cerveau. Parmi ceux-ci, il y a le plomb, le cadmium, le manganèse et l'aluminium. Parce que les enfants non allaités sont plus sujets aux otites, ils peuvent éprouver du retard et des difficultés de langage – le facteur le plus important associé à la réussite scolaire. Même s'il est possible d'être près de l'enfant que l'on nourrit au biberon, la plupart des bébés nourris artificiellement reçoivent moins de contacts peau à peau, ce qui affecte leur développement. Et si les enfants allaités semblent s'éveiller plus fréquemment pour boire, cela leur permet de recevoir plus de stimulus et de contacts.

Une autre chose. Les femmes m'ont souvent téléphoné, désespérées de devoir cesser l'allaitement. Elles savaient qu'elles n'allaient pas bien et qu'elles devaient suivre un traitement, mais elles détestaient l'idée de devoir abandonner l'allaitement. Plus d'une mère m'a dit quelque chose du genre « La seule chose qui va bien dans ma vie, c'est l'allaitement et la relation que j'ai avec mon enfant. Et ils veulent m'enlever cela aussi... ».

Donc, les antidépresseurs ne sont généralement pas une contre-indication à l'allaitement si on prend ceci en ligne de compte, en plus des risques liés au non-allaitement. Est-ce que certains médicaments antidépresseurs sont préférables à d'autres ? Oui, certains sont assurément à essayer avant d'autres.

La sertraline (ex. : Zoloft®)

Ce médicament est de la famille des inhibiteurs sélectifs de la recapture de la sérotonine, connus sous l'acronyme ISRS. Il y a plusieurs médicaments disponibles, mais ils sont tous légèrement différents les uns des autres en ce qui concerne la quantité absorbée par l'enfant lors de l'allaitement. À ce niveau, la sertraline est certainement le médicament de ce type à privilégier. Les études menées auprès des enfants démontrent que le niveau sanguin est habituellement trop bas pour être mesuré. C'est donc un médicament à essayer en premier lieu et il est très efficace pour de nombreuses femmes.

La paroxétine (ex. : Paxil®)

La paroxétine est un autre antidépresseur de type ISRS qui devrait pouvoir être utilisé sans danger. L'information dont nous disposons suggère qu'il passe très faiblement dans le lait maternel.

Un article récent faisait état d'un syndrome de sevrage pour 4 bébés dont les mères avaient pris de la paroxétine pendant la grossesse. Ceci a été incorrectement interprété par les médias, qui affirmaient que ce médicament ne pouvait pas être pris pendant l'allaitement. C'est inexact. En fait, l'allaitement ne prévient pas le syndrome de sevrage. Cela est logique puisque c'est une infime quantité de paroxétine qui passe dans le lait. Peut-être que les femmes enceintes qui prennent ce médicament devraient, si elles en sont capables, cesser de prendre la médication pendant le dernier mois de grossesse, comme il est suggéré pour la fluoxétine (Prozac®). Cependant, elles devraient allaiter leurs bébés.

La fluoxétine (ex. : Prozac®)

Beaucoup de mères ont allaité leurs bébés avec succès pendant qu'elles prenaient de la fluoxétine. Cependant, ce médicament présente des désavantages comparativement aux deux autres antidépresseurs cités auparavant. Je ne le considérerais pas comme un médicament de choix pour les mères qui allaitent. Sa demi-vie est longue et il passe en quantité plus importante dans le lait maternel comparativement aux autres antidépresseurs de ce type.

Néanmoins, si la fluoxétine doit être employée (je suggérerais toutefois que les autres médicaments soient essayés en premier lieu), cela vaut le coup de poursuivre l'allaitement maternel. Au besoin, le bébé peut être suivi médicalement et son sang peut être analysé. La plupart des bébés dont les mères étaient traitées par ce médicament se portaient bien et n'avaient aucun effet secondaire apparent. Cependant, dans la mesure où ce médicament est relativement nouveau, il est vrai qu'il n'y a pas de suivi sur ses effets à long terme.

Certains bébés ont vraiment des effets secondaires, tels qu'une irritabilité grave ou de la léthargie. Afin de prévenir l'accumulation de la substance dans le corps de l'enfant, la mère qui prend ce médicament pendant la grossesse devrait cesser la médication si possible de 4 à 8 semaines avant l'accouchement. (La fluoxétine est le seul antidépresseur ISRS dont l'usage est approuvé pendant la grossesse, bien que plusieurs autres soient utilisés.) Si elle ne peut pas cesser de prendre le médicament, elle devrait changer de type d'antidépresseur une fois l'enfant né afin d'en prendre un qui passe moins dans le lait maternel et qui est éliminé plus rapidement du corps du bébé. Si la mère peut se passer de prendre la fluoxétine en fin de grossesse et au cours des premières semaines ou mois après la naissance de son enfant, ce serait très avantageux puisque ce médicament est plus facile à éliminer par un bébé plus âgé que par un nouveau-né.

Les antidépresseurs tricycliques

La plupart des antidépresseurs tricycliques sont très faiblement transférés dans le lait maternel et il est peu probable qu'il y ait des conséquences chez les bébés. La principale inquiétude à propos de ce type de médicaments est qu'ils prennent beaucoup de temps à agir (souvent 3 semaines et même plus), mais cela est aussi le cas pour les antidépresseurs ISRS. De plus, beaucoup de mères qui les prennent ont des effets secondaires difficiles à tolérer. Cependant, si vous avez déjà pris ces médicaments auparavant et qu'ils vous ont aidée et que vous êtes sur le point d'en prendre, il n'y a habituellement pas de raisons pour ne pas allaiter ou pour sevrer. La nortriptyline (ex. : Aventyl®, Nortrilen®) et la dothiépine (ex. : Prothiaden®) sont deux antidépresseurs tricycliques qui peuvent être pris par les mères allaitantes.

Le lithium

Le lithium est un médicament utilisé pour traiter les personnes souffrant de troubles bipolaires, qui sont aussi appelés « maniaco-dépression ». Ce médicament n'est pas efficace pour soigner la dépression. On a toujours considéré ce médicament comme incompatible avec l'allaitement. Toutefois, cette opinion commence à changer.

Il a été démontré que le lithium passe dans le lait maternel en quantité très variable, de très peu à beaucoup. Si vous êtes une de ces mères qui transfèrent très peu de lithium dans son lait, il peut être relativement sans danger pour vous de prendre le médicament et d'allaiter votre enfant. Votre enfant devra avoir un suivi médical et la quantité de lithium présente dans son sang devra être analysée, mais vous pourrez continuer d'allaiter.

Toutefois, si le niveau de lithium sanguin du bébé est inquiétant, il y a maintenant des solutions de rechange pour traiter la phase maniaque de la maladie bipolaire. L'acide valproïque (ex. : Depakote®, Convulex®) et la carbamazépine (ex. : Tegretol®, Epitol®) ont été utilisés avec des effets assez satisfaisants pour ce problème. Ces deux médicaments sont compatibles avec l'allaitement, même à forte dose pour traiter la maladie bipolaire puisque seul un très faible pourcentage passe dans le lait maternel.

Les médicaments pour traiter l'hypertension artérielle

Beaucoup de femmes sont traitées pour l'hypertension artérielle vers la fin de la grossesse – avant, pendant ou après. Comme c'est le cas pour tous les médicaments donnés aux mères, une grande majorité des substances données pour faire diminuer la pression artérielle (antihypertenseurs) passent en très petite quantité dans le lait maternel et sont compatibles avec l'allaitement. Les médecins ne devraient pas suggérer des médicaments qui posent problème et les mères devraient insister pour prendre des médicaments qui sont compatibles avec l'allaitement. Aucune mère ne devrait accepter de se faire dire qu'elle doit prendre tel médicament et rien d'autre et qu'elle doit cesser d'allaiter (ou même ne pas commencer à allaiter du tout) à cause d'une substance en particulier. Il y a désormais de nombreux médicaments pour soigner l'hypertension ; le bon médicament peut être employé au bon moment.

Il existe plusieurs familles d'antihypertenseurs. Ils sont regroupés de cette façon afin que l'on change de catégorie si un médicament d'une famille en particulier n'est pas efficace, en le remplaçant par un autre d'une catégorie différente. Il est peu probable qu'un médicament de la même famille soit efficace puisqu'il fonctionnera selon le même mécanisme. Ou bien si le médicament est partiellement efficace mais que la pression artérielle n'est pas aussi bien contrôlée que souhaité, le médecin peut ajouter un médicament provenant d'une autre famille pour aider à la stabiliser. Le fait d'ajouter un médicament de la même famille ne ferait qu'augmenter les risques d'effets secondaires sans pour autant faire baisser la tension artérielle.

Les bêtabloquants

Le propranolol (ex. : Inderal®, Cardinol®) a été le premier bêtabloquant utilisé. C'est encore un médicament de choix pour le traitement de l'hypertension artérielle et il est également utilisé pour prévenir les migraines et soigner les symptômes liés à l'hyperthyroïdie. Comme il est plus « ancien », il est moins employé que les nouveaux bêtabloquants, ce qui est dommage du point de vue de l'allaitement car c'est un des meilleurs de cette famille. La quantité qui passe dans le lait est très faible et il est vraiment peu probable qu'il présente un quelconque effet sur le bébé. Le labétalol (ex. : Trandate®, Normodyne®) est un autre bêtabloquant qui passe en si petite quantité dans le lait maternel qu'il y a peu d'inquiétude à avoir à propos de ce que le bébé absorberait. Le métoprolol (ex. : Lopressor®) est peut-être meilleur encore que les deux autres du point de vue de la sécurité qu'il offre pendant l'allaitement.

D'autre part, l'aténolol (ex. : Tenoretic®, Ténormin®) passe en plus grande quantité dans le lait maternel et un cas a été répertorié où le bébé a été affecté par le médicament que sa mère prenait. Bon nombre de mères ont pris de l'aténolol et ont allaité sans occasionner de problèmes chez leurs enfants, mais le cas qui a été rapporté est un peu inquiétant. (Il est curieux de constater que les médecins hésitent rarement à employer plusieurs médicaments pour les enfants même s'ils ont parfois causé de sérieux problèmes de santé chez les enfants... l'antibiotique co-trimoxazole [ex. : Septra®, Bactrim®] me vient immédiatement en tête. Et cependant un seul cas répertorié a suffi pour répandre une crainte généralisée face à l'utilisation de l'aténolol pendant l'allaitement.) Je suis d'accord pour ne pas faire d'ordonnance d'aténolol aux mères allaitantes. Puisque nous avons de nombreuses solutions de rechange, nous n'y sommes pas obligés. L'aténolol n'est pas plus efficace que le propranolol, le labétalol ou le métoprolol, alors pourquoi l'utiliser ? Malheureusement, trop de médecins recommandent ce médicament en premier lieu, et disent ensuite aux mères qu'elles ne peuvent pas allaiter en même temps qu'elles le prennent. L'approche devrait en fait être le contraire. Certains médicaments ne devraient pas être utilisés pendant l'allaitement ; nous ne devrions donc pas les prescrire – nous devrions en utiliser un autre dont l'usage est toléré pendant l'allaitement !

Les inhibiteurs calciques

En général, les médicaments de cette catégorie sont fortement liés aux protéines plasmatiques (ce qui est bien, puisque seuls les médicaments non-liés peuvent se retrouver dans le lait maternel), et leur absorption orale est très faible (ce qui est également excellent). Le taux sanguin de ces médicaments est habituellement faible et ceci est également positif du point de vue de l'allaitement.

La nifédipine (ex. : Adalat®, Procardia®) est un des médicaments les plus utilisés dans la catégorie des inhibiteurs calciques. Il cadre très bien parmi les médicaments jugés sécuritaires pendant l'allaitement. Le vérapamil (ex. : Isoptin®, Calan®) en est un autre qui passe dans le lait en très petite quantité seulement.

Les inhibiteurs de l'enzyme de conversion de l'angiotensine (IECA)

Encore une fois, les médicaments de cette famille sont en général fortement liés aux protéines et sont peu absorbés oralement. Le bénazépril (ex. : Lotensin®) est utilisé fréquemment. Il a été estimé que moins de 0,1 % de la dose totale prise par la mère serait absorbé par le bébé. Il serait extrêmement improbable que cette dose cause un problème au bébé. Le captopril (ex. : Capoten®) est utilisé depuis longtemps pour les enfants qui présentent des problèmes cardiaques (notamment les très petits bébés). À cause de son très faible transfert dans le lait maternel, la dose reçue par le bébé via le lait atteindrait seulement environ 0,002 % de la dose totale prise par la mère, une quantité infime.

Le sulfate de magnésium

Cette substance utilisée pour traiter l'hypertension artérielle au moment de l'accouchement a souvent été présentée dans le passé comme incompatible avec l'allaitement. Difficile de comprendre pourquoi... On trouve normalement le magnésium dans le corps humain, et il est important pour son bon fonctionnement. La quantité qui passe dans le lait est assez faible et l'absorption à partir des intestins de l'enfant est plutôt légère. Il ne devrait y avoir aucune crainte à propos du sulfate de magnésium pendant l'allaitement.

Les autres médicaments utilisés pour l'hypertension artérielle

Certains médicaments ont leur propre catégorie. L'hydralazine (ex. : Apresoline®) est un de ceux-là. Cette substance est utilisée depuis des années pour soigner l'hypertension, même chez les bébés. Le bébé n'en recevrait que très peu via le lait maternel.

Le méthyldopa (ex. : Aldomet®, Dopamet®) se retrouve dans le sang du bébé en très faible quantité et peut présenter l'effet positif pour la mère de faire augmenter sa production lactée.

On dit que les diurétiques font diminuer la production lactée de la mère, mais ceci n'a jamais été prouvé. Tout est possible, mais puisque ces médicaments sont peu utilisés de nos jours et qu'ils sont rarement nécessaires, ils ne devraient pas être donnés aux mères allaitantes.

Les pilules contraceptives

Il était dit dans le passé que les mères ne pouvaient pas allaiter en prenant la pilule contraceptive. L'inquiétude était que les hormones passeraient dans son lait et que cela influencerait le niveau de ces hormones chez le bébé. Ceci était une inquiétude inutile puisqu'il y a déjà des hormones semblables à celles de la pilule contraceptive dans le lait maternel, et la quantité d'hormones issue du médicament qui passerait vers l'enfant ne ferait pas une grande différence sur la quantité absorbée par le bébé. Les médecins semblent avoir compris cela rapidement et beaucoup ont commencé à donner des ordonnances de «pilule» aux mères allaitantes. Malheureusement, on a vite découvert que les œstrogènes de la pilule – même les petites quantités contenues dans la «micropilule» – suffisaient à faire diminuer la production de lait de façon importante, du moins pour beaucoup de mères. Dans bien des cas, ceci a eu pour résultat le sevrage précoce et inutile du bébé. Certains médecins ont compris et l'information a circulé. Pourtant, certains médecins croient encore qu'il n'y a pas lieu de craindre une diminution de la production lactée si la pilule commence à être prise lorsque la production lactée est bien établie (donc 6-8 semaines après la naissance)... Ceci est tout simplement **faux**.

J'ai rencontré et parlé à des mères allaitantes qui ont commencé à prendre la pilule contraceptive 5 mois après la naissance de leur enfant et même plus tard, et qui ont noté une diminution importante de leur production de lait. Environ une semaine après que la mère a commencé à prendre la pilule, le bébé qui était satisfait après la tétée et qui prenait bien du poids peut devenir soudainement irritable, insatiable, tirer sur le sein en pleurant et vouloir retourner au sein tout en étant frustré d'y être. Il ne recevra pas de lait parce que la production lactée ou bien le flot de lait aura diminué (ce qui peut être encore plus grave).

Dans certains cas, les mères ont pris la pilule précédemment sans problème tout en allaitant un enfant, mais expérimentent des problèmes lors d'un autre allaitement. La diminution de production lactée semble imprévisible. Même si la baisse de production lactée est légère, la diminution du flot de lait peut rendre le bébé maussade et insatisfait au sein.

«Alors, que dois-je faire?»

La méthode de contraception est un choix très personnel et intime qui doit être traité plus sérieusement qu'en donnant simplement une ordonnance de pilule contraceptive... Les médecins devraient discuter de toutes les options avec la mère et son conjoint. La pilule ne convient pas à toutes les femmes, mais pour un médecin, c'est la chose la plus facile à prescrire. Cela demande du temps de présenter les autres options contraceptives parmi lesquelles les nouveaux parents peuvent choisir...

Premièrement, les parents n'auront peut-être pas besoin de méthode contraceptive. La régulation des naissances offerte par l'allaitement est considérable à elle seule si certaines règles sont respectées :

- La mère ne doit pas avoir eu son retour de couches[6].
- Le bébé doit être âgé de moins de 6 mois
- Le bébé doit être allaité exclusivement

6. Réapparition des règles et du cycle menstruel après l'accouchement (N.D.T.).

Deuxièmement, les couples ne sont pas tous prêts à reprendre les relations sexuelles au cours des premiers mois qui suivent la naissance du bébé. La fatigue et le changement de style de vie qui survient après la naissance n'incitent pas toujours à une vie sexuelle très active. Certains nouveaux parents ne reculent pas devant une forme « d'abstinence temporaire »... De plus, l'intimité entre deux personnes n'exige pas toujours une relation sexuelle « complète », comme on avait tendance à le dire autrefois. Une relation physique intime et satisfaisante peut se poursuivre sans comporter de rapports sexuels.

Si les approches mentionnées ne sont pas des options retenues par votre couple, d'autres approches sont envisageables. Les méthodes barrière (préservatif, diaphragme) peuvent être utilisées et sont une assurance supplémentaire pour ceux qui ne croient pas que l'allaitement est un bon moyen d'espacer les naissances. Le dispositif intra-utérin (stérilet) est une autre option. Toutefois, n'oubliez pas qu'aucune méthode n'est efficace à 100 %. Une histoire racontée dans les journaux il y a quelques années faisait état d'une femme qui était devenue enceinte malgré sa ligature des trompes ... et la vasectomie de son conjoint... !

Donc, que se passe-t-il si la pilule est la seule option acceptable ? D'accord, il y a maintenant une pilule à base de progestérone seulement, en vente sur le marché. Puisqu'elle ne contient pas d'œstrogènes, on dit que son effet sur la production lactée est moindre ou même nul. Certains ont même affirmé qu'elle faisait augmenter la production lactée. Rien de tout ça n'a été prouvé, mais il semble que ses effets sur la lactation sont moins importants que ceux de la pilule contenant des œstrogènes[7].

Quand est-ce qu'une femme peut commencer à prendre cette pilule ? Il est préférable de ne pas le faire trop hâtivement. Six semaines après la naissance est bien assez tôt, et pas trop tard non plus. Les risques de grossesse survenant avant cette période sont si bas, même pour les femmes qui n'allaitent pas, que cela ne vaut pas la peine de risquer de prendre la pilule. Si la « pilule combinée » (avec œstrogènes) doit être employée, son utilisation devrait être retardée le plus longtemps possible, jusqu'à ce que l'enfant ait commencé sa diversification alimentaire ou après 6 mois, afin que toute diminution dans la production lactée soit compensée par une augmentation de l'absorption d'autres aliments. Toutefois, n'oubliez pas que les bébés répondent au débit de lait, pas à la quantité de lait contenue dans le sein... ! Une production lactée qui a diminué peut demeurer une production adéquate, mais si le débit de lait est lent, le bébé pourra être mécontent.

Au Canada et en Europe, une méthode contraceptive injectable est disponible (médroxyprogestérone, alias Depo-Provera®) et ne nécessite qu'une injection tous les 3 mois. De nombreux médecins apprécient cette méthode car elle peut être débutée n'importe quand et sans embêtements. À de nombreux endroits aux États-Unis, ce médicament a été franchement trop utilisé ou mal employé. C'était surtout

7. Certaines mères ont toutefois remarqué une diminution de leur production lactée en prenant un contraceptif à base de progestérone seulement. La prudence est donc de mise.

des femmes défavorisées ou de minorités ethniques qui recevaient l'injection, parfois sans recevoir l'information adéquate pour permettre un consentement éclairé (cela se faisait même avant qu'elles quittent l'hôpital après l'accouchement…). En effet, dans la mesure où la plupart des femmes considèrent que le travail et l'accouchement ne sont pas une expérience agréable, surtout quand elles manquent de soutien et d'aide, ce qui est le cas pour de nombreuses femmes, certains pensent qu'il est impossible pour elles de donner un consentement éclairé après avoir passé des moments difficiles et des journées pénibles.

Mais il y a un problème encore plus sérieux. Une recherche suggère que c'est la chute de progestérone lors de l'expulsion du placenta qui sensibilise les cellules mammaires à produire du lait sous l'effet de la prolactine, l'hormone qui stimule la sécrétion lactée. S'il n'y a pas de chute, il n'y a pas de production de lait. Par conséquent, le fait de donner une injection de progestérone à une mère avant qu'elle sorte de l'hôpital suite à son accouchement peut inhiber la production lactée pour au moins 3 mois… ! Cela revient à dire que ce bébé ne sera pas allaité. Cela n'a pas été prouvé, mais il y a assez d'anecdotes qui circulent à ce sujet pour suggérer que c'est possible.

Les nouvelles mères devraient résister à la tentation d'accepter immédiatement après la naissance l'injection de médroxyprogestérone (Depo-Provera®). En effet, le fabricant suggère présentement que les mères allaitantes ne reçoivent pas l'injection au cours des 6 semaines qui suivent la naissance. Elle ne devrait pas être donnée à une mère qui n'allaite pas avant ce temps car cela n'est pas nécessaire, et beaucoup de femmes peuvent changer d'idée et allaiter si elles ont une bonne production lactée.

Même 6 semaines après la naissance, j'aviserais les mères de ne pas se faire donner l'injection. Les mères devraient d'abord essayer la micropilule à base de progestérone uniquement. Si la production lactée demeure abondante après 28 jours de prise du médicament, elles peuvent prendre l'injection si elles le souhaitent. Si la production lactée diminue avec la micropilule à base de progestérone, la mère peut cesser de la prendre. La production lactée devrait revenir à la normale. Alors que si la production lactée diminue suite à l'injection, il n'y a aucune manière de se débarrasser de la progestérone injectée… Notez que même les pilules qui ne contiennent que de la progestérone ont été associées à une diminution de la production lactée. Cela *semble survenir moins fréquemment*, mais cette impression est peut-être faussée par le fait que les médecins prescrivent moins de pilules contraceptives à base de progestérone seulement.

«J'ai pris la pilule contraceptive et ma production lactée a chuté. Que faire?»

Cessez de prendre la pilule. À ce point, la dompéridone pourra faire remonter votre production lactée très rapidement – en quelques jours tout au plus (c'est un médicament qui a été présenté en détail au chapitre 5). N'hésitez pas, ça fonctionnera. Et vous devriez pouvoir cesser la dompéridone au bout de 10 à 14 jours.

Informez votre médecin que le médicament que vous avez pris a fait diminuer votre production lactée. Un médecin consciencieux ne prescrira plus de contraceptifs oraux aux mères allaitantes. Il ne dira pas « Vous avez allaité assez longtemps de toute manière... », comme beaucoup se laissent dire.

Lorsque le traitement médicamenteux est recommandé...

Il est impossible de présenter tous les médicaments pouvant être suggérés dans toutes les situations. Bien qu'il n'y ait parfois aucune solution de rechange, il est rarement nécessaire de cesser l'allaitement lorsque la mère prend un médicament. Souvenez-vous des points suivants :

- L'allaitement est trop important pour la mère et l'enfant pour justifier un sevrage pour le simple fait que le bébé reçoit une infime quantité de médicament. Les risques du non-allaitement doivent être pris en considération. Par exemple, cesser l'allaitement pendant 10 jours à cause du métronidazole (Flagyl®) peut provoquer un sevrage définitif... et de plus, il est inutile de cesser d'allaiter pendant ce traitement.
- Il est rare qu'un seul médicament soit disponible pour traiter un problème de santé particulier. Si un médicament suscite de l'inquiétude, un substitut adéquat peut habituellement être trouvé.
- Parfois, le traitement médicamenteux s'avère inutile. Malheureusement, un médicament est une « solution rapide ». Il est facile de recommander un antibiotique, alors qu'il est seulement nécessaire de savoir si la fièvre est causée par un virus. Même lorsqu'un traitement médicamenteux est nécessaire, le médicament n'est pas la seule voie possible. La dépression post-partum, si elle est sévère, exige habituellement la prise d'un médicament, et il existe des options qui permettront à la mère de poursuivre l'allaitement. Toutefois, dans les cas plus légers, du soutien et de l'assistance psychologique suffiront.

Les drogues (usage récréatif et abus)

Ces drogues sont souvent perçues différemment dans notre société en comparaison avec les drogues produites par les sociétés pharmaceutiques. Elles ne sont pas « nécessaires », elles suscitent de la dépendance, du plaisir, sont illégales... Certains défenseurs de l'allaitement encouragent les mères à poursuivre l'allaitement pendant qu'elles prennent des antidépresseurs (avec raison), mais découragent les mères d'allaiter si elles ont bu de l'alcool, ou suggèrent qu'elles ne doivent pas allaiter du tout si elles fument... Cela m'étonne énormément et ressemble à une vague de puritanisme qui s'est abattue sur l'Amérique du Nord au cours des années 90. Une drogue est une drogue... Le sein ne se comporte pas différemment qu'elle soit illégale, d'usage récréatif ou pas... !

L'alcool

Beaucoup de professionnels de la santé soutiennent que les mères allaitantes doivent « exprimer/jeter » leur lait pendant 2 heures pour chaque consommation bue (30 ml d'alcool fort). Je déteste cette expression « exprimer/jeter » (en anglais « *pump and dump* ») car elle traite le lait maternel comme une sorte de produit répugnant... Dans la plupart des cas, « exprimer/jeter » revient à sacrifier l'allaitement sur l'autel de l'ignorance.

L'alcool est une drogue qui passe librement du sang au lait maternel avec la plus grande concentration comparativement à d'autres substances. Mais en quelle quantité ? Devons-nous vraiment nous inquiéter si la mère prend quelques consommations avec son repas ? Non.

Dans de nombreuses régions du monde, vous serez considéré trop ivre pour conduire si vous avez 0,08 % d'alcool dans votre sang. Ailleurs, la limite légalement permise va jusqu'à 0,1 %, ou descend à 0,05 %. Ce sont des taux qui peuvent altérer votre jugement si vous devez conduire un véhicule, je suis d'accord. Mais si la mère a 0,08 % d'alcool dans son sang, son lait en contiendra 0,08 % aussi. Il s'agit d'une situation complètement différente... Le vin contient 10 à 12 % d'alcool, une bière 3 à 5 %, un spiritueux environ 40 %, parfois plus. La bière non-alcoolisée contient présentement 0,6 % d'alcool, soit 7 fois plus que ce que le lait de la mère contiendrait si elle avait un taux sanguin de 0,08 %... Vous pouvez boire un liquide qui contient 0,08 % d'alcool jour et nuit et cela ne vous affectera pas du tout ! Alors comment cela pourrait-il être nocif pour votre bébé... ?

Pendant que la mère exprime son lait et le jette parce qu'il contient une petite quantité d'alcool, le bébé boit du lait industriel et il a été prouvé que cela présente un risque pour sa santé.

Une des principales raisons pour laquelle il y a tant de femmes en Amérique du Nord qui n'allaitent pas ou qui cessent rapidement est qu'elles ont l'impression que seules les saintes peuvent allaiter... ! Vous ne pouvez prendre un verre d'alcool ; vous devez faire attention à ce que vous mangez ; vous ne pouvez pas fumer ; vous ne pouvez pas prendre une simple aspirine pour votre mal de tête... ; vous ne pouvez pas aller au restaurent ou au cinéma avec votre enfant parce que l'allaitement en public, c'est pas bien... Selon une croyance répandue, si une femme prend un verre d'alcool, elle contamine son corps et son lait et il est préférable que son enfant ne reçoive pas son lait et ne tète pas au sein... Allons...

Le cas d'une femme qui serait constamment ivre est différent, mais son enfant a plus de risques d'être négligé ou blessé accidentellement que d'avoir des inconvénients à cause de l'alcool qui passe dans son lait.

D'accord, vous avez entendu parler ou vous avez lu que si une mère boit plus qu'une certaine quantité d'alcool par jour pendant qu'elle allaite, le développement des capacités motrices de son enfant sera moindre à l'âge d'un an que celui des bébés de mères qui ne buvaient pas autant (l'étude disait 2 consommations ou plus par jour). C'est une quantité d'alcool importante qui doit être bue tous les jours. Mais est-ce l'alcool que l'enfant reçoit lors des tétées qui est à blâmer ? Une des erreurs de cette étude est que les chercheurs se fiaient à la déclaration de la mère, à savoir si elle avait bu ou non *pendant la grossesse*. Les effets de l'absorption d'alcool pendant la grossesse étaient bien connus au moment de l'étude. Est-ce que les femmes qui ont bu beaucoup pendant la grossesse l'ont dit aux chercheurs ? Certaines, mais pas toutes. Nous savons que l'alcool pris pendant la grossesse affecte le développement des bébés après la naissance, et cela a pu être le véritable facteur, et pas les quelques verres qu'elles avaient pu boire pendant la période d'allaitement. L'alcool pendant l'allaitement ? Avec modération, aucun problème ! Inutile de se casser la tête à « exprimer/jeter ». Mettez simplement l'enfant au sein, même pendant que vous êtes en train de boire un verre – et pourquoi pas ? ?

Le tabac

Le fait de fumer est néfaste pour vous et pour votre bébé. Il semble n'y avoir aucun doute à propos du fait que les bébés exposés à la fumée de cigarette dans leur environnement sont plus susceptibles d'avoir des problèmes respiratoires ou de décéder du « syndrome de la mort subite du nourrisson » (SMSN, ou « mort au berceau »).

Toutefois, si vous n'êtes pas capable de cesser de fumer (la nicotine est une drogue qui suscite une très forte dépendance...), il est alors préférable d'allaiter même si vous fumez. Toute la publicité circulant à propos de l'exposition à la nicotine, des composants cancérigènes que le bébé reçoit ne diminue PAS les risques associés au fait de ne pas être allaité. L'alimentation artificielle augmente aussi les risques du bébé de développer certains cancers. Les maladies respiratoires sont plus fréquentes chez les bébés allaités dont les mères fument que chez les enfants dont les mères ne fument pas, mais elles surviennent moins fréquemment et sont moins graves que pour les bébés nourris de lait industriel qui ont une mère fumeuse.

Tout fumeur qui vit dans le même environnement que le bébé (pas seulement la mère) augmente les risques de mort subite du nourrisson. L'allaitement maternel décroît ces risques, toutefois.

Cessez de fumer si vous le pouvez. Diminuez le nombre de cigarettes si vous le pouvez. Si vous ou votre conjoint continuez de fumer, faites-le dehors, loin du bébé. Mais allaitez.

La marijuana

Je ne recommande pas l'usage de la marijuana, mais certaines femmes en fumeront, que nous le déconseillons ou pas. Est-ce qu'une mère qui fume un *joint* ou deux de temps à autre doit « exprimer/jeter » son lait pendant quelques heures par la suite, et nourrir le bébé avec du lait industriel à la place ?

Non, elle ne devrait pas. Encore une fois, s'il s'agit d'un usage occasionnel, il n'y a pas de raison de cesser l'allaitement après avoir fumé de la marijuana. Il n'y a pas de preuve à l'effet qu'il serait nuisible pour le bébé d'être exposé à de petites quantités présentes dans le lait maternel.

Cependant, un usage chronique et important est une toute autre histoire. Il est possible que cela fasse diminuer la production lactée en inhibant la sécrétion de prolactine. Plus important, le THC (l'ingrédient actif) se concentre dans le lait maternel, et une exposition chronique pourrait faire en sorte que la substance s'accumule dans le corps du bébé. Les effets à long terme sont inconnus.

Allaitez, et si vous devez allumer un *joint* occasionnellement, faites-le avec circonspection.

Les narcotiques

L'usage occasionnel de narcotiques n'est pas une contre-indication à l'allaitement, mais pourquoi en consommer? Un usage occasionnel peut facilement devenir une habitude chronique. Votre bébé a besoin de vous… et les consommateurs réguliers ne sont habituellement pas en état de prendre soin de leurs bébés. Une nouvelle vie compte sur vous.

Après une opération, l'usage de la mépéridine (ex. : Démérol®) ou de la morphine n'est pas une raison pour cesser l'allaitement – encore une fois, la quantité qui passe dans le lait est très faible et il est peu probable que cela cause du tort à l'enfant. Ce principe est compris par de nombreux professionnels de la santé, mais cela n'est pas suffisant. Une mère qui abuse occasionnellement des narcotiques n'aura pas plus de substances dans son lait que si le médicament lui était administré légalement pour des raisons médicales. (Toutefois, les drogues vendues dans la rue peuvent être impures et contenir de dangereux polluants.)

Et si une mère était une consommatrice chronique pendant sa grossesse ? Est-ce que les professionnels de la santé devraient être là pour dire qu'elle ne peut allaiter qu'après avoir fait le serment solennel de ne pas abuser de narcotiques ? Présenté de cette manière, personne ne le ferait – la mère donnerait du lait industriel à son bébé et il serait alors à risque de développer toutes sortes de problèmes. En fait, à cause du style de vie de leurs parents et des problèmes de santé de leurs mères, les enfants non-allaités des toxicomanes chroniques ont encore plus de risques de développer une maladie sérieuse que les nourrissons non-allaités de mères qui ne sont pas toxicomanes.

Le fait de donner naissance à un enfant et de l'allaiter peut changer la vie de certaines femmes. Les professionnels de la santé ne devraient pas laisser filer cette occasion. Elles ont la chance de faire une coupure avec leur passé. Nombre de toxicomanes ont peu d'estime de soi. Si nous disons à une mère qu'elle peut uniquement allaiter si elle cesse de prendre de la drogue, nous lui disons qu'elle est une mauvaise personne et nous préparons un nouvel échec. Le fait de lui faire confiance et de croire qu'elle peut réussir lui envoie un bien meilleur message...

Je me rends compte que le scénario qui précède n'est pas toujours possible. Certaines toxicomanes sont trop anéanties. Elles ne seront jamais capables de prendre soin de leurs bébés. Mais pour cela, devons-nous rayer toutes les autres femmes de la liste ? Donnons une chance à la mère et à son enfant.

Lorsque les mères ayant pris des narcotiques pendant la grossesse accouchent, les bébés peuvent passer des jours, voire des semaines à éprouver un syndrome de sevrage. Ces malaises sont souvent traités par voie intraveineuse avec des narcotiques – comme la morphine. Au même moment, les mères se font dire qu'elles ne peuvent pas donner leur lait à cause des narcotiques qui peuvent s'y retrouver. C'est totalement illogique ! La petite quantité de morphine qui sera présente dans le lait de la mère ne fera aucun mal au bébé qui reçoit des narcotiques pour traiter ses symptômes liés au sevrage de toute manière ! Et si nous disons à une mère que nous ne pouvons pas utiliser son lait, nous lui envoyons un message très puissant : *le problème, ce n'est pas la drogue... c'est vous.* De plus, nous ne donnons pas la chance à la mère de s'impliquer avec son bébé d'une façon qui est beaucoup plus profonde et significative que le fait de le toucher dans un incubateur...

Certes, la mère et l'enfant devront être suivis de près par un médecin, et si l'abus de drogue se poursuit, toute la question de l'allaitement et la capacité de la mère à prendre soin de l'enfant devront être réévalués. Cependant, la mère peut réussir malgré tout.

La méthadone

Habituellement, une mère qui prend de la méthadone essaye de se débarrasser de sa dépendance envers certaines drogues. Elle devrait être soutenue dans son désir d'allaiter. Encore une fois, déconseiller l'allaitement ne fera que diminuer l'estime de soi de la mère, ce qui pourra diminuer ses aptitudes maternelles envers son enfant.

À un certain moment, l'Académie Américaine de Pédiatrie recommandait de « permettre » l'allaitement uniquement si la mère prenait 20 mg ou moins de méthadone. L'Académie ne spécifiait pas d'où provenait cette règle du « 20 mg », mais elle a changé sa position officielle et ne précise plus actuellement ce qui serait une trop grande quantité de méthadone. La plupart des mères toxicomanes prennent beaucoup plus que 20 mg par jour, elles allaitent et leurs bébés se portent bien.

La cocaïne

La cocaïne passe dans le lait maternel. Dans la mesure où c'est un puissant stimulant et qu'elle est complètement absorbée dans l'intestin, la mère qui prend de la cocaïne ne devrait pas allaiter son bébé pendant au moins 4-5 heures après avoir pris cette drogue. Un usage occasionnel, assorti d'un temps d'attente pour la tétée suivant la prise de la cocaïne, fait en sorte que ce ne sera pas dangereux pour l'enfant. Mais un enfant a besoin que sa mère prenne soin de lui, sans qu'elle soit sous l'influence de la drogue.

Si une mère allaite, l'usage chronique et journalier de la cocaïne est trop dangereux pour le bébé. Pour elle et son enfant, il faut faire pour le mieux ; la mère doit cesser de prendre de la cocaïne.

Si l'enfant a reçu de la cocaïne à travers le lait de sa mère, des résidus de cocaïne pourront être détectés dans l'urine du bébé pendant une semaine, ou même plus longtemps.

LSD

Nous ne savons pas grand chose à propos du LSD[8] et de son passage dans le lait maternel, mais il n'y a pas de doute que cette drogue se retrouve dans le lait. C'est un puissant hallucinogène, même à très faible dose. Il ne faut pas prendre de LSD pendant l'allaitement. Si une mère en a pris, elle doit attendre 12 heures avant d'allaiter son enfant.

Les examens médicaux (radiographies, scintigraphies, imagerie par résonance magnétique)

Les examens médicaux sont souvent demandés avec trop d'insouciance. Une mère allaitante devrait être absolument certaine que l'examen qu'elle doit subir est vraiment nécessaire, parce qu'on lui dira bien souvent qu'elle doit cesser d'allaiter pendant un certain nombre de jours après l'examen. En fait, cela n'est presque jamais nécessaire ! Les radiographies régulières n'affecteront pas le lait, bien que les mères se font souvent dire qu'elles ne peuvent pas allaiter après ce genre d'examen. La femme n'a aucune raison de sevrer, même temporairement, à cause de radiographies... !

La plupart des techniciens en radiologie ou des radiologistes diront à la mère qu'elle doit cesser l'allaitement pendant un certain temps après une radiographie des reins (pyélographie intraveineuse), une lymphangiographie ou une cholangiographie. Ce type d'examen est fait avec de l'iode contenant des substances contrastantes (non-radioactives) et le fabricant de ces colorants recommande de cesser l'allaitement pendant 24 à 48h après l'examen. La plupart des radiologistes s'accordent à dire

8. Le LSD fut découvert par le chimiste suisse Albert Hofmann à partir de l'acide lysergique, un alcaloïde synthétisé par un champignon parasite. Le LSD est souvent consommé sous forme de buvard, et est appelé « acide ». (N.D.T.)

que c'est complètement inutile puisque la quantité d'iode qui passe dans le lait maternel est insignifiante et que cela n'affectera pas l'enfant. Néanmoins, on continue de déconseiller l'allaitement après ces examens parce que le fabricant le recommande. Aucun professionnel de la santé ne veut courir de risques médico-légaux. Le fait que ces examens soient menés sur les bébés eux-mêmes, avec les mêmes substances contrastantes, ne semble pas susciter de réactions du type « De quoi nous inquiétons-nous ? »... Bien entendu, le fait est que les professionnels ne semblent pas inquiets pour les mères ou les enfants, mais ils s'inquiètent d'être poursuivis – même si sûrement rien ne se produira !

Ceci est également vrai pour les scanographies qui utilisent de l'iode contenant des substances contrastantes (non-radioactives). Et récemment, l'imagerie par résonance magnétique a été une raison évoquée pour suspendre l'allaitement pendant 24 heures. L'agent contrastant pour les imageries par résonance magnétique est le gadopentétate, une substance qui a une demi-vie très courte (moins d'une heure) et qui sera complètement éliminé du corps de la mère en 6 heures (98 % de la substance est éliminée après 5 demi-vies.) De plus, seule une petite quantité sera absorbée dans l'intestin, estimée à 0,8 % de la dose totale que le bébé ingérera. Par conséquent, il n'y a aucune raison de suspendre l'allaitement après une imagerie par résonance magnétique, même si le fabricant recommande 24 heures. Connaissant la façon dont cette substance se comporte, c'est là une recommandation ahurissante qui devrait être ignorée. Aux États-Unis, l'Ordre des radiologistes[9] a publié en 2001 une déclaration appuyant la poursuite de l'allaitement lors de l'utilisation du gadopentétate.

Les examens utilisant des substances radioactives présentent un problème différent. Certes, nous souhaitons exposer le bébé le moins possible à la radioactivité, mais est-ce que cela signifie que nous devons attendre que le lait ne contienne plus aucune radioactivité ? N'oubliez pas que les examens employant des substances radioactives sont souvent menés sur les jeunes enfants aussi bien que sur les adultes. Ils sont faits lorsque nous pensons que le risque des radiations sur l'enfant est contrebalancé par la nécessité de l'examen.

La substance radioactive la plus souvent utilisée est le technétium 99. On l'emploie pour les scintigraphies des poumons, des os, du cerveau et autres. Sa demi-vie est de 6 heures, ce qui signifie que 98 % de la substance aura été éliminée du corps de la mère au bout de 30 heures ou moins. Est-ce que cela signifie que la mère devrait cesser l'allaitement pendant 30 heures ? Certains diraient que c'est la meilleure chose à faire. Cependant, je pense que c'est inutilement long. Le bébé peut recevoir un peu de radioactivité – par exemple, nous hésitons rarement à faire au bébé une radiographie du thorax... Il est préférable d'éviter l'irradiation inutile, mais à un certain point le risque devient infinitésimal. Si la mère attend 12 h pour allaiter (ou 2 demi-vies), 75 % de la radioactivité aura été éliminée de son corps.

9. American College of Radiology.

Chaque mère devra décider avec son médecin si le risque de l'allaitement contrebalance le risque de donner du lait industriel. Personnellement, je n'attendrais pas plus de 6 à 12 heures avant de reprendre l'allaitement. Un arrêt de 30 heures serait vraiment un délai maximal avant que la mère reprenne l'allaitement.

Si une femme sait à l'avance qu'elle devra subir cet examen, elle peut exprimer son lait et le conserver en vue de couvrir les besoins de son bébé le temps nécessaire, sans avoir à donner de préparation commerciale.

Mais de nos jours, est-il nécessaire de faire autant de scintigraphies ? Après tout, si la radioactivité est jugée aussi dangereuse pour le bébé, pourquoi est-ce acceptable pour la mère ? Oui, bien entendu, le bébé est plus jeune mais la plupart des mères allaitantes ont encore 30 à 60 ans à vivre... La scintigraphie cérébrale ne devrait plus être faite car la tomodensitométrie crânienne (scanner) et l'imagerie par résonance magnétique offrent de meilleurs résultats. N'oubliez pas que le scanner et l'imagerie par résonance magnétique n'exigent pas que la mère cesse l'allaitement, même pas pendant 2 minutes !

Les scintigraphies à l'iode radioactif

Un des examens les plus fréquents chez les mères qui allaitent est la scintigraphie de la thyroïde. En période postnatale, un pourcentage important de femmes développe une inflammation de la thyroïde appelée thyroïdite post-partum, qui occasionne les mêmes symptômes que l'hyperthyroïdie – fatigue, nervosité, irritabilité, palpitations cardiaques, perte de poids. Typiquement, cela survient environ 3 à 6 mois après l'accouchement et les symptômes disparaissent après quelques mois. La mère peut finir par avoir de l'hypothyroïdie après cette inflammation. Beaucoup de médecins aimeraient que la mère passe une scintigraphie de la thyroïde afin de différencier la thyroïdite post-partum d'avec la maladie de Basedow[10], un problème de santé qui peut être beaucoup plus sérieux et chronique. L'examen peut être fait avec de l'iode 131 ou de l'iode 123. L'iode 131 a une demi-vie très longue et ne devrait pas être utilisé. Pour l'iode 123, nous avons de nouvelles recommandations : la mère peut reprendre l'allaitement après une période de 12 à 24 heures, selon la dose qu'elle a reçue. Mais une autre question doit être posée : est-ce que cet examen doit réellement être effectué ?

La réponse est presque toujours « non », du moins pour différencier la thyroïdite post-partum de la maladie de Basedow. Premièrement, si la mère présente des symptômes d'hyperthyroïdie environ 5 mois après la naissance, il y a beaucoup de chances qu'il s'agisse d'une thyroïdite post-partum. De plus, il y a des particularités dans les analyses sanguines qui suggèrent l'une ou l'autre bien que cela ne soit pas définitif. Cependant, les résultats sanguins associés à la thyroïdite post-partum commencent à s'améliorer spontanément après 6-8 semaines, alors que ce ne sera

10. Maladie de Graves-Basedow.

pas le cas pour la maladie de Basedow. Selon le niveau d'hormones thyroïdiennes qui apparaîtra dans le sang de la mère dans le cas d'une thyroïdite post-partum, une baisse se fera sentir 6-8 semaines après le diagnostic initial (plus rapidement si le diagnostic a été fait avec retard).

Dans le cas où la mère présenterait des symptômes d'hyperthyroïdie accompagnés d'analyses sanguines révélatrices, la meilleure approche serait de ne pas faire de scintigraphie de la thyroïde. La mère peut être traitée pour ses symptômes, habituellement avec du propranolol (ex. : Inderal®), qui est tout à fait compatible avec l'allaitement. Ses symptômes et ses analyses sanguines devraient être suivis de près. S'il s'avère que les analyses sanguines montrent encore la présence d'une hyperactivité de la thyroïde sans amélioration après 6-8 semaines, alors le diagnostic de la maladie de Basedow devient plus probable. La mère peut être traitée avec du propylthiouracil (PTU), un médicament souvent employé pour traiter cette maladie et qui est compatible avec l'allaitement.

Alors que faire si la mère a la maladie de Basedow ? Poursuivre le traitement avec le propylthiouracil est adéquat. Certaines mères se font parfois dire que le meilleur traitement est la destruction de la glande avec de l'iode radioactif. L'isotope utilisé (iode 131) n'est pas de l'iode 123 (lequel est le meilleur choix pour les scintigraphies). L'iode 131 a une demi-vie beaucoup plus longue, et est donc administrée à un dosage propre à détruire les cellules de la thyroïde. La demi-vie est de plus de 8 jours... Et pour éviter que le bébé reçoive de l'iode 131, la mère doit cesser l'allaitement pendant 40 jours (5 demi-vies)... ! Il est peu probable que même le bébé le plus accroc à l'allaitement recommence à téter après avoir été éloigné du sein pendant 40 jours... Quel dilemme... !

Le problème est qu'on ne propose pas aux femmes une vaste gamme d'options. Il y a d'autres approches que l'iode radioactif pour soigner la maladie de Basedow. Premièrement, le propylthiouracil sera efficace la plupart du temps, de même que le propranolol, et ils peuvent être utilisés aussi longtemps que les symptômes demeurent sous contrôle. Deuxièmement, la chirurgie est une option à considérer. La mère peut allaiter immédiatement après la chirurgie, dès qu'elle est réveillée et prête à le faire (les médicaments utilisés pendant la chirurgie ne feront pas de mal au bébé, les quantités qui passent dans le lait sont très faibles.) Des inconvénients sont liés à la chirurgie, mais la mère devrait se faire présenter cette option. Pour elle, il se peut que l'iode radioactif soit la meilleure option, et le bébé devra alors cesser de boire le lait de sa mère. Peut-être que la chirurgie est un meilleur choix pour elle. La possibilité devrait au moins être explorée.

ANECDOTE DE MÈRE

Denise

Denise était enceinte de 2 mois lorsqu'elle a appris qu'elle avait le cancer de la thyroïde. Heureusement, le cancer n'était pas du genre agressif et on lui a tout de suite proposé la chirurgie, avec un faible risque pour le bébé, ou bien une chirurgie une fois qu'elle aurait accouché. Pour différentes raisons, dont le fait qu'elle ne croyait pas être capable de traverser une chirurgie avec un nouveau bébé, elle a choisi de subir la chirurgie sur le champ. De plus, elle était consciente qu'après la naissance de l'enfant elle devrait suivre un traitement à l'iode 131 afin de détruire toute cellule cancéreuse qui pourrait subsister. Ce type de cancer ne se propage habituellement pas, mais cela peut survenir. Afin de s'assurer qu'il ne se répandrait pas, Denise subirait donc le traitement à l'iode 131 environ 6 semaines après la naissance du bébé – et elle devrait cesser l'allaitement avant que son bébé ait 6 semaines de vie. L'iode s'accumulerait non seulement dans sa glande thyroïde, mais aussi dans son lait puisque l'iode se concentre dans le lait. Cela pouvait aussi endommager les cellules de ses seins. La plupart des spécialistes recommandent que les mères cessent d'allaiter une semaine avant de prendre l'iode radioactif afin de diminuer le risque que l'iode radioactif se retrouve coincé dans le lait.

J'ai suggéré à Denise d'attendre que le bébé soit âgé d'au moins 6 mois. Au moins, le bébé serait allaité plus longtemps et Denise en bénéficierait aussi. Quelle était l'urgence exactement ? Les médecins étaient prêts à attendre 8 ou 9 mois pour opérer ce cancer dont ils savaient que Denise était atteinte… Pourquoi n'attendaient-ils pas 6 ou 7 mois de plus pour suivre une procédure pour un cancer dont ils ne connaissaient pas l'existence, d'autant plus que le risque était si bas… ?

Substances polluantes dans le lait maternel

De temps en temps, des histoires inquiétantes apparaissent dans les journaux à propos des substances polluantes présentes dans le lait maternel. Chaque fois que cela se produit, certaines mères, qui auraient allaité, décident de ne pas le faire… D'autres femmes décident de sevrer plus rapidement que prévu, et beaucoup de femmes qui allaitent s'inquiètent pour leurs bébés. Certains groupes écologistes ont une bonne part de responsabilités dans cette affaire, puisqu'ils ont utilisé le fait que le lait maternel contient des substances polluantes pour faire avancer leur cause, aussi louable soit-elle…

Y a t-il quelque chose que nous avons été capables *de ne pas polluer* sur notre planète ? Pas grand chose, et je n'ai jamais compris par quel artifice les préparations commerciales pour nourrissons pouvaient, soi-disant, demeurer exemptes de substances polluantes sur cette planète contaminée qui est la nôtre… ! Les substances polluantes contenues dans le lait maternel peuvent différer de celles du lait industriel pour bébés, mais elles ne sont pas plus nocives simplement parce qu'elles sont différentes. Il est vrai que notre position au sommet de la chaîne alimentaire a pour résultat que la concentration de certaines toxines liposolubles est plus élevée chez l'humain que chez les vaches ou dans les fèves de soja – les dioxines font partie de ces toxines. Mais les vaches mangent de l'herbe, du foin et du grain arrosés de pesticides, et cela contamine leur lait également.

La transformation du soja et du lait de vache en préparations commerciales pour nourrissons contribue aussi à leur pollution. Le lait industriel pour bébés contient des métaux lourds en concentration beaucoup plus élevée que dans le lait maternel. Il contient beaucoup plus d'aluminium (pour les préparations de soja, plus de 2000 fois que dans le lait maternel), de plomb (il n'y a jamais de quantité acceptable de plomb...), du cadmium et du manganèse. Ces métaux sont tous des toxiques potentielles pour le cerveau et le système nerveux. Tous ceux énumérés se retrouvent à des taux 100 fois plus élevés dans les préparations commerciales que dans le lait maternel ! Pourquoi n'entendons-nous jamais parler de cela dans les journaux ? Pour quelle raison les organismes environnementaux ne parlent jamais de la contamination des préparations commerciales pour nourrissons ?

L'allaitement est présentement un choix ami de l'environnement. Les fabricants de lait industriel pour bébés sont de gros pollueurs. Les terres utilisées pour faire brouter les vaches et produire le lait industriel pour bébés ne peuvent pas être employées à autre chose... Il y a un coût environnemental à faire pousser du soja et élever du bétail. Il y a un coût environnemental à transporter le lait ou les fèves de soja à l'usine de transformation où les préparations commerciales sont produites, un coût énergétique à transformer la matière première en lait industriel pour bébés, des frais de transport pour mettre le produit en marché... Les coûts en énergie et en papier sont énormes pour le marketing d'un produit, qui souvent n'est pas nécessaire... ! Pensez seulement au coût environnemental des publicités que vous avez, à vous seule, reçues... ! Multipliez cela par près de 5 000 000 de mères qui accouchent chaque année au Canada et au États-Unis... Et les mères ne sont qu'un aspect de ce mitraillage publicitaire... ! Les médecins, les infirmières, les diététiciens, les directeurs généraux et les responsables des achats des hôpitaux et des maternités sont aussi submergés de publicité. Gaspillage ! Le nombre de boîtes de métal contenant du lait industriel mises au rebut chaque année se chiffre en centaines de millions pour les États-Unis seulement... ! Où les mettrons-nous bientôt ? Avec l'allaitement, pas de déchets ni de pollution.

Comme certains l'ont déjà fait, suggérer d'allaiter pour une plus courte période de temps ou pas du tout à cause de la présence de substances polluantes dans le lait maternel n'a pas plus de sens que de suggérer à tout le monde de s'acheter un climatiseur pour combattre le réchauffement global de la planète !

Une des inquiétudes à propos d'une absorption trop importante de dioxines ou autres polluants environnementaux est que ces substances peuvent diminuer la réponse immunitaire. Toutefois, les études démontrent toujours que les bébés allaités ont un meilleur système immunitaire que les bébés nourris de lait industriel. Une autre inquiétude est qu'une forte absorption de ces toxines peut augmenter le risque de cancer. Des études ont montré que les bébés allaités ont moins de cancers que ceux qui ne le sont pas. On croit que les polluants diminuent le développement intellectuel des bébés. Pourtant, les bébés allaités ont un meilleur développement intellectuel que ceux qui ne sont pas allaités, et plus longtemps le bébé est allaité, meilleur sera son développement.

Si la pollution a fait son incursion jusque dans le lait des femmes, nous devrions être très inquiets à propos de ce que nous faisons subir à l'environnement. Ces constatations devraient être un appel à l'action, au changement face à notre manière de faire les choses.

La meilleure chose qu'une mère puisse faire pour l'environnement, son enfant et elle-même est **d'allaiter**.

CHAPITRE 12

Problèmes de santé de la mère et allaitement

Mythe : Lorsqu'une mère est malade, il est préférable qu'elle n'allaite pas son bébé.

Les faits : Il est très rare qu'une maladie empêche la mère d'allaiter. Même quand les explications semblent avoir du sens, elles n'en ont pas bien souvent. Les risques de ne pas allaiter sont généralement plus importants que les risques que courrait le bébé si l'allaitement se poursuit.

Si la mère a un rhume, une éruption cutanée ou une autre maladie, il peut sembler logique que le bébé ait plus de risques d'attraper l'infection si la mère continue d'allaiter. Il s'avère qu'il n'y pas plus de risque. Le fait est que de nombreuses maladies infectieuses (peut-être toutes) sont contagieuses au maximum avant même que la mère sache qu'elle est malade. Lorsque la mère commence à tousser, à avoir le nez qui coule, de la diarrhée ou une éruption cutanée, le bébé est déjà contaminé s'il devait l'être. Par exemple, la plupart des virus circulent dans le sang avant que les malaises commencent (plusieurs jours avant même), et si les virus peuvent passer dans le lait, le bébé aura été infecté plusieurs heures ou même plusieurs jours auparavant, avant que la mère sache qu'elle est malade.

Est-ce que c'est nocif? Non, pas du tout. En fait, c'est bénéfique. Le nourrisson est exposé à des agents infectieux, tout en étant protégé par différentes substances anti-infectieuses dans le lait maternel. Même si la présence de ces substances immunitaires ne garantit pas que le bébé ne sera pas malade, leur présence fait habituellement en sorte qu'il ne sera pas malade ou le sera très légèrement. En fait, être exposé de cette façon contribue à ce que le bébé développe une immunité face à ce virus ou cette bactérie, et c'est ce qui est souhaitable. En procurant une protection antivirale et antibactérienne à l'enfant, l'allaitement fait en sorte qu'il soit exposé à des virus, des bactéries et autres agents infectieux de son environnement, et ainsi qu'il puisse développer une immunité face à ces virus et bactéries sans être malade ou très peu. Essentiellement, c'est ce que la vaccination fait. Le bébé infecté par un virus (atténué) de la rougeole développera une immunité, et ne sera habituellement pas malade. Le bébé peut parfois être malade après une vaccination, avec de la fièvre, de l'irritabilité ou une éruption, mais les malaises sont généralement atténués.

Les facteurs protecteurs du lait maternel

Les professionnels de la santé parlent souvent des facteurs immunitaires du lait maternel, à quel point ils sont importants et qu'ils représentent une bonne raison d'allaiter. Toutefois, si ces facteurs immunitaires du lait sont efficaces, peu de professionnels agissent en ce sens... Comment expliquer alors qu'il y a tant de professionnels de la santé qui disent aux mères qu'elles doivent cesser d'allaiter si elles ont de la fièvre, un bouton de fièvre ou la diarrhée ?

Nombreux sont ceux à savoir qu'il y a des anticorps dans le lait maternel, mais moins de gens comprennent qu'il y a différents types de facteurs immunitaires qui aident l'enfant à combattre les infections. Voici une courte liste des composants immunitaires du lait maternel et ce qu'ils procurent au bébé.

LES ANTICORPS

Les anticorps sont les composants anti-infectieux les plus connus du lait maternel. Lorsque nous entendons parler des protections offertes par le lait humain, c'est presque toujours des anticorps dont il est question. En réalité, les anticorps sont seulement un des composants de tout le système immunitaire du lait maternel, un système dans lequel les différents éléments interagissent pour offrir au bébé la meilleure protection possible au cours des premiers mois et années. C'est à ce moment que l'enfant est plus sensible face à différentes maladies, parce qu'il n'a pas été beaucoup en contact avec le monde.

Bien que les anticorps présents dans le sang de la mère se trouvent aussi dans le lait, la plupart des anticorps du lait sont d'un type particulier. La grande majorité de ces anticorps sont des IgA sécrétoires (ou sIgA). Les sIgA sont présentes en concentrations particulièrement élevées dans le colostrum. Des mois et des années après la naissance du bébé – en fait, pour toute la durée de l'allaitement –, elles sont présentes en quantité importante, aidant l'enfant à combattre les infections.

Les sIgA, comme certains autres composants immunitaires, procurent au bébé une immunité au niveau des muqueuses. Cela permet d'éviter que les virus et les bactéries passent à travers celles-ci (parmi les muqueuses du corps, il y a entre autres les bronches, la trachée et les intestins). Puisque les virus et les bactéries ne peuvent pas s'y infiltrer, ils ne peuvent pas rendre le bébé malade. Cette immunité au niveau des muqueuses permet d'éviter les maladies avant qu'elles commencent.

Les autres anticorps du lait maternel peuvent jouer un rôle dans cette immunité au niveau des muqueuses, mais nous n'en savons pas beaucoup à propos de leurs actions. Il est peu probable que de nombreux anticorps soient absorbés dans le sang du bébé via son intestin. Cette information est importante lorsque nous parlons avec une mère qui a une maladie auto-immune, comme les maladies affectant la thyroïde ou le purpura thrombopénique idiopathique. Une mère qui a ce problème de santé **PEUT** allaiter.

Le cycle entéro-mammaire

Ceci est un des aspects les plus fascinants des effets protecteurs de l'allaitement. Lorsqu'une mère a été exposée à différents virus et bactéries, son lait contiendra des anticorps spécifiques pour détruire ces germes. Par exemple, si une mère a été exposée à la bactérie E. coli[1], quelques heures après, son lait contiendra des sIgA spécifiques contre cette bactérie. Le bébé sera continuellement protégé contre cette bactérie dans son environnement immédiat ou du moins dans l'environnement de sa mère, ce qui revient habituellement à la même chose. Si elle est exposée au virus de l'influenza, au bout de quelques heures son lait contiendra des anticorps spécifiques à ce virus. C'est miraculeux! Les préparations commerciales ne pourront jamais recréer cela. Jamais.

Les globules blancs

Différents types de globules blancs se trouvent dans le lait maternel. Leur nombre est plus élevé dans le colostrum, mais des mois après l'accouchement, le lait contiendrait autant, peut-être plus de globules blancs que le sang. Cette concentration de globules blancs dans le lait maternel suggère que le sein ajoute activement des globules blancs au lait.

Il a été démontré que les globules blancs conservent certaines de leurs propriétés dans le lait, qui sont semblables à celles qui sont dans le sang. Les anticorps et les globules blancs œuvrent souvent ensemble pour détruire plus efficacement les germes.

Les lysozymes

Les lysozymes détruisent les bactéries en les attaquant directement, en brisant leurs membranes externes. Ils sont présents dans le lait maternel, souvent en plus grande quantité lorsque l'enfant est âgé de plus d'un an que lorsqu'il est plus jeune.

1. Escherichia coli.

LA LACTOFERRINE

La lactoferrine s'attache aux molécules de fer dans le système digestif du bébé, et c'est un moyen de le protéger des infections. Certaines bactéries ont besoin de fer pour se multiplier. En se liant au fer dans les intestins du bébé, la lactoferrine fait en sorte que le fer n'est plus disponible pour permettre à ces bactéries de se multiplier.

De plus, on croit que la lactoferrine inhibe directement le développement des bactéries, et diminue l'inflammation associée aux réactions immunitaires.

PROTÉINE DE LIAISON DE LA VITAMINE B12

Cette protéine agit de la même manière que la lactoferrine. Elle contrecarre l'utilisation de la vitamine B12 par les bactéries, laquelle est essentielle à la prolifération bactérienne.

LE FACTEUR BIFIDUS

La bactérie de type « bifidus » favorise le développement de bactéries inoffensives dans l'intestin du bébé, ce qui inhibe le développement des bactéries nocives qui peuvent causer des maladies.

LES OLIGOSACCHARIDES

Cette forme de sucre possède des récepteurs spéciaux qui sont semblables aux récepteurs sur les cellules des intestins auxquelles les bactéries pathogènes peuvent s'attacher avant d'envahir la circulation sanguine. La bactérie se liera donc aux oligosaccharides plutôt qu'aux cellules du bébé, ainsi les bactéries ne pourront pas causer de maladie. Elles quitteront simplement le corps du bébé dans les selles.

L'INTERFÉRON

Les globules blancs (lymphocytes T) du lait maternel produisent de l'interféron. L'interféron possède plusieurs fonctions immunitaires qui peuvent protéger face aux infections virales.

CYTOKINES

Les cytokines sont de petites protéines qui ont de nombreuses fonctions immunitaires. Elles stimulent la réponse immunitaire des globules blancs, mais leur fonction principale pourrait être d'aider la maturation du système immunitaire de l'enfant.

Ce ne sont que quelques-unes des substances immunitaires présentes dans le lait maternel. Vous pourrez constater comment elles travaillent de concert afin de maintenir votre bébé en bonne santé. Récemment, les fabricants de lait industriel pour nourrissons ont commencé à ajouter à leurs laits des substances nommées nucléotides. L'industrie affirme que cet ajout protège le bébé comme le fait le lait maternel... C'est carrément de la publicité mensongère ! Des études récentes n'ont pas démontré que les nucléotides avaient un effet important sur le système immunitaire du bébé. Les nucléotides peuvent jouer un rôle immunitaire lorsque l'enfant subit un stress, comme après une chirurgie, mais rien de cela n'a été prouvé.

Il semble que le motif principal de l'ajout de nucléotides au lait industriel était une question de commercialisation. Cela a pour résultat que trop de professionnels de la santé et de consommateurs supposent que les substances immunitaires du lait maternel ont désormais été ajoutées aux préparations commerciales pour nourrissons. Ainsi, les fabricants perpétuent l'idée que leurs préparations se rapprochent de plus en plus du lait maternel.

En résumé, le lait de la mère contient de nombreuses substances, anticorps, cellules et autres éléments qui offrent au bébé une protection adéquate, bien que pas infaillible, contre les infections. Lorsque la mère développe une maladie infectieuse, c'est presque toujours dans l'intérêt de l'enfant de continuer d'être allaité. Les bébés allaités pendant que la mère a de la fièvre, un rhume, une éruption, de la diarrhée ou autre, risquent moins d'être malades que s'ils ne sont pas allaités.

Face à beaucoup de maladies, certains professionnels de la santé suggéreront à la mère de ne pas allaiter, «juste au cas où». Mais cela revient à considérer l'alimentation au lait industriel aussi sûr que l'allaitement maternel, et c'est tout simplement faux (voir le chapitre 11). Nous vous présentons donc ici certaines situations spécifiques.

Les maladies infectieuses

L'HÉPATITE

«Qu'est-ce que l'hépatite?»

Il y a plusieurs virus qui peuvent causer des symptômes que l'on regroupe généralement sous le nom d'hépatite (jaunisse, nausées, fatigue, douleurs abdominales). Sept de ces virus portent les noms d'hépatite A, hépatite B, hépatite C, jusqu'à la lettre G. Au cours des prochaines années, prévoyez qu'il y aura éventuellement les virus d'hépatite H, I et J, et que toutes les lettres de l'alphabet ne suffiront plus !

Cependant, d'autres virus peuvent aussi causer des maladies semblables à l'hépatite, dont le virus de la mononucléose infectieuse (virus Epstein-Barr), le cytomégalovirus et même des types de virus qui causent le rhume. On devrait spécifier que d'autres maladies, non-infectieuses, peuvent aussi causer des symptômes semblables à l'hépatite. L'exemple le plus commun est probablement le malaise de type hépatite qui est occasionné par une réaction à un médicament.

L'hépatite peut être si légère que la personne ne sait même pas qu'elle l'a. D'autres cas sont plus graves, et plus rarement, elle peut être mortelle.

« Comment se transmet-elle ? »

L'hépatite est comme de nombreux virus : au moment où la personne sait qu'elle est malade, elle est moins contagieuse qu'elle l'était au début, et parfois plus du tout. La plupart des virus ont une phase virémique (lorsque le virus est dans le sang), habituellement avant que la personne sache qu'elle est malade. Lorsque le virus circule dans le sang, une faible quantité de virus peut aussi se retrouver dans le lait maternel. Tout ceci survient avant que la mère remarque d'éventuels symptômes. Avant même de se sentir malade, elle a déjà pu transmettre l'infection.

Certains virus d'hépatite (notamment l'hépatite B et C) peuvent induire un état de porteur chronique (la personne a le virus dans son corps mais n'a aucun symptôme d'infection), et une infection chronique. Ces situations soulèvent la question à savoir si l'allaitement est alors recommandé.

L'HÉPATITE A

Cette hépatite ne cause pas d'infection chronique ou d'état de porteur chronique. La maladie est habituellement assez légère, mais peut être grave. Les symptômes durent généralement assez longtemps, plusieurs semaines même : perte d'appétit, nausées, fatigue sont assez typiques – ce dont les mères allaitantes pourraient bien se passer…

Toutefois, au moment où la mère remarquera la coloration jaunâtre de sa peau, les risques d'infecter quelqu'un d'autre seront à peu près nuls. La phase virémique (lorsque le virus se trouve dans le sang et potentiellement dans le lait) est passé depuis un moment, et même l'excrétion du virus dans les selles est virtuellement terminée. À ce moment, le sevrage n'empêchera pas le bébé de contracter le virus.

« Comment peut-on la prévenir ou la traiter ? »

Si le médecin sent que la transmission devrait être évitée, des immunoglobulines peuvent être données au bébé. De plus, il y a maintenant un vaccin contre l'hépatite A qui protège efficacement contre cette maladie.

Chez les enfants, l'hépatite A a tendance à présenter des symptômes assez faibles, mais comme pour les adultes, elle peut être grave.

En fait, ce qui pourrait être embêtant, c'est que la mère allaitera tout en étant nauséeuse, extrêmement fatiguée, et incapable de manger… L'adulte qui a une hépatite garde habituellement le lit. La mère allaitante devrait donc souvent garder le lit avec son enfant, dormir, se reposer et se laisser dorloter. Le bébé peut téter même si sa mère est au lit. Un enfant plus âgé pourra y être amené au moment des tétées.

L'HÉPATITE B

Du point de vue de la maladie aiguë, l'hépatite B est semblable à l'hépatite A, bien qu'elle dure généralement plus longtemps. Elle peut parfois occasionner des symptômes comme l'arthrite.

À la différence de l'hépatite A, l'hépatite B peut causer un état de porteur chronique. A certains endroits dans le monde, plus de 15 % de la population totale est porteuse de ce virus. Les risques de le transmettre au bébé, autant pendant la grossesse qu'à l'accouchement, sont importants.

«Comment peut-on la prévenir ou la traiter?»

Dans les zones du globe où il y a beaucoup de gens porteurs de l'hépatite B, la loi peut exiger que toutes les femmes enceintes passent un test de dépistage du virus et que les nouveau-nés reçoivent des immunoglobulines et un vaccin lors de la naissance afin d'être protégés. En ce qui concerne la prévention de la transmission du virus au bébé, le taux de réussite est très élevé.

Bien avant que la vaccination soit disponible, il n'y avait aucune preuve que les bébés allaités contractaient l'infection plus fréquemment que ceux qui étaient nourris artificiellement. Justement, il y a quelques études fiables qui démontrent que les risques pour le bébé sont les mêmes, quelle que soit la méthode d'alimentation. Malgré cela, beaucoup de médecins conseillent encore aux mères qui sont porteuses de l'hépatite B de ne pas allaiter... Ces médecins devraient en fait suggérer à ces mères d'allaiter, d'autant plus que nous savons désormais que le risque de transmission est pratiquement nul avec les vaccinations.

L'HÉPATITE C

L'hépatite C peut causer une maladie aiguë semblable à l'hépatite A et B, mais dans la plupart des cas, la maladie passera inaperçue ou sera très légère. Le principal problème associé à l'hépatite C est le fait d'être porteur chronique. Parmi les adultes porteurs chroniques, un pourcentage significatif développe des infections chroniques, qui se transforment éventuellement en une maladie plus sérieuse (cirrhose du foie). Nous ne savons pas ce qui se passe chez les bébés infectés par l'hépatite C pendant la grossesse ou l'accouchement, mais on croit qu'ils courent un risque important de développer une infection chronique. Cependant, nous n'en sommes pas certains. Les enfants ne sont pas des adultes et ils réagissent différemment face à plusieurs maladies infectieuses – parfois moins bien ou mieux, et les bébés infectés pendant la grossesse ou à la naissance peuvent réagir assez différemment des enfants plus âgés.

Des études suggèrent qu'il n'y aurait pas de risques accrus pour l'enfant de contracter l'hépatite C via l'allaitement. Toutefois, ces études présentent certaines lacunes. Une de celles-ci est qu'elles sont basées uniquement sur un petit nombre de mères et de bébés. Tout le monde se sentirait plus confiant si un plus grand nombre de mères et de bébés avaient été étudiés. D'autre part, il est possible que la situation change avec le temps. Par exemple, lorsque le bébé devient plus âgé, ou si les anticorps qu'il reçoit de sa mère pendant la grossesse diminuent, il serait alors plus à risque de contracter le virus. Toutefois, le prestigieux *Center for Disease Control* [2] d'Atlanta a publié un énoncé comme quoi les mères porteuses du virus de l'hépatite C peuvent allaiter leurs bébés en tout sécurité.

Considérant les risques du non-allaitement, généralement les femmes devraient allaiter lorsqu'elles sont porteuses de l'hépatite C.

HÉPATITES D, E, F ET G

On ne connaît pas grand chose au sujet de ces virus et les risques qu'a le bébé de les contracter via l'allaitement lorsque la mère est infectée. Les risques semblent négligeables et la mère devrait allaiter.

LE VIRUS DE L'IMMUNODÉFICIENCE HUMAINE (VIH)

« Qu'est-ce que le VIH ou le sida ? »

On croit que le VIH est un virus relativement récent qui touche la population humaine. Il y a différentes théories pour expliquer la récente épidémie de sida, mais nous savons que c'est une maladie sérieuse et mortelle qui se transmet via les sécrétions corporelles.

« Comment ce virus est-il transmis ? »

Il s'est avéré que le VIH se transmet souvent de la mère au bébé. On estime qu'un tiers des infections chez les bébés surviennent pendant la grossesse, et la plupart surviennent autour du moment de la naissance. La question est celle-ci : est-ce que l'infection se transmet via l'allaitement ?

La réponse : presque certainement. Dans quelques cas, il est clair que le virus n'aurait pas pu se transmettre au bébé par un moyen autre que l'allaitement.

2. Centre pour le contrôle des maladies

Néanmoins, il est difficile de quantifier le risque accru de contracter le virus via le lait maternel. Des études différentes ont présenté certaines conclusions, du risque minimal jusqu'au risque doublé, en comparaison avec le bébé qui était alimenté aux préparations commerciales. On devrait toutefois signaler que même dans le cas d'un risque élevé de transmission lors de l'allaitement, la proportion serait d'environ 30 %. Ceci signifie que 70 % des bébés ne seront pas infectés. Cependant, parce que l'infection au VIH est mortelle (sauf dans de très rares cas), l'ensemble de la situation doit être analysé minutieusement lorsqu'une femme enceinte est infectée par le VIH.

Lorsque la mère est récemment infectée, elle a un taux élevé de virus dans son corps et le risque pour le bébé est plus grand. Lorsque la personne est atteinte du sida, sa charge virale est également élevée et les risques que le bébé devienne infecté sont également élevés. Mais si la mère est porteuse du VIH, qu'elle est asymptomatique et qu'elle ne démontre aucun signe de charge virale ? Il n'y a aucune réponse ici non plus, bien que les risques pour le bébé soient certainement plus bas que dans les deux autres situations.

Pour compliquer la question davantage, il a été démontré que lorsque le bébé est infecté à la naissance, l'allaitement peut lui donner des facteurs immunitaires qui retarderaient le début de la maladie et qui diminueraient peut-être sa gravité. Toutefois, sans nouvelles mesures de traitement qui pourraient changer radicalement le pronostic de cette maladie, le bébé deviendra éventuellement malade.

« Comment peut-on prévenir la transmission de la maladie au bébé ? »

Il y a eu quelques avancées dans ce domaine. On croit actuellement que le traitement médicamenteux de la femme enceinte lors du 3e trimestre ainsi que le traitement du bébé pendant 6 semaines suivant la naissance fait décroître le risque d'infection chez le bébé, passant de 15 % à 6-7 %. Cependant, les études qui démontrent ceci ne regroupent pas de mères et de bébés allaités. Tous les nourrissons étaient alimentés avec des préparations commerciales. Ceci est fâcheux. Il est possible qu'un tel traitement, additionné de l'allaitement maternel pourrait protéger l'enfant encore plus, quoique les risques pourraient être accrus. Nous ne le savons pas.

La situation du VIH change constamment et de récents travaux suscitent de nouveaux espoirs. Il existe désormais un médicament qui, s'il est donné à la mère pendant l'accouchement et au bébé immédiatement après la naissance, semble décroître significativement les risques de l'enfant de contracter l'infection au moment de la naissance et par l'allaitement maternel. Et contrairement à la plupart des traitements pour le VIH, il s'agit d'un médicament très peu coûteux. Ce médicament, la névirapine (Viramune®), a été expérimenté en Afrique et semble fonctionner.

« Alors, qu'est-ce que les mères devraient faire ? »

Dans toutes les situations, les risques de l'alimentation artificielle doivent être comparés aux risques de l'allaitement avec présence du VIH. Dans les sociétés où règne l'abondance, le risque pour le bébé de contracter le VIH via l'allaitement, même s'il est minime, peut primer sur les risques importants de l'alimentation aux préparations commerciales.

Une étude conduite à Durban (Afrique du Sud) en 2001 démontrait que les bébés *exclusivement allaités* n'avaient pas de risque accru de contracter le VIH de leurs mères si on les comparait à des bébés qui étaient nourris de préparation commerciale. Toutefois, les nourrissons *partiellement allaités* avaient un risque accru. Dans des études précédentes qui ont été employées pour démontrer que les mères porteuses du VIH ne devraient pas allaiter, les bébés « allaités » étaient presque tous *partiellement allaités.* Une étude publiée en 2005 appuie les conclusions de l'étude conduite à Durban ; *l'allaitement **exclusif** n'augmente PAS les risques de transmission du virus de la mère au bébé par le lait maternel.*

Ce sont de nouvelles informations très importantes. Cela signifie que les bébés des pays africains, où de nombreuses mères sont contaminées par le VIH, n'auraient plus à risquer d'être infectés, d'être malades ou de décéder à cause de l'alimentation aux préparations commerciales pour nourrissons dans le but d'être « protégés » du VIH. Je pense également qu'il est important de noter que le fait de donner des suppléments de lait industriel n'est pas sans danger, contrairement à ce que de nombreuses personnes croient.

D'autre part, nous ne devons pas oublier que nous avons un « tiers-monde » au sein de notre propre société… Il y a des gens au Canada, aux États-Unis et en Europe qui vivent dans des conditions précaires, mettant leurs bébés en danger en ne les allaitant pas. Les nourrissons nés de mères toxicomanes ont de grands risques de développer des maladies graves et de mourir de certaines maladies qui pourraient être prévenues par l'allaitement maternel, notamment dans le contexte où vivent de nombreuses toxicomanes. Est-il toujours certain que de tels bébés ne devraient pas être allaités ?

Cela est tragique, mais dans les pays où règne l'abondance, dans la plupart des cas et jusqu'à ce qu'il existe une certaine façon de prévenir la transmission du virus via l'allaitement, il est probablement préférable que la mère n'allaite pas, bien qu'il n'existe aucune étude sur le sujet.

Mais est-ce que cela signifie qu'elle ne peut pas donner de lait maternel à son enfant ? Il existe deux possibilités en marge des préparations commerciales pour nourrissons. Le lait maternel provenant d'une banque de lait (lactarium) offre l'avantage de pouvoir donner au bébé du lait humain qui contient encore certains composants immunitaires, bien que le traitement du lait en aura définitivement éliminé une partie ou réduit sérieusement les autres. En Amérique du Nord, le lait maternel d'une banque de lait est coûteux, ce qui est son principal inconvénient. Mais cela reste une possibilité.

Il est également possible que la mère utilise son propre lait, qu'elle traitera à la chaleur pour ensuite le donner à son enfant. La technologie pour le faire à la maison n'est pas encore mise au point, mais pourrait l'être bientôt. Le fait de chauffer le lait à 60° C pendant 30 minutes (une forme de pasteurisation) détruit apparemment le virus. En fait, encore récemment, on a publié une méthode pour pasteuriser le lait maternel à la maison, en n'employant qu'une cuisinière à gaz ou électrique et un thermomètre. Certains hôpitaux peuvent aussi traiter le lait maternel de cette façon si la mère ou une autre personne apporte le lait exprimé à l'hôpital à tous les jours ou quelques fois par semaine, selon les quantités.

L'HERPÈS SIMPLEX

« Qu'est-ce que l'herpès ? »

Il y a deux types de virus d'herpès simplex qui, du point de vue de l'allaitement, peuvent être considérés comme un seul virus. Plusieurs d'entre nous avons été infectés avec ces virus sans que nous le sachions. Le virus de type I cause des plaies à la bouche chez les enfants (stomatite herpétique), de l'herpès labial[3] et des boutons de fièvre, des maux de gorge chez les adultes, et peut occasionner des lésions semblables à la varicelle à tous les âges. Bien souvent, les gens qui ont un signe d'infection (des anticorps contre le virus dans leur sang) n'ont jamais eu de symptômes.

Il est possible que les deux virus puissent causer une maladie grave à tous les âges, mais cela est plus dangereux pour un bébé qui a moins d'un mois, notamment si l'infection est contractée à la naissance. Toutefois, la forme la plus sévère survient lorsque le fœtus a été infecté pendant la grossesse, particulièrement au cours du premier trimestre. L'infection peut alors causer la mort du fœtus, ou le bébé peut naître prématurément, avec des problèmes neurologiques graves, une maladie du foie et des lésions cutanées sur le corps.

« Comment cela est-il transmis ? »

Ce virus est transmis par un contact avec des plaies cutanées ou des muqueuses qui contiennent le virus. Pendant la grossesse, le virus se transmet au bébé lorsque la mère a le virus dans son sang et qu'il est transmis au bébé via le placenta. (En cas d'herpès génital, il pourrait se transmettre au moment de l'accouchement)

3. Également connu sous le nom de « boutons de fièvre » ou de « feu sauvage » au Québec.

« Comment peut-on prévenir ou diminuer l'herpès ? »

Aussi longtemps que le bébé n'est pas en contact avec une plaie cutanée, il n'y a pas de raison d'éviter l'allaitement. Bien sûr, s'il y a une plaie sur le mamelon, la mère ne doit pas allaiter avec ce sein. Les plaies situées ailleurs sur le corps peuvent être couvertes d'un pansement afin de protéger le bébé de l'infection.

Lorsque le bébé est âgé de plus d'un mois, il y a moins de risques de maladie grave avec ce virus. Mais il est tout de même possible de développer une forme grave à tout âge.

Certains bébés et jeunes enfants ont des ulcères dans leurs bouches à cause du virus de l'herpès (stomatite herpétique). Ceci peut être assez douloureux, et dans certains cas l'enfant refusera de boire et de manger, ce qui peut causer de la déshydratation. Généralement, les ulcères durent une semaine ou plus. Bien souvent, les bébés allaités voudront continuer à prendre le sein et à boire du lait, évitant ainsi la déshydratation. Cependant, la mère peut être contaminée par le virus au niveau du mamelon ou de l'aréole, ce qui peut lui causer des plaies douloureuses. Toutefois, ceci ne survient pas toujours. Si cela est possible, l'allaitement devrait être poursuivi.

La varicelle

« Qu'est-ce que la varicelle ? »

La varicelle est causée par un autre type de virus « herpès » appelé *herpès zoster* ou virus varicelle-zona. C'est habituellement une maladie bénigne, mais un adulte qui contracte ce virus pour la première fois peut être assez malade. Le virus est particulièrement dangereux pour la femme enceinte, et la pneumonie qu'il peut causer peut être mortelle. Occasionnellement, même les enfants peuvent développer cette pneumonie et être malades, mais c'est peu fréquent. Plus l'enfant est âgé, plus il risque d'être gravement malade.

« Comment la varicelle est-elle transmise ? »

La varicelle peut être transmise au bébé s'il est en contact avec une pustule. Comme pour les virus présentés auparavant, la varicelle a une phase de contagion lorsque le virus est présent dans le sang de la mère et potentiellement dans son lait, mais cela survient alors qu'elle n'a pas encore de symptômes.

Il existe une situation où le bébé doit être surveillé de plus près ; c'est lorsque la mère n'a jamais eu la varicelle avant et qu'elle la développe quelques jours avant ou après l'accouchement. Comme la mère n'a pas développé d'anticorps contre la varicelle auparavant, elle ne peut pas en transférer au nourrisson. Dans ce cas, les jeunes bébés sont plus susceptibles de contracter les virus de la famille de l'herpès au cours du premier mois de vie, et l'enfant pourrait développer un type de varicelle très grave, même mortelle.

À quel moment le bébé pourrait-il être infecté de cette façon ? La mère qui développe la varicelle autour du moment de la naissance a été infectée plusieurs jours ou semaines auparavant. Lorsqu'elle est enceinte, le virus peut traverser la barrière placentaire et infecter le fœtus. Le bébé peut aussi être contaminé lors de la naissance, s'il est en contact avec une pustule de la mère. Une fois que les pustules apparaissent, le virus n'est plus dans le sang de la mère, ni dans son lait. Par contre le bébé peut être infecté par le virus qui est présent dans les pustules, et cela tant qu'elles ne sont pas bien croûtées.

Les femmes enceintes peuvent éviter la varicelle. La plupart sont immunisées au moment où elles atteignent l'âge d'avoir des enfants, mais certaines ne le sont pas. Ces femmes devraient recevoir le nouveau vaccin contre la varicelle avant de concevoir le bébé afin de prévenir la maladie pendant leur grossesse ou tout de suite après la naissance. C'est un vaccin présentant peu de risques qui peut prévenir plusieurs décès et complications aux femmes enceintes et à leurs bébés à chaque année. La question de l'allaitement lorsque la mère a la varicelle ne se poserait plus.

Mais si la mère développe la varicelle ? Il y a des complications médicales possibles en cas de varicelle au début de la grossesse, notamment le décès du fœtus. Le bébé peut avoir des malformations et des marques sur les bras et les jambes, et éventuellement des lésions au système nerveux.

Si la mère a la varicelle plus de 5 jours avant l'accouchement, le bébé aura probablement reçu des anticorps de sa mère via le placenta, et les risques de maladie grave sont grandement diminués. L'enfant peut être infecté dans l'utérus, et il est possible qu'il développe la maladie dans une certaine mesure, ou pas du tout, grâce aux anticorps de sa mère.

Si la mère a une éruption moins de 5 jours avant l'accouchement, le bébé risque d'être sérieusement malade. En pareille situation, il devrait recevoir les immunoglobulines *d'herpès zoster*, une injection d'anticorps contre la varicelle qui offre une assez bonne protection contre la forme grave, bien que ce ne soit pas garanti. Plus tôt l'injection est faite, meilleure sera la protection. Souvenez-vous que la mère a développé la varicelle, donc elle n'était pas immunisée et son lait ne contient peut-être pas d'anticorps contre la varicelle, du moins pas immédiatement.

Beaucoup de pédiatres et d'experts en maladies infectieuses suggèrent que si la mère attrape la varicelle lorsque son bébé est très jeune, la mère et l'enfant devraient être séparés jusqu'à ce que les pustules de la mère soient croûtées et desséchées et qu'elle n'a plus de nouvelles pustules, quel que soit le mode d'alimentation du bébé. Ceci survient environ 5 jours après l'apparition des premiers boutons de varicelle, mais le temps où la mère est contagieuse peut varier de quelques jours de toute façon. Même si la séparation mère-enfant est choisie comme étant la meilleure approche, il n'y a définitivement aucune raison pour ne pas lui faire boire le lait de sa mère. Effectivement, le lait de la mère ne peut qu'être bénéfique pour l'enfant, lui procurant des composants protecteurs contre les virus en général, et contre la varicelle en particulier.

Cependant, je crois que cette approche de séparer mère et enfant est inutilement trop prudente. Lorsque l'enfant est plus âgé notamment, entendons âgé de plus d'un mois, la gravité de la maladie semble moindre. Si le nourrisson reçoit les immunoglobulines *d'herpès zoster* dans les 72 heures suivant le contact avec la maladie et qu'il continue d'être allaité, il est peu probable qu'il devienne très malade. Je crois que c'est également vrai au cours de la période postnatale immédiate.

Un des facteurs aggravants dans cette situation est que la mère est souvent très malade si elle a la varicelle au moment de la naissance, et il ne sera peut-être pas possible pour elle d'allaiter son bébé. Cependant, encore une fois, il serait important que son lait exprimé soit donné au bébé, si possible.

LE ZONA (VIRUS *HERPÈS ZOSTER*)

« Qu'est-ce que le zona ? »

Le zona est une éruption douloureuse qui survient chez les gens qui ont déjà eu la varicelle. Le virus varicelle-zona semble vivre pendant des années à l'état latent dans les nerfs qui sont rattachés à la moelle épinière, parfois pendant toute la vie de la personne. Pour certaines raisons, le virus peut soudainement être réactivé. La personne a une éruption, habituellement sur un côté du corps, souvent sur un segment très défini. Cela peut survenir à n'importe quel endroit, mais souvent sur le visage, le thorax ou l'abdomen. Les pustules ressemblent beaucoup aux vésicules de la varicelle ou à celles de l'herpès simplex, peuvent être extrêmement douloureuses ou à peine sensibles. Il arrive parfois que les pustules ne se limitent pas à un segment du corps du devant à l'arrière du corps, mais se trouvent sur tout le corps, et cela peut ressembler exactement à la varicelle.

« Comment est-ce transmis ? »

Les pustules sont contagieuses pour quiconque n'est pas immunisé contre la varicelle, mais le contact direct est nécessaire pour la transmission de l'infection.

« Si j'ai un zona, est-ce que l'allaitement est dangereux pour mon bébé ? »

Cette situation est très différente de celle où une mère nouvellement accouchée développe la varicelle. En premier lieu, le fait que la mère a été infectée précédemment par la varicelle a permis qu'elle donne des anticorps à son bébé par le placenta. Ces anticorps demeurent dans le corps du bébé pendant environ

6 mois ou plus après la naissance. De plus, le lait de la mère contiendra des anticorps spécifiques au virus de la varicelle, en plus des autres anticorps. Lorsque la mère développe un zona, il n'est pas nécessaire de la séparer de son enfant et il n'y a définitivement aucune raison de cesser l'allaitement.

Cytomégalovirus (CMV)

« Qu'est-ce que le cytomégalovirus ? »

Chez la plupart des enfants et des adultes, ce virus (de la famille de l'herpès aussi) cause une maladie très légère. Le problème le plus sérieux survient lorsque la mère le contracte pendant sa grossesse, notamment si elle est au cours du premier trimestre. Cela peut avoir comme conséquence une croissance insuffisante du fœtus, des anomalies neurologiques, une maladie du foie, cela peut même causer sa mort. Les bébés qui sont nés avec cette infection peuvent être soit très malades ou n'avoir aucun symptôme. On croit que l'infection au cytomégalovirus est l'une des causes les plus communes de surdité congénitale en Amérique du Nord. Un bébé peut naître avec seulement une perte auditive, et ne pas avoir les problèmes les plus graves de l'infection. Les bébés et les adultes qui ont cette infection excrètent souvent le virus, particulièrement dans leur urine, et par conséquent ils sont contagieux pendant plusieurs mois et même des années.

Récemment, il a été démontré que les grands prématurés (avant 28-30 semaines de grossesse) peuvent contracter le cytomégalovirus via le lait maternel et devenir malades. Ceci ne semble pas être le cas si le bébé est âgé de plus de 28-30 semaines de grossesse.

« Alors est-ce que l'allaitement est sans danger si j'ai contracté ce virus ? »

Si vous avez contracté ce virus pendant la grossesse, de sorte que votre bébé naîtra avec cette infection, il devrait définitivement recevoir votre lait, même si votre lait contient le virus. Après tout, le bébé a déjà été infecté. On pourrait s'inquiéter du fait d'ajouter encore plus de virus dans le corps du bébé, mais cela tient plus de la théorie que de la réalité. Le bébé obtient plus de l'allaitement qu'un virus, notamment tous les composants immunitaires, bien que beaucoup de professionnels de la santé ne prennent pas ceci en considération.

Bien entendu, ces bébés naissent parfois si malades qu'ils ne tètent pas bien. Ils doivent alors être alimentés par une sonde nasogastrique parce qu'ils ne sont pas capables de téter. Encore une fois, les gavages de lait maternel demeurent ce qu'il y a de mieux pour eux.

Et si le bébé est un très grand prématuré ? Eh bien, la congélation tue le CMV, donc le lait d'une mère infectée par le CMV pourrait être congelé avant d'être donné au bébé. Lorsque le bébé n'est plus aussi prématuré – disons 28-30 semaines de grossesse – la congélation du lait n'est plus nécessaire.

L'infection au cytomégalovirus contractée après la naissance, sauf dans le cas des très grands prématurés, est presque toujours une maladie bénigne, mais comme pour toutes les infections, il peut y avoir des cas graves. Normalement, l'infection est asymptomatique ou cause un malaise qui ressemble à un léger rhume.

Sauf dans le cas particulier du grand prématuré, l'alimentation au lait maternel ou les tétées au sein devraient être encouragées lorsque la mère a une infection au CMV. Même dans le cas d'un grand prématuré, le lait a alors simplement besoin d'être congelé puis décongelé, avant d'être donné au bébé.

LE VIRUS DE LA MONONUCLÉOSE INFECTIEUSE

La mononucléose infectieuse est également causée par un virus de type herpès nommé virus Epstein-Barr. Il s'agit d'une infection de l'enfance, bien qu'elle ait la réputation d'être une infection touchant les adolescents. À l'âge de 3 ou 4 ans, 75 % de tous les enfants ont des anticorps dans leur sang contre ce virus, et au moment de l'adolescence, presque tout le monde a déjà été infecté. Au cours de l'enfance, la maladie est habituellement bénigne – pas plus qu'un rhume ou un mal de gorge, souvent sans aucun symptôme. Pour cette raison, l'infection avec ce virus pendant la grossesse ou l'allaitement a peu d'effets.

« Est-ce que l'allaitement est sans danger pendant la mononucléose ? »

Si une mère développe une mononucléose infectieuse alors qu'elle allaite, elle ne devrait PAS cesser l'allaitement. Il n'y a aucune preuve que cela puisse être dangereux pour le nourrisson. Dans tous les cas, une fois malade, la mère a déjà transmis le virus dans son lait plusieurs jours ou semaines auparavant.

LA RUBÉOLE

« Qu'est-ce que la rubéole ? »

La rubéole est généralement une maladie bénigne. Toutefois, c'est un problème grave si une femme enceinte développe cette maladie au cours du premier trimestre de grossesse parce que cela peut causer plusieurs infirmités au bébé, dont le retard mental, la cécité, la surdité et une maladie hépatique.

Par contre, la rubéole développée après la naissance cause rarement la maladie. La mère qui a la rubéole ou qui a reçu un vaccin infectera plutôt l'enfant avec le virus naturel ou atténué du vaccin, donc le bébé sera immunisé. Il n'y a absolument aucune raison que la mère qui a la rubéole ou qui est vaccinée pendant l'allaitement cesse d'allaiter son enfant.

Le virus du Nil occidental

Au cours de l'automne 2002, une mère allaitante a été diagnostiquée porteuse du virus du Nil occidental. Des substances issues du virus ont été découvertes dans le lait maternel et des anticorps dans le sang du bébé. Toutefois, les chercheurs étaient frustrés de ne pas arriver à faire croître le virus provenant du lait de la mère, parce que quelque chose dans le lait de la mère continuait à tuer le virus. Le *Center for Disease Control*[4] aux États-Unis a fait état de cela, et suggérait que les bébés pouvaient risquer d'attraper le virus du Nil occidental de leurs mères qui les allaitaient. Le pédiatre américain Larry Gartner, qui parle souvent d'allaitement, a ajouté :

« Le rapport sur le virus du Nil occidental fait par le ***Center for Disease Control*** *a une grande importance, mais nous devons observer les faits. Il s'agit d'un seul enfant. Cet enfant est en bonne santé et asymptomatique. Il appert que l'enfant est maintenant immunisé et semble protégé d'un risque futur d'infection. La mère a continué d'allaiter son enfant pendant sa maladie. Il n'y a encore aucune preuve qu'un enfant allaité ait été malade à cause du virus du Nil occidental. Finalement, si une mère développe les symptômes de cette infection pendant qu'elle allaite, le plus grand risque qui pourrait menacer l'enfant est que l'allaitement soit interrompu. La transmission du virus survient très probablement avant que la mère ait de la fièvre et un mal de tête, lorsque la virémie est à son maximum. Peu après, à travers le lait maternel, elle donne à son enfant une protection immunitaire ainsi que des substances antivirales non-spécifiques. Si l'enfant n'avait pas continué à boire le lait de sa mère, il aurait pu devenir bien malade. Par conséquent, l'avis que nous donnons est de poursuivre l'allaitement même si la mère a des symptômes d'infection par le virus du Nil occidental – ou toute autre infection – aussi longtemps que la mère peut cliniquement le faire. » (Academy of Breastfeeding Medicine News and Views, volume 8 [4], 2002, p. 36).*

Les infections bactériennes

Les infections bactériennes ne causent presque jamais de maladies qui seraient transmises par le lait maternel. Lorsqu'elles apparaissent dans le lait, les bactéries ont généralement circulé dans le sang de la mère, une situation habituellement associée avec une maladie grave qui peut même mettre en danger la vie de la mère.

Certaines bactéries vivent sur nous en temps normal. Une de celles-ci est le *staphylococcus epidermidis*, et cela est non seulement normal, mais prévu. Parmi nous, certaines personnes sont porteuses de certaines bactéries qui peuvent causer des maladies. Mais habituellement, elles ne nous causent aucun problème. Beaucoup de professionnels de la santé qui travaillent dans les hôpitaux (et même d'autres personnes)

4. Centre pour le contrôle des maladies

ont du staphylocoque doré qui prolifère dans leur gorge et leur nez. Parfois, dans un même écosystème, ces bactéries changent de statut, passant de «voisins amicaux» à celui d'envahisseurs. Bien entendu, plusieurs théories tentent d'expliquer pourquoi ce phénomène se produit, mais les raisons ne sont pas claires.

Même si les bactéries peuvent définitivement être contagieuses, les mères et leurs bébés partagent habituellement les mêmes bactéries (et champignons). Ceci est très bien car la mère développe une résistance face à ces bactéries, et elle transfère cette immunité à son enfant dans son lait.

Alors qu'est-ce qui se produit si la mère a un mal de gorge causé par un streptocoque? Est-ce que le bébé devrait être séparé d'elle? Est-ce que l'enfant devrait arrêter de recevoir son lait? Bien sûr que non! Le streptocoque de type A, qui cause le mal de gorge, est hébergé par beaucoup d'entre nous. En hiver, c'est au moins 20 % de tous les écoliers qui en ont au niveau de la gorge sans nécessairement être malades. Le fait d'être exposé à une bactérie ne signifie pas «être malade» et si la mère devient malade, cela ne veut pas dire que son enfant le sera. Au contraire, si la mère poursuit l'allaitement, il y a de bonnes chances que le bébé ne sera pas malade. Au pire, il le sera très légèrement (bien que cela ne soit pas garanti). Néanmoins, les risques sont moins élevés que si on retirait le bébé du sein.

La majorité des maladies bactériennes n'exigent pas que la mère et l'enfant soient séparés et que l'allaitement soit limité.

LA TUBERCULOSE

«Qu'est-ce que la tuberculose?»

La tuberculose est principalement une infection des poumons, mais elle peut aussi infecter n'importe quelle partie du corps. Elle est causée par la bactérie *mycobacterium tuberculosis* et cette maladie revient en force depuis peu. Lorsque j'étais en formation dans les années 70, l'opinion générale était que la tuberculose était révolue et sur le point de disparaître, tout comme cela avait été le cas de la poliomyélite. Seulement quelques médecins plus âgés nous mettaient en garde contre cette supposition, mais on n'a pas tenu compte de leurs avis.

«Comment la tuberculose est-elle transmise?»

Il est peu probable que la bactérie qui cause cette maladie, *mycobacterium tuberculosis*, passe dans le lait maternel parce qu'il est peu probable qu'elle passe dans le sang de la mère. Cette bactérie apparaît habituellement dans le sang des jeunes enfants à cause d'une immunité déficiente ou la malnutrition. La tuberculose du sein peut apparemment survenir, mais même en Afrique où j'ai travaillé, et où la tuberculose était épidémique, je n'ai jamais vu un cas de tuberculose du sein.

Cela doit être rare. Un point important à se souvenir est que la mère tuberculeuse peut avoir des crachats qui contiennent du *mycobacterium tuberculosis*. Dans ce cas, la mère est contagieuse. Par chance, avec des médicaments modernes pour la tuberculose, même les patientes qui ont des crachats testés positifs peuvent devenir négatives en quelques semaines.

«Mais que fait-on avec le bébé... et l'allaitement?»

Le lait maternel n'est pas infecté, alors le bébé peut donc le boire. Mais est-ce que la mère et l'enfant peuvent être en contact? Il y a certaines personnes qui disent que si la mère a des crachats positifs pour le bacille tuberculeux, elle doit être séparée de son enfant. Je suis en désaccord avec cela. Je crois que la mère doit être traitée aussi rapidement que possible lorsqu'elle sait qu'elle a la tuberculose. Elle peut rester en contact avec le bébé aussi longtemps qu'elle porte un masque chirurgical. Le bébé devrait recevoir le vaccin BCG (un vaccin contre la tuberculose) et devrait être traité avec des médicaments antituberculeux (au moins avec de l'isoniazide / INH).

Lorsque la mère prend des médicaments anti-tuberculeux, elle peut continuer l'allaitement. Les médicaments qui sont employés pour la mère sont les mêmes que pour traiter l'enfant (voir le chapitre 11 «L'allaitement et les médicaments»).

En résumé, lorsque la mère a la tuberculose, elle peut et devrait allaiter son enfant.

La syphilis

«Qu'est-ce que la syphilis?»

Il s'agit d'une maladie sexuellement transmissible. La syphilis est causée par une autre bactérie qui, comme la tuberculose autrefois, était une raison donnée aux mères pour ne pas allaiter. Cependant, comme dans le cas de la tuberculose, cette recommandation n'est plus adéquate.

«Comment est-elle transmise?»

Plusieurs enfants dont les mères ont la syphilis sont infectés pendant la grossesse. Le risque est assez élevé; dans certaines circonstances, presque tous ces bébés auront été infectés à ce moment-là. Il existe des protocoles pour le traitement de ces nourrissons.

Mais la bactérie qui cause la syphilis ne passe pas dans le lait. Occasionnellement, la mère aura des lésions cutanées infectées, et si ces lésions apparaissent sur un sein ou un mamelon, ou si le bébé peut les toucher – notamment avec sa bouche, il risque de s'infecter s'il ne l'était pas déjà.

« Comment protéger le bébé pendant l'allaitement ? »

Heureusement, un traitement approprié de pénicilline rendra généralement les lésions cutanées non-contagieuses en 24 à 48 heures après la première injection. Le bébé devra être retiré du sein pour quelques jours seulement. Si un des seins n'a pas de lésions, le bébé peut continuer à téter à ce sein.

Les maladies non-infectieuses de la mère

LES PROBLÈMES DE LA GLANDE THYROÏDE

Un des problèmes médicaux les plus répandus pour la mère au cours des premiers mois qui suivent la naissance du bébé sont les dysfonctions de la glande thyroïde. Cette question a déjà été présentée au chapitre 11 « L'allaitement et les médicaments ». Le problème est l'utilisation de l'iode radioactif pour diagnostiquer et traiter les problèmes de thyroïde. Habituellement, il n'est pas nécessaire d'utiliser de l'iode radioactif et il est donc inutile de cesser l'allaitement. Si la mère allaitante reçoit de l'iode radioactif, elle doit cesser d'allaiter pour une période de temps variable, selon l'isotope et la dose d'iode radioactif qu'elle a reçu. Il est préférable de ne pas en prendre.

LA POLYARTHRITE RHUMATOÏDE

Chez les médecins, l'opinion générale est que l'allaitement maternel aggrave la polyarthrite rhumatoïde. Il n'y a aucune preuve satisfaisante de cela et l'impression est peut-être favorisée par le fait que la polyarthrite rhumatoïde semble souvent s'atténuer pendant la grossesse. Ainsi, l'inflammation qui augmente après la naissance a tendance à être attribuée à l'allaitement. Les études concernant le rôle joué par l'allaitement dans l'augmentation des symptômes de la polyarthrite rhumatoïde ne sont pas concluantes.

Le problème est surtout au niveau des médicaments que la mère allaitante pourrait avoir à prendre pour la polyarthrite rhumatoïde (voir le chapitre 11, « L'allaitement et les médicaments ».) Il y en a plusieurs qu'elle peut prendre sans danger tout en poursuivant l'allaitement. L'acétaminophène (paracétamol), les corticostéroïdes et la plupart des anti-inflammatoires non stéroïdiens sont compatibles avec l'allaitement. En ce qui concerne les autres, les opinions sont partagées. Un expert peut conclure que les sels d'or ne sont pas compatibles avec la poursuite de l'allaitement, tandis que l'autre dit le contraire[5]. Un autre soutient que les médicaments antipaludéens sont compatibles avec la poursuite de

5. Les sels d'or ont une toxicité importante, mais ne sont pas incompatibles avec l'allaitement (le taux sanguin peut être surveillé).

l'allaitement, et un autre spécialiste affirmera que non. Pour différentes raisons, je dirais que les sels d'or sont compatibles avec la poursuite de l'allaitement ainsi que l'hydrochloroquine. Bien entendu, les taux de ces substances dans le lait et dans le sang du bébé peuvent être surveillés et des modifications peuvent être apportées au traitement si nécessaires.

Deux nouveaux médicaments sont maintenant en vente pour traiter la polyarthrite rhumatoïde; l'étanercept (ex. : Enbrel®) et l'infliximab (ex. : Remicade®). Ces deux substances possèdent de très grosses molécules protéiniques qui ne passent pas dans le lait maternel, mais les mères se font souvent dire qu'elles doivent sevrer leurs bébés pour prendre ces médicaments.

Une mère qui a les articulations douloureuses et qui souffre de faiblesse musculaire peut avoir de la difficulté à manipuler son bébé, mais des oreillers pour soutenir et une attelle pour maintenir son bras peuvent aider. La mère qui a de l'arthrite peut apprendre à allaiter en position allongée, ce qui enlèvera tout le poids de ses bras et fera en sorte que le bébé sera supporté par le lit. Dans ces situations particulières, des stratégies convenant à la mère et à l'enfant peuvent être trouvées. Par exemple, le fait de transporter le bébé dans une écharpe de portage peut enlever complètement le poids du bébé des bras de la mère. L'écharpe peut aussi être utilisée pour maintenir son sein, ce qui peut être nécessaire, du moins au début, puisque nombre de nouveau-nés trouvent difficile de téter un sein qui n'est pas soutenu.

La sclérose en plaques

Comme dans le cas de la polyarthrite rhumatoïde, de nombreux médecins croient que l'allaitement aggrave la sclérose en plaques, probablement pour les mêmes raisons : il y a souvent une amélioration des symptômes pendant la grossesse. En fait, il n'y a aucune preuve que la maladie est aggravée par l'allaitement maternel.

Encore une fois, la question tourne autour du traitement médical. Récemment, différents types d'interférons ont été utilisés pour traiter la sclérose en plaques et malheureusement les spécialistes ont dit aux mères qu'elles ne pouvaient pas allaiter en prenant ces médicaments. Il n'y a tout simplement **aucune raison** que les mères qui prennent de l'interféron cessent l'allaitement. La molécule est trop grosse pour passer dans le lait maternel. Et même si elle passait dans le lait, la molécule serait probablement détruite dans l'estomac du bébé !

D'autres questions surgissent, comme pour la mère qui souffre de polyarthrite rhumatoïde. Bien que la douleur ne soit pas une caractéristique marquante de la sclérose en plaques, la faiblesse l'est. D'autres dysfonctions neurologiques, comme les spasmes, les troubles moteurs, peuvent faire en sorte qu'il sera difficile pour la mère de tenir son enfant et de lui faire prendre le sein adéquatement. À nouveau, avec de l'ingéniosité, la plupart des difficultés peuvent être surmontées.

LA DÉPRESSION POSTNATALE

La dépression postnatale est un problème courant et peut aller d'un simple sentiment de cafard à une dépression sérieuse avec un risque élevé que la mère se fasse du mal, à elle et/ou à son bébé. Il y a différents traitements pour la dépression, mais dans les cas les plus sérieux, le principal élément demeurera les antidépresseurs.

Certains médecins traitent la dépression postnatale avec des hormones, mais les mères allaitantes doivent éviter d'en prendre puisque les œstrogènes feront souvent diminuer considérablement leur production lactée. Pas toujours, mais dans de nombreux cas.

Beaucoup de médicaments antidépresseurs maintenant disponibles ne passent probablement pas dans le lait maternel ou en quantité négligeable, et peuvent donc être employés pour traiter les mères allaitantes qui sont dépressives (voir le chapitre 11 « L'allaitement et les médicaments ».)

Les mères qui souffrent de maniaco-dépression (trouble bipolaire) peuvent se faire prescrire du lithium. Ce médicament peut être utilisé pendant l'allaitement, mais la quantité de médicament présente dans le sang du bébé doit être surveillée. Pour la plupart des mères, il n'y aura pas de problèmes. Le lithium peut aussi être remplacé par d'autres médicaments qui sont plus compatibles avec l'allaitement, comme la carbamazépine et l'acide valproïque.

LES CHIRURGIES ET LES ANESTHÉSIES

Cette question a déjà été traitée au chapitre 11 « L'allaitement et les médicaments », mais puisque cela revient constamment, je vais résumer ici la question.

La plupart des médicaments employés pour les anesthésies générales sont des médicaments dont l'effet est de courte durée et qui ne sont pas absorbés au niveau de l'intestin. La plupart de ceux qui peuvent être absorbés seront présents dans le lait en très faible quantité et y demeureront pour une courte durée dès qu'on cessera d'administrer le médicament car ils sont éliminés rapidement. Le risque occasionné par cette petite quantité d'anesthésique ou de tranquillisant contenue dans le lait maternel après l'anesthésie est pratiquement nul. La mère peut allaiter dès qu'elle est éveillée et prête à le faire.

Cela s'applique aussi aux médicaments utilisés pour les anesthésies locales, comme dans le cas d'une chirurgie dentaire. Ces médicaments peuvent passer dans le lait, mais il ne sont pas absorbés par le système digestif de l'enfant, et il s'en débarrassera dans ses selles. Aucune inquiétude à avoir !

Il n'est pas possible de parler de toutes les maladies qu'une mère pourrait développer. Mais lorsqu'on comprend l'importance de l'allaitement pour la mère et son enfant, et avec de la persévérance, on peut trouver le moyen de poursuivre l'allaitement dans la plupart des situations.

CHAPITRE 13

Bébés prématurés, malades ou à besoins spécifiques

Mythe : Lorsqu'un bébé est malade, il est habituellement préférable qu'il ne soit pas allaité et qu'il ne boive pas de lait maternel.

Les faits : Non seulement c'est faux, mais pour la grande majorité des cas, il est préférable de poursuivre l'allaitement ou que l'enfant continue à recevoir le lait maternel. La plupart des contre-indications à l'allaitement viennent de l'incompréhension des différences entre l'allaitement et l'alimentation artificielle[1]*. Le lait maternel est différent du lait industriel. Malheureusement, un trop grand nombre de professionnels de la santé ont reçu une formation les poussant à croire que le lait industriel est meilleur que le lait maternel lorsque l'enfant est malade.*

Il y a de rares cas où les nourrissons ne peuvent pas être allaités, et ce sont vraiment de très rares situations. Un de ces exemples est lorsque le bébé a une maladie métabolique nommée galactosémie. Lorsqu'il en est atteint, le nourrisson n'arrive pas à métaboliser le galactose, un des deux sucres qui composent le lactose, le sucre du lait (l'autre composant est le glucose). Dans sa forme la plus grave, la galactosémie occasionne plusieurs problèmes, dont une maladie grave du foie qui peut éventuellement mener à la mort si le bébé ne cesse pas d'ingérer du galactose. Il y a également des déficits enzymatiques partiels qui permettent au bébé d'en métaboliser une certaine quantité. Dans ce cas, le bébé peut alors être allaité, du moins partiellement. Il y a d'autres maladies métaboliques rares qui ne permettent

1. Au lait industriel.

pas à la mère d'allaiter, mais nous n'en savons vraiment pas assez sur l'allaitement, le lait maternel et ces maladies métaboliques. Bien souvent, les professionnels de la santé décident que l'allaitement est proscrit simplement parce que les médecins qui traitent l'enfant ont besoin de contrôler précisément la quantité de certains éléments ingérés et qui figurent dans l'alimentation du bébé. Ils croient que cela ne peut pas être fait si l'enfant est allaité. La galactosémie surviendrait chez un bébé sur 40 000 à 60 000 naissances. Il s'agit d'une des maladies métaboliques les plus fréquentes.

Un autre désordre métabolique qui est assez fréquent et qui est définitivement compatible avec l'allaitement (allaitement mixte au moins) est la phénylcétonurie. Nous en parlerons plus loin au cours de ce chapitre.

Dans la plupart des autres cas, il est possible que l'enfant tète au sein ou qu'il reçoive du lait maternel. Lorsqu'on dit aux mères que c'est impossible, c'est que le médecin ne comprend pas suffisamment le processus de l'allaitement ou qu'il ne sait pas comment surmonter les difficultés pour que la mère puisse allaiter son enfant.

Dans le cas de certaines maladies du nourrisson ou de l'enfant, on dit souvent à la mère de ne pas allaiter. Bien entendu, il n'est pas possible de présenter toutes les maladies que peuvent avoir les enfants. Toutefois, si certains principes sont respectés, une solution peut presque toujours être trouvée. Voici quels sont ces principes :

- ✓ L'allaitement est important pour la santé et le développement de l'enfant ;
- ✓ L'allaitement est important pour la santé de la mère ;
- ✓ Pour un enfant malade, le lait maternel est presque toujours meilleur que n'importe quelle préparation commerciale pour nourrissons ;
- ✓ L'allaitement réconforte le bébé malade, ainsi que la mère ;
- ✓ Lorsqu'on dit aux mères qu'elles doivent sevrer leurs bébés parce qu'ils sont malades, elles devraient alors se souvenir que bon nombre de professionnels de la santé ne comprennent pas vraiment ce qu'est l'allaitement. Les mères devraient faire elles-mêmes plus de recherche pour déterminer si cette recommandation est valable.

Maladies aiguës (temporaires)

La gastroentérite (diarrhée et/ou vomissements d'origine virale ou bactérienne)

Pour le bébé allaité exclusivement, une infection du système digestif est très inhabituelle et lorsque cela survient, c'est rarement grave. Lorsque l'enfant consomme d'autres aliments, notamment s'il est en contact avec d'autres enfants, la gastroentérite peut survenir plus fréquemment.

Pendant de nombreuses années, les médecins ont dit que lorsqu'un enfant avait une gastroentérite, on devait cesser de lui donner des produits laitiers. Il s'agissait d'un article de foi pour de nombreux médecins dès les années 20 jusqu'aux années 80, lequel persiste encore aujourd'hui. D'autre part, des livres du début du siècle dernier avisaient les médecins de ne pas favoriser le sevrage de l'enfant au cours des mois d'été (mois au cours desquels la gastroentérite survient plus fréquemment), parce que les effets protecteurs de l'allaitement étaient déjà bien connus à ce moment-là. Ces livres énonçaient aussi que les nourrissons ne devraient pas être sevrés du sein pendant une « urgence gastro-intestinale », les infections aiguës de ce type étaient souvent nommées ainsi. Cependant, suite au déclin de l'allaitement après la Première Guerre mondiale, et sa régression abrupte après la Seconde Guerre mondiale, la plupart des bébés en 1950 n'étaient pas allaités ou l'étaient pour une courte période de temps. Les enfants avaient des vomissements et des diarrhées graves et souvent ils ne toléraient pas le lait ou les préparations commerciales. Des conseils désastreux étaient parfois donnés, comme celui de faire bouillir du lait écrémé pour le donner aux bébés qui avaient des diarrhées et des vomissements. Ceci provoquait parfois de graves déséquilibres du sodium sanguin, provoquant souvent des convulsions et même la mort. Les produits laitiers ont alors été bannis pendant la gastroentérite. En tant qu'interne en pédiatrie au cours des années 70 et 80, j'ai appris à suspendre les préparations commerciales pendant quelques jours, puis réintroduire la préparation commerciale diluée à 50 %, pour ensuite réintroduire doucement la préparation commerciale régulière. Cette approche consistant à limiter la quantité de lait absorbée a été rejetée, même dans le cas de bébés nourris de lait industriel.

D'autre part, cela n'a jamais été vrai pour les bébés allaités. Premièrement, le lait maternel n'est pas un produit laitier, ce qui pourrait en étonner certains. Les produits laitiers (le lait industriel, le fromage, la crème glacée [glace], etc.) contiennent des substances laitières modifiées provenant du lait d'autres animaux, comme celui des vaches ou des chèvres. Mais au fil des ans, certains bébés qui avaient des vomissements et de la diarrhée étaient sevrés du sein parce que les gens croyaient que « ce qui était vrai pour le lait industriel pour bébés devait également l'être pour le lait maternel ». Ce n'est pas le cas. Pour l'enfant allaité, le meilleur traitement contre la diarrhée et les vomissements est l'allaitement ! Le lait maternel contient des anticorps et d'autres facteurs immunitaires qui vont accélérer sa guérison. Les bébés tolèrent généralement mieux le lait maternel que les autres liquides puisqu'il reste très peu de temps dans l'estomac et il est souvent digéré avant que le bébé vomisse. Les composants du lait maternel sont mieux absorbés, donc l'enfant qui boit le lait de sa mère n'est pas sous-alimenté. Une des causes de diarrhée prolongée chez le jeune enfant est la sous-alimentation. L'approche habituelle de suspendre l'alimentation du bébé lorsqu'il est malade est souvent prolongée inutilement, et le bébé a ensuite une diarrhée causée par cette sous-alimentation. Le fait de poursuivre l'allaitement permet d'éviter ceci. Finalement, l'enfant est réconforté par l'allaitement lorsqu'il est malade, et la mère est réconfortée en l'allaitant. Si je le répète continuellement au cours de ce chapitre, c'est parce que nous avons tendance à l'oublier bien souvent...

Il est important de comprendre que la principale inquiétude lors d'infections gastro-intestinales est qu'elles peuvent mener à la déshydratation. La diarrhée et les vomissements s'amélioreront presque toujours d'eux-mêmes sans traitement spécifique. Aussi longtemps que l'enfant garde plus que ce qu'il ne perd en diarrhée ou en vomissement, ça ira. Un bébé qui urine six ou sept fois par jour s'en tire bien, même si son urine est concentrée. Il ne sera peut-être pas aussi bien hydraté que d'habitude, mais son état général sera tout de même satisfaisant.

Un des principes d'alimentation de l'enfant qui a une gastroentérite est de lui donner fréquemment de petites quantités de liquide à boire. Il est probable qu'il vomira plus si les quantités sont plus grandes. De plus, grâce au réflexe gastrocolique, un estomac plein a tendance à stimuler le bébé à faire une selle. C'est vrai pour nous tous, mais les bébés ont un réflexe gastrocolique encore plus sensible. Par conséquent, si une grande quantité de liquide entre dans l'estomac du bébé, il aura tendance à faire une selle. Le fait de ne pas stimuler ce réflexe permettra à l'enfant d'absorber un peu plus de liquide au niveau de son intestin. Cela a du sens, et pendant de nombreuses années, il s'agissait d'un principe de base lors d'une gastroentérite. Toutefois, le principe des tétées courtes et fréquentes ne signifie pas la même chose si l'enfant est allaité.

Les bébés allaités régurgitent ou vomissent rarement lorsqu'ils tètent au sein. Ceci est causé par le fait que, pendant que l'enfant tète, des contractions en vague se produisent continuellement dans son œsophage et son estomac en amenant le lait vers l'intestin, ce qui tend à prévenir les vomissements. Lorsque le bébé a une gastroentérite, il y a plus de risques qu'il vomisse pendant qu'il tète au sein que s'il n'en souffre pas, mais cela surviendra moins souvent que s'il n'était pas allaité. En pareil cas, c'est donc une bonne chose de laisser le bébé « tétouiller » au sein même s'il ne boit plus. Non seulement cela le réconfortera, mais cela fera aussi diminuer les vomissements tout en lui faisant boire de petites quantités de lait en continu.

« Que dire des solutions de réhydratation ? »

Nos connaissances au sujet de l'utilisation des solutions de réhydratation ont été acquises dans les pays en voie de développement (où la gastroentérite est très fréquente et souvent très grave, puisque les soins médicaux ne sont pas aussi bien financés que dans les pays d'Europe et d'Amérique du Nord.) La réhydratation par voie intraveineuse est une manière très coûteuse de traiter la déshydratation.

Comme nous l'avons appris des travailleurs de la santé dans les pays en voie de développement, ce n'est pas nécessairement la meilleure manière non plus. Le seul avantage de la réhydratation par voie intraveineuse est de pouvoir contrôler la quantité de fluide et d'électrolytes donnée. Mais le fait de savoir ce qui est donné ne signifie pas que nous corrigeons correctement la quantité de liquide et de minéraux que l'enfant a perdue. Par chance, les enfants ont habituellement de bons cœurs et de bons reins (contrairement à certains adultes), et même de sérieuses erreurs de traitement peuvent parfois être tolérées. Cependant, les corrections que nous calculons sont basées sur des analyses sanguines, et ces analyses ne reflètent pas toujours ce qui se passe dans le reste du corps de l'enfant, notamment à l'intérieur de ses cellules. La réhydratation intraveineuse peut être très délicate, et à cause de cela, elle est également dangereuse.

On a découvert que la réhydratation orale était efficace la plupart du temps, et elle est plus sûre pour la majorité des enfants. Même s'ils vomissaient, ils gardaient habituellement assez de liquide pour se réhydrater. Les solutions utilisées pour ces épisodes de maladies gastro-intestinales aiguës contenaient un niveau de minéraux assez élevé, contrairement à la plupart des solutions vendues en Amérique du Nord, qui pourraient plutôt porter le nom de «solutions d'entretien»... Elles n'ont pas été conçues pour la réhydratation. De plus, elles sont très coûteuses sans raison car l'idée principale des solutions de réhydratation orale était de réduire les coûts! Dans les pays en voie de développement, ces solutions ne coûtent que quelques centimes... En Amérique du Nord en 1999, un fabricant vendait sa solution 12$CAN le litre!

Dans la majorité des cas de diarrhées et de vomissements rencontrés en Amérique du Nord et en Europe chez les enfants allaités, le seul besoin de l'enfant est d'être allaité. C'est uniquement dans le cas où le lait maternel ne compenserait pas suffisamment les pertes qu'il deviendrait nécessaire de donner un autre liquide. Même si la production lactée de la mère est en baisse, par exemple, parce que l'enfant a quatorze mois et qu'il mange et boit toutes sortes d'aliments en plus du lait maternel, la production lactée augmentera habituellement avec des tétées plus fréquentes. Je dirais que si les pertes de l'enfant sont si importantes que l'allaitement n'arrive pas à les compenser, l'enfant devrait être évalué par un médecin, et pas seulement recevoir des solutions de réhydratation.

Habituellement, les enfants plus âgés ne boiront pas ces solutions de réhydratation. Elles ont un goût d'eau de mer et il n'est pas étonnant qu'un enfant refuse d'en boire, sauf s'il est déshydraté. Certains d'entre nous au Canada avons grandi en buvant du *ginger ale*[2] ou du Coca-cola «dégazéifié» lors d'une gastroentérite. Dans la majorité des cas, le fait de boire fréquemment une variété de

2. En Amérique du Nord, soda à saveur de gingembre.

liquides en petites quantités semble aider tout autant que n'importe quelle solution de réhydratation spéciale et coûteuse...

Le traitement standard exige de commencer avec une solution de réhydratation orale dès les premiers signes de gastroentérite. Mais quel est le premier indice chez un bébé allaité ? Les enfants allaités peuvent faire plusieurs selles par jour. Un jour, un bébé allaité peut faire cinq selles, puis l'autre jour... dix. Est-ce que cela signifie qu'il a une gastroentérite ? Pas nécessairement. Les nourrissons allaités peuvent faire des selles jaunes une journée, oranges le lendemain, puis vertes le jour suivant ! Est-ce que les selles vertes sont un signe d'infection ? Pas nécessairement. De nombreux bébés allaités régurgitent. S'ils régurgitent et si les selles deviennent vertes, est-ce que cela signifie qu'ils ont une infection gastro-intestinale ? Pas nécessairement ! Et si tout ce que je viens d'énumérer se produit en même temps ? Ce n'est pas nécessairement une infection. Nous devons cesser d'observer les selles et plutôt observer l'état du bébé. Un bébé satisfait, de bonne humeur, qui prend du poids, qui ferait douze selles vertes liquides par jour et qui régurgiterait beaucoup.... se porte bien !

La majorité des bébés qui ont une gastroentérite ont seulement besoin de l'allaitement maternel. L'allaitement réconforte l'enfant malade et apaise aussi la mère.

« Que dire de l'intolérance au lactose ? »

L'intolérance au lactose peut parfois être une cause de diarrhée continue, mais ce n'est pas une raison de cesser l'allaitement. En effet, bien que l'on dise que le virus responsable de la gastroentérite endommage la paroi intestinale, causant une diminution de l'enzyme qui métabolise le lactose du lait, ceci ne serait pas le seul facteur. Il est également possible que la sous-alimentation que nous imposons aux bébés et aux enfants qui ont ces infections a pour résultat que ces enfants développent une intolérance au lactose.

Le meilleur moyen de prévenir ce type d'intolérance au lactose est de continuer d'alimenter l'enfant pendant les gastroentérites – et le meilleur moyen de l'alimenter est l'allaitement. Si malgré la poursuite des tétées ou suite à une interruption de l'allaitement l'enfant développe une intolérance au lactose, l'intestin se rétablira et la lactase (l'enzyme qui métabolise le lactose) se rétablira aussi. Le fait de poursuivre l'allaitement n'empêchera pas la lactase d'être sécrétée à nouveau. Au contraire, puisque le lait maternel contient des substances qui accéléreront la croissance des cellules intestinales, il est probable que le système digestif et la lactase se rétabliront plus rapidement si le bébé est toujours allaité.

« Mon enfant a été très malade ! »

Oui, ça peut se produire, même s'il est allaité. Mais même si votre enfant avait été admis à l'hôpital et qu'on l'avait mis sous perfusion, il aurait quand même dû continuer d'être allaité. L'allaitement lui permet de recevoir un bon apport de nutriments et suite à cette maladie, l'alimentation permet une convalescence plus rapide. L'allaitement réconforte votre enfant, et le fait d'allaiter vous réconforte aussi.

« Quel médicament le bébé peut-il prendre lors d'une gastroentérite ? »

Les médicaments sont rarement efficaces, et peuvent même être néfastes. Par exemple, un médicament fréquemment utilisé pour réduire les vomissements est non seulement peu efficace, mais en plus il peut rendre votre enfant très somnolent, de telle sorte qu'il ne prendrait pas assez de liquides. Si vous décidiez d'amener votre enfant chez le médecin, il pourrait lui être difficile d'évaluer pourquoi il est si somnolent. Est-ce que son état s'aggrave, ou bien est-il affecté par le médicament ? Allaitez votre enfant et évitez les médicaments, à moins que leur utilisation soit vraiment nécessaire.

Ce qui est normal

Revenons sur ce qui est « normal » pour l'enfant allaité. Ceci est important car peu de professionnels de la santé ont reçu une formation sur l'allaitement autre que « c'est bon ». Ils ont très peu d'expérience pratique au sujet de l'allaitement. Nombre d'entre eux ne savent pas qu'un bébé allaité est différent d'un bébé nourri artificiellement. Vous trouverez ci-après des informations sur les selles et les régurgitations des bébés allaités.

Les selles

Au cours des deux ou trois premiers jours de vie, les bébés évacuent le méconium, une substance noire (ou vert très foncé) et collante qui s'est accumulée dans les intestins pendant la grossesse.

Après ces deux, trois premiers jours, le bébé qui boit bien au sein commencera à faire des selles de couleur plus claire, entre le jaune et le vert clair. Un bébé qui a des selles jaunes au jour 3 ou 4 (exclusivement allaité) reçoit une bonne quantité de lait. D'autre part, un nourrisson qui évacue encore du méconium au jour 4 ou 5 ne boit définitivement pas assez de lait maternel et devrait être vu par un spécialiste de la lactation immédiatement.

Au cours des premières semaines, les bébés exclusivement allaités peuvent faire plusieurs selles par jour. Mais la quantité et la couleur peuvent être assez variables. Un jour, l'enfant pourra faire 3 petites selles jaunes, tandis que le jour suivant, il fera 10 selles jaunes ou même vertes. C'est normal. Même si les selles sont toujours vertes (pas vert foncé toutefois, ce qui signifierait qu'il y a encore du méconium), si le bébé boit bien, s'il gagne du poids adéquatement et qu'il est satisfait, ce n'est pas inquiétant.

Après les premières semaines de vie, certains bébés peuvent passer de plusieurs selles par jour, à aucune selle pendant plusieurs jours. Ceci peut survenir soudainement. Chez un bébé allaité normal, le record du nombre de jours sans selles dont j'ai eu connaissance est de 32 jours ! Tant que le nourrisson est de bonne humeur, satisfait et qu'il gagne du poids, il n'y a pas de problème.

Les bébés allaités exclusivement qui gagnent bien du poids ne sont jamais constipés, si nous définissons la constipation par le fait d'avoir des selles dures. Même si le nourrisson ne fait pas autant de selles parce qu'il ne boit pas assez de lait, ses selles ne sont pas dures, simplement moins fréquentes. Si elles sont dures, quelque chose ne va pas ; le bébé devrait être vu par un médecin.

LES RÉGURGITATIONS

Le phénomène des régurgitations survient fréquemment chez les bébés. Lorsqu'une mère a beaucoup de lait, son bébé aura souvent tendance à régurgiter. En effet, l'enfant boit beaucoup en peu de temps, son estomac se remplit, et un peu de lait remonte... Si du lait jaillit par les narines du bébé, cela ne signifie pas que le bébé ne va pas bien.

Si le bébé régurgite une heure après la fin de la tétée, cela ne signifie pas non plus que quelque chose ne va pas.

On peut faire diminuer les régurgitations en faisant bien « vider » le premier sein avant d'offrir le second. Le fait de lui permettre de « tétouiller » un certain temps avant qu'il laisse le sein peut aussi faire décroître considérablement les régurgitations.

Pour le bébé dont la mère a du lait en abondance, il est évident que cela peut contribuer à le faire régurgiter beaucoup. Cela peut aussi lui faire faire des selles fréquentes, liquides, verdâtres, et le bébé peut parfois être maussade. Tout ceci ne signifie pas que l'on soit en présence d'une gastroentérite. Cela peut simplement être le résultat d'une forte production lactée et d'une gestion inadéquate des tétées (par exemple, faire téter le bébé dix minutes par sein). Voir le chapitre 9 sur les coliques.

AUTRES FACTEURS CAUSANT DES VOMISSEMENTS ET DE LA DIARRHÉE

Certains nourrissons ont l'estomac sensible. Presque toutes les maladies peuvent provoquer chez ces enfants des vomissements ou une diarrhée. Quelque chose d'aussi bénin qu'un rhume ou d'aussi grave qu'une méningite, et n'importe quoi entre ces extrêmes peut faire vomir un enfant ou provoquer une diarrhée. Il n'est pas nécessaire que l'infection ou la maladie se situe dans son système digestif.

Si l'état de votre enfant change subitement, s'il ne semble pas bien ou qu'il ne réagit pas normalement, ne supposez pas que tous les vomissements ou la diarrhée puissent être causés par une gastroentérite. Faites examiner votre enfant par un médecin. Mais n'oubliez pas que peu importe ce qui cause le problème, on a rarement besoin d'interrompre l'allaitement. Une des exceptions pourrait être une occlusion intestinale, mais dans ce cas, l'enfant *ne devrait rien prendre* par la bouche.

Que dire d'une diarrhée qui persiste?

Pendant la phase aiguë d'une infection, les vomissements durent généralement un jour ou deux, puis ils diminuent et cessent. La diarrhée ne dure habituellement pas plus que de sept à dix jours. Mais si cela continue pendant des semaines... ?

La cause principale de la diarrhée prolongée du jeune enfant est un retour trop lent à une alimentation normale. Bien sûr, si votre enfant est âgé de moins de 4 à 6 mois, son alimentation normale est le lait maternel, et l'allaitement devrait se poursuivre pendant l'infection. Si le bébé a des selles fréquentes pendant qu'il boit exclusivement du lait maternel, ce n'est pas un gros problème, même si ses selles sont liquides. C'est normal.

Un enfant plus âgé peut toutefois continuer à faire des selles liquides si son alimentation comprend beaucoup de boissons sucrées (le jus de pomme est souvent le grand coupable) et peu de nourriture solide. Dès que le pire de l'infection gastro-intestinale est passé et que l'enfant veut manger, on devrait l'encourager, même si cela aggrave temporairement la diarrhée. Le fait de cesser l'alimentation solide lors de cette aggravation ne fera que prolonger la diarrhée. Un apport insuffisant de matières grasses peut aussi la prolonger. Donc faites en sorte que l'enfant ait une alimentation normale (et cela veut dire l'allaitement au lieu des boissons sucrées), et sa diarrhée s'en trouvera presque toujours améliorée.

Les infections respiratoires

Il était d'usage de dire que les produits laitiers devraient être retirés de l'alimentation des enfants souffrant d'infections respiratoires. On croyait que les produits laitiers feraient augmenter la production de mucus. C'est possible puisque certains enfants ont des réactions allergiques aux produits laitiers. Et cela fait probablement augmenter la production de mucus. Cependant, je mentionne à nouveau que le lait maternel n'est PAS un produit laitier.

La principale inquiétude est qu'il est parfois difficile de faire téter le bébé qui a du mal à respirer. Heureusement, la plupart des rhumes, des sifflements et même des pneumonies ne sont pas assez graves pour empêcher l'enfant de téter au sein. En effet, si les difficultés respiratoires empêchent l'enfant de téter, vous devriez le faire examiner par son médecin ou aux urgences, notamment si le fait de dégager son nez ne règle pas le problème. Juste avant les tétées, vous pouvez lui déboucher le nez avec de l'eau salée et une petite poire aspirante. Pour un bébé plus âgé, disons de quelques mois, vous pouvez aussi lui mettre quelques gouttes de décongestionnant nasal dans le nez, lesquelles sont très efficaces, mais en évitant de les utiliser trop souvent.

Bébé a le nez bouché?

Le nez de votre bébé est trop bouché pour qu'il puisse téter? Essayez ces quelques trucs:

- Utilisez un aspirateur de caoutchouc en forme de poire (en vente dans les pharmacies) afin d'aspirer doucement le mucus du nez de votre nourrisson.
- Amenez le bébé dans la salle de bain, fermez la porte et faites couler la douche pendant que vous vous assoyez ensemble sur les toilettes. L'air humidifié fluidifiera souvent le mucus et ainsi le bébé pourra mieux respirer.
- Une goutte d'eau – juste une goutte – dans la narine du bébé le fera souvent éternuer et se dégager le nez.
- Si nécessaire, un décongestionnant nasal (par exemple, à base de chlorhydrate d'oxymétazoline, tel que Aturgyl©, Dristan©, ou bien Otrivin©) à administrer par voie nasale peut aider.

Si par malchance votre enfant aurait besoin d'être hospitalisé, l'allaitement ne devrait pas être cessé. Si on vous dit que votre bébé peut boire au biberon mais ne peut pas téter au sein, ne croyez pas cela! C'est moins stressant pour le bébé de boire au sein qu'au biberon! Il n'y a absolument aucune circonstance où je crois qu'un autre lait serait préférable au lait maternel, alors si votre enfant est trop malade et qu'il ne peut pas boire, il peut recevoir votre lait à l'aide d'un petit tube placé dans son estomac. S'il peut manger ne serait-ce qu'un tout petit peu, cela devrait être votre lait. Et s'il peut téter activement, cela devrait être au sein. L'enfant est réconforté par l'allaitement, et il apaise sa mère en tétant au sein.

Les autres maladies infectieuses

MÉNINGITE ET ENCÉPHALITE

Les enfants qui ont une méningite (une infection de la membrane du cerveau) ou une encéphalite (une infection ou une inflammation du cerveau lui-même), peuvent être très malades. Mais pas dans tous les cas. Il y a des formes de méningites causées par des virus qui occasionnent seulement de légers malaises à l'enfant. Il peut alors avoir de la fièvre, un mal de tête, mais il se porte bien dans l'ensemble.

Habituellement, les enfants qui ont ces maladies sont hospitalisés jusqu'à ce que le diagnostic soit établi. Dans le cas d'une méningite virale, les enfants peuvent parfois retourner à la maison.

Un problème qui peut survenir à la suite de ces infections si le bébé reçoit trop de liquide est la baisse potentiellement dangereuse de la concentration du sodium sanguin. Cela est occasionné par une hausse de l'hormone antidiurétique (une hormone qui agit sur les reins afin de réduire la quantité d'urine produite, laquelle agit normalement lorsque le corps a besoin de retenir l'eau) qui est sécrétée dans le corps par la glande hypophyse de l'enfant en quantité inappropriée. Ceci est probablement causé par l'inflammation autour du cerveau. Il est d'usage pour les médecins de réduire la quantité de liquide ingérée par un enfant aux deux tiers de la quantité normalement bue selon son poids lorsqu'il a une méningite ou une encéphalite.

Ceci devient un dilemme dans le cas des mères allaitantes. Comment savons-nous si l'enfant a absorbé les deux tiers de la quantité usuelle s'il est allaité ? La réponse habituelle est de conseiller à la mère de ne pas allaiter, d'exprimer son lait et de le donner au biberon afin que la quantité soit calculée. Ce n'est pas la situation idéale ! L'enfant n'obtient pas le réconfort du sein. De plus, certains bénéfices du lait maternel, dont les facteurs immunitaires, se perdent lorsque nous manipulons le lait de cette façon.

Alors quelle est la solution ? Plus l'infection est grave, plus le problème de baisse de sodium risquera de survenir. Mais cela n'est pas réellement un problème, car plus l'enfant est malade, moins il voudra téter, et vice versa, moins il est malade, plus il tétera. Dans un sens, la nature s'occupe bien des choses. Il n'y a aucune raison de ne pas permettre à la mère d'allaiter pendant ces maladies lorsque l'enfant veut téter. Des analyses sanguines donneront une bonne idée de ce qui se passe, et la restriction de liquides peut se faire par voie intraveineuse, et pas au sein. Dans tous les cas, le risque que ceci se produise décroît au fil du traitement et après les premières journées, les restrictions ne sont plus nécessaires.

S'il y a un besoin réel de restreindre la quantité de liquide absorbée, cela peut être fait sans sevrer le bébé du sein. Le lait peut être exprimé, et un Dispositif d'Aide à l'Allaitement peut être installé au sein qui vient tout juste d'être « vidé » avec le tire-lait. Le sein fournira une petite quantité de lait en plus du lait exprimé. Par ailleurs, la règle de « deux tiers » est simplement un chiffre qui a été retenu sur des considérations théoriques. Ce sont des directives, pas une baguette magique. Si les médecins savaient reconnaître si le bébé boit (et qu'il ne fait pas que « tétouiller »), ils sauraient qu'une fois qu'il a bu la quantité requise, le bébé ne ferait que « tétouiller », en obtenant très peu de lait, mais en recevant le réconfort qui lui fera aussi beaucoup de bien.

Cette approche de la méningite et de l'encéphalite permet de comprendre pourquoi tant de pédiatres ont eu une telle attitude face à l'allaitement. Lorsque j'étais médecin résident, l'allaitement était souvent vu comme un obstacle aux « bons soins médicaux ». Les médecins avaient besoin de savoir combien de lait le bébé recevait, et nous ne pouvions mesurer cela lors de l'allaitement. De plus, les mères qui allaitaient savaient que leurs enfants étaient malheureux s'ils ne pouvaient pas téter et s'insurgeaient contre le fait qu'on ne leur permettait pas d'allaiter. Ceci a mené de nombreux professionnels de la santé à croire que ces mères donnaient plus d'importance à la relation d'allaitement qu'au traitement médical de leurs enfants. Ce que ces professionnels de la santé n'ont parfois pas compris, c'est qu'il y a plus que les « bons traitements médicaux », que le fait de mesurer une quantité précise de liquide, et que l'allaitement a une valeur réelle pour aider le bébé à guérir.

LES AUTRES INFECTIONS

Dans tous les cas d'infections chez les enfants, la question *« Devrait-on permettre à la mère d'allaiter son enfant ? »* ne devrait jamais être posée. Si on vous dit que votre enfant a une ostéomyélite (infection d'un os), une amygdalite, une otite, peu importe, et que vous ne devriez pas allaiter, ignorez cette recommandation. Cela n'a aucun sens !

> *« Le nourrir, le soigner, vivre pour lui, allait désormais devenir l'unique et seule pensée de sa mère. Pour tout au monde elle n'aurait point consenti à confier son enfant à une nourrice (...) Avec quels transports de joie elle présentait à son nourrisson ce sein où il venait puiser la vie. »*
>
> *William Makepeace Thackeray,* ***« La foire aux vanités »***

Autres maladies et malformations

Il existe très peu de maladies qui exigent que la mère sèvre son enfant ou ne puisse pas lui donner son lait. Mais vous ne pouvez pas imaginer les conseils qu'une mère peut parfois recevoir... Un bébé malade n'a pas moins besoin de l'allaitement..., mais encore plus !

LES PROBLÈMES CARDIAQUES

Les problèmes cardiaques sont très variables, allant de très légers à très graves. Certains petits trous dans le cœur, probablement la majorité, se referment d'eux-mêmes sans aucun traitement chirurgical ou autre. D'autres mettent la vie en danger, mais fort heureusement il s'agit seulement d'un faible pourcentage.

L'allaitement ou l'alimentation du bébé avec du lait maternel exprimé (si l'enfant ne peut pas téter) est bon pour le nourrisson car cela lui procure des substances immunitaires qui font diminuer les risques d'infection. Tous les enfants hospitalisés ont des risques accrus de contracter des maladies infectieuses. Pour certains bébés ou enfants qui ont des troubles cardiaques, même une légère gastroentérite ou une infection des voies respiratoires peut aggraver sérieusement leur état de santé et même menacer leur survie. De plus, l'allaitement réconforte l'enfant et le fait qu'il boive au sein réconfortera aussi la mère. Malheureusement, les cardiologues pédiatriques ne voient pas les avantages offerts par l'allaitement ou même par le lait maternel, et ils peuvent décourager la mère d'allaiter pour des raisons qui souvent ne sont pas valables, comme celles-ci :

1ère raison qui ne tient pas : « Nous devons calculer exactement la quantité de liquides ingérés et excrétés »

Cela peut être nécessaire dans certaines situations, mais ce n'est habituellement pas le cas. Même si certains cardiologues pédiatriques soutiennent qu'ils doivent mesurer les liquides de façon exacte, d'autres croient que ce n'est pas si nécessaire. Aucune règle standard ne peut être établie, mais que dire si le cardiologue insiste pour mesurer le liquide ingéré par le bébé ? Bien entendu, le bébé ne pourra pas prendre le sein. Peut-il, en fait ?

Voici une stratégie qui semble fonctionner : la mère exprime le lait de ses seins juste avant la tétée. On le met ensuite dans un Dispositif d'Aide à l'Allaitement et on nourrit l'enfant pendant qu'il tète sur le sein « vide ». À propos, les balances qui sont actuellement offertes sur le marché sont assez efficaces pour mesurer la quantité de lait prise pendant la tétée. Le bébé est donc pesé avant et après la tétée. La balance donne une approximation de ce qu'il vient de boire.

Bien entendu, cela représente plus de travail, mais l'inquiétude à propos des fluides peut être atténuée par un examen physique minutieux et une pesée journalière. Cependant, beaucoup de médecins diront tout bonnement à la mère que le bébé doit être nourri au biberon… Pourtant, si le bébé ne peut vraiment pas téter, les biberons demandent plus d'efforts au bébé que s'il était nourri à la tasse ou en utilisant une sonde nasogastrique. Lorsqu'il est nourri à l'aide de méthodes alternatives, le bébé devrait être blotti peau à peau, près du sein.

2e raison qui ne tient pas : « C'est plus difficile pour le bébé de boire au sein que de boire au biberon »

Ce n'est pas vrai et des recherches l'ont prouvé, notamment en ce qui concerne les bébés prématurés ou qui ont des problèmes cardiaques. Ceci est un des mythes les plus anciens et persistants à propos de l'allaitement. Et seule une personne qui n'a jamais observé un bébé boire au sein de près peut croire cela… ! Les études faites sur des bébés cardiaques démontrent que leur oxygénation est meilleure lorsqu'ils tètent au sein que s'ils boivent au biberon. À ce sujet, l'argument selon lequel un bébé devrait apprendre à boire au biberon avant qu'il puisse essayer de boire au sein est absurde…

3e raison qui ne tient pas : « Les bébés qui ont des problèmes cardiaques ont besoin de plus de calories »

Il arrive parfois que ce soit le cas, et il y a des moyens pour donner plus de calories sans sevrer le bébé du sein, par exemple en utilisant un Dispositif d'Aide à l'Allaitement. Cependant, les bébés métabolisent mieux le lait maternel, et c'est comme s'il y avait beaucoup plus de calories qu'une préparation commerciale régulière. Malheureusement, puisque de nombreux médecins pensent que le lait maternel et le lait industriel pour bébés sont équivalents, ils ne semblent pas comprendre que le lait maternel procure plus de calories que ce qui a été calculé et indiqué dans les livres de médecine.

4ᴱ RAISON QUI NE TIENT PAS : « LES BÉBÉS QUI ONT REÇU UNE TRANSPLANTATION CARDIAQUE NE PEUVENT PAS ÊTRE ALLAITÉS CAR LES ANTICORPS DU LAIT MATERNEL CAUSERONT LE REJET DU CŒUR. »

Je suis étonné par un tel argument. On l'utilise aussi lorsque les mères ont des maladies comme le purpura thrombopénique idiopathique, ou la maladie de Basedow[3] (voir le chapitre 12). Les anticorps présents dans le lait maternel sont d'un type très spécifique (les sIgA), et ils ne ciblent pas spécifiquement le cœur du bébé. Dans tous les cas, ils ne seront pas absorbés par les intestins du bébé. Le lait maternel contient beaucoup de substances qui favorisent l'immunité, mais de là à croire qu'ils pourraient causer le rejet d'un cœur transplanté… c'est vraiment tiré par les cheveux, d'autant plus que ces bébés prennent de puissants médicaments antirejet !

Je crois qu'un trop grand nombre de médecins ne comprennent toujours pas tout le réconfort que le bébé peut recevoir de l'allaitement, et que celui-ci lui offre de nombreux autres bénéfices, en plus des calories et des composants immunitaires.

Chylothorax

Certains bébés qui ont des problèmes cardiaques développent un chylothorax après une chirurgie, car le canal thoracique qui ramène la lymphe dans la circulation générale a été sectionné pendant la chirurgie. (Lors de certaines chirurgies, c'est presque inévitable). L'espace entre le poumon et le thorax se remplit alors de lymphe. Un drain est mis en place et le bébé boit une sorte de lait industriel qui contient des graisses spécifiques qui font diminuer la circulation de la lymphe.

Il existe une autre approche : la mère peut exprimer son lait, qui est ensuite centrifugé, et les graisses sont enlevées. Ensuite, les graisses spécifiques lui sont ajoutées.

3. Maladie de Graves-Basedow.

Anecdotes de mère

Tricia

« Mon fils Robert vient juste de subir une chirurgie à cœur ouvert pour une malformation cardiaque congénitale. Il a eu une complication qui, selon le chirurgien, se rencontre chez environ 30 % des bébés opérés à cœur ouvert : le chylothorax.

« Robert n'a pas reçu de nourriture par la bouche pendant 2 semaines, mais le drainage de la lymphe n'a pas cessé. La prochaine étape était d'employer Portagen®, une préparation commerciale qui contient 15 % d'acides gras polyinsaturés à longue chaîne, contrairement au lait maternel qui en contient 40 %... Au cours des deux journées suivantes, mon fils a reçu du Portagen® par un tube placé dans son nez, mais la circulation de la lymphe a augmenté plutôt que diminuer... Il a donc été remis sous alimentation intraveineuse.

« Pendant ce temps, j'ai continué à exprimer mon lait et à le congeler, priant pour qu'arrive le jour où il pourrait le recevoir. Exprimer, congeler et attendre... Après des semaines de drainage et aucune nourriture par la bouche, la condition de Robert s'est détériorée rapidement. J'ai contacté un groupe d'animatrices de la Ligue La Leche et de consultantes en lactation et nous avons trouvé un plan.

« Nous avions besoin d'une centrifugeuse, et nous n'en avions pas. John, mon mari, a pensé que nous pourrions tenter de centrifuger le lait dans notre propre machine à laver Maytag®[4]. Il a percé des trous dans des planches de pin, puis les a mis dans la machine à laver de manière à ce que les bouteilles puissent tenir dans le bon angle lorsque la machine ferait son cycle d'essorage. Nous avons aussi travaillé avec des chercheurs de l'université de Yale (É-U) afin de trouver un moyen de retirer les graisses du lait en laissant le lait écrémé à part. J'ai trouvé une ferme laitière biologique et on m'a parlé du laboratoire où on analysait le contenu en graisses du lait. Les analyses ont démontré que notre échantillon de lait maison avait un pourcentage de graisses plus bas que le lait Portagen®.

« John a ensuite acheté une centrifugeuse de laboratoire et l'a installé dans notre propre maison. Les analyses ont ensuite démontré que le lait maternel ainsi centrifugé avait un taux de graisses de 0,02 % par 100 ml de lait maternel écrémé. Nous avions enfin du lait écrémé ! Nous nous relayions, faisant l'écrémage du lait pendant la nuit, et chaque jour nous apportions à l'hôpital un lot de lait frais pour notre fils.

« Lorsque mon fils a commencé à recevoir mon lait, la circulation de la lymphe a commencé à diminuer. Nous avons doucement augmenté la quantité de lait qu'il prenait, et à la fin de la semaine, Robert recevait 30 ml de lait à chaque heure. Lorsqu'il a commencé à le tolérer, le lait a été enrichi avec des protéines, des glucides, et les graisses spécifiques dont il avait besoin.

---

4. Généralement, les lave-linge nord-américains diffèrent des appareils européens. Ils sont équipés d'une cuve qui se remplit d'eau et qui tourne sur un axe placé à la verticale dans l'appareil. (N.D.T.)

« Mon fils a commencé à bien se porter. Les infections ont diminué, sa peau a commencé à guérir, les bleus ont pâli et ses signes vitaux se sont améliorés. Après trois mois de soins intensifs, Robert est finalement rentré à la maison. Au début, nous avons continué avec le lait écrémé, mais après un mois, il avait de la difficulté à prendre du poids. Nous avons décidé qu'il était temps d'essayer de lui donner le lait maternel entier à nouveau, ce que nous avons fait très lentement. Un mois plus tard, il buvait du lait maternel entier. Nous faisons maintenant tout le processus inverse en lui donnant la crème le soir afin d'augmenter son apport en calories. Il prend du poids à merveille et devient plus fort.

« À l'hôpital, aucun médecin n'aurait pu nier le fait que le lait maternel a sauvé la vie de mon fils, et plusieurs nous l'ont dit franchement. »

Le bébé prématuré

J'ai toujours demandé aux mères qui venaient à mon cabinet de consultation en allaitement si elles avaient elles-mêmes été allaitées. Lorsqu'elles savaient pourquoi elles n'avaient pas été allaitées, une des raisons les plus couramment évoquées était leur naissance prématurée. Une autre raison fréquente était qu'elles avaient été adoptées. Nous savons maintenant qu'aucune de ces raisons n'est un réel motif pour ne pas allaiter.

En fait, le lait de la mère qui accouche prématurément est spécialement adapté à son bébé, comme le lait de toutes les autres mères. Il contient un taux plus élevé de protéines, d'acides gras polyinsaturés à longue chaîne et de nombreux composants immunitaires. Le colostrum de la mère qui accouche prématurément contient un pourcentage très élevé de facteurs immunitaires. Malheureusement, du moins en Amérique du Nord, très peu de bébés prématurés reçoivent le colostrum de leurs mères…

POURQUOI LE LAIT MATERNEL EST-IL IMPORTANT POUR LE BÉBÉ PRÉMATURÉ ?

Le prématuré a les mêmes raisons d'être allaité que l'enfant né à terme. En plus de cela, pour des raisons très spécifiques, il devrait recevoir le lait de sa mère même s'il n'est pas encore prêt à prendre le sein.

- ✓ Le système immunitaire du bébé prématuré n'est pas aussi développé que celui d'un bébé né à terme, donc il est plus sensible à certaines infections. De plus, l'enfant prématuré vit souvent dans un environnement où les maladies infectieuses et les microbes sont présents en grande quantité (l'unité de soins intensifs pédiatrique), et sont souvent assez résistants aux antibiotiques couramment utilisés. Pour cette raison, le lait maternel est non seulement important pour les prématurés, mais il peut aussi leur **sauver la vie**.

✓ Les bébés prématurés, notamment ceux qui sont très petits, sont plus sujets à certaines maladies, notamment :

- ***Entérocolite nécrosante***

  Cette maladie endommage la paroi intestinale de l'enfant et cause parfois la nécrose de certaines parties de son intestin. Elle est responsable du décès de nombreux bébés prématurés à chaque année. Personne ne sait exactement pourquoi l'entérocolite nécrosante survient, mais on dit que l'infection y joue un rôle. Pour cette raison, le lait maternel est l'aliment idéal pour les bébés prématurés et des études ont démontré que l'alimentation au lait maternel contribue à protéger les bébés de cette maladie. Il est aussi possible que les gavages au lait enrichi puissent engendrer la maladie.

- ***Rétinopathie du prématuré***

  Les très petits prématurés sont particulièrement sujets aux problèmes oculaires qui peuvent causer la cécité. L'oxygène administré à des taux plus élevés que ce qu'ils auraient connu dans l'utérus serait peut-être responsable de cette situation. Ceci pose un dilemme pour les médecins traitants puisqu'ils doivent parfois administrer au bébé de l'oxygène afin de lui sauver la vie. Et si le prématuré reçoit de l'oxygène... cela peut lui endommager les yeux. Une bonne partie des soins dans l'unité de néonatologie consiste à essayer de maintenir le taux d'oxygénation du bébé au bon niveau, ni trop bas ni trop haut. Il a été démontré que le lait maternel participait au bon développement des yeux, notamment de la rétine à cause de l'acide docosahexaénoïque qu'il contient. Quelques études suggèrent (elles ne le prouvent pas toutefois) que les bébés prématurés qui reçoivent du lait maternel ont moins de dommages aux yeux causés par l'oxygène et ils récupèrent plus rapidement de toutes les séquelles que les prématurés qui n'en ont pas reçu.

✓ Les bébés prématurés sont particulièrement sensibles aux problèmes d'apprentissage et aux problèmes neurologiques. Le lait maternel contient des acides gras polyinsaturés à longue chaîne qui contribuent au développement neurologique. Une étude menée en Angleterre sur des prématurés il y a quelques années a démontré qu'à l'âge de 8 ans, les bébés prématurés qui avaient bu le lait de leurs mères avaient 8-9 points de plus au quotient intellectuel que les enfants qui avaient été alimentés aux préparations commerciales.

✓ Les bébés prématurés et leurs mères ont plus de difficultés à créer un lien d'attachement que ceux nés à terme. Il y a plusieurs explications possibles, dont la peur de la mère de s'attacher à un enfant qui peut mourir, les longues séparations, peu d'opportunités pour toucher l'enfant à cause de la maladie ou du règlement de l'hôpital... L'allaitement augmente la quantité de contacts physiques entre la mère et son enfant et cela peut les aider à créer un lien d'attachement.

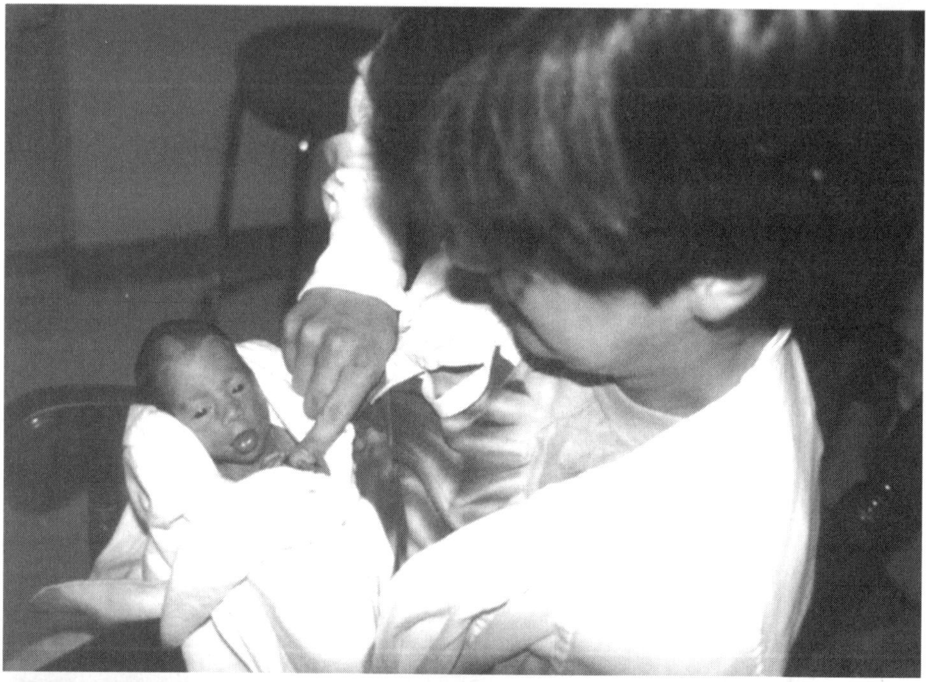

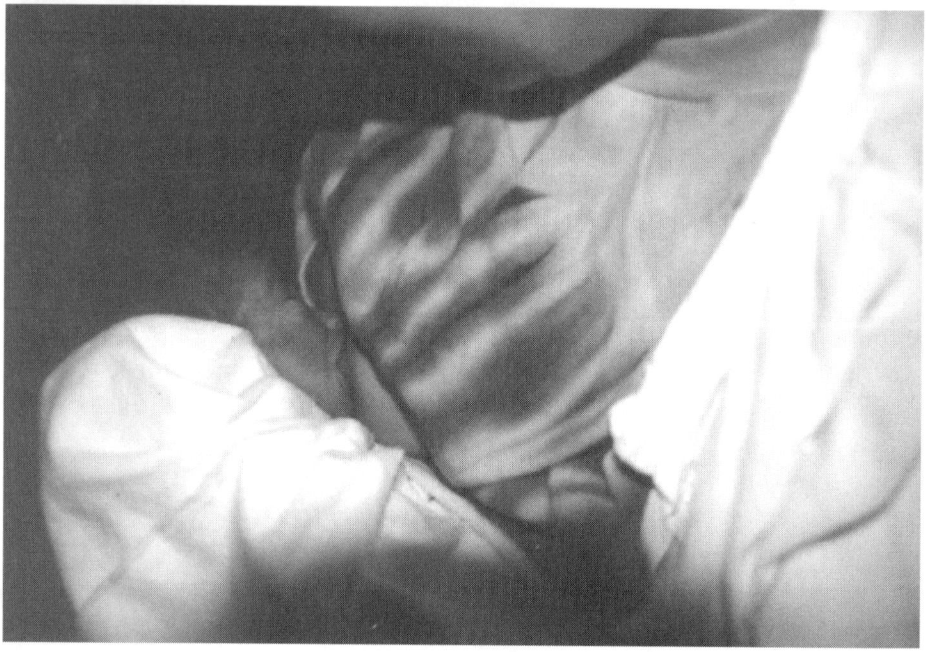

Ce bébé est né à 28 semaines de grossesse, pesant seulement 992 g[5]. Pendant les 4 semaines qui ont suivi sa naissance, la petite fille a été nourrie avec du lait maternel exprimé. Ces photos montrent sa première tétée au sein.

5. 2 livres 3 onces.

« Comment mon enfant prématuré sera-t-il nourri ? »

Au début, certains prématurés ne sont pas capables de prendre le sein et de téter efficacement. Cependant, c'est un mythe que de dire qu'ils doivent avoir atteint un certain âge gestationnel (disons 34 semaines), ou un certain poids (disons 1500 g) avant qu'on puisse soi-disant leur « permettre » de prendre le sein. C'est également un mythe que de dire qu'il est plus facile pour un prématuré de boire au biberon qu'au sein. Une étude a démontré que les bébés prématurés sont moins stressés par l'allaitement que par l'alimentation au biberon. Il a aussi été confirmé que le prématuré demeurera plus au chaud, qu'il sera mieux oxygéné, que son taux de dioxyde de carbone sera plus bas, qu'il aura moins de risques de cesser de respirer ou que son rythme cardiaque chute s'il boit au sein plutôt qu'au biberon! En d'autres mots, si un bébé prématuré est prêt à boire au biberon, c'est qu'il est prêt à boire au sein depuis un moment déjà… !

Les plus petits bébés prématurés sont généralement alimentés par une sonde nasogastrique. C'est un petit tube très mince qui passe à travers son nez ou sa bouche pour se rendre dans son estomac. Certains prématurés auront aussi besoin d'une perfusion intraveineuse à cause de différents problèmes médicaux, mais bien entendu, ils peuvent aussi recevoir des nutriments de cette manière (glucose, calcium, vitamines, etc.). En fait, il est possible de nourrir complètement un bébé par voie intraveineuse, bien que cela nécessite de grandes connaissances et compétences, ainsi qu'un département de pédiatrie spécialisé dans ce domaine. Ceci n'est pas sans risques, notamment pour le très petit prématuré puisque ses besoins métaboliques et alimentaires ne sont pas complètement connus, voire loin d'être bien connus. La plupart des hôpitaux n'emploient pas cette méthode d'alimentation pour de longues périodes, sauf lors de circonstances exceptionnelles.

Les bébés prématurés qui sont plus gros n'auront peut-être pas besoin d'une sonde nasogastrique, mais ne seront peut-être pas encore capables de téter efficacement. On peut les alimenter à l'aide d'un gobelet, d'une petite tasse, à la cuillère ou avec une seringue de gavage.

Les prématurés n'ont pas à boire au biberon. Il est possible d'argumenter longtemps sur le fait que le biberon puisse nuire à la tétée au sein. Je crois que c'est le cas ; d'autres pensent que non. Mais puisque ce n'est pas nécessaire d'utiliser le biberon, pourquoi le faire ? Que je sache, le fait d'utiliser la tasse ne causera aucun problème de toute manière. Et si j'ai raison, beaucoup de bien résultera de ne pas avoir employé le biberon… !

Mettre le bébé prématuré au sein

Que le bébé soit capable de boire au sein ou non ne devrait pas être un facteur pour déterminer le moment d'essayer de le mettre au sein. Cela peut être long pour le bébé prématuré d'apprendre à téter au sein. Si le bébé est né à 30 semaines de grossesse (au lieu de naître à terme, à 40 semaines), il ne sera peut-être pas capable de prendre le sein avant plusieurs semaines, mais il a besoin d'apprendre comment boire au sein. Si on commence seulement à le mettre au sein à l'âge de 4 ou 5 semaines, il a perdu 4-5 semaines pendant lesquelles il aurait pu apprendre. Après tout, l'allaitement est un apprentissage, et même pour des bébés nés à terme, cela peut leur prendre quelques semaines pour vraiment saisir la façon de procéder. Pour le bébé prématuré, cela peut prendre encore plus de temps. Bien entendu, s'il est âgé de 3 jours et qu'il est né à 30 semaines de grossesse, il est probable qu'il se frottera seulement le nez contre le sein ou qu'il ouvrira un peu la bouche au contact du sein. Il ne prendra pas le sein. Et alors ? Le bébé est en train *d'apprendre*. Chaque fois que la mère est avec son enfant, les deux devraient être en contact peau à peau, ce qui permet au bébé d'avoir un libre accès au sein. Et si l'enfant semble avoir faim, la mère devrait s'efforcer de lui offrir le sein. À ces moments-là, une aide spécialisée en allaitement devrait être disponible pour la mère et le bébé.

Certains départements de soins spécialisés utilisent une téterelle pour aider les bébés prématurés à prendre le sein. Bien que je pense que cette solution n'est pas toujours mauvaise, je pense qu'il n'y a pas d'urgence à l'utiliser ; prendre notre temps serait une meilleure approche. Il y a certaines recherches qui semblent démontrer que le prématuré boirait mieux au sein avec une téterelle, mais je suis sceptique. Je pense que le but ne devrait pas être de faire sortir le bébé de l'hôpital rapidement. Une mise au sein précoce, qui progresse lentement mais sûrement, serait une meilleure approche.

À partir de quel moment le bébé peut-il prendre le sein ? Aussitôt que son état demeure stable lorsqu'il est en dehors de l'incubateur, ce qui signifie lorsqu'il est très jeune. Il existe des soins pour prématurés offerts dans les pays en voie de développement (la première fois, c'était en Colombie), mais aussi désormais dans beaucoup de pays industrialisés, nommés les « soins kangourous ». On les a surnommés ainsi d'après l'animal, dont les bébés naissent immatures en comparaison des autres mammifères, et qui garde ses bébés dans une poche pendant plusieurs mois, où le petit continue de se développer. Ceci a été adapté aux bébés humains prématurés et cela semble très bien fonctionner. L'enfant prématuré est maintenu en contact peau à peau avec sa mère (et il pourrait chercher à téter) ou avec son père, à l'intérieur de ses vêtements. En étant en contact peau à peau, il est maintenu au chaud. Le fait qu'il soit près de sa mère permet de bâtir le lien d'attachement, et initie l'allaitement plus précocement et plus efficacement. Dans certaines unités de soins, même un bébé qui a besoin du respirateur pour pouvoir respirer peut recevoir des soins kangourous. Bien que de nombreux hôpitaux d'Amérique du Nord et d'Europe approuvent *en parole* les soins kangourous, bien peu les pratiquent réellement. Dans ces hôpitaux, le fait d'offrir les soins kangourous se résume à ce que le bébé soit quelques minutes par jour en contact peau à peau, plutôt que de longues périodes, ce qui serait bien meilleur pour le bébé et sa mère…

À ce moment-là, le bébé peut toujours avoir une sonde nasogastrique dans son estomac, être alimenté par ce moyen, et en même temps être près du sein pour essayer de téter. La mère peut aussi exprimer un peu de lait de son sein, dans la bouche du bébé afin de lui faire comprendre ce qui se passe.

Le but de faire prendre le sein au bébé prématuré est essentiellement le même que pour un bébé né à terme. L'enfant apprend à boire au sein en étant allaité. Plus l'enfant prendra le sein correctement, plus il obtiendra de lait et moins la mère risquera d'avoir des douleurs aux seins.

Cependant, il n'y a pas de honte à quitter l'hôpital avec un bébé qui est alimenté à la tasse. Tant qu'il est alimenté correctement, pourquoi un biberon serait-il plus « naturel » ou préférable à une tasse, un gobelet ou même l'alimentation au doigt ? Le bébé peut sortir de l'hôpital en étant alimenté à l'aide de ces méthodes alternatives, et il devrait être pris en charge rapidement par un spécialiste de l'allaitement.

Les « carences » du lait maternel pour le bébé prématuré

Il reste peu de pédiatres ou de néonatologistes qui nieraient que le lait maternel est le meilleur aliment pour le bébé prématuré. Mais malgré tout, il y a toujours des gens récalcitrants. Néanmoins, à l'aube du troisième millénaire, très peu de néonatologistes seraient d'accord avec le fait que le lait maternel *à lui seul* suffit au prématuré.

Une des principales raisons est que de nombreuses études et l'essentiel de la recherche sur les besoins nutritionnels des prématurés ont été menées dans des unités très spécialisées où les bébés sont très petits, pesant souvent moins de 1000 g[6] ou même beaucoup moins. Ces bébés ont souvent un début de vie très compliqué et précaire. Mais la majorité des prématurés ne sont pas dans cette situation et n'ont pas besoin des soins de ces unités très spécialisées. Ce qui peut être vrai pour un bébé qui pèse 900 g[7] peut ne pas l'être pour un bébé pesant 1500 g[8] ou 1800 g[9], notamment s'il n'a pas de problèmes respiratoires.

Une autre problème est que nous avons présumé que les bébés nés prématurément devraient grossir de la même manière qu'ils l'auraient fait s'ils n'étaient pas nés aussi précocement (par exemple, grossir au rythme intra-utérin). C'est une supposition logique, mais ce qui est logique n'est pas nécessairement bon ou possible, notamment si nous ne considérons pas tous les aspects de la question. Il n'y a aucune preuve que le prématuré qui grossit « au rythme intra-utérin » se portera mieux lorsqu'il aura cinq ans ou vingt ans que celui qui aurait grossi

6. 2 livres 3 onces.
7. 2 livres.
8. 3 livres 5 onces.
9. 4 livres.

plus lentement. À l'intérieur de sa mère, le bébé est dans un état physiologique complètement différent de celui à l'extérieur. Le fait d'essayer de forcer la croissance au niveau intra-utérin pour le bébé qui est désormais à l'extérieur de l'utérus pourrait ne pas être dans son meilleur intérêt... Cela *pourrait* être mieux, mais cela n'a pas été prouvé. Et si ce type de croissance plus rapide ne faisait seulement qu'accumuler plus de graisses chez le bébé, comme certains l'ont avancé ? Dans ce cas, le fait de correspondre au taux de croissance intra-utérin serait moins souhaitable.

Certains présument aussi que, si le bébé n'accumule pas certains nutriments tôt dans sa vie, il ne le fera jamais. Ceci est probablement une fausse hypothèse, et dans le cas du calcium, il n'a pas été démontré que c'était vrai. Les besoins en calcium étaient une des raisons principales pour justifier l'ajout de nutriments dans le lait de la mère. Dans une étude menée en Scandinavie, plus le bébé prématuré recevait de lait maternel (celui de la mère ou d'une banque de lait si nécessaire), plus ses os étaient denses (plus riches en calcium) à l'âge de deux ans. Et cela malgré le fait que les autres bébés recevaient plus de calcium lorsqu'il y avait des produits d'enrichissement ajoutés au lait maternel... Mais comme de nombreuses différences existent entre le lait maternel et le lait industriel pour bébés, ce que le bébé reçoit n'est pas nécessairement ce qu'il assimilera dans son corps.

PAS ASSEZ DE CALORIES ?

Il est difficile de faire absorber beaucoup de calories à un bébé prématuré en employant des méthodes d'alimentation habituelles. Mais il y a un moyen facile d'en finir avec le « pas assez de calories » : donner plus de lait maternel ! Les quantités données aux prématurés, en respectant la nécessité de restreindre les fluides pour certains petits prématurés malades, peuvent ne pas suffire à les faire grossir au rythme souhaité. Mais un prématuré plus gros, qui se porte bien, pourrait absorber beaucoup plus de liquide (par kilogramme) qu'un bébé plus petit et malade. Et il y a des moyens pour faire augmenter la quantité de graisses que le bébé reçoit afin qu'il obtienne plus de calories avec de plus petites quantités de liquide.

AUTRE CHOSE ?

À part la question des calories nécessaires pour rencontrer le standard de croissance intra-utérine, d'autres questions se posent. Pour ses os qui grandissent vite, on croit qu'il n'y a pas assez de calcium, de phosphore et de vitamine D dans le lait maternel pour permettre au bébé de minéraliser correctement ses os avec du calcium. Il y a eu des problèmes, notamment avec les très petits bébés prématurés qui développaient des os très mous. Le calcium ne s'y accumulait pas assez.

Il y a aussi une crainte, à savoir que le lait maternel ne contiendrait pas assez de protéines pour permettre la croissance très rapide du prématuré.

Certains très petits prématurés ne sont pas capables de métaboliser correctement le lactose. Cela occasionne des selles vertes, molles et liquides, qui en elles-mêmes ne constituent pas un problème. Cependant, à cause de la vitesse à laquelle les aliments traversent l'intestin, l'assimilation des nutriments peut s'en trouver diminuée.

Et que dire des carences des laits pour prématurés et des produits d'enrichissement

Ceci n'est pas souvent discuté car les professionnels de la santé semblent beaucoup plus enclins à critiquer l'allaitement et le lait maternel que les préparations commerciales pour nourrissons ! Pourtant, ces produits présentent de réelles carences. Après tout, ils sont fabriqués en usine par des humains qui peuvent faire des erreurs, et en se basant sur des informations incomplètes à propos des besoins nutritionnels des prématurés...

- En premier lieu, il n'y a aucun facteur immunitaire dans ces produits. Le lait maternel en contient des dizaines, en plus des anticorps si bien connus qui contribuent à protéger le bébé des infections. Non seulement certaines de ces substances protègent le bébé, mais d'autres stimulent le développement plus rapide et complet de son système immunitaire. Le bébé peut donc se protéger lui-même.

  On a découvert récemment que certains composants du lait maternel font diminuer l'inflammation. Lorsque le corps combat une infection, il se produit habituellement une réaction inflammatoire en même temps. Plusieurs symptômes liés à l'infection sont en fait causés par l'inflammation. Par conséquent, la rougeur, la douleur et l'enflure qui surviennent sur un doigt infecté sont en fait causées par l'inflammation. L'inflammation est salutaire en un certain sens, mais elle peut aussi faire du tort, et certains effets négatifs du processus infectieux sont donc occasionnés par l'inflammation qui accompagne le processus de défense contre cette infection.

  Ce qui est intéressant à propos des facteurs immunitaires du lait maternel, c'est qu'ils ne provoquent pas de réaction inflammatoire, du moins pas habituellement. Ceci est une fonction importante dans le cas d'une entérocolite nécrosante, par exemple. Un bébé nourri de lait industriel n'aura pas ces substances anti-inflammatoires, et ses risques de souffrir de séquelles de l'infection sont donc accrus.

- Il n'y a aucun nutriment à effet trophique ou de facteurs qui favorisent la croissance et le développement dans les préparations commerciales pour nourrissons. Le lait maternel contient de nombreux composants vivants, en plus du facteur de croissance épidermique dont nous avons déjà parlé précédemment dans ce livre. Par exemple, le lait maternel contient un facteur de croissance qui favorise le développement du système nerveux.

Un bébé qui est alimenté au lait industriel, sans recevoir de lait maternel, pourrait ne pas grandir aussi bien qu'un bébé qui est nourri de lait maternel car son système digestif risque de ne pas être aussi bien développé. Il pourrait donc être moins apte à assimiler les nutriments.

- Mais il ne s'agit pas uniquement d'ajouter quelques composants comme l'acide docosahexaénoïque... Les acides gras polyinsaturés à longue chaîne doivent être assimilés par le bébé dans une certaine proportion sinon ils peuvent être toxiques. Le fait d'ajouter ces acides gras dans les préparations commerciales pour nourrissons n'est pas efficace car ils ne sont pas assimilés de la même manière que s'ils provenaient du lait maternel. Donc, comme pour le fer et le zinc, les fabricants doivent mettre plus d'acide docosahexaénoïque (DHA) dans le lait industriel pour bébés afin qu'il soit assimilé en proportion semblable au lait maternel, et cela peut induire une certaine toxicité.

  L'acide docosahexaénoïque (DHA) est important pour le développement du cerveau de l'enfant et de la rétine. Même pour les bébés nés à terme, il y a des preuves montrant que le DHA fait une différence pour le développement cognitif à long terme de l'enfant ainsi que pour ses performances scolaires. Les bébés nés à terme ont accumulé plus de DHA pendant la grossesse car celle-ci a duré plus longtemps. Le bébé prématuré en a donc plus besoin que l'enfant né à terme parce qu'il a perdu plusieurs semaines de grossesse au cours desquelles le DHA aurait été transféré de sa mère, tout comme le fer. L'acide docosahexaénoïque est un composant important de chaque cellule du corps.

- En théorie, il peut y avoir beaucoup de ceci ou de cela dans les préparations commerciales pour nourrissons. Assez de tout si l'on en croit les petits comptables. Tant qu'à faire, si le bébé ne l'assimile pas, autant ne pas en mettre ! Le fait que les nutriments vont dans la bouche du bébé ne signifie pas qu'il en bénéficie. Deux bons exemples à ce sujet sont le fer et le zinc, deux minéraux importants pour le corps.

  Le fer est essentiel pour l'hémoglobine, qui est responsable du transport de l'oxygène dans les globules rouges vers différents tissus du corps. Si la quantité d'hémoglobine est insuffisante dans les globules rouges, le transport de l'oxygène dans le sang sera déficient. Cela pourra avoir des conséquences importantes, dont de possibles problèmes de développement chez l'enfant. Il y a peu de fer dans le lait maternel, et il y en a beaucoup dans le lait industriel pour bébés. Mais l'essentiel du fer présent dans le lait industriel sera évacué par le bébé (probablement plus de 90 %), alors que près de 50 % de la petite quantité de fer du lait maternel sera assimilée par l'enfant. Dans les deux cas, la quantité de fer assimilée est semblable, mais le nourrisson allaité à moins de fer dans les intestins. De grandes quantités de fer peuvent causer des problèmes, dont la constipation. Bien que certains pédiatres nient que les préparations commerciales enrichies de fer causent la constipation (pourtant, des études suggèrent cela), de nombreuses mères trouvent que leurs enfants sont constipés lorsqu'ils boivent du lait industriel enrichi de fer...

La carence en zinc cause un ralentissement de la croissance. Elle peut aussi entraîner un syndrome rare appelé « acrodermatite entéropathique », un terme hermétique s'il en est un... Ce syndrome cause une éruption cutanée au visage accompagnée d'une diarrhée et d'un faible gain de poids. Cela n'était pas rare chez les bébés alimentés artificiellement jusqu'à ce que nous en comprenions la cause. À ce moment-là, même si les fabricants de préparations commerciales pour nourrissons annonçaient que leurs laits étaient « toujours plus près du lait maternel », il y manquait du zinc ! En quantité, il semblait en avoir suffisamment, mais puisque le zinc du lait industriel n'est pas aussi bien assimilé que celui du lait maternel, il en manquait ! L'acrodermatite entéropathique peut aussi survenir chez les bébés allaités lorsqu'ils sont prématurés, mais c'est peu fréquent.

S'il s'agissait des deux seuls éléments faiblement assimilés du lait industriel pour bébés, cela ne serait pas un si gros problème, mais il y en a d'autres, dont le DHA.

- De nombreux composants du lait maternel interagissent entre eux. Le lait humain est un liquide vivant et dynamique, alors que le lait industriel est une soupe chimique. Par exemple, la lactoferrine est un facteur immunitaire important du lait maternel, qui s'attaque directement à différents microbes. Elle agit aussi de concert avec d'autres composants immunitaires comme les macrophages (des globules blancs spécifiques) afin de protéger le bébé. La lactoferrine est responsable en partie de l'assimilation élevée du fer du lait maternel vers le sang du bébé. De plus, elle se lie au fer afin de prévenir son utilisation par les bactéries qui ont besoin de fer pour se développer.

« Mais si on utilise le lait maternel et les produits d'enrichissement, avons-nous le meilleur des deux options ? »

Peut-être. Toutefois, ce qui peut être vrai pour le bébé qui pesait 600 g à la naissance peut être inadéquat ou inutile pour le bébé dont le poids de naissance est 1600 g. Malheureusement, de nombreux pédiatres et néonatologistes ont une approche « taille unique ». Cette approche uniformisée a pour résultat que nombreux sont ceux qui ne croient pas vraiment que le lait maternel est le meilleur aliment qui soit. Cela est aussi la résultante des dynamiques présentes dans les unités de soins intensifs en néonatologie, où il y a tant à faire en si peu de temps. Une approche standardisée de type « usine » semble être la meilleure approche pour eux. Mais ce n'est pas le cas, et il vaudrait mieux individualiser l'alimentation des bébés prématurés.

Il y a des risques à utiliser des préparations commerciales pour nourrissons ou des produits d'enrichissement dans le lait maternel. Le bébé risque d'être sensibilisé aux protéines de lait de vache. Même certains bébés nés à terme ne tolèrent pas le lait industriel... Pourquoi les prématurés le toléreraient mieux ? L'idée principale qui sous-entend l'emploi de produits d'enrichissement est d'accroître le gain de poids, mais si l'enfant ne tolère pas cet aliment et qu'il y est allergique, l'alimentation est diminuée et le gain de poids ralenti.

Je dois souligner qu'il n'existe pas d'études à long terme à propos de l'innocuité des préparations commerciales pour prématurés et des produits d'enrichissement. Ces produits ont été mis en marché pour répondre à un besoin, mais le seul fait qu'ils contiennent plus de protéines, de fer ou de calcium ne signifie pas qu'ils soient sans danger à long terme. Aucun médicament ne serait imposé aussi cavalièrement sur le marché comme ces soi-disant laits pour prématurés ou produits d'enrichissement. Il n'y a aucune raison de croire que ces préparations sont plus dangereuses que n'importe quelle autre. Mais nous avons déjà vu des laits industriels vendus dans le commerce qui manquaient de certains éléments essentiels ou qui en contenaient trop, ce qui a rendu des enfants malades.

« Quand mon bébé prématuré peut-il commencer à recevoir du lait maternel ? »

Dès que possible ! Bien qu'il existe des situations où ce n'est pas possible, parce que le bébé est malade ou a des problèmes associés à l'alimentation (une occlusion intestinale par exemple), l'enfant prématuré peut, la plupart du temps, être nourri immédiatement après la naissance. Le lait maternel est de loin la meilleure nourriture pour lui. Au cours des premiers jours, la mère produit du colostrum, riche en divers éléments dont les prématurés ont besoin, et qui contient entre autres beaucoup de globules blancs protecteurs, des anticorps en quantité et beaucoup d'acide docosahexaénoïque (DHA). De petites quantités de colostrum sont préférables et meilleures que de grandes quantités de lait industriel... Pour augmenter le volume de colostrum, si cela est nécessaire, il peut être mélangé à de l'eau sucrée pour être donné au bébé. Toutefois, nous ne savons pas vraiment de quelle quantité de liquide le prématuré a besoin au cours des premiers jours de vie. Les prématurés sont plus sujets à l'hypoglycémie, surtout si la naissance a été difficile. Les pédiatres s'inquiètent donc à juste titre de la glycémie de ces bébés. Les bébés prématurés, surtout les plus petits, auront souvent une perfusion intraveineuse. Un des avantages est que la perfusion maintiendra la glycémie à un bon niveau. Si le bébé a une perfusion intraveineuse, il n'aura pas besoin de recevoir une grande quantité de nourriture dans son estomac. Toutefois, la petite quantité de colostrum pourra aider à prévenir l'hypoglycémie. Le fait de lui donner du colostrum tôt contribuera aussi au développement de son estomac et de ses intestins, ainsi il pourra supporter d'être nourri plus rapidement. Si votre enfant n'est pas encore capable de téter, commencez à exprimer votre lait aussi rapidement que vous le pouvez après la naissance. De nombreuses mères trouvent qu'il est plus facile d'exprimer le colostrum à la main plutôt qu'avec un tire-lait. Le colostrum a tendance à coller à la paroi du tire-lait et peut difficilement être utilisé (et comme il s'agit de petites quantités, chaque goutte est précieuse).

«Est-ce que mon bébé prématuré peut être alimenté avec mon lait uniquement?»

Oui, bien entendu. La décision d'y ajouter quelque chose d'autre ne devrait pas être prise à la légère. Mais à cause des soi-disant «carences» du lait maternel, vous serez peut-être tentée d'essayer une des options suivantes :

Alimentez-le plus. Les routines d'alimentation dans les unités de néonatologie ont souvent pour résultat de limiter la quantité de liquide que les prématurés reçoivent. La raison en est que les bébés sous respirateur peuvent avoir des défaillances cardiaques s'ils reçoivent trop de liquide. Il s'agit donc d'une restriction justifiée. Cependant, le bébé en bonne santé peut se voir restreindre sa quantité de liquide sans raison, juste parce que «c'est de cette manière qu'on alimente les bébés prématurés au jour 1, au jour 8, 12 etc.».

Mon expérience en Afrique différait de cela. À ce moment-là, j'étais convaincu que les bébés avaient besoin de grossir selon les barèmes intra-utérins. Mais l'usage des préparations commerciales était interdit dans notre hôpital. Les mères avaient rarement de la difficulté à produire assez de lait, peut-être parce que nous les hébergions aussi longtemps que leurs bébés étaient hospitalisés. Et ceci malgré le fait (ou grâce au fait?) qu'elles exprimaient uniquement leur lait à la main. Nous n'avions aucun tire-lait. En fait, la plupart des mères exprimaient bien plus de lait que les besoins estimés de leurs bébés. Lorsque nous alimentions les bébés selon les protocoles, ils grossissaient, mais pas aussi vite qu'ils auraient «dû». Donc nous leur donnions plus que ce qu'ils étaient censés recevoir. Et alors ils grossissaient plus rapidement. Nous ne leur donnions pas 180 ml/kg/jour, mais 200-250-300 ml/kg/jour, bien que je comprenne maintenant que ce n'était peut-être pas nécessaire. Mais cela fonctionnait. Et certains bébés grossissaient à la vitesse «intra-utérine».

Non seulement les bébés grossissaient plus vite, mais, toujours selon les protocoles, ils commençaient à avoir «suffisamment de protéines», peut-être même assez de calcium et de phosphore. Nous leur donnions un supplément de vitamine D, mais sans donner de produits d'enrichissement.

Nous trouvions que c'était plus facile de donner un flot de lait continu par la sonde nasogastrique, par exemple au rythme de 1 ml par minute. Cela nous permettait d'éviter la diarrhée et de distendre l'estomac, du moins la plupart du temps.

À ce moment-là, je ne savais pas que le lent goutte à goutte dans la sonde nasogastrique pouvait induire une perte de graisses qui collent dans la tubulure, mais cette technique fonctionnait de toute façon. D'autre part, il y a des études récentes qui suggèrent qu'il n'y a pas de perte de graisses avec la nutrition continue à la sonde. Il y a maintenant des moyens pour limiter la perte de graisses dans la tubulure, un de ceux-ci étant l'homogénéisation ultrasonique du lait. Même si cela semble compliqué, cela ne requiert apparemment que très peu d'équipement et peut se faire n'importe où. De cette façon, les matières grasses collent moins aux parois du tube.

Un groupe de chercheurs a découvert que les prématurés peuvent grossir plus rapidement s'ils sont alimentés avec du lait «de fin de tétée» plutôt qu'avec tout le lait maternel. Le taux de graisses du lait maternel augmente au fil de la tétée lorsque le bébé tète plus longtemps (ou quand la mère exprime son lait plus longuement avec le tire-lait). Au début de la tétée, le lait est moins riche en matières grasses (mais il en contient quand même). Si nous mettons de côté les premiers 30 ml de lait pour offrir au bébé uniquement le lait exprimé après, il recevra plus de graisses et pourrait grossir plus rapidement. C'est ce que les chercheurs ont découvert.

Si la mère produit plus de lait que nécessaire pour son bébé, il y a aussi d'autres options. Le surplus de lait peut être mis de côté, puis les graisses remonteront sur le dessus. Ces graisses peuvent ensuite être recueillies et ajoutées au lait qui sera donné à l'enfant. Chaque gramme de graisses équivaut à 9 kilocalories pour le bébé, et ce sont des graisses très importantes pour le développement du cerveau et de la rétine.

«Mon bébé a besoin de plus de calcium et de phosphore.»

C'est possible, mais est-il vraiment nécessaire de donner ce supplément par le biais de produits d'enrichissement fabriqués à partir de lait de vache? Le calcium peut être ajouté au lait maternel directement du chlorure de calcium, ou bien du gluconate de calcium peut être ajouté à la perfusion. Pourquoi pas? Le phosphore est vendu en comprimés et ces comprimés peuvent être dissous dans le lait maternel. La vitamine D est donnée en liquide et peut être ajoutée au lait maternel... !

«Mon bébé ne digère pas le lactose de mon lait»

Ceci est habituellement un problème du très petit bébé prématuré. Plus le bébé est né prématurément et plus il est petit, moins il a de lactase dans les intestins pour métaboliser le lactose. Mais le fait qu'il ne métabolise pas le lactose n'est pas une raison pour qu'on ne lui donne pas votre lait. L'enzyme lactase est disponible dans le commerce, et elle peut être ajoutée à votre lait. Il s'agit ensuite de laisser reposer le tout pour quelques heures. Le lactose sera fragmenté (digéré) avant que le bébé reçoive votre lait.

«Alors dites-vous qu'aucun bébé n'a besoin de lait maternel "enrichi"?»

C'est une déclaration très générale et il y a toujours des exceptions. Les bébés avec lesquels j'ai travaillé en Afrique étaient assez spéciaux en un sens. Il s'agissait des plus forts et des plus gros. Nous avions très peu d'équipement à la pouponnière. Si le bébé n'arrivait pas à survivre avec un peu d'oxygène seulement, il mourait. Ceci est bien différent des unités de soins en néonatologie des pays riches, où des miracles peuvent vraiment se produire.

Avant l'avènement de la médecine moderne, il était peu probable qu'un bébé de 600 g[10] puisse survivre. Essentiellement, la composition du lait maternel n'a pas pour fonction de répondre à cette éventualité, et il est possible que l'on doive y ajouter quelque chose afin de s'assurer que le bébé ne soit pas carencé en certains nutriments. D'autre part, les bébés de 1500 g[11] survivaient souvent, même sans les soins d'une unité de néonatologie. Le lait maternel pouvait facilement suffire à un de ces bébés, et pas à un autre. Toutefois, il s'avère trop souvent que certains bébés ont «besoin» que leur lait soit additionné de produits d'enrichissement non pas à cause de leurs besoins, mais juste parce qu'ils se trouvent dans une unité de soins spécialisés…

Mais si l'on doit ajouter des produits d'enrichissement, pourquoi ceux-ci devraient-ils être fabriqués à partir du lait de vache? Pourquoi pas à partir de lait humain? Cela a été fait dans le passé, et cela peut encore l'être. Les lactariums nous offrent l'option des produits d'enrichissement à base de lait humain. Non seulement les lactariums nous proposent du lait maternel «pré-mature», mais le lait maternel peut être fragmenté; ainsi, une banque de lait peut offrir des graisses ou des protéines, et même des anticorps. Cela ne se fait pas couramment, ou peut-être pas du tout en ce moment, mais la pression des consommateurs fera éventuellement en sorte que les choses changent.

En dernière analyse, la décision d'ajouter des produits d'enrichissement au lait maternel devrait être prise sur une base individuelle. Chaque bébé est un individu à part entière. Chaque enfant a des besoins différents selon son poids et le temps qu'il a passé dans l'utérus, suivant les maladies qui peuvent s'ajouter à sa prématurité, et plusieurs autres facteurs. Les souhaits des parents ne sont pas souvent pris en considération et ils se font souvent dire qu'il n'y a qu'une seule option. Ceci est presque toujours faux.

10. 1 livre 8 onces.
11. 3 livres.

«Je produisais beaucoup de lait au début, mais maintenant ma production a diminué»

C'est une plainte fréquente des mères qui expriment leur lait pour leurs bébés prématurés ou malades. Trois ou quatre semaines après la naissance du bébé, certaines mères trouvent que leur production lactée diminue. Ceci survient même si la mère stimule sa production en exprimant son lait, et même si elle le fait plus fréquemment. La raison pour laquelle cela se produit n'est pas certaine, mais la fatigue pourrait être en cause. Bien entendu, si la mère prend des œstrogènes, cela joue un grand rôle, alors si vous en prenez, il est peut-être préférable de cesser... Si aucune raison évidente ne justifie cette baisse de production lactée et que le lait est vraiment moins abondant, c'est une situation indiquée pour prendre de la dompéridone. La dompéridone ramène rapidement la production lactée à la normale et la mère peut généralement cesser d'en prendre au bout de quelques semaines. Une façon de prévenir cette baisse de production est que le bébé soit avec sa mère, en contact peau à peau pendant une bonne partie de la journée (soins kangourous). Non seulement le bébé sera plus stable sur le plan clinique (meilleur rythme cardiaque, moins de risques d'apnée, température corporelle plus stable etc.) mais la mère produira plus de lait, et le bébé prendra le sein plus rapidement.

Le cytomégalovirus

Le cytomégalovirus est un virus qui cause de graves dommages au bébé au cours du premier trimestre de grossesse. Les effets sont très variables. Cela peut causer une fausse couche ou la naissance d'un bébé mort-né, ou parfois il peut n'y avoir aucun problème apparent. Le virus cause souvent des atteintes neurologiques ou hépatiques, et peut induire un faible poids de naissance du bébé. En Amérique du Nord, on dit que c'est la cause la plus fréquente de la surdité congénitale (le bébé naît sourd).

L'infection au cytomégalovirus après la naissance n'occasionne habituellement aucune maladie grave. Elle peut occasionnellement engendrer un gonflement des ganglions lymphatiques, causant une maladie ressemblant à la mononucléose infectieuse. Mais dans la plupart des cas, l'infection ne cause pas de symptômes ou simplement un malaise semblable à un rhume. Par conséquent, il n'y a aucune raison, pour une mère infectée par le cytomégalovirus, de ne pas allaiter ou de ne pas offrir son lait au bébé, même si ce dernier est prématuré. (Les gens infectés par ce virus peuvent le porter et demeurer contagieux pendant plusieurs semaines ou mois.)

Plus récemment, une maladie assez sévère est survenue chez de grands prématurés qui étaient nourris avec le lait de leurs mères qui contenait le cytomégalovirus. Prenez note que ces bébés étaient très petits, âgés de moins de 28 semaines de grossesse. Les bébés plus âgés n'étaient pas sérieusement affectés.

S'il y a un risque que la mère ait une infection au cytomégalovirus et que le virus passe dans le lait, devrait-elle encore donner son lait au bébé ? Bien entendu. Toutefois, si le bébé est très prématuré (moins de 28 semaines de grossesse), il est préférable que le lait de la mère soit congelé, puis dégelé avant d'être donné au bébé. La congélation tue le virus.

L'hypoglycémie

Il y a pas mal d'hystérie en Amérique du Nord à propos de l'hypoglycémie. Dans certains hôpitaux, tous les bébés sont testés à ce sujet et bon nombre se voient donner du lait industriel dans le but de faire augmenter leur glycémie…

La glycémie « normale » du nouveau-né n'a jamais pu être établie avec précision. Comme c'est le cas pour bien des analyses, ce qui est normal pour un adulte ou un enfant plus âgé ne l'est pas nécessairement pour un nouveau-né. Une partie du problème est que plusieurs études visant à déterminer la glycémie « normale » ont été menées à l'époque où la tétée précoce n'était pas la règle et où les bébés étaient nourris selon un horaire strict. Nombre de ces bébés, si ce n'est pas tous, étaient nourris au lait industriel. De plus, la séparation mère/enfant était la règle à cette époque…

Le risque d'hypoglycémie chez un enfant né à terme et en bonne santé, qui n'a aucun symptôme, est difficile à évaluer ; probablement qu'il n'y a aucun risque ! Si le bébé n'a aucun symptôme, qu'il est né à terme et en bonne santé, sans facteurs de risque (par exemple, bébé de mère diabétique), les études n'ont pas démontré qu'une glycémie basse causait des problèmes. C'est sans doute grâce à la présence d'autres « carburants » ou nutriments qui deviennent alors disponibles pour nourrir le cerveau du bébé. Parmi ces carburants, notez les acides gras libres, l'acide lactique et les corps cétoniques.

La méthode habituelle pour mesurer la glycémie chez les bébés (à l'aide d'une piqûre au talon, d'une goutte de sang sur une petite languette) n'est PAS précise, même lorsque la mesure est prise par une machine spéciale. Ce type de test a été inventé pour les diabétiques afin de détecter les *hyperglycémies*, et n'est pas assez précis pour mesurer l'hypoglycémie des bébés. On ne devrait pas s'en servir pour justifier l'intervention médicale. Le test a une tendance à sous-estimer la quantité de glucose présent dans le sang des nouveau-nés. La seule méthode fiable est de prélever un échantillon sanguin à partir d'une veine et de l'envoyer au laboratoire pour une analyse appropriée.

Donc, non seulement nous ne savons pas ce qu'est la glycémie normale d'un nouveau-né, mais nous ne sommes pas certains qu'une glycémie basse sans symptômes associés cause quelque problème que ce soit… Cela sans compter que le test habituellement mené (sur languette) n'est pas fiable.

LES FACTEURS DE RISQUE EN CAS D'HYPOGLYCÉMIE

Certains bébés sont plus sujets à faire de l'hypoglycémie et il n'y a aucun doute qu'un taux de glucose sanguin trop bas peut être dangereux pour le bébé. Une baisse importante de la glycémie peut causer des convulsions, des dommages au cerveau et même la mort, donc on ne prend pas ce genre de situation à la légère. Le nourrisson né de mère diabétique, plus particulièrement s'il s'agit d'un diabète juvénile (type 1) traité avec de l'insuline, est le plus à risque. Si la glycémie de la mère est bien contrôlée pendant la grossesse, cela réduit les risques pour le bébé, mais ne les élimine pas complètement. Les autres bébés sujets à l'hypoglycémie sont les prématurés. Plus l'enfant est né prématurément, plus il est à risque car ces bébés n'ont pas beaucoup de glycogène hépatique (un glucose complexe stocké dans le foie, métabolisé lorsque le bébé en a besoin). Les mécanismes qu'ils peuvent employer pour faire augmenter leur glycémie ne sont pas encore matures. Pour ces mêmes raisons, les enfants qui ont souffert de malnutrition pendant la grossesse et qui ont un faible poids de naissance pour leur âge gestationnel sont parfois à risque à cause d'un manque de glycogène hépatique. Cependant ces bébés ont des mécanismes de défense mieux développés pour faire augmenter leur glycémie même s'ils sont petits car ils sont plus matures, physiologiquement parlant, que les prématurés.

Finalement, n'importe quel bébé « stressé » peut avoir une chute de glycémie. Le froid est un élément perturbant pour le nouveau-né et un des meilleurs moyens pour le refroidir est de le séparer de sa mère… C'est vrai, des lampes chauffantes peuvent tenir au chaud les nouveau-nés, mais la mère (ou le père si la mère ne peut pas pour différentes raisons) est également tout à fait apte à le maintenir bien chaud! Il y a des preuves montrant que le contact peau à peau avec la mère, après qu'il soit séché, garde le bébé au chaud bien mieux que n'importe quelle lampe ou incubateur (couveuse). De plus, si le bébé est maintenu en contact peau à peau avec sa mère, il peut commencer à téter au sein, ce qu'il ne pourra faire s'il est sous une lampe, perturbé d'être séparé d'elle et d'avoir des tubes placés dans la gorge et le nez… S'il tète au sein, il recevra un peu de colostrum, et c'est le meilleur aliment que le bébé peut recevoir pour prévenir l'hypoglycémie. Le lait industriel n'est pas le meilleur aliment car il contient certains nutriments qui stimulent la production d'insuline, l'hormone qui fait baisser le taux de sucre dans le sang. Non seulement l'insuline fera baisser la glycémie du nourrisson, mais cela fera aussi diminuer le taux des autres éléments nutritifs qu'il pourrait employer lorsqu'il n'y a pas suffisamment de glucose. Parmi ces autres substances, on compte les acides gras libres et les corps cétoniques, et il a été démontré qu'elles protègent le bébé des effets de l'hypoglycémie, puisque le cerveau peut les utiliser pour se nourrir. D'autre part, le colostrum ne stimule pas la production d'insuline. Certains professionnels ont observé (mais pas prouvé) que la glycémie des nourrissons semblait réagir rapidement lorsqu'ils recevaient du colostrum, et elle demeurait plus stable que si on leur donnait des préparations commerciales. Une des raisons pouvant expliquer cela est que le colostrum n'induit pas la sécrétion d'insuline.

L'hypoglycémie chez les bébés nés à terme et en bonne santé

Il n'y a absolument aucune raison de faire une analyse de glycémie au bébé né à terme et en bonne santé à la naissance ou quelques heures après, sauf si des symptômes évoquent l'hypoglycémie. Nous devrions nous attendre à ce qu'un bébé né à terme et en bonne santé, non stressé, maintienne son taux de glucose sanguin adéquatement, voilà tout !

Le bébé né à terme et en bonne santé devrait être en contact peau à peau avec sa mère dès ses premières minutes de vie. S'il prend le sein, tant mieux, et s'il boit, c'est encore mieux. Il sera au chaud et il aura bu du colostrum. Ses risques d'avoir une baisse de glycémie sont presque nuls ! Nous devrions laisser le bébé et sa mère en paix.

Les nourrissons de mères diabétiques

Le cas du nourrisson de mère diabétique est différent. Il court le risque d'une chute de glycémie car il a été exposé au taux de sucre élevé de sa mère pendant la grossesse. Le pancréas du bébé sécrète de l'insuline pour faire diminuer sa glycémie car son pancréas fonctionne bien, contrairement à celui de sa mère. Après la naissance, le glucose de sa mère ne passe plus dans son sang, mais sa sécrétion d'insuline peut ne pas réagir tout de suite à cette baisse de glucose. Cette surproduction d'insuline peut faire baisser de façon très importante le taux de glucose sanguin du nouveau-né. De plus, puisque l'insuline fait diminuer le taux de corps cétoniques et d'acides gras libres dans le sang du bébé, son cerveau ne peut recevoir ces substances nutritives alternatives, comme le pourrait un bébé « normal ».

La mère peut réduire le risque d'hypoglycémie de son nouveau-né en contrôlant correctement son diabète pendant la grossesse. Si le bébé n'a pas été exposé pendant de longues périodes à des taux élevés de glucose, son pancréas n'aura pas à produire plus d'insuline. Ceci est également vrai pour les mères qui ont un diabète gestationnel (dit de grossesse). Nous avons certaines preuves indiquant que les nourrissons de mères atteintes de diabète de type 1 (insulinodépendant) sont plus à risque que les bébés des autres mères, et cela même si la glycémie de la mère est bien contrôlée pendant la grossesse. Les raisons ne sont pas évidentes. Néanmoins, même dans le cas de ces bébés, un bon contrôle de la glycémie maternelle diminue leurs risques d'hypoglycémie à la naissance.

Alors, que pouvons-nous faire ? Dans de nombreux hôpitaux, les mères diabétiques se voient retirer leur bébé, ils reçoivent des soins spécifiques et se voient donner immédiatement du lait industriel. Ils sont nourris fréquemment avec des préparations commerciales, et si le taux de sucre sanguin baisse malgré tout (cela prend du temps pour métaboliser le lait industriel...), les bébés reçoivent bien souvent du glucose par voie intraveineuse. On les laisse séparés de leurs mères dans bien des cas. Les mères sont rarement encouragées à exprimer leur lait ou à allaiter leurs bébés, comme si le lait industriel était préférable... Mais ce n'est pas le cas!

Un autre point doit être considéré : bien que cela n'a pas été prouvé, l'introduction précoce de préparations commerciales à base de lait de vache (la majorité des laits industriels sont faits à partir de lait de vache) soulève des inquiétudes. Cela pourrait prédisposer un bébé génétiquement sensible à développer un diabète insulinodépendant plus tard dans la vie. (Il y a maintenant certaines preuves démontrant que l'allaitement maternel aurait un effet protecteur sur le risque de diabète de type 2 chez l'adulte, et même de type 1.) Bien entendu, nous devons prévenir ou traiter l'hypoglycémie, mais n'est-ce pas ironique qu'en traitant les effets du diabète maternel avec des préparations commerciales nous puissions favoriser le développement du diabète chez le bébé plus tard...?! S'il n'y avait pas d'autres options, il serait peut-être nécessaire de prendre un tel risque. Mais n'y a-t-il pas d'autres solutions que de donner du lait industriel au bébé au cours de ses premières journées de vie? En fait, il en existe plusieurs!

Certaines mères produisent pas mal de colostrum, même avant d'accoucher. De petites quantités de colostrum peuvent être exprimées quelques semaines avant l'accouchement. Bien que le fait d'exprimer du colostrum puisse en théorie déclencher le travail, c'est peu probable. Toutefois, il n'est pas nécessaire de commencer à exprimer avant la 38e semaine de grossesse. Quelques millilitres de colostrum exprimés chaque jour, récupérés ensemble, peuvent donner une quantité substantielle après quelques semaines. Le bébé peut être nourri de ce colostrum à la naissance si cela s'avère nécessaire de lui donner quelque chose immédiatement. Bien entendu, l'idéal serait que le colostrum soit donné au bébé avec un Dispositif d'Aide à l'Allaitement directement au sein (voir le chapitre 5 «Insuffisance de lait»). Mais on peut également le lui donner à l'aide de l'alimentation au doigt, à la tasse, ou si c'est vraiment urgent, au biberon ou avec une sonde nasogastrique.

Lorsqu'il est urgent de traiter la chute de glycémie de l'enfant, nous ne pouvons pas compter sur l'absorption rapide du colostrum, de l'eau sucrée ou du lait industriel pour prévenir la baisse de glucose. Seule une perfusion intraveineuse garantira que le taux de glucose sanguin ne baisse pas à un niveau critique. Parfois, même dans les cas les plus graves, cela ne fonctionnera pas, bien que cette situation soit plutôt rare. Si le nourrisson *présente des symptômes* évoquant un faible taux de glucose sanguin, il est essentiel de le mettre sous intraveineuse.

Mais que dire s'il y a seulement *un risque* d'hypoglycémie – sans symptômes associés, juste un risque – et que le colostrum n'est pas encore disponible? Est-ce qu'une préparation commerciale pour nourrissons serait préférable? Je ne le pense pas. Voici mon point de vue face à cette situation, et ce que je souhaiterais pour mon enfant. Je préférerais de loin qu'il reçoive une perfusion intraveineuse de glucose plutôt qu'un complément de lait industriel. À vrai dire, selon mon expérience dans les unités de soins intensifs, l'eau sucrée donnée par la bouche prévient la chute de la glycémie chez les bébés à risque. Encore une fois, on peut la donner au sein avec un Dispositif d'Aide à l'Allaitement, mais on peut aussi la donner via l'alimentation au doigt ou au gobelet, tel que pour le colostrum. Il est vrai qu'une substance protéinée comme le colostrum est préférable à l'eau sucrée seule, mais si l'eau sucrée fait le travail, pourquoi pas ?

De plus, il y a une alternative au lait industriel, que trop de professionnels de la santé ne prennent même pas en considération. Il s'agit du lait humain provenant d'un lactarium (banque de lait). Certains ne seront pas d'accord avec l'approche mentionnée plus haut. Ils croient fermement qu'un aliment protéiné doit être donné au bébé, et que lorsqu'il n'y a pas de colostrum disponible, l'eau sucrée ne sera pas assez efficace pour prévenir par la suite les chutes de glycémie du bébé. Ce n'est pas faux, bien que je croie que l'eau glucosée sera souvent efficace. Cependant, si vous êtes diabétique et qu'un professionnel de la santé vous dit que votre bébé aura besoin de préparation commerciale pour nourrissons après la naissance, envisagez la possibilité d'obtenir à l'avance du lait maternel provenant d'un lactarium. Ainsi, il pourra être donné au bébé au lieu du lait industriel.

Inutile de dire que l'enfant sous intraveineuse n'est pas dans l'impossibilité de prendre le sein et d'apprendre à téter… ! Cela ne signifie pas non plus qu'il ne peut pas recevoir le colostrum de sa mère s'il n'est pas intéressé par la tétée au sein ! Au contraire, tous les efforts devraient être faits pour que le bébé soit allaité, ou qu'il reçoive au moins le colostrum exprimé par sa mère.

Alors, en fin de compte, il ne sera presque jamais nécessaire de nourrir le bébé avec du lait industriel, même si sa mère est diabétique.

Les gros bébés et l'hypoglycémie

Les gros bébés (pesant plus de 4000 g[12], ou bien plus de 4500 g[13], selon les protocoles de l'hôpital), sont souvent testés pour l'hypoglycémie. Ce protocole a commencé un jour parce que les mères diabétiques ont souvent de gros bébés (l'insuline est l'hormone de croissance principale du fœtus). Mais en fait, la plupart de ces bébés n'ont pas une mère diabétique et leur risque de présenter une hypoglycémie n'est pas plus élevé que chez les nourrissons qui ont un poids « normal ». Cette pratique perdure, souvent parce que le pédiatre argumente sur le fait que l'hyperglycémie de la mère n'a peut-être pas été détectée… et qu'il pourrait s'agir d'un nourrisson de mère diabétique « non reconnue ». Ou bien que le bébé était si gros que le stress de l'accouchement a été plus grand… Ou bien il dira que le bébé est testé *« parce que c'est ce que nous avons toujours fait »*. Les problèmes de

12. 8 livres 12 onces.
13. 10 livres.

l'analyse sanguine ne changent pas parce que le bébé est gros. Et l'approche pour prévenir la baisse de la glycémie n'est pas différente pour le bébé plus gros. Il faut garder le bébé au chaud, en contact peau à peau avec sa mère. Et il faut le nourrir rapidement après la naissance, au sein bien entendu. Si le nourrisson ne boit pas bien, faire la *compression du sein* pour exprimer du colostrum dans sa bouche. S'il semble avoir besoin de boire plus, un petit complément d'eau glucosée donné au sein avec un Dispositif d'Aide à l'Allaitement est le meilleur moyen de lui donner plus de liquide et de calories, car il recevra en même temps du précieux colostrum.

Les bébés prématurés et l'hypoglycémie

Les bébés prématurés qui sont également de très petits poids ont souvent de grands risques d'hypoglycémie, notamment s'ils sont stressés par le froid ou par des difficultés respiratoires. Ils devraient être nourris rapidement pour différentes raisons, dont la prévention de l'hypoglycémie. Même s'ils sont nourris de préparations commerciales, ils ne pourront pas toujours être nourris assez souvent pour maintenir un taux de glucose sanguin adéquat. Donc les prématurés de très petit poids seront souvent sous intraveineuse. Si c'est le cas, la glycémie pourra être maintenue par du glucose donné par voie intraveineuse pendant que la mère exprime son colostrum pour le donner à son bébé par la bouche. Même quelques gouttes pourront aider le bébé à maintenir sa glycémie, à développer son intestin, en lui procurant des anticorps et d'autres facteurs immunitaires.

Le risque d'hypoglycémie chez le prématuré plus gros et qui se porte bien sera moins élevé, mais il sera important de commencer à le nourrir tôt. Le fait de séparer un tel bébé de sa mère simplement parce qu'il est prématuré n'est pas toujours nécessaire, voire pas du tout. Comme l'enfant né à terme qui tétera au sein dans les minutes qui suivent sa naissance, le bébé né à 36 semaines et pesant 2000 g[14] peut aussi le faire ! Cela pourra lui prendre un peu plus de temps, mais peut-être pas. S'il tète au sein, fantastique ! S'il prend le sein mais qu'il ne boit pas, il pourra recevoir un peu d'eau sucrée via un Dispositif d'Aide à l'Allaitement. Si c'est difficile, alors on pourra utiliser une petite tasse ou l'alimentation au doigt. Les étapes sont toujours les mêmes. La meilleure méthode est au sein directement. Si l'enfant n'est pas uniquement alimenté au lait maternel, les suppléments peuvent alors être donnés au sein. Si ce n'est pas possible, alors d'autres méthodes alternatives peuvent être employées, le biberon étant un dernier recours.

LES BÉBÉS DE PETIT POIDS POUR L'ÂGE GESTATIONNEL

Ces bébés naissent avec un poids inférieur à la norme pour le temps qu'ils ont passé dans l'utérus. Un bébé né à 39 semaines de grossesse et qui pèse 3500 g[15]

14. 4 livres 6 onces.
15. 7 livres 11 onces.

a un poids adéquat pour le temps qu'il a passé dans l'utérus. Mais s'il naît à 39 semaines et qu'il pèse 2000 g[16], il est de petit poids. Un prématuré pesant 1500 g[17] lors de sa naissance à 32 semaines de grossesse a un poids approprié. Par contre s'il pesait 1000 g[18], il serait petit pour le temps passé dans l'utérus.

Il y a plusieurs facteurs connus qui peuvent causer un poids insuffisant. Notamment des défauts du placenta dont la conséquence est que les nutriments ne parviennent pas suffisamment au bébé, l'hypertension artérielle chez la mère (dans les cas très sévères), le diabète maternel non stabilisé (par contre, une glycémie légèrement élevée chez la mère aura pour conséquence un bébé de poids plus important que la moyenne), et le tabagisme maternel. Très souvent, la cause est inconnue.

Essentiellement, ces bébés de petits poids pour l'âge gestationnel ont été sous-alimentés pendant la grossesse. Par conséquent, ils ont une faible réserve de graisses et de glycogène hépatique, et s'ils sont stressés, ils peuvent avoir de la difficulté à maintenir leur glycémie à un niveau normal. Ces bébés ont des sources d'énergie alternatives (les corps cétoniques et l'acide lactique) disponibles pour nourrir le cerveau. S'ils commencent à recevoir du lait maternel rapidement et fréquemment, il est peu probable qu'ils présentent une hypoglycémie.

Le bébé qui a une trisomie 21

Il peut être très décourageant d'apprendre que notre enfant est atteint de trisomie 21. Mais une des meilleures choses que vous puissiez faire pour votre enfant est de l'allaiter. Les bébés qui ont une trisomie 21 ont souvent des difficultés lors du démarrage de l'allaitement. Mais une fois qu'ils ont commencé à boire au sein, ils se débrouillent bien.

Ils ont des difficultés pour différentes raisons. D'abord, la plupart sont hypotoniques. Cela signifie qu'ils n'ont pas beaucoup de tonus musculaire et qu'ils ont tendance à être apathiques. Cela peut rendre la prise du sein difficile, notamment parce que leur langue est plus épaisse. Ils sont souvent peu exigeants : très tôt, il apprennent à ne pas demander, par conséquent ils seront donc moins allaités, puis ils demanderont encore moins… un cercle vicieux qui peut aussi survenir chez les nourrissons en bonne santé.

Certains bébés atteints de trisomie 21 ont des problèmes cardiaques, qui varient de très légers à très graves. L'approche du bébé qui a des problèmes cardiaques est la même que celle des autres bébés qui sont dans des conditions similaires. La combinaison de trisomie 21 et de problèmes cardiaques graves rend les choses

16. 4 livres 6 onces.
17. 3 livres 4 onces.
18. 2 livres 3 onces.

assez compliquées, mais uniquement à cause des difficultés qu'ont de nombreux cardiologues pédiatriques avec l'allaitement…

Certains bébés atteints de trisomie 21 ont des problèmes intestinaux, notamment une atrésie duodénale, qui est le blocage d'une partie de l'intestin à la sortie de l'estomac. Si l'enfant est né ainsi, il ne peut rien absorber par la bouche jusqu'à ce que cette anomalie soit corrigée par une chirurgie. Pendant ce temps, la mère devrait exprimer son lait et le conserver afin d'en nourrir le bébé lorsqu'il pourra amorcer l'alimentation orale. Malheureusement, certains chirurgiens sont acquis à l'idée que les préparations commerciales prédigérées sont meilleures pour les bébés qui viennent d'être opérés des intestins. Non seulement le lait maternel est plus facile à digérer, mais il contient aussi des enzymes qui digèrent les protéines, les graisses et les glucides. Puisque le lait maternel a également des propriétés anti-inflammatoires, la guérison de l'intestin sera moins traumatique et plus rapide pour l'enfant ! De plus, le lait maternel contient des facteurs de croissance qui aident les intestins à se développer plus rapidement.

Le temps et la patience sont essentiels pour allaiter un bébé qui a une trisomie 21 avec de bons résultats. Les méthodes alternatives pour alimenter le bébé devraient être utilisées jusqu'à ce que l'enfant soit prêt à prendre le sein. La mère et l'enfant auront besoin de personnes expérimentées pour ceci. Lorsque nous voulons faire prendre le sein à un bébé peu disposé, la chose la plus importante pour la mère est de développer une bonne production lactée.

Avec un soutien à l'allaitement adéquat, la plupart des bébés qui ont une trisomie 21 seront capables de prendre le sein vers l'âge de 3 ou 4 semaines – parfois plus tard – mais là encore, cela dépendra de la production lactée que la mère aura développée.

La mucoviscidose

La mucoviscidose[19] est une maladie transmissible génétiquement qui survient plus fréquemment chez les gens originaires du nord de l'Europe, quoique la maladie puisse aussi survenir dans d'autres groupes ethniques.

Les enfants qui souffrent de mucoviscidose ont du mal à digérer leurs aliments parce qu'ils ont très peu d'enzymes pancréatiques pour fragmenter les graisses et les protéines pour qu'ils soient assimilés dans leur corps. Par conséquent, même s'ils ingèrent beaucoup de nourriture, ils peuvent ne pas gagner suffisamment de poids.

En plus de ces problèmes digestifs, ces enfants ont souvent des infections pulmonaires. Leurs poumons s'emplissent de sécrétions épaisses qui sont difficiles à cracher.

19. On appelle aussi cette maladie « fibrose kystique », de l'anglais « *cystic fibrosis* ».

Au cours des années 70, on s'attendait à ce que la plupart des enfants atteints de mucoviscidose meurent assez jeunes. Maintenant, nombre d'entre eux atteignent l'âge adulte. À part ceux qui ont les symptômes les plus légers, les enfants et les adultes atteints de mucoviscidose ont besoin d'avoir un suivi et des soins médicaux constants.

Certaines femmes atteintes mucoviscidose vivent maintenant jusqu'à l'âge d'avoir elles-mêmes des enfants. Auparavant, on s'inquiétait de la qualité du lait qu'elles produiraient, mais il y a désormais suffisamment de preuves démontrant que leur lait est adéquat et que leurs bébés grandissent bien grâce à l'allaitement. Tous les bébés de mères atteintes de mucoviscidose seront porteurs de la maladie, mais ils ne la développeront pas, à moins d'avoir un gène de cette maladie transmis aussi par le père.

Les bébés qui ont la mucoviscidose sont parfois diagnostiqués à la naissance et il peut arriver que la maladie soit dépistée en période prénatale. Leur méconium est parfois si visqueux qu'ils développent une obstruction intestinale nommée *iléus méconial*. On rencontre ce problème presque exclusivement chez les bébés qui ont la mucoviscidose. Dans certains hôpitaux, le méconium est analysé après la naissance du bébé pour vérifier la présente de différents enzymes pancréatiques afin de diagnostiquer la maladie. Toutefois, la mucoviscidose est généralement diagnostiquée un peu plus tard, à cause du gain de poids lent de l'enfant ou d'infections pulmonaires récurrentes.

Très peu de nourrissons atteints de mucoviscidose sont allaités, du moins en Amérique du Nord. Pourtant, pour les mêmes raisons que tous les bébés devraient être allaités, ceux qui ont cette maladie devraient certainement l'être encore plus...! Les composants immunitaires du lait maternel aident l'enfant à combattre les infections récurrentes qui représentent un problème important de cette maladie. De plus, le lait humain contient des lipases et des protéases, des enzymes qui aident à digérer la nourriture que le bébé reçoit, et qu'il ne peut pas produire lui-même en quantité suffisante. Le lait maternel ne contient pas assez de ces enzymes, mais il y en a, et dans les cas les moins graves, l'allaitement maternel permettra qu'il y en ait suffisamment pour prévenir la malnutrition. Dans les cas les plus graves, la malnutrition pourra être atténuée.

Pourquoi les bébés atteints de mucoviscidose sont si peu souvent allaités ? En partie parce que certains professionnels de la santé croient que lorsque le bébé n'est pas en parfaite santé, il aura besoin de lait industriel, alors que l'approche opposée devrait prévaloir ! De plus, aussitôt que la maladie est soupçonnée ou diagnostiquée, le bébé est souvent alimenté avec une préparation commerciale pendant au moins 3 jours afin que la quantité de graisses qui se retrouve dans ses selles soit mesurée. Ceci aide le personnel médical à décider de la quantité d'enzymes de remplacement qui doit être donnée. Mais cela interfère avec l'allaitement...

La plupart des nourrissons atteints de mucoviscidose auront besoin d'enzymes de remplacement. Pour les bébés nourris au biberon, ils sont généralement ajoutés dans le biberon. Ceci est un peu plus difficile lorsque la mère allaite, alors on dit aux mères qu'elles doivent cesser d'allaiter pour donner le biberon... ! La mère peut être poussée à donner des préparations commerciales « spéciales » qui sont « plus facilement digérées ».

Cette approche ne tient pas compte de la relation spéciale qui s'installe grâce à l'allaitement maternel, qui pourrait offrir des bénéfices importants à un enfant atteint d'une maladie chronique qui l'affectera toute sa vie... Le nourrisson ou le bambin qui passe beaucoup de temps à l'hôpital, traversant des procédures douloureuses ou angoissantes serait assurément réconforté au sein de sa mère. Mais peu de professionnels de la santé semblent en tenir compte...

Comment la mère peut-elle continuer à allaiter tout en offrant les enzymes nécessaires ? Ce n'est pas difficile. La mère exprime tout simplement du lait, y ajoute les enzymes et le donne ensuite au bébé, au sein, à l'aide d'un Dispositif d'Aide à l'Allaitement. Les enzymes peuvent parfois irriter les mamelons, mais avec un peu de précaution (en donnant les enzymes au début de la tétée afin que la salive du bébé nettoie ensuite ce qui en reste sur les mamelons), ce n'est habituellement pas un problème.

Je pense aussi qu'il est inutile de cesser l'allaitement au sein pour mesurer la quantité de graisses qui se retrouve dans ses selles afin de comparer avec ce qu'il ingère. La quantité d'enzymes donnée pourrait simplement se baser sur une méthode essai/erreur, comme ce sera le cas de toute façon. La mesure des graisses dans les selles offre uniquement un point de départ.

Fentes labiales et palatines

Une des anomalies qui empêchent le plus fréquemment les bébés de boire au sein est la fente palatine. La fente peut être partielle ou complète. Cela peut se situer d'un seul côté, ou des deux. Habituellement, une fente palatine est une malformation évidente et elle est remarquée immédiatement à la naissance ou avant la naissance lors des échographies. Cependant, il est possible qu'un bébé ait une fente palatine partielle qui touche uniquement le palais mou, (situé au fond, à l'arrière du palais dur. Une telle fente peut être si petite que la seule chose apparente est que le bébé ne semble pas avoir de luette (le petit appendice charnu qui pend au fond de la gorge.)

Une fente palatine rend l'allaitement difficile et moins efficace car le nourrisson ne peut pas fermer la bouche de façon étanche sur le sein, et rester au sein aussi facilement. De plus, il ne peut pas exprimer facilement le lait du sein. Cependant, il semble que certains bébés réussissent à avoir une bonne prise du sein si on leur donne la chance d'essayer (peut-être pas la majorité des bébés, mais certains).

Malheureusement, certains programmes d'information sur les fentes palatines nient la possibilité qu'un bébé avec ce type de malformation puisse être allaité, et ils n'encouragent pas la mère à essayer. Quand on annonce qu'une chose est impossible, les personnes agissent souvent de façon à ce que cette prophétie se réalise... Puisque la plupart des mères n'essayeront pas d'allaiter, peu de bébés débutent l'allaitement. Les mères qui tentent l'expérience se découragent souvent car leur bébé ne prend pas le sein, et tout le monde dit que ça ne fonctionnera pas. Cependant, la réalité est que certains bébés qui n'ont pas de fentes palatines ne prennent pas mieux le sein au départ, puis réussissent par la suite. Je ne peux pas dire que je constate un succès phénoménal chez les bébés qui ont une fente palatine, mais je les vois souvent très tardivement à mon cabinet de consultation en allaitement. Et ils ont été alimentés au biberon pendant un certain temps.

Dans certains centres, ces bébés bénéficient d'une plaque obturatrice palatine (appareil adapté au palais et qui ferme la fente). Ceci rend l'alimentation plus facile et efficace, y compris en cas d'allaitement. Les bébés sont traités de cette façon en Suisse, et ce pays est réputé pour avoir un plus grand nombre de ces bébés allaités. En Amérique du Nord, il est évident que la plupart des équipes médicales traitant un bébé ayant une fente palatine ne comprennent pas ou ne se préoccupent pas de la différence existant entre l'alimentation au lait maternel donné au biberon et l'allaitement directement au sein. Mais il y a une différence.

Dans les centres de santé où les plaques obturatrices palatines sont employées, ces appareils doivent être remplacés au bout de quelques semaines – une option coûteuse – mais on croit là-bas que ces dépenses sont justifiées, non seulement parce que plus de bébés sont allaités, mais aussi parce que la réparation du palais est plus facile et l'expression orale de l'enfant sera meilleure par la suite.

Lorsque le bébé naît avec une fente palatine, la mère devrait commencer à exprimer son lait dès que possible, habituellement au cours des premières heures qui suivent la naissance. Il est important qu'elle développe une bonne production lactée, parce que si le bébé tète avec une prise du sein inadéquate, une production lactée abondante permettra au bébé d'avaler le lait qui coulera dans sa bouche. Dans ce cas, une bonne prise du sein ne sera pas toujours nécessaire. La mère peut aussi faire la compression du sein afin de maintenir le flot de lait. C'est un peu le même principe que de comprimer une bouteille, une méthode fréquemment employée pour nourrir ce type de bébés.

La mère devrait essayer de nourrir l'enfant au sein dans les minutes qui suivent la naissance, comme toutes les mères essayeraient de le faire, afin d'amorcer cette expérience de la meilleure façon possible. Au cours des premières journées de vie, le bébé a seulement besoin d'une petite quantité de lait et pendant ce temps, il doit apprendre à s'adapter au sein de sa mère. Tout le lait dont il a besoin peut être donné au gobelet, ce qui est nettement mieux qu'au biberon. Le meilleur lait est celui de la mère, bien entendu.

S'il ne semble pas possible de faire téter l'enfant qui a une fente palatine malgré un soutien adéquat, il peut quand même être alimenté avec le lait de sa mère. Toutefois, avec l'usage des plaques obturatrices palatines, peut-être qu'il y aura plus de bébés qui seront allaités, même avec des fentes palatines.

Les nourrissons n'ayant qu'une fente labiale ne devraient pas avoir de difficultés avec l'allaitement. La mère peut positionner son enfant de façon à ce que son sein bloque la fente de la lèvre. Par conséquent, si la fente est du côté droit (elle est rarement au centre), elle pourrait allaiter son enfant avec le sein gauche en employant la madone inversée, le corps du bébé légèrement orienté vers le haut (ce qui est la meilleure position de toute manière). Elle pourrait aussi allaiter avec le sein droit en position football[20]. La mère peut également utiliser son doigt pour obstruer la fente. Du ruban hypoallergénique peut aussi être utilisé. Cependant, si la crête alvéolaire (où la dent poussera éventuellement) est également affectée, l'allaitement sera plus difficile, mais pas impossible.

La chirurgie

Dans un cas de fente labiale ou palatine, l'âge à laquelle la chirurgie est pratiquée diffère d'un centre hospitalier à l'autre. Habituellement, si le bébé a été nourri au biberon, il sera trop tard pour qu'il boive au sein. Mais cela vaut toujours le coup d'essayer de le mettre au sein après la chirurgie.

Le bébé qui a une fente labiale devrait habituellement être allaité. Les chirurgiens avaient l'habitude de dire aux mères d'attendre de 10 à 14 jours après l'opération chirurgicale de la lèvre avant de reprendre l'allaitement. Ils devaient donc être nourris à la cuillère ou au compte-gouttes, une technique très difficile pour un bébé de 4 mois qui est habitué au flot rapide du biberon et qui a besoin du réconfort du sein après la chirurgie. Les chirurgiens avaient l'impression que l'allaitement ralentirait le processus de guérison de la plaie, que les points seraient étirés et que cela détruirait la réparation chirurgicale. Il n'y avait ni preuve ni raison de croire cela. La plupart des chirurgiens ne conseillent plus aux mères de cesser l'allaitement après la chirurgie, ou bien s'ils le font, c'est pour environ une journée (bien que cela ne soit probablement pas nécessaire).

Peu importe si le bébé qui a une fente palatine boive au sein ou non, il sera toujours important pour lui de recevoir le lait de sa mère pour toutes les raisons présentées dans ce livre. De plus, de tels bébés sont sujets aux otites et il a été clairement démontré que ceux qui boivent le lait maternel au biberon ont moins d'otites que ceux qui sont alimentés de lait industriel. Ne serait-ce que pour cette raison, le bébé qui a une fente palatine devrait être nourri de lait maternel.

20. On l'appelle aussi position « ballon de rugby ».

Phénylcétonurie

Il est impossible de discuter de toutes les maladies qu'un bébé ou un enfant peut avoir ou comment favoriser l'allaitement dans ces situations particulières. Toutefois, je vais tout de même parler de cette maladie assez rare. Même si certaines situations sont complexes, je vais démontrer comment une solution peut souvent être trouvée lorsque nous avons une approche qui met l'emphase sur les droits du bébé et de la mère de bénéficier de l'allaitement

La phénylcétonurie (PCU) est ce que l'on appelle une maladie enzymatique. Il y a des dizaines, si ce n'est des centaines de maladies de ce type, habituellement très rares. Certaines ont été dépistées chez seulement une poignée d'enfants à travers le monde. La cause est souvent un enzyme absent ou inefficace. Dans le cas de la phénylcétonurie, il s'agit d'un enzyme qui transforme la phénylalanine (un acide aminé) en tyrosine (un autre acide aminé). Puisque l'enzyme est absent, le taux de phénylalanine augmente dans le sang du bébé. Un taux élevé de phénylalanine cause éventuellement un retard mental, des convulsions et d'autres problèmes.

Partout en Amérique du nord et en différents endroits du monde, on procède au cours des premiers jours de vie au dépistage de cette anomalie dans le sang du bébé. Si un régime alimentaire faible en phénylalanine peut être instauré au cours des premières semaines, la plupart des problèmes associés à la phénylcétonurie pourront être évités ou du moins grandement diminués.

On a longtemps cru que le lait maternel ne pouvait pas être donné à ces bébés. Puisque le lait industriel standard contient trop de phénylalanine, on supposait qu'il en était de même pour le lait maternel «car le lait maternel c'est comme des préparations commerciales» (hum!)... Toutefois, il y a plusieurs années, on a découvert que le lait maternel contenait beaucoup moins de phénylalanine que la plupart des préparations commerciales courantes. Puisque les nourrissons ont besoin d'un peu de cet acide aminé, les chercheurs dans ce domaine ont commencé à croire que les bébés atteints de phénylcétonurie pouvaient recevoir au moins un peu de lait maternel.

Il y a plusieurs années, à l'Hôpital pour enfants malades de Toronto[21], un nouveau protocole avait été instauré pour les mères qui souhaitaient allaiter. Le département de diététique devait calculer la quantité de lait industriel à faible taux de phénylalanine dont le bébé avait besoin. Ceci est basé sur le taux sanguin initial de l'acide aminé, et aussi sur celui calculé lors du traitement. Les ajustements étaient faits sur une base hebdomadaire. Toutefois, la quantité de phénylalanine du lait maternel était désormais prise en considération. Une estimation de la quantité de lait maternel et de lait industriel spécial dont le bébé avait besoin était faite, et les mères recevaient les directives suivantes :

21. Hospital for Sick Children, Toronto (Canada)

1. Le bébé serait pesé avant chaque tétée (une balance était disponible).
2. Le bébé serait allaité à chaque sein pendant dix minutes, puis pesé de nouveau.
3. Le reste de la tétée continuerait ensuite au biberon avec une préparation contenant un faible taux de phénylalanine (la quantité de préparation à donner était calculée en prenant la quantité totale de lait dont il avait besoin, soustrayant le gain de poids déterminé par la balance).
4. En suivant le taux sanguin de phénylalanine à chaque semaine, des ajustements étaient apportés aux quantités.

Toutes les personnes qui ont lu le chapitre 5 (Insuffisance de lait) devraient immédiatement comprendre pourquoi cette approche ne peut fonctionner. À part l'inconvénient de peser le bébé avant et après chaque tétée, et le fait que la mère devait amener la balance partout où elle allait, l'enfant finissait par s'habituer au biberon et cessait de boire au sein. Les mères étaient nerveuses d'avoir à minuter soigneusement les tétées, s'inquiétaient du fait que le bébé boive trop de lait maternel, et leur réflexe d'éjection était inhibé…

Cependant, en considérant certains principes de base, il a été possible de changer complètement la situation. Au lieu de la routine que je viens de vous décrire, le département de diététique a calculé la quantité de préparation spéciale dont le bébé avait besoin. Ce lait était donné au début de la tétée avec un Dispositif d'Aide à l'Allaitement, ainsi le bébé recevait la quantité totale de lait industriel calculée pendant la tétée et pouvait ensuite boire au sein jusqu'à ce qu'il soit pleinement satisfait. Il n'y avait pas de risque que l'enfant préfère le biberon, et il pouvait téter au sein aussi longtemps qu'il le souhaitait au lieu d'être enlevé du sein à un moment donné. À ma connaissance, il y a eu au moins un bébé qui a été allaité pendant 18 mois de cette manière. Pas besoin de balance ou de biberons. Pas de minutage. Le taux sanguin de phénylalanine des bébés était bien contrôlé.

Dans certains cas de phénylcétonurie moins typiques, le bébé peut se porter très bien uniquement avec l'allaitement maternel, mais ce sont des variantes peu fréquentes d'une maladie peu commune (la plupart des bébés qui ont cette maladie ne peuvent pas être allaités exclusivement). Mais malheureusement, de nombreux professionnels de la santé qui traitent ces bébés croient qu'ils ne peuvent pas être allaités du tout…

L'allaitement avant et après une chirurgie

Jusqu'à tout récemment, de nombreux bébés devaient jeûner dès minuit s'ils devaient être opérés dans la matinée. Nous pouvons être heureux que cette approche soit en train de disparaître, bien que certains anesthésistes y tiennent encore… Les parents de bébés qui doivent être opérés devraient essayer de trouver un hôpital qui a des politiques plus éclairées.

Cependant, le jeûne de plus de six heures avant une chirurgie planifiée est toujours la règle dans de nombreux hôpitaux... C'est souvent pénible pour le bébé allaité et sa mère. De nombreux enfants allaités s'éveillent pendant la nuit pour téter. Essayer d'éviter l'allaitement pendant ces moments peut être une véritable torture pour la mère et son enfant. Les professionnels de la santé qui insistent ne comprennent vraiment pas à quel point ceci peut être traumatisant pour ceux qui sont touchés...

Certains hôpitaux pour enfants, comme celui de Boston ou de Philadelphie aux États-Unis, ont désormais des protocoles qui permettent à l'enfant de téter jusqu'à trois heures avant la chirurgie, ce qui est une approche beaucoup plus raisonnable. Malheureusement, la plupart des hôpitaux, dont l'Hôpital de Toronto pour enfants malades, sont moins progressistes.

Après la chirurgie, s'il n'y a aucune raison pour restreindre l'alimentation (comme il peut y en avoir lors de certaines chirurgies abdominales, mais pas pour les hernies), le bébé allaité peut prendre le sein aussitôt qu'il est éveillé de son anesthésie. C'est très réconfortant pour l'enfant de pouvoir téter au sein. La chirurgie est une expérience angoissante pour un adulte qui a une certaine compréhension de la nécessité de l'intervention, des protocoles, de la douleur qu'il peut ressentir par la suite, et de l'absence des parents et amis à ses côtés lorsqu'il s'éveille... Un jeune enfant ne peut pas comprendre tout cela. De nombreux protocoles hospitaliers exigent que le nourrisson ou l'enfant puisse boire un liquide clair sans le vomir avant de lui permettre de boire au sein ou de boire du lait. Ceci est un exemple de plus démontrant la fausse équation « lait maternel=lait industriel » et « allaitement= alimentation artificielle ». Le lait maternel n'est PAS du lait industriel ; les réactions inflammatoires qui surviendraient chez le bébé qui aspire du lait industriel ne se produiront pas s'il aspire du lait maternel. L'allaitement est un processus complexe et actif. Un bébé qui est suffisamment éveillé pour boire au sein aura le réflexe de régurgitation nécessaire pour éviter une aspiration. L'alimentation au biberon est plus passive et le bébé peut boire du lait au biberon même s'il est passif.

Lorsque votre bébé est hospitalisé

Un des défis pour les mères qui veulent établir ou poursuivre l'allaitement lors de l'hospitalisation de leur bébé se trouve dans le fait que certains hôpitaux n'encouragent pas ou ne permettent même pas aux parents de rester avec leurs enfants. Même si l'hôpital a une politique qui dit que les parents peuvent y demeurer pendant le séjour, le personnel peut aussi tout faire pour les en décourager... On dit souvent aux mères qu'elles devraient aller à la maison pour se reposer, qu'elles pourront faire mieux pour le bébé si elles ont une bonne nuit de sommeil, que leur présence « perturbe » le bébé... ! Une telle situation peut être très pénible pour la mère puisqu'elle est déjà bouleversée par la maladie de son enfant et qu'elle est probablement épuisée, tant par l'inquiétude que par les nuits sans sommeil passées à l'hôpital.

L'hôpital peut permettre aux parents de rester avec leurs enfants, mais sans offrir la possibilité d'y dormir... Donc les parents passent leurs nuits assis à côté de leur enfant, sur une petite chaise droite et inconfortable...

Lorsque ces mères retournent chez elles parce qu'on leur a conseillé de le faire, elles ne dormiront habituellement pas plus. Elles s'inquiètent trop pour le bébé qu'elles viennent de laisser, et elles devront probablement se lever au moins une fois dans la nuit pour exprimer leur lait.

C'est encore plus difficile pour la mère qui a d'autres enfants à la maison. Elle se sent déchirée entre son bébé, qui a besoin de son réconfort et de son lait, et sa famille, qui la réclame aussi...

Le soutien du conjoint, de la famille et des amis est capital dans cette situation. Soyez fermes avec le personnel de l'hôpital sur le fait que l'allaitement est très important pour vous et votre enfant. Votre bébé a encore plus besoin du lait maternel et de l'allaitement lorsqu'il est malade, pas moins... ! Vous pourriez avoir votre conjoint ou quelqu'un d'autre pour rester avec le bébé pendant que vous faites une sieste, et cette personne peut venir vous voir lorsque l'enfant s'éveille et qu'il veut boire au sein. Si vous avez d'autres enfants à la maison, vous serez peut-être capable de faire en sorte que quelqu'un vous les amène à l'hôpital, ou bien vous pourrez aller leur rendre de courtes visites (si vous n'êtes pas trop loin de votre domicile). Certains hôpitaux ont des «salons familiaux» situés près des unités de néonatologie ou de pédiatrie. Toute la famille peut y venir et passer une partie de la journée près de la mère et de l'enfant malade.

Si vous ne pouvez vraiment pas demeurer à l'hôpital, veillez à exprimer votre lait pendant les heures où vous êtes séparée du bébé. Vous pourrez ensuite amener votre lait afin qu'il soit donné au bébé pendant votre absence. Le fait de maintenir une bonne production lactée rendra les choses plus faciles lorsque le bébé sera de nouveau avec vous à temps plein.

La plupart des raisons pour ne pas allaiter un bébé malade se basent sur rien de plus qu'un manque de compréhension du fonctionnement de l'allaitement et la nature du lait humain. S'il y a une volonté de poursuivre l'allaitement, des solutions peuvent presque toujours être mises en œuvre pour le permettre. Mais cela exige de la motivation.

CHAPITRE 14

Adoption, induction de la lactation, relactation et chirurgies mammaires

1er mythe : Une femme qui adopte un bébé ne peut pas allaiter.

2e mythe : Une femme qui a subi une chirurgie de réduction mammaire ne sera pas capable d'allaiter.

Les faits : Ni l'un ni l'autre des énoncés ci-dessus n'est vrai. Dans les deux situations, les femmes peuvent ne pas être capables d'allaiter exclusivement, mais elles devraient pouvoir allaiter si elles ont un bon support. Et certaines pourront en fait allaiter exclusivement.

3e mythe : Une fois que la mère a cessé d'allaiter, elle ne peut pas recommencer.

Les faits : Cela peut être difficile de recommencer, mais ce n'est généralement pas impossible. Il est même possible de reprendre un allaitement exclusif.

L'allaitement du bébé adopté

Allaiter un bébé adopté ? La plupart des gens sont étonnés de découvrir que c'est possible. Est-ce qu'une mère peut vraiment allaiter un bébé dont elle n'a pas accouché ? Peut-elle allaiter même si elle n'a jamais été enceinte ?

Oui, elle le pourra bien souvent. Elle ne produira peut-être pas suffisamment de lait pour nourrir son bébé (et aura donc besoin de donner des suppléments), mais l'enfant tirera des bénéfices importants, même d'une petite quantité de lait maternel.

Il est évident que l'allaitement offre plus que l'aspect nutritionnel du lait maternel. L'allaitement donne confiance à la mère et l'aide à établir une relation physique spéciale avec son bébé, laquelle ne peut pas être reproduite. Ceci se produit, que l'enfant obtienne ou non du lait de ses seins. Le bébé en tire donc du réconfort et de la chaleur, une relation physique avec sa mère, ce qui ne peut pas être copié par un biberon de plastique surmonté d'une tétine de caoutchouc.

Je ne dis pas qu'une mère ne peut pas aimer son enfant si elle le nourrit au biberon. Je ne dis pas que le bébé ne peut pas développer un sentiment de sécurité, d'indépendance ou d'amour pour sa mère s'il n'est pas nourri au sein. Bien entendu, tout ceci est possible. Cependant, le geste d'allaiter est particulier.

J'encouragerais toutes les mères qui adoptent un bébé à considérer sérieusement l'allaitement. Voici comment :

Amener le bébé à boire au sein

Selon moi, faire en sorte que l'enfant prenne le sein est beaucoup plus important que de produire du lait... Même si éventuellement la mère ne produit que quelques gouttes de lait pour son bébé adopté, elle peut allaiter si l'enfant prend le sein. Par conséquent, c'est prioritaire.

Est-ce qu'un bébé prendra le sein s'il n'y a pas de lait? Eh bien, les bébés tètent aussi une sucette à tout moment. Le nourrisson qui ne reçoit pas beaucoup de lait du sein sera peut-être heureux de téter alors qu'il est endormi ou qu'il cherche simplement un peu de confort. Si nécessaire, pour encourager le bébé à téter, la mère peut utiliser un Dispositif d'Aide à l'Allaitement pour donner au sein du lait maternel provenant d'un lactarium ou de la préparation commerciale pour nourrissons.

En Amérique du Nord, de plus en plus de mères adoptives peuvent allaiter leurs bébés dès la naissance. C'est très bien. C'est beaucoup mieux qu'autrefois, lorsque les mères adoptives ne pouvaient même pas prendre l'enfant pendant les dix jours suivant la naissance, même plus... Plusieurs mères adoptives que j'ai suivies à mon cabinet de consultation en allaitement pouvaient mettre le bébé au sein dans la salle d'accouchement. L'augmentation du nombre d'adoptions ouvertes signifie que bien souvent la mère biologique et adoptive se sont rencontrées et se sont connues avant la naissance. En Amérique du Nord, la mère biologique encourage souvent la mère adoptive à allaiter.

Cependant, cette situation doit être abordée avec une certaine délicatesse. Plus l'enfant tétera tôt, mieux ce sera, mais sans toutefois rendre l'expérience de la mère biologique plus pénible. Dans certaines situations, cela vaut la peine d'examiner la possibilité que la mère biologique allaite le bébé au cours des premiers jours de vie, notamment s'il est impossible pour la mère adoptive de mettre le bébé au sein.

Lorsque cette possibilité est considérée, les réactions peuvent être vives. Beaucoup de personnes conseillent à la mère adoptive de ne pas permettre à la mère biologique d'allaiter parce qu'elle pourrait changer d'idée et décider de garder son enfant. Cela ne s'est pas produit pour les quelques cas dont j'ai eu connaissance, et où la mère biologique a allaité l'enfant pour un ou quelques jours. Mais un revirement de situation est également possible. Après tout, personne ne peut promouvoir le lien d'attachement que l'allaitement favorise, pour ensuite se retourner pour dire que ça ne peut pas survenir lorsque la mère est sur le point de laisser son enfant en adoption. Personnellement, je crois que le processus d'attachement de l'allaitement est un processus lent et progressif, pas une sensation éclair, du moins généralement. Tout de même, je comprends la peur des mères adoptives qui ne veulent pas que la mère biologique allaite.

Il y a des avantages pour la mère biologique à allaiter au cours des premiers jours de vie. Si l'enfant boit adéquatement, elle pourrait avoir moins d'engorgement lorsque la quantité de lait augmente au jour 3 ou 4. Dans certains cas, la mère biologique a même donné son lait à la mère adoptive pour le bébé. Ceci permet à la mère biologique de développer un lien émotif avec le bébé, même si elle le donne en adoption. Ce n'est pas une si mauvaise chose. Au contraire, cela peut être bon. Et bien entendu, le bébé recevra le précieux colostrum qui est si important pour sa santé.

Si la mère biologique ne l'allaite pas, et que la mère adoptive ne peut pas encore le faire (peu importe la raison), il est vraiment préférable que le bébé ne reçoive pas de biberons ou de sucette pendant cette période. Les méthodes d'alimentation alternatives, dont la tasse et peut être l'alimentation au doigt, devraient être employées pour le nourrir. La tasse est préférable si la mère n'est pas présente puisque la principale fonction de l'alimentation au doigt est de stimuler un bébé peu enthousiaste à prendre le sein. Plus l'enfant et la mère sont séparés longtemps, plus il pourra être difficile de faire prendre le sein au bébé lorsqu'ils seront ensemble. Tous les efforts devraient être déployés afin que la mère adoptive et l'enfant soient ensemble aussitôt que possible après la naissance.

Si vous ne pouvez pas avoir votre bébé adopté avec vous immédiatement, et que la mère biologique n'allaite pas, il serait alors indiqué de prendre de la dompéridone parce que vous souhaitez avoir la meilleure production lactée possible afin d'encourager l'enfant à prendre le sein. Lorsque vous amènerez le bébé à la maison et si les suppléments sont nécessaires, je pense que ce serait un cas où il serait impératif que le bébé boive avec un Dispositif d'Aide à l'Allaitement. Le but est d'amener l'enfant à boire au sein.

Si le bébé ne semble pas vouloir téter au sein, il ne faut pas désespérer. Cela peut être surmonté (voir le chapitre 10 « Lorsque bébé refuse le sein »). Comme nous l'avons dit, plus la production lactée sera abondante, plus les chances que le bébé prenne éventuellement le sein augmenteront. Il est toutefois intéressant de constater que parmi les dizaines de bébés adoptés que nous avons suivi à mon cabinet de consultation en allaitement, seulement deux ont refusé le sein au départ, et de ces deux enfants, il y en a un qui a finalement bien pris le sein (lorsqu'il a eu environ deux semaines) et a été allaité exclusivement pendant environ cinq mois. Pour l'autre cas, la mère ne produisait pas suffisamment de lait, le bébé a refusé le sein, et elle n'a pas persisté à essayer de l'allaiter.

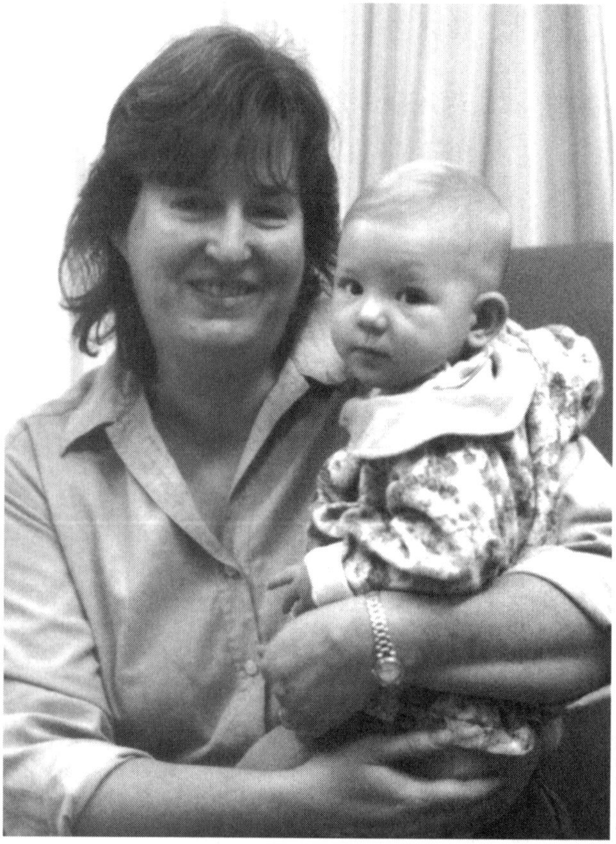

Photo : Jack Newman

Ce bébé adopté a été allaité exclusivement pendant environ cinq mois, et il était encore allaité à l'âge d'un an!

PRODUIRE DU LAIT

La mère adoptive devrait commencer à stimuler et induire sa production lactée bien avant la naissance de l'enfant, aussitôt que ce sera possible. Il arrive parfois, comme dans le cas d'une mère-porteuse, que la mère adoptive saura dans les semaines qui suivront la conception qu'elle aura le bébé et elle aura presque neuf mois pour se préparer à allaiter. Dans d'autres cas, la mère adoptive ne pourra être informée de l'arrivée du bébé qu'une semaine avant la naissance, et même moins.

Je décrirai ici la situation idéale, du moins du point de vue de la production de lait. Une petite mise en contexte sera utile.

Pendant la grossesse, parmi toutes les hormones qui sont produites (gonadotrophine chorionique, par exemple) le placenta sécrète des quantités accrues de progestérone et d'œstrogène. Au même moment, l'hypophyse produit plus de prolactine. Ces trois hormones font en sorte que le tissu mammaire augmente et se développe pendant la grossesse, mais la production lactée est inhibée par la présence de la progestérone et de l'œstrogène dans le sang de la mère. Une fois que la mère a expulsé le placenta après la naissance du bébé, les hormones placentaires ne sont plus présentes et la prolactine peut désormais exercer ses effets sur les seins sans être contrôlée par les effets inhibiteurs des autres hormones. C'est probablement pour cette raison que cela prend quelques jours à la production lactée pour augmenter suite à la naissance du bébé. Les recherches suggèrent que c'est la chute de la progestérone après la délivrance du placenta qui sensibilise les cellules productrices de lait dans les seins aux effets de la prolactine. Si cette chute de progestérone ne se produit pas, il n'y aura pas de production de lait importante. Une telle situation peut se produire si un fragment de placenta demeure dans l'utérus après l'accouchement ou si une injection de médroxyprogestérone (Depo-Provera®) est donnée en guise de contraceptif trop rapidement après la naissance. Malheureusement, et au détriment de l'allaitement maternel, un trop grand nombre de médecins (notamment aux États-Unis) administrent des injections de médroxyprogestérone au cours des jours qui suivent la naissance de l'enfant.

Avec six mois ou plus de préparation et s'il n'y a pas de contre-indications à prendre les médicaments indiqués, je proposerais ce qui suit aux mères adoptives, en espérant que cela simulera ce qui se passe au niveau hormonal pendant une grossesse (taux élevés de progestérone, d'œstrogène et de prolactine). Cependant, il est difficile de savoir à quel point toute cette thérapie hormonale est proche de ce qui se passe pendant une grossesse normale. Jusqu'à ce jour, j'ai utilisé ce protocole avec pas mal de mères et cela fonctionne assez bien. La première mère qui a suivi ce protocole est devenue si intéressée par l'allaitement des mères adoptives qu'elle est devenue consultante en lactation. Elle présente même un site internet sur le sujet (www.asklenore.com). Elle a aidé des centaines de mères adoptives à travers le monde à allaiter leurs bébés adoptés. Le protocole que nous vous présentons, ainsi que ses deux variantes, a été développé par elle, avec mon aide. Toutes les mères qui entreprennent ces traitements doivent être suivies par un médecin et être soutenues par un spécialiste de la lactation expérimenté. Bien que l'usage de la dompéridone soit relativement sans danger, il y a des effets secondaires associés à l'usage de la pilule contraceptive et votre médecin devrait au moins savoir que vous prenez ces médicaments dans le but d'induire la lactation.

Induction de la lactation[1] *: le protocole régulier*

Ce protocole demande une longue préparation, ainsi la mère aura plus de succès si elle attend l'enfant d'une mère-porteuse (ce qui signifie qu'elle aura tout

1. On dit également « lactation provoquée » ou « induite ».

le temps de la grossesse pour se préparer), ou un autre type d'adoption planifiée bien avant la naissance de l'enfant. La plupart des femmes qui ont suivi ce protocole ont été capables de répondre à la plupart des besoins en lait maternel de leur bébé jusqu'au sevrage.

1. Au moins 6 mois avant la naissance du bébé (le plus tôt est le mieux), commencez à prendre une pilule œstroprogestative à chaque jour (ne prenez pas les comprimés de sucre (placebo) qui sont inclus parfois dans la boîte, sautez directement au prochain cycle sans cet arrêt de 7 jours). De plus, commencez à prendre 10 mg de dompéridone /4 fois par jour pour 1 semaine. Augmentez ensuite le dosage à 30 mg /3 fois par jour. Les seins peuvent être gonflés. C'est normal. Le contraceptif oral œstroprogestatif réprime la production lactée en imitant ce qui se produit lors d'une grossesse. *Aucune expression ou prise de suppléments herbacés avant 6 semaines précédant la naissance du bébé.* Le fait d'exprimer le lait avant que les seins soient prêts est inutile et ne fera pas vraiment de différence pour la production lactée. Nous avons remarqué que les contraceptifs oraux Yasmine® (Jasmine®) et Ortho-Novum 1/35®[2] ont été aussi efficaces que les contraceptifs œstroprogestatifs réguliers lors de cette étape du processus, bien qu'il n'y ait aucune raison de croire ceux-ci ne soient pas efficaces.
2. Environ 6 semaines avant la naissance du bébé, la femme devrait arrêter de prendre la pilule contraceptive et continuer de prendre la dompéridone (30 mg, 3 fois/jour, et parfois même 40 mg, 4 fois/jour). Elle devrait avoir un saignement vaginal. C'est normal et causé par l'arrêt du contraceptif oral. Si la femme n'a pas de saignement et qu'elle est fertile, il est recommandé qu'elle soit examinée pour vérifier si elle est enceinte. À cette étape-ci, elle devrait commencer à exprimer son lait aux trois heures. Note : Cesser la pilule contraceptive en continuant la dompéridone pour ensuite exprimer le lait devrait faire chuter rapidement le taux sanguin de progestérone, tout en causant une augmentation du taux de prolactine. Cette étape du processus imite ce qui se produit après une grossesse et un accouchement normaux. Ceci devrait faire en sorte que la production lactée de la mère augmente considérablement.

   Une fois que la mère a commencé à exprimer son lait, elle peut commencer à prendre du chardon bénit (gélule de ± 390 mg) et du fenugrec (gélule ± 610 mg). Le dosage recommandé est de 3 gélules de chacune des plantes 3 fois par jour, pendant les repas. La dompéridone peut être prise 30 minutes avant les repas pour faciliter l'absorption. De nombreuses mères qui suivent ces protocoles ont noté une augmentation importante de leur production lactée lorsqu'elles ont commencé à ajouter régulièrement des flocons d'avoine dans leur alimentation.

---

2. Il s'agit de contraceptifs oraux minidosés, qui contiennent un œstrogène et un progestatif.

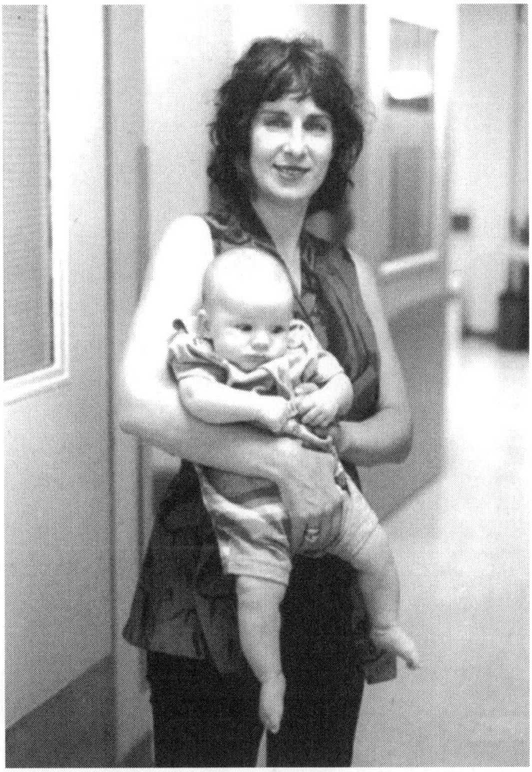

Voici une femme et son bébé adopté, allaité exclusivement pendant 6mois et qui n'a jamais eu une goutte de lait industriel pour nourrissons. Il a été allaité pendant plus d'un an !

3. Il sera utile que la mère exprime son lait au moins une fois pendant la nuit. Le taux de prolactine de la mère augmente naturellement entre 1h et 5h du matin. Exprimer le lait pendant la nuit permet de profiter de cette augmentation naturelle. Des études ont démontré que la fréquence de « vidage du sein » a plus d'impact sur la production lactée que la durée de la séance d'expression. Plus souvent la mère exprime son lait, plus elle pourra emmagasiner de lait et meilleure sera sa production lactée.

   L'arrivée du lait pendant l'expression respecte un processus particulier qui commence par des gouttes claires, qui deviennent de plus en plus blanches et opaques. Les gouttes apparaissent, suivies d'un jet, et ensuite d'un flot de lait régulier. La production lactée pourra prendre quelques jours, une ou deux semaines, ou plus pour s'installer. Chaque femme réagit différemment.

4. Lorsque le nourrisson arrive, la mère adoptive devrait continuer à prendre de la dompéridone (30 mg/3 fois par jour), jusqu'à ce qu'elle ait une production lactée maximale ou qu'elle soit prête à sevrer son enfant. La mère adoptive (ou biologique) devrait mettre le bébé au sein aussitôt que possible, dans la chambre de naissance si elle le peut. Le contact peau à

peau durant les premiers jours favorisera l'augmentation de la production lactée, comme pour toute nouvelle mère, adoptive ou pas. Elle devrait allaiter son enfant « à la demande », aussi fréquemment que possible.

Pendant que la production lactée de la mère est en train de s'instaurer, elle devrait exprimer son lait après chaque tétée au sein, si c'est possible. Ceci aidera à faire augmenter sa production lactée. La femme devrait poursuivre la prise de fenugrec et de chardon bénit tant que la production n'est pas encore suffisante, ou pendant toute la durée de l'allaitement si nécessaire. Lorsque la production lactée de la mère est bien établie, il lui sera peut être possible de diminuer progressivement la quantité de dompéridone qu'elle prend, et même de cesser complètement. Lisez la rubrique « Plus d'informations sur la dompéridone » un peu plus loin dans ce chapitre.

Le protocole accéléré

Ce ne sont pas toutes les mères adoptives qui ont la chance d'avoir plusieurs mois pour se préparer à allaiter. Le protocole accéléré vous aidera à développer votre production lactée aussi rapidement que possible. Il a également été efficace pour des mères qui souhaitaient recommencer à allaiter après un arrêt de l'allaitement (relactation). La production lactée peut être moins abondante avec ce protocole que ce qui pourrait être atteint avec le protocole régulier, mais n'oubliez pas : l'allaitement maternel a plus à offrir qu'uniquement le lait...

La mère doit prendre la pilule contraceptive citée pendant trente à soixante jours, sans interruption, donc uniquement les comprimés contenant la substance active (pas les comprimés de sucre), en même temps que la dompéridone (30 mg, 3 fois/jour). Si un changement important survient dans les seins à l'intérieur des trente jours, la prise du contraceptif oral sera stoppée, tandis que la prise de dompéridone se poursuivra. Les séances d'expression commenceront.

Parmi les changements importants, on note un accroissement du volume des seins (une taille de bonnet au-dessus), et le fait d'avoir la sensation que les seins sont pleins, lourds et sensibles.

La production lactée peut ne pas être aussi importante avec le protocole accéléré, personne ne peut savoir à l'avance, mais la production sera habituellement assez abondante pour répondre en bonne partie aux besoins du bébé. La mère devrait utiliser le Dispositif d'Aide à l'Allaitement (voir chapitre 5) avec son lait ou avec de la préparation commerciale pour nourrissons afin de pouvoir allaiter le bébé pendant qu'elle suit le protocole. Plusieurs mères adoptives ou celles qui souhaitaient le devenir ont demandé à la mère biologique de fournir son lait pendant un certain temps, allant de 2 à 4 semaines ou plus. De nombreuses mères biologiques sont heureuses d'offrir à l'enfant un bon départ dans la vie. Au moins une mère biologique a rapporté que le fait d'avoir donné son lait lui a permis de mieux faire face au processus d'adoption. Plusieurs mères porteuses ont offert leur colostrum et leur lait exprimé aux couples afin qu'ils le donnent au bébé.

Lorsque la mère n'a que 4 semaines ou moins pour se préparer ou si le bébé est déjà arrivé, elle doit commencer à prendre la pilule contraceptive immédiatement (un comprimé par jour), accompagné de dompéridone (30 mg, 3 fois/jour). Si la mère peut prendre la pilule contraceptive avec la dompéridone pendant au moins 30 jours, elle pourrait produire une importante quantité de lait maternel.

Dès que la mère a pris pendant au moins 30 jours la pilule contraceptive recommandée et la dompéridone, et qu'elle a remarqué un changement important dans ses seins, elle peut cesser de prendre le contraceptif oral, tout en poursuivant la dompéridone, et commencer à exprimer son lait avec un tire-lait électrique automatique de calibre hospitalier (en double expression). Un tire-lait manuel ne serait pas assez efficace et à la hauteur de la tâche. Bien entendu, si elle a déjà le bébé, elle devrait essayer de le mettre au sein. Parmi les changements importants au niveau des seins, noter une augmentation du volume des seins (une taille de bonnet au-dessus), les seins semblent pleins, lourds et sont sensibles.

Pour tous les détails concernant les horaires d'expression et l'utilisation des plantes, lisez les pages précédentes dans ce chapitre.

N'oubliez pas que si la mère est fertile, et qu'elle ne souhaite pas devenir enceinte, elle devrait utiliser une méthode de contraception non-hormonale dès cette étape.

La mère devrait emmagasiner autant de lait maternel que possible. Une fois que le bébé arrive, ou s'il est déjà là, il devrait être nourri à la demande. Si nécessaire, le bébé sera supplémenté avec un Dispositif d'Aide à l'Allaitement (D.A.A.), avec le lait maternel ou du lait industriel jusqu'à ce que la production lactée de la mère soit bien établie. N'oubliez pas : ce n'est pas une obligation que tout le lait provienne de la mère. Peu importe la quantité de lait maternel qu'elle peut fournir à son enfant, c'est un cadeau précieux. L'allaitement a plus à offrir encore que le lait maternel...

Notez que la pilule contraceptive et la dompéridone sont deux substances approuvées par l'Académie américaine de pédiatrie[3], et qui sont compatibles avec l'allaitement.

Le protocole de la ménopause

Si la mère est ménopausée naturellement ou suite à un retrait chirurgical de ses organes reproductifs, elle peut encore allaiter et stimuler sa production lactée ! Une femme n'a pas besoin de ses ovaires et de son utérus pour allaiter. Tout ce dont elle a besoin, ce sont des seins et une hypophyse fonctionnelle.

---

3. American Academy of Paediatrics.

La première étape est de cesser le traitement hormonal supplétif (si la femme en prend un) pour le remplacer par le contraceptif œstroprogestatif Yasmine® (Jasmine®), un comprimé par jour. Ce médicament contient assez d'œstrogène et de progestérone pour que la femme n'ait pas de symptômes de ménopause tout en activant le mécanisme de la production lactée. La mère devra également prendre de la dompéridone (10 mg, 4 fois/jour pour la 1ère semaine, pour augmenter ensuite à 30 mg, 3 fois/jour). Il serait bien que la mère continue de prendre Yasmine® (Jasmine®) et la dompéridone jusqu'à ce qu'elle constate des changements importants au niveau de ses seins. Pour les femmes ménopausées, il est recommandé de suivre le protocole pendant au moins 60 jours. Parmi les changements notés au niveau des seins, on note une augmentation de volume (au moins une taille de bonnet au-dessus), la sensation d'avoir les seins pleins, lourds et sensibles.

Lorsque la mère a terminé 60 jours de traitement combiné avec la pilule contraceptive et la dompéridone, et qu'elle note des changements au niveau des seins, elle peut cesser de prendre le contraceptif en poursuivant le traitement à la dompéridone. Elle peut commencer à exprimer son lait avec un tire-lait électrique professionnel (en double expression).

Pour tout détails concernant l'expression du lait maternel et l'utilisation des plantes, référez-vous au «protocole régulier» présenté quelques pages auparavant dans ce chapitre.

Si la mère ressent des symptômes de ménopause, il est préférable qu'elle ne recommence pas sa thérapie hormonale de remplacement. Toutefois, elle peut essayer de prendre des produits à base de soja pour contrôler ses symptômes. Le lait de soja ou le beurre de soja sont de bons choix pour contrôler les symptômes car ces produits contiennent des phytoestrogènes. Toutefois, la mère devrait uniquement en consommer pour faire cesser ses bouffées de chaleur, car si elle en prend trop, cela pourrait faire diminuer sa production lactée.

Que faire si la mère n'éprouve pas de changements «significatifs» au niveau de ses seins ?

En terme de changements significatifs, nous entendons :

✓ Les seins qui augmentent de volume (soutien-gorge au moins une taille de bonnet au-dessus) ;

✓ Les seins sont pleins, durs et sensibles.

Ces symptômes indiquent un développement adéquat du processus de la lactation. Si la mère n'a pas de changements significatifs au bout de 15 jours après le début de l'un ou l'autre des protocoles, elle peut songer à augmenter la quantité de progestérone qu'elle prend. Il y a deux moyens efficaces pour faire ceci :

1. Remplacer la pilule contraceptive régulière Yasmine® (Jasmine®). Ce médicament contient deux fois plus de progestérone que les autres pilules contraceptives 1/35. ou bien :
2. Poursuivre la pilule contraceptive (1/35) et ajouter 1 mg de progestérone d'une autre façon (par exemple en ajoutant la moitié d'un comprimé de Provera®2.5).

Le fait d'ajouter de la progestérone réglera habituellement le problème, mais la première option fonctionne mieux que la seconde à cause de la nature anti-androgène de la progestérone contenue dans Yasmine® (Jasmine®).

Un petit avertissement à propos des crèmes : elles ne peuvent pas fournir un niveau fiable de progestérone. La progestérone absorbée oralement est un meilleur choix.

Plus d'information sur la dompéridone

Nous avons parlé de la dompéridone au chapitre 5 « Insuffisance de lait ». Dans le cas de la mère adoptive cependant, pourra-t-elle cesser de prendre de la dompéridone pendant qu'elle allaite ? C'est impossible à savoir. Nous avons environ une dizaine de mères qui ont rapporté avoir été capables de produire tout le lait dont le bébé avait besoin (ce nombre n'inclut pas les mères qui ont suivi les protocoles auparavant, mais uniquement celles qui prenaient de la dompéridone et qui exprimaient leur lait). La plupart ont eu besoin de prendre de la dompéridone pendant la durée totale de leur allaitement, bien que certaines ont pu réduire la dose. Cela vaut le coup d'essayer de réduire la dose. Les mères qui réussissent bien en prenant la dose habituelle (30 mg, 3 fois/jour) continueront probablement de produire autant de lait pour leur bébé avec « 20 mg, 3 fois/jour » ou « 10 mg, 4 fois/jour »). Si aucun effort n'est fait pour diminuer la dose, nous ne saurons jamais s'il y a des mères qui continuent de produire beaucoup de lait, et cela même si elles ne prennent plus de dompéridone !

La diminution de la dose peut se faire lentement, disons l'équivalent de 10 mg de moins à chaque jour (un comprimé de moins), pendant une semaine. S'il n'y a aucun changement évident dans la production lactée et que le bébé continue d'être de bonne humeur et qu'il prend du poids adéquatement, vous pouvez ensuite diminuer la dose journalière d'un autre comprimé, et ainsi de suite.

Malgré tout, la plupart des mères adoptives auront besoin de continuer de prendre de la dompéridone pendant toute la durée de leur allaitement, si elles souhaitent maintenir leur production lactée au maximum.

Si la mère ne produit pas tout le lait dont le bébé a besoin, alors une autre question se pose : est-ce que cela vaut le coup de prendre un médicament qui, bien qu'il semble sans danger et qu'il se caractérise par ses faibles effets secondaires, est quand même un médicament ? Pour continuer à donner un complément journalier de 300 ml[4] de lait industriel pour nourrissons au lieu de 420 ml[5] par jour ? Je dirais que non. Et que dire si c'était pour donner 300 ml de lait industriel par jour au lieu de 600 ml[6] ? Difficile à dire. Encore une fois, mon opinion est que l'allaitement est important, pas la quantité de supplément donné au bébé.

« Combien de temps devrais-je allaiter mon bébé adopté ? »

Je vous réfère au chapitre 19 « L'allaitement du bambin ». Il me semble qu'il n'y a absolument aucune raison pour cesser d'allaiter plus rapidement pour la seule raison que le bébé est adopté. Au contraire, puisque les bébés adoptés sont plus à risque de présenter des troubles de comportement à l'adolescence, une période d'allaitement plus longue serait raisonnable, et non le contraire. D'autre part, la mère ne devrait pas essayer de forcer le bébé à prendre le sein s'il n'est plus intéressé à l'âge de 18 mois, mais elle ne devrait pas cesser plus tôt parce qu'il est adopté. Même si la mère produit seulement de petites quantités de lait, le geste d'allaiter devient encore plus important que le lait lui-même lorsque le bébé est plus âgé.

LORSQUE LE BÉBÉ A AMORCÉ SA DIVERSIFICATION ALIMENTAIRE

Plusieurs mères qui ont une production lactée insuffisante croient que lorsque le bébé commencera à manger d'autres aliments, elles pourront cesser de donner des suppléments ou de prendre de la dompéridone (si elles en prennent). Cela fonctionne assez souvent, quoique la transition du sein et des suppléments aux aliments solides (ou de la dompéridone à l'absence de dompéridone) devrait être graduelle plutôt que rapide. Gardez en tête que le bébé aura tendance à apprécier un flot de lait rapide lorsqu'il est au sein, et si la mère cesse de donner le supplément pendant qu'il boit au sein, ou diminue la dose de dompéridone trop rapidement, le bébé pourra être maussade pendant les tétées. Il pourra s'en éloigner en poussant, puis pleurer, reprendre le sein pour téter un peu puis pleurer encore. Ceci peut survenir même si la production lactée est adéquate. En pareil cas, la mère aura peut-être besoin de continuer l'usage du Dispositif d'Aide l'Allaitement. Un truc qui fonctionne souvent est de donner les aliments solides avant la tétée afin qu'il ne soit pas trop affamé. Dans ce cas, le bébé pourra être beaucoup plus patient au sein et n'aura pas besoin d'un flot de lait rapide.

> *« À présent, elle allaitait comme elle respirait et il l'avait souvent vue circuler dans la maison ou même faire la cuisine avec un bébé collé au sein. »*
>
> Anne Tyler, **« En suivant les étoiles »**

4. 10 onces.
5. 14 onces.
6. 20 onces.

La « relactation »

Par le terme « relactation », nous entendons le fait de recommencer l'allaitement d'un bébé après l'avoir cessé pour quelque raison que ce soit.

Comme pour l'allaitement du bébé adopté, il est préférable que la mère reçoive l'aide d'une personne expérimentée en relactation. Cette personne ne sera probablement pas le médecin de famille ou le pédiatre, et ce ne sont pas toutes les consultantes en lactation qui ont beaucoup d'expérience avec des mères qui amorcent une relactation. De plus, comme dans le cas de l'allaitement du bébé adopté, il y a au moins deux problèmes à résoudre : celui d'amener le bébé à reprendre le sein et celui de faire augmenter la production lactée. Le degré de succès de la mère qui souhaite allaiter de nouveau dépend beaucoup des facteurs qui suivent :

- **La production lactée avant le sevrage**

  Si la mère avait une bonne production lactée, ou même une production surabondante, il sera peut-être possible de rétablir la production lactée. Même si la production lactée n'était pas abondante avant le sevrage, il peut être possible de redémarrer la production lactée parce que bien souvent « l'insuffisance de lait » n'en était pas vraiment une. La cause était probablement plus des techniques d'allaitement inadéquates, lesquelles ont fait en sorte que le bébé n'obtenait pas tout le lait disponible. Bien entendu, même si la mère n'arrive pas à produire assez de lait (une situation inhabituelle), ceci ne signifie pas qu'elle ne devrait pas tenter une relactation. *Un peu* de lait maternel est meilleur que pas du tout ! Et l'allaitement maternel représente bien plus que le lait maternel. Une faible production lactée peut toutefois faire en sorte qu'il sera difficile de remettre le bébé au sein.

- **Le temps qui s'est écoulé depuis le sevrage du bébé**

  Plus le bébé a été longtemps sans prendre le sein, plus il sera difficile de lui faire prendre le sein de nouveau. Mais j'ai vu certains bébés qui ont repris le sein après une très longue période d'arrêt. Dans un des cas, la mère n'avait jamais mis son bébé de quatre mois au sein parce qu'on lui avait dit, à tort, qu'elle ne pouvait pas allaiter car elle prenait un certain médicament. Cette information était inexacte et lorsqu'elle l'a découvert, elle est venue à notre cabinet de consultation en allaitement avec son fils de quatre mois pour commencer l'allaitement. La mère n'avait jamais exprimé son lait. Je doutais fortement que le bébé prenne le sein, mais il l'a fait ! Finalement, la mère a eu une production lactée adéquate. Elle allaitait encore son enfant à l'âge de six mois (je n'ai plus effectué de suivis après cela). Une autre mère a décidé d'allaiter après avoir quitté un conjoint autoritaire qui lui avait interdit d'allaiter. Son enfant avait trois mois lorsqu'elle est venue nous voir au cabinet de consultation pour commencer à allaiter. Son bébé n'a pas pris le sein facilement, mais il a fini par téter, et j'ai entendu dire que l'allaitement se passait très bien pour la mère et l'enfant et qu'il suivait son cours.

En général, toutefois, plus la période entre le sevrage et la remise au sein est courte, plus il sera facile de reprendre l'allaitement.

- **Le temps pendant lequel le bébé a tété au sein avant d'être sevré**

  Généralement, plus longtemps l'enfant a été allaité avant le sevrage, plus il lui sera facile de reprendre le sein. Ce n'est qu'une règle générale et plusieurs exceptions peuvent survenir. Cependant, si le bébé a été allaité exclusivement pendant seize semaines, et qu'il a été sevré du sein pendant seulement deux semaines, il est plus probable qu'il reprenne le sein que s'il n'avait pas bien tété au sein ou que s'il n'avait été allaité que huit semaines pour être ensuite sevré pour une durée de deux semaines.

  Toutefois, pour le bébé qui est âgé de moins d'un mois ou deux, cela est différent. Comme vous pouvez le lire au chapitre 10 (Lorsque bébé refuse le sein), si la production lactée est abondante, de nombreux bébés qui refusaient complètement le sein peuvent soudainement l'accepter, sans aucune raison apparente, entre l'âge de quatre et huit semaines de vie, et dans certains cas, cela peut même se produire pour un bébé plus âgé... J'ai vu un de ces bébés qui a finalement accepté le sein à l'âge de... quatre mois ! Je n'ai aucune explication pour ce phénomène, sauf peut-être que si la production lactée est abondante, la plupart des enfants prendront éventuellement le sein. Cependant, beaucoup de mères cesseront d'essayer avant que le bébé se décide à faire la bonne chose.

- **La détermination de la mère**

  Dans de nombreux cas de relactation, la mère doit faire preuve de beaucoup de détermination pour allaiter son enfant à nouveau. Dans certains cas, ce sera assez facile, mais dans d'autres, nous nous attendons à ce que ce soit facile et finalement cela ne fonctionnera peut-être pas... Ou bien parfois nous croyons que ce sera impossible, et tout fonctionne à merveille !

  La mère qui souhaite recommencer à allaiter devra faire les efforts nécessaires. La détermination et le refus de laisser tomber facilement seront la clé du succès.

La relactation lorsque le bébé prend volontiers le sein

Si le nourrisson prend le sein, les choses seront généralement plus faciles. S'il accepte le sein, commencez à le lui offrir, puis de plus en plus fréquemment, la nuit notamment alors que certains bébés seront heureux de téter même s'il n'y a pas beaucoup de lait ou même pas du tout. Prenez l'enfant avec vous dans le lit et laissez-le téter au sein autant qu'il le souhaite.

Il peut se produire deux formes d'acceptation du sein. L'une est que l'enfant prendra le sein et tétera aussi longtemps que le flot de lait sera acceptable, mais dès qu'il diminuera, il commencera à repousser le sein. Ou bien dans l'autre cas, il prendra le sein uniquement pour se calmer, un peu comme il le ferait avec une sucette. Dans ce dernier cas, le flot de lait ne le préoccupera peut-être pas. Le bébé peut aussi se contenter de téter pour se calmer de temps en temps et boira dans d'autres moments, en combinant les deux attitudes. Je crois qu'il est important de reconnaître ces deux types de comportement, parce que cela aidera le processus de relactation.

Si le bébé prend effectivement le sein, il serait préférable que vous cessiez d'utiliser les tétines aussitôt que possible. Cela ne sera peut être pas possible immédiatement, mais vous pourrez au moins les éviter à certains moments. Le meilleur moyen d'offrir un supplément de lait est en utilisant un D.A.A. (Dispositif d'Aide à l'Allaitement). Le supplément devrait être donné avant que l'enfant s'impatiente au sein, aussitôt que le flot de lait ralentit. La mère saura quand le lait coulera moins abondamment car le bébé ne tétera plus avec un grand mouvement de la mâchoire et cette *pause caractéristique du menton* avant de refermer sa mâchoire pour comprimer le sein. Cette *pause* indique à la mère que le bébé vient de boire une grande gorgée de lait, et que lorsqu'il n'y a plus cette grande ouverture de la mâchoire et cette pause, l'enfant reçoit moins de lait et il commencera probablement à s'impatienter au sein. Le flot de lait pourrait donc être augmenté avec l'aide du D.A.A.

Si l'enfant se retire du sein et qu'il pleure malgré l'utilisation du D.A.A., vous pouvez essayer de l'alimenter avec une petite tasse ou avec l'alimentation au doigt. Il est peu probable que vous réussissiez à alimenter un bébé de quatre mois au doigt (quoique cela vaut la peine d'essayer) et certaines mères ne se sentent pas à l'aise pour nourrir un bébé de moins de six mois à la tasse (cela est toutefois facile pour beaucoup de jeunes bébés), donc le biberon sera peut-être nécessaire en certaines occasions. La mère ne devrait pas se sentir blessée si son enfant n'accepte pas toujours de rester au sein et qu'elle doive parfois lui donner un biberon pour contribuer à ce qu'il soit moins frustré. Entre la détermination de poursuivre et le fait de ne pas insister trop fortement, il faut savoir bien doser.

D'autre part, le nourrisson qui boit au sein essentiellement pour son confort ne sera pas très enthousiaste à recevoir plus de lait, notamment s'il vient juste d'être alimenté. Ce bébé pourra repousser le sein lorsque le lait commencera à couler dans le D.A.A... Allez-y un peu plus lentement. Faites la compression du sein pour l'habituer à recevoir du lait de votre sein. Gardez-le au sein tant qu'il le souhaite, même s'il ne reçoit pas beaucoup de lait. Lorsque la production lactée augmentera, il s'habituera à recevoir plus de lait du sein. Vous pouvez utiliser le D.A.A. en plaçant le contenant dans lequel est le lait, très bas par rapport à sa tête afin qu'il ne reçoivent que de petites quantités de supplément. Vous pouvez aussi utiliser un D.A.A. du commerce, en prenant le plus petit tube disponible. Si vous attendez que votre enfant soit assez somnolent avant d'employer le D.A.A., vous trouverez peut-être qu'il l'acceptera plus facilement.

Lorsque l'enfant acceptera plus souvent le sein et qu'il y boira plus de lait, vous constaterez qu'il demeurera au sein pour la durée entière de la tétée et qu'il l'acceptera volontiers. Gardez en tête comment savoir que le bébé reçoit du lait du sein. S'il boit pendant plusieurs minutes avec ce large mouvement de la mâchoire et la pause du menton, il n'aura pas besoin de supplément. Tout ceci devrait se produire naturellement. Ne lui refusez pas le supplément s'il en a visiblement besoin. N'en donnez pas si l'enfant tète bien. Si vous êtes dans le doute, donnez-le, et s'il ne le veut pas, il se retirera du sein.

Pendant tout ce temps, poursuivez vos efforts pour faire augmenter votre production lactée. Même si vous avez pas mal de lait, si vous n'arrivez pas à garder le bébé au sein pendant toutes les tétées, cela vaut la peine de faire augmenter votre production lactée.

FAIRE AUGMENTER VOTRE PRODUCTION LACTÉE

Vous pouvez faire augmenter votre production lactée de multiples façons. (Référez-vous au « protocole accéléré » décrit précédemment dans ce chapitre)

- **L'expression du lait maternel**

  Le fait de retirer le lait des seins stimule l'action des hormones de la lactation. Que vous procédiez manuellement ou avec un tire-lait, ou bien directement lorsque le bébé boit au sein (compression du sein), le fait de retirer du lait de vos seins fera augmenter votre production lactée. Bien entendu, le meilleur moyen est de faire la compression du sein afin de faire boire plus de lait au bébé. Puisque l'enfant recevra davantage de lait directement, cela réduira votre travail.

  Si vous comptez utiliser un tire-lait, obtenez-en un bon (la location est souvent moins coûteuse), notamment un avec lequel vous pouvez exprimer les deux seins simultanément. D'autre part, cela vaut le coup d'apprendre à exprimer votre lait manuellement puisqu'une fois que vous en aurez l'habitude, ce sera plus pratique que d'utiliser un tire-lait. Beaucoup de mères préfèrent la technique à la main plutôt que l'approche « industrielle » de la machine.

  Vous devriez exprimer votre lait *après* les tétées, et non avant puisque vous voulez que votre bébé reçoive le plus de lait possible, directement du sein. Employez toujours la compression du sein lorsque votre enfant ne boit plus de lui-même. Exprimez votre lait manuellement ou à l'aide d'un tire-lait aussi souvent que cela vous est possible de le faire, selon votre situation. Lisez aussi le chapitre 5 pour obtenir plus d'informations sur la compression du sein.

- **Les plantes**

  Nous avons présenté les plantes au chapitre 5. Le fenugrec *(trigonella fœnum-graecum)* et le chardon bénit *(cnisus benedictus)* en sont deux que j'ai trouvé utiles. Mentionnons qu'il existe très peu d'études scientifiques sur ces plantes, néanmoins, elles semblent être efficaces pour certaines mères. Elles semblent mieux agir lorsqu'elles sont utilisées au début du processus de la lactation (avant que le bébé soit âgé de six semaines environ), mais elles peuvent aussi être efficaces à d'autres moments. La mère doit en prendre de grandes quantités (les tisanes sont moins efficaces car la mère devrait en prendre tellement qu'elle passerait sa journée aux toilettes… !), je suggère donc généralement 3 gélules de ces deux plantes, 3 fois par jour.

  Les autres plantes utilisées pour faire augmenter la production lactée sont le fenouil *(fœniculum vulgare),* le galega *(galega officinalis)* et l'ail *(allium sativum).* Puisque je ne les ai pas conseillées à mes patientes, je ne peux pas faire de commentaires. Du moins, nous pouvons dire qu'elles ne feraient probablement aucun tort.

- **La dompéridone (Motilium®)**

  Ce médicament a déjà été présenté en détail. On devrait commencer à l'utiliser aussitôt que la mère décide de recommencer à allaiter. Ce médicament passe très peu dans le lait, et dans le cas d'une relactation, alors que la production lactée de la mère n'est pas encore très abondante, le bébé en reçoit encore moins. Bien qu'aucun médicament soit dépourvu d'effets secondaires, la dompéridone est généralement sans danger pour la mère et son bébé puisque seulement de très petites quantités passent dans le lait. C'est le médicament de premiers choix pour favoriser la relactation. Malheureusement, la dompéridone n'est pas disponible aux États-Unis, mais elle est disponible au Canada, en France et en Suisse sur ordonnance, et elle est même vendue en vente libre en Belgique.

  Le métoclopramide (Maxeran®, Reglan®) est efficace, mais il peut induire plusieurs effets secondaires chez la mère, dont la dépression lorsque le médicament est utilisé longtemps.

La relactation lorsque l'enfant ne prend pas le sein

Si le bébé ne prend pas le sein, le meilleur espoir est de faire augmenter la production lactée. Au risque de me répéter, les bébés iront vers l'endroit où ils reçoivent du lait. Il est parfois possible de leurrer le bébé en l'allaitant lorsqu'il est somnolent, mais il vaut mieux ne pas insister. Au cours des deux premiers mois, les bébés prendront souvent le sein d'eux-mêmes entre l'âge de quatre et huit semaines, si la production lactée de la mère est abondante.

Si les meilleurs efforts sont faits avec l'aide d'une consultante en lactation et que cela ne semble pas amener le bébé à prendre le sein, cela peut valoir la peine d'essayer d'utiliser une téterelle (bout de sein en silicone). Je crois toutefois que cela devrait être utilisé uniquement **en dernier ressort**.

Cela vaut la peine de faire augmenter la production lactée, peu importe si le bébé prend le sein ou pas. Au moins, il recevra du lait maternel. Le fait d'avoir une production abondante est aussi un atout important si vous utilisez une téterelle.

ANECDOTES DE MÈRES

Sarah

« Lorsque Ruth, mon premier enfant, est née, j'attendais avec impatience le moment où je l'allaiterais car c'était pour moi le moyen le plus naturel et évident de la nourrir. Deux de mes sœurs avaient eu de merveilleuses expériences d'allaitement avec leurs bébés, et elles m'avaient offert beaucoup de soutien, d'encouragement et d'informations avant la naissance de Ruth.

« Le travail et l'accouchement ont été relativement courts et faciles. Elle est née en bonne santé, pesant 3100 g[7] *et elle a immédiatement pris le sein après la naissance. Au cours de mon séjour à l'hôpital (48 heures), elle a cohabité avec moi, a été allaitée à la demande, et je pensais que tout se passait bien, même si j'ai commencé à avoir des gerçures et des crevasses qui saignaient au cours de la deuxième journée* [Note Dr Newman : Bien entendu, tout ne se passait pas correctement et Ruth n'avait pas une bonne prise du sein, comme en témoignaient les mamelons gercés et crevassés de sa mère… !]

« Après notre retour à la maison, à son cinquième jour de vie, Ruth a commencé à refuser le sein. À ce moment-là, nous recevions pas mal de visiteurs venant de près et de loin pour voir notre nouveau bébé, et notre maisonnée était assez bouleversée. Lorsque j'essayais de mettre Ruth au sein, elle devenait irritable et pleurait, et je n'arrivais pas à la calmer pour lui faire prendre le sein. Je ne voulais vraiment pas lui donner un biberon. Désespérée, j'ai appelé ma sage-femme qui m'a référée à une consultante en lactation.

« Avec l'aide de la consultante, nous avons réussi à mettre Ruth au sein, en améliorant la position et la prise du sein, et elle a pris ce que je pense être sa première tétée efficace.

« Malheureusement, de retour à la maison, elle a continué à refuser le sein. La consultante en lactation m'a alors conseillé d'exprimer mon lait, et elle a tenté au téléphone de me décrire comment alimenter Ruth au doigt. À cette époque, les bons tire-lait n'étaient pas disponibles où je demeurais, mais je me suis organisée pour me procurer un tire-lait

7. 6 livres 13 onces.

électrique bas de gamme. Nous n'arrivions pas à l'alimenter au doigt, qui nous semblait compliqué et peu commode. Mon mari et moi étions exténués et très stressés... Alors nous avons commencé à nourrir Ruth au biberon, avec le lait que je réussissais à exprimer, en plus des suppléments de lait industriel.

« Au cours des jours qui ont suivis, nous avons adopté une routine pour favoriser des séances d'expression aussi fréquentes que possible, en donnant au biberon tout le lait ainsi recueilli. Je lui offrais mon sein de temps en temps, mais en vain. Elle continuait de le refuser en pleurant. J'étais exténuée et découragée...

« Lorsque Ruth a eu onze jours, je me suis réveillée le matin avec une forte fièvre. Un de mes seins était chaud et douloureux. J'ai appelé mon médecin, qui m'a demandé d'aller le voir après ses heures de pratique régulières, à un coût très élevé. Le prix était élevé dans plusieurs sens du terme car elle m'a annoncé que j'avais une mastite, que je devais immédiatement commencer à prendre des antibiotiques et que je devais cesser l'allaitement... ! Elle m'a également dit que je devais me bander les seins d'un tissu serré et d'oublier l'allaitement...[Note : Très mauvais conseil, mais il est malheureusement toujours donné par certains professionnels de la santé...]

« Après tout ce que j'avais passé avec Ruth depuis le début de l'allaitement, je dois dire qu'après tout, cela m'apportait un certain soulagement. J'étais mal en point, exténuée physiquement et émotionnellement. Dans un certain sens, c'était exactement ce que j'avais besoin : la "permission" de laisser tomber, et recourir à l'alternative "simple" du biberon. J'ai rationalisé la chose en me disant qu'elle se porterait "très bien" avec la préparation commerciale pour nourrissons et qu'elle pouvait être aimée et grandir de la même façon que si elle était allaitée.

« Ruth semblait bien se porter avec le lait industriel. Mais lorsque je me suis remise de la mastite, que j'ai commencé à mieux dormir et à m'adapter à la vie avec mon nouveau bébé, ma tristesse de ne pas l'allaiter a grandi... C'était un vrai chagrin. À chaque fois que je voyais un bébé en train de boire au sein, comme chez le pédiatre, des larmes me montaient aux yeux et je m'en retournais à la maison en pleurant sur l'échec de mon allaitement.

« Un jour, j'ai lu dans un de mes livres de puériculture qu'il était possible de repasser du biberon à l'allaitement maternel. J'étais emballée par l'idée que cela serait peut-être possible avec Ruth. À ce moment-là, elle était âgée de 6 semaines. J'ai essayé de la mettre au sein par curiosité afin de voir ce qu'elle ferait. Je n'avais aucune attente. À ma plus grande surprise, Ruth a pris le sein et est demeurée calme. Cela faisait plus de 4 semaines que je n'exprimais plus mon lait. Ruth était totalement nourrie au biberon et au lait industriel, et pourtant, elle tétait à mon sein... elle y est restée environ 5 minutes.

« J'avais très peur qu'en essayant de l'allaiter à nouveau, elle devienne maussade et refuse le sein, comme elle l'avait fait au cours de la première semaine. J'ai essayé de l'allaiter quelques heures plus tard. Encore une fois, elle a pris le sein et a tété, cette fois-là pendant 10 minutes ! J'ai donc décidé que je continuerais à essayer au bout de quelques heures à chaque fois, et que je tenterais de faire augmenter le temps passé au sein à chaque tétée, aussi longtemps qu'elle demeurerait calme et qu'elle le souhaiterait.

« Au bout de 2 ou 3 jours, j'ai appelé la consultante en lactation afin d'obtenir son avis et certains conseils sur la manière de procéder. Ruth recevait encore tous ses repas de lait industriel au biberon, mais elle était au sein pendant 15-20 minutes, 5-6 fois par jour. La consultante en lactation m'a suggéré de la garder au sein aussi longtemps qu'elle le souhaitait. Elle m'a recommandé de réduire sa ration de lait industriel de moitié ou du tiers et de faire peser Ruth 2 fois par semaine. La consultante m'a informé que le gain de poids pourrait ralentir pendant cette période, le temps que ma production lactée augmente, mais qu'il était important de s'assurer que le bébé ne perde pas de poids. À ce moment-là, je ne pouvais pas savoir combien Ruth buvait de lait au sein. Je la gardais au sein pour de longues périodes, parfois même des heures, pendant qu'elle sommeillait et qu'elle dormait par intervalles. Je tenais un journal de ses repas au biberon. La quantité de lait industriel et le nombre de biberon ont diminué graduellement. Je croyais qu'elle ne reviendrait jamais à un allaitement exclusif, mais en comparaison de ce que j'avais traversé, j'étais emballée à l'idée qu'elle serait au moins allaitée partiellement et que je serais capable de le faire.

« Au cours de cette période, je me souviens que le fait de l'allaiter est devenu ma seule priorité. Ruth était mon premier bébé, je pouvais donc lui consacrer tout mon temps. Je louais des films que je regardais pendant que je l'allaitais pour de longues périodes de temps, je lisais, je parlais au téléphone et je dormais même pendant les tétées. Je parlais à la consultante en lactation tous les jours afin de rendre compte de nos progrès et obtenir ses conseils et ses encouragements.

« Environ deux semaines plus tard, les repas au biberon ont diminué à deux fois par jour, une fois dans l'après-midi et au moment du coucher. Je pense que nous avons eu une période de 4-5 jours où nous gardions un biberon "en cas d'urgence, au cas où", ce qu'elle nécessitait parfois, jusqu'à ce qu'elle n'en a plus eu besoin. Trois semaines après avoir amorcé la relactation, Ruth était allaitée exclusivement !

« C'était un triomphe pour moi. J'avais été extrêmement motivée et déterminée, et je n'y serais pas parvenue sans l'aide et le soutien de mon conjoint qui a pris en charge toutes les tâches ménagères, en plus de ses longues heures de travail afin que je puisse complètement me consacrer à allaiter Ruth.

« Ruth a continué de téter au sein jusqu'à ses 16 mois. »

Cette mère et son bébé ont été capables de recommencer l'allaitement parce que la mère était déterminée et qu'elle a reçu beaucoup de soutien de sa famille et de la consultante en lactation. Toutefois, si elle avait utilisé un D.A.A. au lieu du biberon pour offrir les suppléments au bébé, il est probable que tout le processus aurait été plus facile et rapide. De plus, l'usage de fenugrec et de chardon bénit, en plus de la dompéridone si nécessaire, auraient aidé à restaurer l'allaitement exclusif plus rapidement en faisant augmenter sa production lactée.

Comme dans le cas de cette dyade mère-enfant, les choses peuvent fonctionner même si la situation n'est pas idéale. Nous en avons appris beaucoup au fil des années, cependant, je pense que bien des mères réussiraient plus souvent et plus rapidement leur relactation en employant ces nouvelles techniques.

Bien entendu, le véritable objectif est qu'un plus grand nombre de mères commencent leur allaitement avec une aide et un soutien adéquats afin que la relactation ne soit pas nécessaire...

Un dernier mot sur la relactation

Si vous cessez d'allaiter parce que vous recevez de mauvaises informations (par exemple on vous dit que vous devez cesser d'allaiter à cause d'un médicament ou à cause d'une radiographie), n'oubliez pas de redonner des nouvelles à ces gens qui vous ont donné ces conseils erronés. Ces professionnels de la santé ne changeront pas leurs façons de procéder s'ils n'entendent pas dire qu'ils ont donné de mauvais conseils. Faites-leur savoir poliment, mais faites-le... La plupart des professionnels de la santé ne vous suggèrent pas d'arrêter d'allaiter par malveillance (bien que certains le fassent). Ils seraient contents de savoir que votre enfant n'avait pas besoin d'être sevré et ils pourraient prendre ceci en considération si une situation similaire se présentait...

L'allaitement après une chirurgie du sein

Les seins, les femmes, les chirurgiens et la société

Le phénomène des femmes qui ont recours aux chirurgies esthétiques des seins est quelque chose qui m'a toujours intrigué. Je ne désire pas porter de jugements, et j'espère que je ne l'ai pas fait trop souvent dans ce livre (sauf face à certains professionnels de la santé, car plusieurs ont vraiment besoin d'étoffer leurs connaissances sur l'allaitement). Mais je ne comprends pas pourquoi les femmes se soumettent à des chirurgies aussi importantes pour changer leurs seins afin qu'ils soient « plus attrayants » pour les hommes... Franchement, il me semble qu'il faut s'enfuir à toutes jambes (et pas seulement s'éloigner en marchant) d'un homme qui est uniquement attiré par la taille ou la forme des seins d'une femme... ou si la taille et la forme des seins est un facteur important qui déterminera s'il s'intéressera ou pas à elle...

Je comprends également que c'est un effet indirect de notre société. Tout comme nous vivons dans une société du biberon, nous sommes aussi dans une société où les seins existent comme attrait sexuel, pour vendre de la bière et des automobiles... pas pour nourrir des bébés. Lorsque la mode dicte qu'une certaine taille ou forme de sein est « à la mode », de nombreuses femmes sentent qu'elles n'ont pas d'autres choix que de s'y conformer...

Je suis aussi conscient que les chirurgies du sein ne sont pas toutes de nature esthétique. Certaines chirurgies de réduction mammaire sont parfois une nécessité médicale. Néanmoins, beaucoup de chirurgies du sein ne sont pas nécessaires et même si elles l'étaient, elles sont faites sans tenir compte de la fonction des seins dans l'éventualité où la femme voudra allaiter dans l'avenir.

Ceci devient évident quand on constate que beaucoup de chirurgiens opéreront le sein de la femme en faisant une incision qui suit le bord de l'aréole (ce qu'on appelle une incision périaréolaire). Souvent, une telle incision fera décroître considérablement la future production lactée de la femme, mais pas dans tous les cas. Cette incision coupe probablement les nerfs qui envoient les influx nerveux au cerveau pour faire sécréter les hormones de la lactation. L'incision est également faite à l'endroit où les canaux convergent dans une zone concentrée, ce qui est encore plus susceptible de causer des impacts négatifs. L'étendue des dommages dépendra de l'incision (encercle-t-elle complètement ou partiellement l'aréole ?), et si l'aréole et le mamelon ont été déplacés, comme dans le cas d'une réduction mammaire.

Pour quelle raison l'incision est-elle faite dans cette zone ? La douleur post-opératoire est probablement plus intense que si elle était faite près du thorax... Peut-être que cela est plus facile d'un point de vue technique, mais j'en doute... L'incision est faite à cet endroit parce que ça donne un meilleur look... Ah oui !, c'est pour cette raison, n'est-ce pas ? Les seins sont destinés à attirer les hommes, pas à produire du lait... Les chirurgiens prennent pour acquis que les femmes sont plus préoccupées par l'aspect attrayant de leurs seins que par l'allaitement ! Bien entendu, cela peut être vrai au moment où la chirurgie est faite. Mais les femmes regrettent souvent de ne pas pouvoir allaiter à cause d'une chirurgie faite plusieurs années auparavant.

J'essaye d'être objectif à propos de cela, mais je ne trouve pas l'incision périaréolaire plus « attirante ». Au contraire ! Je trouve ça pénible de voir cette cicatrice qui entoure l'aréole... et vous pouvez être certaines qu'elle est visible !

Afin de pousser mon idée encore plus loin, j'aimerais vous dire que j'ai rencontré quelques femmes qui avaient eu une chirurgie du sein parce qu'un de leurs seins était de taille très différente de l'autre. Les femmes voulaient que leurs seins aient le même aspect. Elles sont allées voir un chirurgien qui leur a proposé deux options : réduire le sein plus volumineux, ou augmenter la taille du sein plus petit. Dans tous les cas, le chirurgien a encouragé la réduction mammaire du sein plus volumineux ! Je ne suis pas certain de la raison qui a poussé le chirurgien vers la réduction, peut-être à cause de l'inquiétude sur les implants mammaires ou parce que la femme elle-même préférait que ses seins soient plus petits. Cependant, en réduisant le sein plus volumineux, le choix du chirurgien compromettait sérieusement la capacité d'allaiter de ces femmes... Ce qui sautait aux yeux, même lors d'examens très sommaires, était que le sein originellement plus petit ne s'était pas pleinement développé, et qu'il n'avait pas beaucoup de tissu mammaire, producteur de lait. Selon moi, il aurait été plus logique d'augmenter le volume de ce sein et de ne pas toucher à l'autre, ce qui aurait amélioré les chances de succès lors de l'allaitement.

Finalement, même si les chirurgiens opèrent le sein et qu'ils font une incision dans le « corps » du sein, ils font souvent cette incision circonférentielle (suivant le contour et la courbe du sein). Ce type d'incisions coupe probablement plus de canaux que les incisions de type radiales (l'incision va du thorax vers le mamelon). Il n'y a vraiment aucun avantage à faire des incisions circonférentielles et on devrait les éviter.

Les réductions et les augmentations mammaires

Un des problèmes majeurs est que les réductions et les augmentations mammaires sont souvent faites à des adolescentes, avant même qu'elles aient pensé avoir des enfants et avant qu'elles aient pensé à la fonction des seins : nourrir leurs enfants. De la même façon, si elles posent des questions sur l'allaitement, les réponses qu'elles reçoivent sont souvent incomplètes ou tout simplement inexactes.

Les femmes qui subissent ce type de chirurgies se font souvent dire que cela n'affectera pas du tout l'allaitement, ou qu'elles ne pourront pas allaiter du tout.

En fait, si l'augmentation mammaire est faite de façon à ce que la prothèse soit placée sous le sein via une incision située près du thorax, cela ne devrait pas affecter l'allaitement. Toutefois, si l'opération est faite par l'aréole, alors même l'augmentation mammaire pourra avoir un effet dévastateur sur la production lactée de la mère…

Lorsque la chirurgie est faite par l'aréole, la production lactée est donc compromise. Pour certaines femmes qui auraient pu allaiter des triplets exclusivement, cela n'aura peut être pas de conséquences…, mais ce sera différent pour la mère qui aurait eu juste assez de lait pour un seul bébé… Ces femmes, en ayant subi une chirurgie d'augmentation mammaire ou une réduction par l'aréole, se retrouveront dans le groupe de femmes qui n'ont « pas assez de lait ».

Après une chirurgie de réduction mammaire (ou toute chirurgie passant par l'aréole), la question ne devrait pas être « Est-ce que je pourrai allaiter ? », mais plutôt « Est-ce que je pourrai allaiter exclusivement ? ».

Et nous pourrons connaître la réponse que si la mère commence à allaiter de la meilleure manière possible et qu'elle est soutenue et conseillée adéquatement. Et même à ce moment-là, il pourra être difficile de donner une réponse définitive car certaines femmes produisent mystérieusement beaucoup plus de lait pour un enfant que pour un autre.

L'approche face à l'allaitement devrait être de s'assurer d'avoir un bon départ et une aide adéquate. Si le bébé ne semble vraiment pas recevoir assez de lait du sein, donnez un supplément (si possible du lait maternel provenant d'un lactarium)

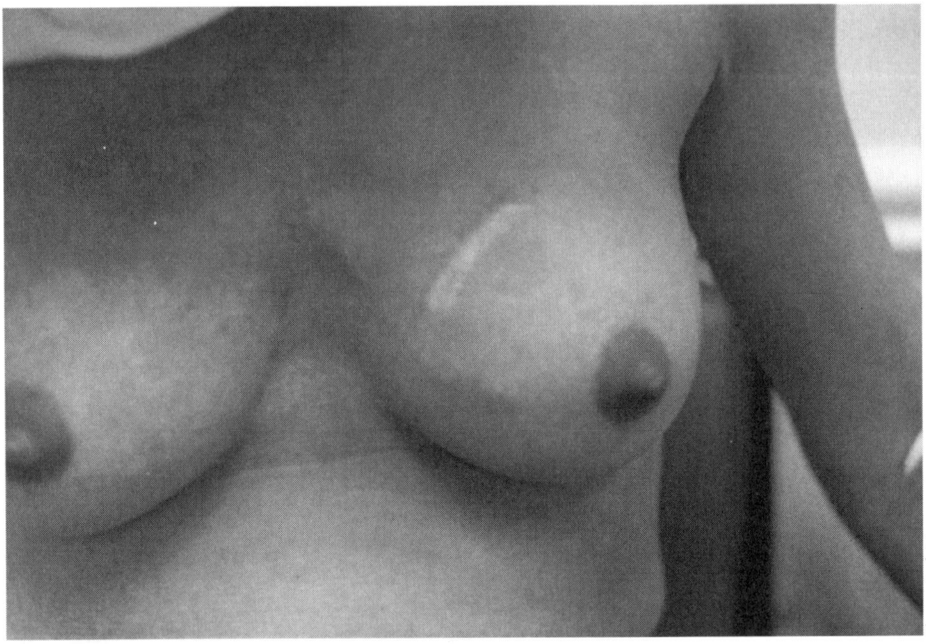

Photo : Jack Newman

«La cicatrice d'une opération visant à drainer un abcès. Cette incision circonférentielle a plus de risque d'affecter un futur allaitement que si l'incision avait été faite à angle droit de celle-ci»

avec un Dispositif d'Aide à l'Allaitement (D.A.A.). Encore une fois, ajoutons que l'allaitement représente plus que le lait maternel. Et avec le D.A.A., la mère peut allaiter son bébé aussi longtemps qu'elle le souhaite!

Si une femme a eu une chirurgie mammaire, notamment avec une incision aréolaire et si le mamelon et l'aréole ont été déplacés, cela pourrait valoir le coup de commencer à prendre du fenugrec et du chardon bénit aussi rapidement que possible après la naissance du bébé et que la mère est prête à le faire. Ceci pourrait assurer un meilleur départ (les bébés tètent mieux au sein s'ils reçoivent plus de lait, et s'ils tètent de façon plus efficace, les seins sont stimulés à produire plus de lait) et faire en sorte que la mère ait plus de chances de réussir son allaitement.

S'il s'avère que le bébé a effectivement besoin d'un supplément, le D.A.A. devrait donc être utilisé. Une fois que le bébé est un peu plus âgé, cela pourrait être utile que la mère prenne de la dompéridone.

Encore une fois, l'idée ici est d'allaiter, pas nécessairement de produire tout le lait dont le bébé a besoin, bien que cela serait idéal. Mais l'idéal n'est pas toujours possible, et parfois il est préférable d'instaurer une bonne relation d'allaitement et un peu de suppléments (le lait maternel d'un lactarium serait le meilleur supplément à offrir plutôt que du lait industriel...)

- **Que dire des canaux lactifères obstrués?**

Beaucoup de femmes qui ont eu une chirurgie mammaire s'inquiète d'avoir des canaux lactifères obstrués. Toutefois, selon mon expérience, cela ne survient pas plus souvent que chez une femme qui n'a pas eu de chirurgie. Le traitement des canaux lactifères obstrués est le même, que la mère ait eu ou non une chirurgie (consultez le chapitre 7, «Les douleurs aux seins»).

Si vous avez eu une chirurgie du sein ou que vous adoptez un enfant, vous pouvez allaiter. Il est possible que vous ne produisiez pas tout le lait dont le bébé a besoin; peut-être même ne produirez-vous qu'une petite partie de ce que nécessite votre enfant... Ce qu'il faut garder en tête, c'est que même une petite quantité de lait maternel sera profitable à votre enfant, et vous pourrez profiter tous les deux de la relation d'allaitement.

Si vous avez cessé l'allaitement et que vous souhaitez entreprendre une relactation, vous serez capable de produire du lait dans la plupart des cas. Avec de la détermination et un peu de chance, vous devriez être capable de remettre votre enfant au sein.

- **Les professionnels de la santé peu secourables...**

Une des situations les plus difficiles pour les nouveaux parents est lorsque leur enfant est à l'hôpital pour des soins médicaux, et qu'ils doivent faire face à des professionnels de la santé qui ne soutiennent pas l'allaitement maternel. Malheureusement, ceci survient assez fréquemment car la plupart des médecins et des infirmières n'ont pratiquement jamais fait de formation en allaitement. De plus, ils ne comprennent pas pourquoi c'est aussi important, et ils ne savent pas vraiment aider les mères à allaiter avec succès, notamment lorsque l'enfant est malade ou qu'il est incapable de prendre le sein.

N'oubliez pas que les médecins donnent des *conseils* médicaux; ce ne sont pas des ordres... Il s'agit de *votre* enfant et vous avez le droit de prendre des décisions. Posez un tas de questions à propos des raisons pour lesquelles votre médecin suggère le sevrage ou des suppléments de lait industriel. Demandez-lui de vous montrer des études qui soutiennent ses recommandations. Il n'y a pas de recherches à fournir pour prouver les bienfaits de l'allaitement... C'est la manière optimale et naturelle de nourrir votre bébé.

Votre médecin peut parfois recommander de sevrer l'enfant parce qu'il croit que ce sera plus facile pour vous de retourner à la maison et de vous reposer un peu, pendant que les infirmières de l'hôpital nourriront votre bébé avec du lait industriel. Les infirmières vous ont peut-être découragée d'exprimer votre lait parce qu'elles croient que vous préférez profiter d'une bonne nuit de sommeil... Faites leur savoir que l'allaitement est important pour vous et votre enfant.

Cela peut également aider de mettre vos exigences par écrit. Lorsque le fils de Teresa et sa belle-fille ont eu un bébé prématuré et qu'on leur a dit qu'il devrait recevoir un supplément de lait industriel pour prévenir l'hypoglycémie, ils ont écrit une liste de moyens pour supplémenter qui étaient acceptables à leurs yeux : le colostrum de la mère ; ajouter de l'eau glucosée au colostrum ; au besoin, du lait maternel provenant de mères qu'ils connaissaient personnellement. Aussi, tous les suppléments devraient être donnés avec un tube de gavage et non au biberon. Si cela s'avérait absolument nécessaire, la voie intraveineuse aurait pu être utilisée. L'hôpital a dit qu'ils devraient signer une décharge pour pouvoir donner à leur bébé le lait maternel exprimé par d'autres mères, ce qu'ils ont été heureux de faire. En fait, la mère du bébé produisait beaucoup de colostrum et les suppléments n'ont jamais été nécessaires. Les parents avaient aussi imprimé de petites cartes à mettre dans le lit du bébé, portant la mention « Pas de lait industriel», ou « Pas de biberons ni de sucettes», ou bien «Je suis un bébé exclusivement allaité».

Mais cela peut aussi être une bataille difficile. Les parents sont déjà inquiets pour la santé de leur enfant...Vous n'avez pas l'énergie pour lutter... Sachez que si la production lactée est maintenue, presque tous les bébés peuvent reprendre le sein. Alors si le personnel médical insiste pour que vous donniez le biberon ou de la préparation commerciale pour nourrissons, continuez à exprimer votre lait et pensez à prendre des suppléments de plantes galactogènes recommandées ailleurs dans le livre afin de maintenir ou de développer une bonne production lactée. Demandez-leur d'utiliser le lait exprimé pour en nourrir votre bébé autant que possible. Lorsque vous amènerez votre bébé à la maison, vous pourrez commencer graduellement à remettre votre bébé au sein.

CHAPITRE 15

L'allaitement et les autres aliments

Mythe : Il manque certains nutriments importants pour la santé du bébé dans le lait maternel.

Les faits : Le lait maternel est l'aliment parfait pour les bébés humains. La vaste majorité des bébés n'a besoin que de lait maternel jusqu'au milieu de la première année de vie (autour de six mois). Les autres animaux produisent un lait qui est adéquat pour les bébés de leurs espèces et rien n'y manque... Pourquoi le lait humain ne serait-il pas approprié aux bébés de notre espèce?

Même si cela semble évident, beaucoup de gens – dont certaines associations de professionnels de la santé – croient qu'il manque certains nutriments dans le lait maternel... Ils estiment que le lait maternel ne procure pas suffisamment de vitamine D ou de fer. Mais leur point de vue est celui du bébé nourri de lait industriel comme étant la norme. En dépit de ces estimations, les bébés allaités se portent très bien en étant uniquement nourris de lait maternel, sans que rien n'y soit ajouté, et cela pour environ six mois.

La vitamine D

La vitamine D est une vitamine *liposoluble*, ce qui signifie qu'elle peut être emmagasinée dans le corps afin d'être utilisée lors des périodes de carence. Elle peut être absorbée dans l'alimentation, bien que cela ne soit pas facile (le foie est une bonne source alimentaire de vitamine D, mais il n'est pas toujours très populaire...). Pour cette raison, la vitamine D est toujours ajoutée au lait en Amérique du Nord (et parfois en Europe). Toutefois, le moyen le plus facile d'absorber de la vitamine

D est l'exposition aux rayons ultraviolets du soleil. Les radiations ultraviolettes interagissent avec des agents chimiques de la peau (les provitamines) afin de produire la vitamine D. Notez qu'il n'est pas nécessaire d'avoir un temps ensoleillé dehors pour produire de la vitamine D de cette façon, puisque les ultraviolets passent à travers les nuages (aussi parce que la couche d'ozone s'amincit). Il est vrai que les nuages et la pollution font diminuer le rayonnement ultraviolet, mais la plupart des gens en obtiennent suffisamment en allant dehors. Le rachitisme, la maladie causée par la carence en vitamine D, est désormais rare en Amérique du Nord et en Europe. D'autre part, sachez que s'exposer au soleil à travers une fenêtre *n'expose pas* aux rayonnements ultraviolets et ne produira pas de vitamine D dans votre corps.

Pendant la grossesse, la mère procure de la vitamine D au fœtus. Si elle a de bonnes réserves de cette vitamine dans son corps, son bébé en aura assez au moment de la naissance, et ce pour au moins quelques mois. Le lait maternel contient un peu de vitamine D, mais ce seul apport ne serait pas suffisant pour prévenir une carence en vitamine D (carence qui pourrait donc commencer pendant la grossesse).

Une des raisons expliquant pourquoi la carence en vitamine D n'a pas disparu est que les gens passent de moins en moins de temps à l'extérieur, et absorbent de moins en moins de rayons ultraviolets. Les récentes craintes à propos des rayons solaires ont un fondement et sont compréhensibles, mais comme pour beaucoup de choses, cela a provoqué une réaction excessive... Il y a quelques années, une étude menée dans le Wisconsin[1] a montré que les bébés exclusivement allaités ne présentaient pas de carence en vitamine D au cours des premiers six mois de vie, même s'il n'y avait aucune exposition aux rayons ultraviolets pendant l'hiver. Si le bébé est un tant soit peu exposé aux ultraviolets du soleil, notamment au cours des mois plus chauds, et qu'il a emmagasiné beaucoup de vitamine D pendant la grossesse, il n'est pas nécessaire de donner un supplément de vitamine D.

La recherche mentionne que si le bébé ne porte qu'une couche, il n'a besoin que de 5 minutes d'exposition au soleil pour recevoir une bonne quantité de vitamine D. Par temps plus frais, si le visage et les mains sont exposés, 10 à 20 minutes par jour en moyenne suffisent. Si vous vivez dans le grand nord, ou selon votre ethnie, si votre enfant a la peau foncée, vous pourriez avoir besoin jusqu'à 30 minutes au soleil, 3 ou 4 fois par semaine. N'oubliez pas que la vitamine D est emmagasinée dans le foie du bébé, alors il n'est pas essentiel qu'il reçoive ses 5 minutes d'exposition tous les jours. De plus, votre lait contient aussi une certaine quantité de vitamine D.

Il est vrai que certaines mères n'ont pas une réserve suffisante en vitamine D lorsqu'elles deviennent enceintes, et par conséquent l'enfant peut ne pas en avoir emmagasiné assez pendant la grossesse. Il y a certaines causes à cela : la mère a

1. État des États-Unis d'Amérique.

la peau noire, ou bien elle n'a pas assez absorbé de vitamine D dans son régime alimentaire, ou bien elle ne s'est pas suffisamment exposée au soleil. Pourquoi le fait d'avoir la peau noire est-elle une cause ? L'humain a développé ce type de peau en vivant dans les zones très ensoleillées, afin que sa peau soit protégée d'éventuels dommages et peut-être même d'une surdose de vitamine D.

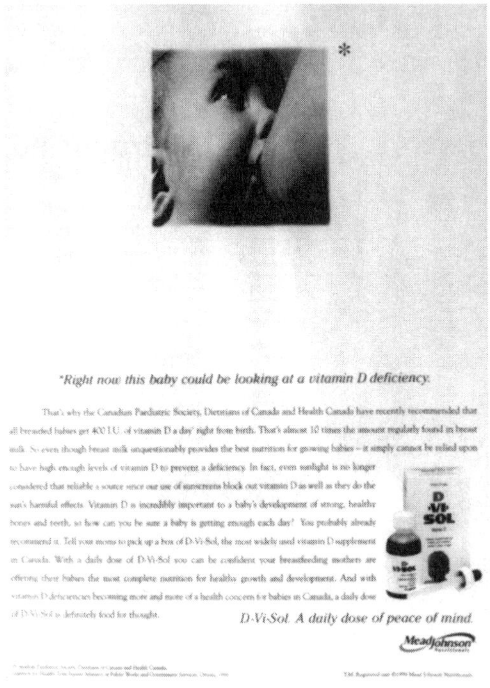

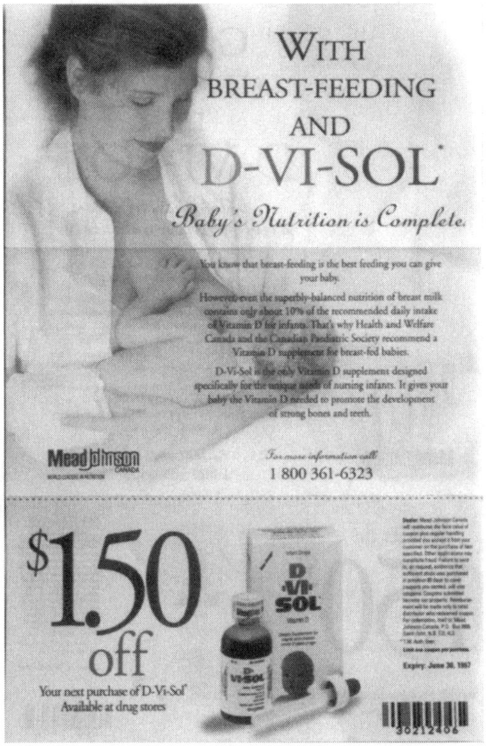

Des publicités de vitamine D pour les bébés allaités. Celle de gauche s'adresse directement aux mères, et celle de droite aux médecins et pédiatres. En suggérant que le lait maternel est incomplet, ces publicités font en sorte que les gens doutent du fait que le lait maternel soit effectivement meilleur que le lait industriel, puisque le bébé nourri artificiellement ne semble pas avoir besoin de vitamine D supplémentaire...

En réalité, il serait plus exact de dire que l'émergence d'humains à la peau claire a été une adaptation des gens qui vivaient sous des climats où il y avait peu d'ensoleillement. Mais la nature n'avait pas prévu que des mères africaines vivent en Norvège... Les gens qui ont la peau foncée mais qui vivent dans des zones où il y a moins de soleil (ou bien si la température est généralement trop froide pour leur permettre d'exposer leur peau) risquent de ne pas recevoir suffisamment de rayons ultraviolets pour produire assez de vitamine D.

En Amérique du Nord et ailleurs dans le monde, il y a désormais de nombreuses femmes voilées qui n'ont pratiquement pas été exposées au soleil depuis plusieurs années. Dans de telles situations, il n'est pas certain que les suppléments de vitamines, du moins les doses habituellement données pendant la grossesse, procureront suffisamment de vitamine D au bébé pour lui permettre de se constituer une bonne réserve. Lorsqu'il y a un risque de carence en vitamine D, l'enfant devrait en recevoir en supplément.

Cependant, cette situation ne concerne qu'un très faible pourcentage de mères et de bébés. La majorité des enfants allaités de façon exclusive n'a pas besoin de vitamine D supplémentaire.

Pourquoi est-ce que la vitamine D suscite de l'inquiétude ? Premièrement, si nous disons que tous les bébés allaités ont besoin d'un supplément de vitamine D, nous disons en même temps que le lait maternel est incomplet. Un fabricant de préparations commerciales pour bébés qui vend aussi de la vitamine D de synthèse a fait circuler de la publicité et des dépliants pour les parents qui claironnaient « Avec l'allaitement et notre vitamine D, la nutrition du bébé est complète ». Le message envoyé est assez clair… Bien entendu, les bébés nourris de lait industriel n'ont pas besoin de supplément de vitamine D parce que le lait industriel est « complet »… En fait, il ne l'est pas, mais les fabricants prétendent qu'il l'est… ! De plus, la vitamine D est uniquement vendue en pharmacie… À travers les rayons solaires, elle est gratuite, mais en pharmacie, elle est assez coûteuse. Alors, selon le principe qu'il faudrait donner de la vitamine D aux bébés allaités, il faudrait aussi dire adieu à une autre raison d'allaiter : sa gratuité…

Le fer

Les enfants allaités de façon exclusive reçoivent tout le fer dont ils ont besoin pendant la grossesse, puis ils en obtiennent du lait maternel, qui en contient une petite quantité. Il y a de bonnes raisons pour expliquer la présence d'une petite quantité de fer plutôt qu'une grande quantité. Dame Nature fait bien les choses. Une de ces raisons est que de nombreuses bactéries ont besoin du fer pour se multiplier. Par conséquent, le fait qu'il n'y ait que peu de fer permet de limiter la prolifération de ces bactéries. Dans le lait maternel, il y a même une protéine – la lactoferrine – qui se lie au fer disponible en évitant ainsi qu'il soit utilisé par les bactéries. De plus, la lactoferrine (qui est une protéine de transport) permet qu'environ 50 % du fer du lait maternel soient absorbés par le bébé, ce qui le rend disponible pour la fabrication des globules rouges.

Le fer du lait industriel ou des céréales industrielles pour bébés est mal absorbé. Par exemple, probablement moins de 5 % du fer des céréales sont assimilés par le corps du bébé. Par conséquent, les fabricants doivent en ajouter une grande quantité dans les aliments pour bébés et ceci cause fréquemment de la constipation au bébé. Bien que les études *n'aient pas démontré* plus de cas de constipation chez les bébés nourris au lait industriel enrichi de fer, ce n'est pas ce qui semble se produire dans la vraie vie…! Parmi les bébés que j'ai vus qui étaient uniquement nourris de lait, seuls ceux alimentés au lait industriel enrichi de fer faisaient des selles ressemblant à des crottes de lapins…

En général, un bébé allaité exclusivement n'a pas besoin de supplément de fer avant l'âge d'environ 6 mois. Il y a des exceptions : les bébés qui sont nés assez prématurément auront probablement besoin de plus de fer parce qu'ils n'ont pas accumulé ce qu'ils auraient pu au cours des 12 dernières semaines de grossesse[2] ; lorsque le bébé a perdu beaucoup de sang au moment de l'accouchement ou pour d'autres raisons, il pourrait avoir besoin d'un supplément de fer, mais ceci est assez inhabituel.

Pour un bébé de 6 mois, le meilleur moyen d'absorber du fer est de manger des aliments. Les céréales enrichies de fer ne sont pas nécessaires et comme mentionné auparavant, elles peuvent causer de la constipation. Le moyen le plus facile pour faire augmenter l'ingestion de fer est de lui faire manger de la viande. Il y a d'autres sources de fer, mais c'est ce qui est le plus facile. Vous trouverez plus d'information sur la diversification alimentaire dans les prochaines pages.

L'eau

Le lait maternel est constitué de 90 % d'eau. Il est inutile de donner un supplément d'eau au bébé allaité, même en saison chaude. Des études menées sur des bébés allaités de façon exclusive, vivant sous des climats tropicaux, ont montré que l'eau donnée en supplément ne les aidait pas. Si votre enfant semble assoiffé, mettez-le au sein.

« Est-ce que le nourrisson a besoin de plus de liquide ou de calories au cours des premiers jours de vie ? »

Presque jamais. Cela pourrait sembler nécessaire car beaucoup de bébés prennent si mal le sein pendant les premières journées qu'ils n'arrivent pas à boire le lait disponible. Il y a du lait (le colostrum), mais beaucoup de bébés n'en boivent pas assez. Il n'y a rien de mal à garder l'enfant au sein pour de longs moments au cours des premiers jours de vie, s'il prend efficacement le sein et si vos mamelons ne sont pas douloureux. Si vous avez mal aux mamelons ou si vous n'êtes pas certaine que votre enfant prenne le sein correctement, recherchez l'aide d'une personne qui sait ce qu'elle fait afin d'améliorer la prise du sein. Si l'enfant a une bonne prise du sein et que vos mamelons sont indolores, allongez-vous avec le bébé et laissez-le boire. Pour faire boire plus de lait au bébé, notamment au cours des premières journées, la compression du sein est particulièrement efficace. Lorsque

---

2. C'est au cours du dernier trimestre de grossesse que la majorité du fer est transféré de la mère au bébé.

le lait commencera à être plus abondant (lors de la montée laiteuse, généralement au 3e ou 4e jour de vie du bébé), le bébé boira plus rapidement.

L'hypoglycémie

Les bébés prématurés, ou stressés (qui ont eu une naissance difficile par exemple ou qui ont eu froid), ou bien les enfants de mères diabétiques risquent de faire de l'hypoglycémie peu après la naissance. Pas tous, mais les risques qui peuvent accompagner l'hypoglycémie sont trop importants pour être ignorés chez les bébés à haut risque.

Cependant, le personnel médical ne devrait pas faire de tests de glycémie de routine chez les bébés nés à terme et en bonne santé. La raison de cela ?

- Personne ne sait vraiment quelle devrait être la glycémie normale d'un nouveau-né en bonne santé.
- Les bandelettes utilisées pour faire les analyses ont été conçues pour analyser les taux *élevés* de sucre sanguin. Plusieurs caractéristiques spécifiques au nouveau-né les rendent assez inexactes.
- Même si la glycémie est légèrement basse, personne ne sait ce que cela signifie. Il n'y a aucune preuve qu'une glycémie légèrement basse chez un bébé qui n'a aucun symptôme puisse causer quelque problème que ce soit. Ceci s'explique par le fait que le bébé né à terme et en bonne santé a d'autres sources d'énergie pour son cerveau qui assurent sa protection.

Par conséquent, le bébé qui n'a aucun symptôme d'hypoglycémie devrait être mis au sein dès la naissance, puisque le meilleur moyen de prévenir le stress causé par le refroidissement et prévenir la baisse de glucose sanguin est la tétée précoce et le contact peau à peau. Le colostrum est plus efficace pour prévenir les chutes de glucose sanguin que le lait industriel, lequel est trop souvent suggéré par les professionnels de la santé comme premier choix. Le colostrum stimule la production de corps cétoniques, qui sont une source d'énergie alternative que le nouveau-né peut utiliser pour nourrir son cerveau. Le colostrum ne stimule pas la production d'insuline comme le lait industriel le fait, ainsi il est plus efficace pour prévenir l'hypoglycémie. Mais bien entendu, le bébé doit *recevoir* du colostrum, cela signifie donc qu'il doit prendre le sein rapidement après la naissance, tout en ayant une bonne prise du sein.

« Et si mon bébé est à haut risque ? (Je fais du diabète insulinodépendant) »

Ceci ne signifie pas que votre bébé devra être nourri de lait industriel. Puisque la piqûre au talon et la mesure sur bâtonnet n'est pas un bon moyen pour connaître la glycémie (toutefois, ceci peut être utilisé pour évaluer *approximativement* la glycémie), et que le meilleur moyen de la mesurer est avec un échantillon de sang veineux analysé en laboratoire, pourquoi ne pas commencer une perfusion intraveineuse avec glucose pour protéger la glycémie du bébé à haut risque ? C'est ce que je ferais, et c'est ce que je demanderais si j'étais une femme diabétique sur le point d'accoucher. Je ne voudrais pas que mon enfant soit exposé à une protéine de lait non-humain – même si la preuve soutenant que le lait industriel pourrait causer le diabète chez l'enfant n'était pas aussi probante que ce qu'elle est.

Oui, c'est plus difficile de commencer une perfusion, mais si on prélève du sang pour faire des analyses, ce n'est pas vraiment plus compliqué. Il est vrai que dans certains hôpitaux, le bébé de mère diabétique reçoit du lait industriel sans que sa glycémie ait été analysée. Mais ce n'est pas une bonne politique.

Oui, c'est plus onéreux de mettre le bébé sous intraveineuse. Mais ceci préviendra l'hypoglycémie sans affecter le démarrage de l'allaitement maternel. Un nourrisson peut être sous intraveineuse et prendre le sein en même temps. Si cela semble inutile, et que le bébé tète bien, on peut cesser la perfusion. Elle ne sera nécessaire que pour une courte période de temps, jusqu'à ce que le nourrisson boive beaucoup de lait.

Si j'étais une mère diabétique, je commencerais aussi à exprimer et à congeler du colostrum 2-3 semaines avant mon accouchement. Puis j'informerais l'hôpital que s'ils veulent donner un supplément au bébé, le personnel devrait utiliser ce colostrum. Le colostrum peut être donné au bébé avec un Dispositif d'Aide à l'Allaitement (D.A.A.) pendant qu'il tète au sein, peut-être avec un peu de glucose ajouté si la mère n'a pas pu en exprimer beaucoup avant l'accouchement.

Ces mesures aideront à prévenir l'hypoglycémie sans miner l'allaitement. Une autre possibilité est de donner au nouveau-né du lait maternel provenant d'une banque de lait maternel (lactarium).

La jaunisse

Le sujet de la jaunisse a été traité au chapitre 8. Si l'enfant tète bien au sein, il n'y a aucune raison de cesser l'allaitement ou de donner des suppléments. Si le bébé ne tète pas efficacement, on ne devrait pas arrêter l'allaitement ; la mère devrait recevoir de l'aide pour améliorer ce qui ne va pas.

Les autres « raisons » pour donner des suppléments…

Une mère peut se faire dire que son bébé a besoin de recevoir des suppléments parce qu'il n'a pas uriné, parce que son urine a une couleur rougeâtre, parce qu'il est irritable… ou parce qu'il ne se calme pas…

Encore une fois, la bonne approche est de s'assurer que l'enfant reste allaité. S'il ne boit pas bien, la mère devrait être aidée afin que le bébé prenne le sein adéquatement et qu'il *parvienne à boire efficacement.* Si l'enfant reçoit assez de lait, mais que la mère a mal aux mamelons parce que son bébé boit au sein pour de longues périodes de temps, améliorez la prise du sein et ne lui donnez pas de supplément. La mère peut également faire la compression du sein, telle qu'elle a été décrite au chapitre 5, ce qui fera augmenter le flot de lait. Lorsque les suppléments sont vraiment nécessaires, le lait maternel exprimé est le meilleur choix et il devrait être donné à l'aide d'une des méthodes alternatives présentées au chapitre 5. Si on ne peut avoir le lait de la mère, un peu d'eau sucrée donnée avec un D.A.A. devrait faire l'affaire.

Les aliments complémentaires au lait maternel

Il y a une ou deux générations, de nombreux médecins recommandaient que les bébés aussi jeunes que trois ou quatre semaines commencent à manger des céréales pour bébés[3]. Les parents attendaient rarement plus de six semaines pour commencer la diversification alimentaire. Pourquoi les faisaient-ils manger si tôt?

Les céréales pour bébés ont été inventées en tant que supplément pour l'alimentation au lait industriel pour bébés. Les gens savaient que le lait industriel pour bébés était incomplet (la plupart des laits pour bébés étaient faits à la maison à cette époque) et les céréales pour bébés ont été inventées pour pallier ces carences nutritionnelles. (Les préparations commerciales pour nourrissons sont toujours incomplètes du point de vue nutritionnel, voir le chapitre 11 «L'allaitement et les médicaments».) Un des plus grands problèmes était le manque de fer des laits pour bébés faits maison. Les gens donnaient rapidement des céréales enrichies en fer afin de prévenir l'anémie. Il est intéressant de noter ici que le problème de l'anémie concernait en fait les bébés nourris *artificiellement.* Depuis les années 30, les céréales pour bébés sont devenues en Amérique du Nord une sorte d'aliment magique, quelque chose de si spécial que les parents ne les considèrent même pas comme des «aliments», comme si elles étaient dans une classe à part. Beaucoup de mères m'ont déjà dit «Il n'a pas commencé la diversification alimentaire, mais il mange des céréales depuis quatre semaines». C'est un concept intéressant…! Bien entendu, il arrive parfois que les mères ajoutent les céréales dans un biberon de lait industriel, et elles ne considèrent probablement pas que ce soit l'introduction d'un autre aliment et le début de la diversification.

Mon expérience personnelle avec mes enfants m'a permis de développer un certain point de vue sur la chose. Ma femme et moi avons commencé à donner des

3. En Europe, on parle de «farines infantiles» plus que de céréales pour bébés.

céréales à nos deux premiers enfants autour de l'âge de six mois. Les deux les ont crachées immédiatement. Nous avons réessayé à plusieurs reprises et ils continuaient à les recracher... Ensuite, nous leur avons donné la nourriture qu'ils voulaient vraiment : ce que nous avions dans nos assiettes... ! Pour notre troisième enfant, nous ne nous sommes même pas cassé la tête avec les céréales pour bébés... !

Les recommandations actuelles de l'OMS soutiennent que l'on doit commencer la diversification alimentaire lorsque le nourrisson à environ six mois. Beaucoup de mères allaitantes se font dire par leur médecin de commencer à donner d'autres aliments lorsque le bébé a 4 mois, juste « au cas où », j'imagine... Ce qui se cache derrière cette suggestion, c'est que le lait maternel à lui seul ne suffit probablement plus.

Un jour, j'étais assis dans le bus à côté d'une mère qui revenait justement du cabinet du médecin. Elle avait une feuille dans les mains (que j'ai lue par-dessus son épaule, je ne pouvais pas m'en empêcher...) qui racontait à peu près ce qui suit :

« Votre bébé a 4 mois »

« Commencez les céréales de riz, 1 à 2 cuillères à soupe, 1 fois par jour pendant 1 semaine

« À 4 mois 1 semaine, commencez à donner des céréales d'avoine

« À 4 mois 2 semaines, commencez à donner des céréales mélangées

...

Et ça continuait ainsi jusqu'à cinq mois alors que la mère et l'enfant seraient vus à nouveau, j'imagine, pour recevoir des conseils méticuleux sur ce qui était à faire au cours du prochain mois... dont le sévère avertissement de ne pas faire manger de fruits avant les légumes ! La mère partira du bureau du médecin avec une nouvelle feuille de directives, affichant les grandes lignes de ce qu'elle doit savoir pour ne pas faire d'erreurs...

Mais cela rime à quoi ? Prévenir les allergies ? Cela semble raisonnable. Seulement un aliment par semaine, ce qui permettrait aux parents de savoir quel aliment est en cause en cas de réaction allergique du bébé. Mais comment pourront-ils savoir qu'il s'agit d'une réaction allergique ? Parce que le bébé a régurgité des céréales ? Eh bien, cela peut simplement vouloir dire qu'il ne les a pas aimées, ou bien qu'il n'est pas habitué à manger des aliments et qu'il est en train d'apprendre. De même lorsque le bébé vomit. Et si l'enfant a la diarrhée après avoir mangé, cela n'est-il pas une réaction allergique ? Pas nécessairement. Les bébés peuvent avoir des selles liquides pour n'importe quelle raison, comme lorsqu'ils commencent à être enrhumés, ce qui leur causera de la congestion nasale. Est-ce que le fait d'avoir le nez congestionné – ou bien la diarrhée en plus du nez congestionné – est une réaction allergique ? Pas nécessairement, cela peut être simplement un rhume. La présence de beaucoup de sucre dans l'alimentation du bébé peut aussi faire ramollir les selles. Que dire d'une éruption cutanée ? Les nourrissons ont mille et une raisons d'avoir des éruptions, même de l'urticaire, qui n'est pas nécessairement une réaction allergique. Et même si l'enfant a de l'urticaire allergique, la réaction peut être causée par une infection virale ou autre, et pas nécessairement par la nourriture. Que dire d'une éruption autour de la bouche ? Tous les bébés de six mois qui mangent des fraises auront peu après une éruption rougeâtre autour de la bouche. La fraise et la tomate contiennent un jus acide qui irrite la peau du bébé. L'irritation n'est pas de l'allergie… Les allergies existent, et elles peuvent être graves, mais ce n'est pas une bonne façon de les prévenir ni de les déceler. C'est un exercice futile…

Lorsqu'on disait aux mères d'amorcer la diversification alimentaire à trois ou six semaines de vie, il était nécessaire qu'elles soient très prudentes, mais c'était également inapproprié de conseiller cela à cet âge. Lorsque les enfants débutent la diversification alimentaire vers six mois, il n'est pas nécessaire d'être aussi vigilant, sauf peut-être dans les familles où il y a des allergies graves. Si c'est votre cas, attendez que votre bébé ait au moins six mois et qu'il montre un fort intérêt pour la nourriture. Pour votre enfant, le fait d'introduire un seul nouvel aliment à la fois et d'éviter ceux qui sont très allergènes pourrait être une bonne approche. Parmi les aliments allergènes, on trouve le lait de vache, les arachides et les noix, les fruits de mer, les œufs, le blé et les agrumes. Bien entendu, un enfant peut être allergique à n'importe quel aliment.

Même si vous devez être prudents à cause des allergies, je vous encourage à être aussi détendus que possible face aux repas et aux aliments que le bébé mangera.

D'un point de vue philosophique, je m'inquiète du fait que nous assimilions un phénomène normal (manger) à quelque chose de risqué. Bien entendu, nous pouvons nous préoccuper des aliments que nous mangeons, de leur valeur alimentaire, de leur contenu, de ce qui pourrait causer des allergies et tout le reste, mais je pense qu'insister à ce point sur les risques peut enlever à nos enfants toute notion de plaisir face au geste de manger.

UNE APPROCHE PLUS FACILE

Il s'agit d'une approche qui est axée sur le fait que les bébés montrent *qu'ils sont prêts* à manger d'autres aliments. C'est de cette manière que je suggère que les bébés commencent la diversification alimentaire.

Une chose vraiment extraordinaire à propos des nourrissons, notamment ceux qui sont allaités, est qu'ils semblent toujours se réveiller lorsque la mère s'assoit pour manger ! Je ne sais pas pourquoi, mais ils le sentent. Au cours des premières semaines de vie notamment, les parents ne mangent pas toujours au même moment, mais l'enfant ne se réveille pas quand le père est assis à table pour manger. Non. C'est seulement quand la mère mange… ! C'est miraculeux, en fait.

En tous les cas, cela signifie que le bébé tète souvent ou qu'il est porté par sa mère pendant qu'elle mange. Autour de quatre mois, parfois plus tôt ou plus tard, l'enfant commence à être intéressé par les repas. Il regarde la nourriture sur la fourchette, qui va de votre assiette à votre bouche, et il n'y a aucun doute que cela le fascine. À l'âge de cinq ou six mois, nombre de bébés essayeront d'attraper la nourriture pour la mettre dans leur bouche. Ils sont prêts à commencer à manger, n'est-ce pas ? Pourquoi devrait-on déterminer un moment précis ? Pourquoi sont-ils si différents à quatre mois plutôt qu'à trois mois trente jours, ou bien à six mois plutôt que cinq mois et trente jours... ?

Oui, j'entends dire que certains parents préfèrent les horaires, les étapes bien planifiées. Cela les rassure, c'est vrai. Mais le fait d'avoir un enfant offre l'opportunité de s'éloigner de cette approche très structurée de la vie. Ce n'est pas une mauvaise chose. La vie avec des enfants sera beaucoup plus facile si vous apprenez rapidement à voguer avec le courant plutôt que d'essayer de les conformer à des horaires stricts.

Quels devraient être les premiers aliments ? Si l'enfant commence à manger entre l'âge de cinq et sept mois (comme la plupart le feront si vous les laissez faire ce qu'ils souhaitent), cela n'a vraiment pas d'importance. Il y a certains aliments qui ne représentent pas un bon choix, comme ceux qui sont ronds et glissants, car ils peuvent faire fausse route dans les poumons. Si cela survient, c'est assez grave, et c'est pour cette raison que ces aliments doivent être évités. Les arachides et les raisins, par exemple, me viennent immédiatement en tête. Il serait raisonnable d'éviter les aliments très épicés car le fait de brûler la bouche du bébé avec des piments forts n'est pas la meilleure approche pour encourager le bébé à manger... ! Mais certains bébés peuvent nous étonner par leur engouement pour les plats assaisonnés à l'ail ou très relevés.

Certains aliments sont considérés comme « fortement allergènes ». Le blanc d'œuf est l'un d'entre eux. Mais je parie que c'est beaucoup moins allergène lorsque la diversification alimentaire commence à six mois plutôt qu'à l'âge de trois mois et trois semaines... Si les allergies sont vraiment quelque chose d'inquiétant dans votre famille, vous souhaiterez peut-être attendre que votre enfant ait plus d'un an pour lui donner du blanc d'œuf. Mais généralement, vous pouvez éviter de vous casser trop la tête. Si votre enfant essaye d'attraper le bifteck dans votre assiette, coupez-lui en un petit morceau et donnez-le lui ! Il va le mâchouiller, en le transformant en bouillie, ou peut-être n'en mangera-t-il pas beaucoup. Mais ce n'est pas qu'il mange beaucoup de bifteck, de pommes de terre, d'avocat ou autre qui est important...

Ce qui est importe, c'est qu'il commence à manger d'autres aliments car il est prêt : il montre de l'intérêt et un désir. Physiologiquement, il est prêt ou presque. Il aura bientôt des dents (les deux premières percent vers l'âge de six mois, mais les bébés peuvent très bien manger sans avoir de dents), et bientôt il se tiendra assis tout seul. Votre enfant vous a démontré qu'il avait développé sa coordination œil-main pour prendre de la nourriture et la porter à sa bouche. Et il peut mâcher.

Donc, je vous suggère de laisser votre bébé manger ce qu'il désire à partir de votre assiette. Bien entendu, vous pouvez écraser l'aliment avec votre fourchette, cela suffira. Ce sera plus facile pour lui de prendre les aliments avec ses doigts s'il ne sont pas trop en purée. De temps en temps, il pourra régurgiter et vomir la nourriture. Cela pourra vous alarmer, mais il est très rare que quelque chose de grave survienne. Le réflexe de tousser est un réflexe protecteur pour éviter que la nourriture fasse fausse route, et celui-ci est très fort chez les bébés de cet âge. Ne lui donnez tout simplement pas une assiette pleine de nourriture, pour ensuite quitter la pièce et le laisser seul.

Mais n'est-ce pas mieux de donner des légumes avant les fruits ? Non, pas du tout. Pourquoi ? La réponse habituelle est que si l'on donne des fruits en premier lieu, l'enfant s'habituera au goût sucré de ceux-ci et qu'il ne voudra plus les légumes. Ce n'est pas vrai ! Premièrement, il a découvert le goût sucré dès le départ... Aucun fruit n'est aussi sucré que le lait maternel ! En réalité, si vous y songez bien, le goût sucré du lait maternel est un mystère. Pourquoi les laits industriels, qui contiennent la même quantité de sucre que le lait maternel nous dit-on, n'ont pas ce goût sucré (en fait leur goût est assez horrible...) ? Voici un bon exemple démontrant que les quantités n'expliquent pas tout.

Voici mes conseils en matière de diversification alimentaire :

- Inutile d'introduire un seul aliment nouveau par semaine.
- Inutile de donner des quantités précises (exemple 1 cuillère à soupe, 2 fois par jour...). Laissez le bébé manger autant qu'il le souhaite, que ce soit beaucoup ou peu en quantité.
- Inutile de donner des aliments pour bébés vendus dans le commerce (notamment les céréales pour bébés), des aliments spéciaux, etc. En fait, vous n'avez pas besoin « d'aliments pour bébés » du tout.
- Sauf quelques exceptions mentionnées auparavant dans ce chapitre, il est inutile d'éviter certains aliments.
- Inutile de donner les aliments dans un ordre particulier.

Des aliments pour les petits doigts

Votre bébé veut manger par lui-même ? Essayez ceci pour commencer :

- De petits morceaux de banane mûre
- De petits morceaux de pêches ou de prunes, pelées et bien mûres
- Des morceaux de patate sucrée cuite et refroidie
- De la viande cuite bien tendre (comme de la viande à pot-au-feu)
- Des morceaux de carottes cuites
- De la pomme ou de la poire râpée

Attendre après 6 mois

Pour différentes raisons, certains parents souhaitent attendre plus longtemps avant d'amorcer la diversification alimentaire – certains jusqu'à un an… La raison pour laquelle ils veulent attendre n'est pas claire pour moi, d'autant plus que vers six mois, la plupart des bébés montrent un intérêt évident pour manger. Toutefois, un bébé qui veut commencer à manger à sept mois n'est pas désavantagé par rapport à celui qui commence à six mois ou à quatre mois.

Bien qu'il semble qu'un bébé allaité exclusivement pendant six mois ait moins d'allergies que celui qui n'est pas allaité exclusivement ou pas du tout allaité, cela ne veut pas dire que l'allaitement exclusif pendant un an fasse diminuer davantage le risque d'allergies. De plus, aucune étude ne montre un risque accru d'allergies pour le bébé allaité exclusivement pendant disons, cinq mois, comparativement à celui allaité exclusivement six mois.

Les bébés qui commencent leur diversification alimentaire très tard proviennent souvent de familles où il y a des allergies, et ils ont tendance à avoir eux-mêmes des allergies (bien que cela ne soit parfois pas évident avant qu'ils soient plus âgés). Ces bébés peuvent refuser les aliments avec un grand entêtement vers l'âge de six mois, sept mois, huit mois, et même plus longtemps encore… Ils peuvent vouloir manger en très petite quantité de certains aliments vers l'âge de dix mois ou un an…

Il est également possible que les bébés développent des carences en fer et en zinc s'ils sont allaités de façon exclusive pendant plus de neuf mois. Votre enfant peut aussi manquer de calories s'il est nourri uniquement de lait maternel à ce moment-là. Si votre bébé résiste encore à manger d'autres aliments à cet âge, vous pourriez envisager de lui donner un supplément de fer et de zinc.

La meilleure façon de procéder est de commencer la diversification alimentaire lorsque l'enfant commence à montrer de l'intérêt pour les aliments et qu'il a un désir de manger. Ceci survient généralement vers l'âge de six mois. Si vous continuez à lui offrir des aliments variés, en les mettant à sa disposition, votre bébé commencera probablement à manger lorsque le moment sera venu pour lui de le faire.

« Que faire s'il veut vraiment manger à quatre mois et demi ? »

C'est bien. Il semble prêt? Pourquoi l'en empêcher…? Si un bébé souhaite manger, je ne crois pas que les parents devraient l'en empêcher pour atteindre le *meilleur âge théorique* pour introduire d'autres aliments… On dit souvent que le fait d'amorcer la diversification alimentaire avant l'âge de six mois fera diminuer la production lactée de la mère. C'est possible, et certaines études le démontrent, mais généralement, il n'y a pas autant d'impact que cela. Le bébé aimera encore téter au sein et boira du lait à profusion, tout en mangeant d'autres aliments.

« Mon bébé a quatre mois et il semble avoir faim (ou ne gagne plus de poids) »

La meilleure solution ici *n'est pas* de commencer à donner des compléments de lait industriel, comme beaucoup de mères se le feraient recommander par leur médecin ou seraient tentées de faire. Il serait beaucoup plus approprié de commencer la diversification alimentaire (encore une fois, pas nécessairement avec des céréales pour bébés...).

Référez-vous au chapitre 5 « Insuffisance de lait ». La compression du sein peut aider le bébé à boire plus de lait (voir la description dans ce chapitre). Si vous prenez un contraceptif oral qui contient de l'œstrogène, cessez-le. Pendant la tétée, allaitez d'un sein puis de l'autre en alternant, aussi longtemps que le bébé *boit bien* et qu'il reçoit du lait. Essayez de prendre des plantes galactogènes[4]. La dompéridone peut aussi être utilisée.

Si rien de tout cela ne fonctionne, et bien commencez la diversification alimentaire. Je pense qu'il vaut mieux commencer à donner d'autres aliments un peu plus tôt que de donner un biberon de préparation commerciale pour nourrissons – biberon, en passant, qu'il pourrait refuser de toute façon. Si le bébé le boit, vous pourriez constater qu'il en prendra de plus en plus, jusqu'à ce qu'il se sèvre complètement du sein.

Les changements dans les selles

Lorsque votre enfant commencera à manger d'autres aliments, vous remarquerez certains changements dans ses selles. Certains bébés peuvent devenir constipés s'ils mangent beaucoup d'aliments, notamment des aliments très transformés (comme des céréales commerciales pour bébés), ou qui contiennent du fer ajouté. Le fait d'allaiter plus le bébé devrait remédier à cela.

Vous pourrez aussi remarquer que certains aliments (comme le maïs et les raisins par exemple) arrivent dans la couche sans être digérés, même chez un enfant de 18 mois. C'est normal et ce n'est pas inquiétant.

Certains aliments vont également changer la couleur des selles de votre bébé; par exemple, les betteraves peuvent les rendrent rouge foncé. Une grande quantité de carottes ou de patates sucrées les rendront – j'imagine que vous le devinez... – orange clair. Encore une fois, ce n'est pas alarmant.

4. Plantes qui font augmenter la production lactée.

« Quand devrais-je donner la nourriture ? Avant ou après la tétée ? »

La plupart du temps, cela n'a pas d'importance. Je pense qu'il est préférable d'avoir une attitude souple face à cela. Après tout, que faire si le bébé veut manger les aliments lorsque vous êtes assise à table... ? Le forcer à prendre le sein sous prétexte qu'il boira plus de lait s'il tète avant de manger les autres aliments ? Peut-être, et alors ? L'allaitement, le plaisir de la mère et de l'enfant souffriront presque toujours de se faire encadrer dans ce type de règles.

Laissez votre bébé manger lorsque vous mangez... S'il s'avère qu'il n'a pas tété en premier lieu, ce n'est pas grave. À mesure que le bébé grandit, il y aura des moments où il refusera obstinément de prendre le sein parce qu'il voudra manger ce que vous mangez. Les bébés de huit mois peuvent être très déterminés. À d'autres moments, votre nourrisson aura trop faim pour commencer par manger les aliments... (ce qui lui prend plus de temps à manger parce qu'il doit encore maîtriser l'art de prendre les aliments pour les amener à sa bouche) et il insistera pour boire au sein en premier.

D'autre part, cela peut parfois faire une différence. Un des moyens pour sevrer un bébé du Dispositif d'Aide à l'Allaitement (D.A.A.) est de commencer à lui faire manger d'autres aliments. Comme il mangera de plus en plus de nourriture, la mère pourra habituellement le sevrer du complément donné au D.A.A. Mais pas toujours. La raison ? Même si le bébé mange beaucoup d'aliments, il aime le flot rapide de lait lorsqu'il est au sein. Si le lait coule rapidement, il est satisfait. Si ce n'est pas le cas, il peut devenir mécontent. Une mère qui avait un problème de production lactée avant d'utiliser le D.A.A. peut ne pas avoir un flot de lait rapide. Même si le complément a été remplacé par des aliments et une quantité de calories équivalente, le flot de lait au sein peut ne pas être assez rapide pour le bébé, cela même si la mère produit assez de lait. L'enfant ne se soucie pas de ce qu'il y a *dans* le sein, mais de ce qu'il en reçoit. La compression du sein peut aider, mais pas toujours, notamment si l'enfant a très faim. Par conséquent, s'il est maussade au sein parce que le flot de lait est trop lent, une des solutions sera de le faire manger avant la tétée. Si le bébé n'est pas affamé et qu'il a mangé un peu avant, il pourra téter au sein plus calmement.

« Mon enfant de douze mois (quatorze, ou dix-huit mois...) ne mange pas et ne veut que téter »

Il est préférable de ne pas se retrouver dans cette situation ! Ce n'est pas facile d'y remédier. Et il est certainement beaucoup plus facile de commencer la diversification alimentaire lorsque les bébés montrent qu'ils sont prêts. Certains enfants pourront combler leurs besoins caloriques uniquement avec le lait maternel, tout en gagnant du poids adéquatement, et c'est bien. Mais le bébé aura besoin de plus de fer, de plus de zinc probablement et d'autres éléments. Après six ou sept mois d'allaitement exclusif, certains bébés commenceront à prendre moins de poids.

Certains médecins diront aux mères de cesser l'allaitement lorsque la famille se retrouve dans cette situation. Ce n'est pas une bonne idée... Le bébé ne mangera pas nécessairement si on lui refuse le sein. J'ai vu plus d'un cas où l'enfant était sevré de force, mais il ne mangeait pas plus! Dans un de ces cas, la petite fille de quinze mois buvait uniquement au sein, quoiqu'elle mangeait aussi un peu de Jello®[5]. Comme elle ne mangeait pas d'autres aliments, on a vivement conseillé à la mère de la sevrer. Elle l'a fait... mais l'enfant ne mangeait que du Jello®...et au lieu de lui assurer un poids stable (pas de gain, mais au moins pas de perte...), elle a commencé à perdre du poids.

Les bébés qui n'obtiennent pas assez de calories provenant d'un allaitement exclusif devraient vouloir manger d'autres aliments. Mais souvent ils ne veulent pas... Ils passent tellement de temps au sein qu'ils refusent les autres aliments. Par conséquent, une des approches consiste à poursuivre l'allaitement, mais à cesser la tétée dès que l'enfant commence à ne plus boire efficacement.

À ce moment-là, lorsqu'il n'est plus au sein, le bébé pourra accepter de manger. N'importe quel aliment est raisonnable pour amener ce type de bébé à manger et à aimer cela, même du chocolat... Bien souvent, l'enfant prendra mieux la nourriture dans la main de ses parents que d'une cuillère. La banane est un aliment facile à donner, comme la compote de pomme. La patate sucrée cuite et écrasée est un autre aliment qui semble attirer plusieurs de ces « mangeurs récalcitrants ».

Le fait d'amener l'enfant dans un centre parent/enfant ou dans une garderie, notamment autour de l'heure du goûter, de la collation ou des repas, peut aider. Les enfants sont très doués pour remarquer ce que les autres enfants font. Même si les autres enfant sont beaucoup plus âgés (disons quatre ou cinq ans), le bébé sera fasciné par eux et il voudra les imiter, copiant leurs gestes lors des repas. Bien entendu, si vous avez un enfant aîné, vous pouvez lui demander de nourrir le bébé, cela pourrait fonctionner.

La patience est nécessaire ; la vôtre, et celle du médecin, qui fera souvent pression pour que le bébé mange. Il est préférable de ne pas entrer dans une épreuve de force avec votre enfant. Il est presque certain que vous perdrez... Mettez des aliments devant lui, mais ne le regardez pas anxieusement. Il saura ce que vous êtes en train de faire... Si votre enfant a douze mois et qu'il ne mange pas, est-ce que c'est absolument aujourd'hui qu'il doit commencer... ? Quelques semaines ne feront guère de différence, tant que vous progressez. Lentement, mais sûrement.

Ce qui rend les repas plus agréables pour l'enfant et qui augmente ses chances de manger, c'est de le prendre sur vos genoux pendant que vous mangez et que vous parlez à d'autres gens. Dans cette situation, comme vous ne lui donnez pas

5. En Amérique du Nord, gélatine à saveur de fruits donnée parfois en guise de dessert.

trop d'attention mais que vous trouvez vraiment votre repas agréable, votre bébé pourrait tendre le bras et attraper de la nourriture de votre assiette ou de votre fourchette. Je pense que beaucoup de ces « non-mangeurs » n'ont pas été intégrés à l'heure des repas avec la famille ou bien qu'ils ont été forcés à manger.

« J'ai entendu dire que la carence en zinc pouvait faire en sorte que l'enfant rejette la nourriture. »

J'en doute, mais tout est possible. Si vous pouvez faire prendre du zinc au bébé sous une forme médicinale, peut-être qu'il commencera à manger. Une carence en zinc peut faire ralentir la croissance, c'est donc préoccupant.

En fin de compte, ces enfants commencent à manger, mais beaucoup d'entre eux sont « difficiles » tout au long de leur enfance. Comme il a été dit auparavant, il est préférable de ne pas se retrouver dans cette situation. Ne retardez pas la diversification alimentaire quand votre enfant vous montre son intérêt.

« Mon bébé ne prendra pas le biberon. »

Et alors ? Les bébés peuvent apprendre à boire au verre (pas besoin d'un verre à bec), bien souvent dès l'âge de quatre mois et même avant. Dès l'âge de six mois, c'est le bon moment pour commencer à offrir le verre puisque de nombreux bébés désirent imiter leurs parents entre l'âge de cinq et six mois. Commencez par de l'eau parce que le bébé va renverser souvent sa tasse au début. C'est moins embêtant d'essuyer de l'eau que du jus de pommes renversé, et ça brise moins le cœur que du lait maternel gaspillé…

Beaucoup de bébés allaités ne boiront jamais au biberon. Ils commencent à boire au sein, puis ils mangeront d'autres aliments vers le milieu de leur première année de vie, puis ils boiront au verre peu après, et continueront de la sorte jusqu'à ce qu'ils se sèvrent complètement du sein.

La nutrition

Dans la plupart des circonstances, les bébés mangeront ce dont ils ont besoin. N'essayez pas de les forcer à manger de la nourriture « qui est bonne pour eux ». Si votre nourriture est bonne pour vous, elle l'est également pour votre enfant. À part le lait maternel, aucun aliment n'est essentiel. Si votre enfant n'aime pas les légumes, qu'il mange des fruits et de la viande, c'est bien. Essayer de le forcer à manger des épinard ou des fèves de Lima en purée ne fera que créer des problèmes. Si on recule jusqu'en 1929, une étude a démontré que si on offrait une variété d'aliments aux bébés d'environ huit mois, ceux-ci choisissaient un régime alimentaire équilibré, même si une journée ils ne mangeaient que des bananes et le jour suivant uniquement des pommes de terre. Après un certain temps, le régime alimentaire s'équilibrait.

Laissez votre enfant découvrir le plaisir de manger. Faites en sorte que l'heure des repas soit un moment de détente. S'il aime manger, vous n'avez pas à vous inquiéter des quantités exactes et de la sorte de nourriture qu'il mange. Offrez des aliments variés et il aura une bonne alimentation.

En passant, les bébés de huit mois font vraiment une véritable comédie d'indépendance. Bien souvent, votre enfant ne voudra pas que vous lui mettiez la cuillère dans la bouche, mais il essayera de l'attraper de votre main. S'il se sert de la cuillère lui-même, il la retournera souvent à l'envers, et la nourriture tombera sur ses genoux. Bon... Encouragez son indépendance et son désir de faire les choses par lui-même. Déshabillez-le, ne lui laissez que sa couche, et mettez une petite toile de plastique sous la chaise haute (un ancien rideau de douche fait l'affaire). Ça se nettoiera bien. Ses manières à table s'amélioreront dans quelques années... !

Si vous ajoutez d'autres aliments à l'alimentation de votre enfant lorsqu'il vous montre qu'il est prêt, si vous adoptez une attitude détendue à cet égard, vous apprendrez à votre enfant que manger est une expérience agréable.

Chapitre 16

Le sommeil : le vôtre, et celui de votre bébé

Mythe no. 1 : Les bébés nourris de lait industriel dorment mieux que ceux qui sont allaités.

Les faits : Même si de nombreux défenseurs de l'allaitement maternel soutiennent ceci, ce n'est pas pas nécessairement vrai.

Mythe no. 2 : Si vous prenez votre enfant avec vous dans votre lit la nuit, vous amorcez une mauvaise habitude qui créera des problèmes de sommeil permanents.

Les faits : Les bébés ont dormi avec leurs mères pendant des milliers de générations, et il n'y a absolument aucune preuve que ce soit néfaste…

Beaucoup de mères allaitantes trouvent facile de gérer les tétées la nuit lorsque leurs bébés dorment avec elles dans le lit ou dans un berceau à côté du lit. Quoi de plus facile que de se retourner pour allaiter le nourrisson lorsqu'il s'éveille la nuit ou le prendre pour l'allaiter ? Le « lit familial » semble être associé à une durée d'allaitement plus longue.

Est-ce que cela signifie que vous devez avoir votre enfant avec vous dans le lit pour allaiter ? Non, pas du tout. Chaque famille doit choisir ce qui lui convient le mieux.

Mais dans le cas des mères qui souhaitent garder le bébé avec elles dans le lit la nuit et qui allaitent chaque fois que le bébé s'éveille, je les entends souvent se plaindre d'être très critiquées par les autres. Elles se font dire que garder le bébé dans le lit et répondre à ses besoins lorsqu'il s'éveille la nuit causera de «mauvaises habitudes de sommeil». Elles se font également dire qu'un enfant qui s'éveille la nuit, et qui est allaité jusqu'à ce qu'il s'endorme, a un «problème de sommeil»...

Il y a un groupe de nouveaux experts en pédiatrie qui s'intéresse aux «problèmes de sommeil». Ces «experts» croient que les bébés ne devraient pas téter au sein pour s'endormir et qu'après un certain âge, ils ne devraient pas être allaités au cours de la nuit. L'ancien stratagème de «laisser pleurer le bébé» revient à la mode (quoique cela a changé de nom pour maintenant se dénommer «pleurs contrôlés» ou «auto-consolation»...). Ces experts croient qu'un bébé qui s'éveille la nuit après l'âge de trois ou quatre mois n'a pas un «comportement normal» et qu'il a un problème de sommeil... Ceci devient donc une nouvelle forme de problème médical et malheureusement, de nombreux «traitements» recommandés finissent par nuire à l'allaitement...

Premièrement, considérons la question du bébé qui s'éveille la nuit pour boire. Est-ce normal ou est-ce le symptôme d'un problème de sommeil pouvant avoir des conséquences néfastes à long terme?

Notre perception du sommeil a grandement changé au cours du dernier siècle. Voici une citation provenant d'un livre de puériculture écrit il n'y a pas si longtemps.

«À la naissance, le bébé devrait dormir presque 23 heures sur 24.

«Jusqu'à ce qu'il ait 6 mois, il devrait dormir au moins 18 heures par jour.

«Jusqu'à un an, au moins 16 heures par jour.

«Il devrait dormir au moins 14 heures par jour jusqu'à l'âge de 4 ans, dont une partie en après-midi, à une heure régulière.

«L'enfant devrait dormir seul dans une pièce, ou bien il devrait au moins avoir un berceau ou un lit pour lui seul. Ne laissez jamais le bébé dormir dans vos bras; c'est une mauvaise habitude, épuisante pour vous et malsaine pour l'enfant.»[1]

Vraiment? Il devrait dormir 18 heures par jour jusqu'à ce qu'il ait 6 mois...? De quels bébés parlent-ils? Je n'ai jamais connu de bébé de cet âge qui dormait 18 heures par jour, sauf s'il prenait des médicaments. Pas même un enfant de 3 mois...! Certains bébés peuvent dormir beaucoup au cours des 2 ou 3 premiers jours de vie, mais 23 heures sur 24? En fait, ce n'est pas bon qu'un bébé dorme autant après les premiers jours de vie... Pensez-y en terme de tétées : s'il ne tète qu'au bout de 4 heures, ceci signifie 6 tétées par jour. Et il n'est éveillé

1. «Canada's Baby Book», 17e édition, Rice Publishers, Montréal, 1928.

qu'une heure, ce qui ne donne que 10 minutes d'éveil par tétée ? De plus, le bébé devrait apparemment dormir pendant les changements de couche et le bain… !

Est-ce que ceci était vrai en 1928 ou bien certains professionnels de la santé ont décidé qu'il s'agissait de ce qui était « le mieux » pour les bébés ? Il s'agit probablement de la deuxième raison ! Et c'est aussi le cas présentement lorsque les « experts du sommeil » décident de l'âge auquel les bébés devraient dormir une nuit entière, et autres « règles » favorisant le sommeil « normal » du bébé.

Retournons au temps où nos ancêtres vivaient en communautés tribales. Le bébé et sa mère dormaient ensemble, habituellement avec les enfants plus âgés et le père également. C'était plus sûr de cette manière. Rien n'était plus facile pour un lion ou un autre carnivore de s'en prendre à un humain qui dormait seul. Les humains dormaient ensemble parce qu'il y avait moins de danger et cela les sécurisait de le faire. Les gorilles et les autres primates dorment aussi de cette façon. Et bien entendu, c'est également la règle dans les sociétés humaines traditionnelles à travers le monde.

Le lait humain s'est adapté à cette dynamique, ou bien c'est peut-être le contraire, les humains se seraient adaptés au lait humain de cette façon. Il existe une corrélation entre le type de lait que les espèces produisent et la fréquence à laquelle les rejetons sont allaités. Par exemple, les lapereaux tètent peu fréquemment et le taux de protéines du lait de lapine est très élevé. Le même phénomène se produit pour les espèces qui ne peuvent pas allaiter très souvent puisqu'elles sont des proies pour les autres animaux. Ces animaux doivent être prêts à fuir. Les humains appartiennent à un autre groupe de mammifères, celui dont le lait contient un faible taux de protéines et dont les rejetons demeurent près des parents, notamment de leur mère, pour téter fréquemment.

Dans les sociétés traditionnelles, le bébé dort aux côtés de sa mère, et tète régulièrement au cours de la nuit. Notre société a beaucoup changé et ce n'est pas toujours facile de faire les choses comme elles étaient faites auparavant. Mais nous devrions examiner attentivement toute activité ou geste « traditionnel » avant de le rejeter. Son importance est peut-être plus grande que ce que nous pensons.

Il est normal pour les bébés de vouloir et d'avoir besoin de boire la nuit. La plupart des adultes ont l'habitude de dormir un certain nombre d'heures d'affilée. Les bébés n'ont pas besoin de sommeil ininterrompu la nuit, et ils sont habituellement heureux de s'éveiller fréquemment la nuit.

Comme dans le cas des coliques, phénomène qui ira en diminuant au bout d'un moment, il viendra un temps où votre enfant dormira la nuit. Un jour viendra aussi où l'enfant quittera votre lit. Vous pouvez être certaine que lorsqu'il aura seize ans, ces réveils et ces tétées nocturnes seront choses du passé ! Dans mon bureau, j'ai une gravure intitulée « Tétée nocturne » qui a été faite par une mère qui a allaité ses cinq enfants. Même avec un recul de quelques années, il est évident que ce n'était pas un moment pénible pour elle. En fait, de nombreuses mères se souviennent des tétées nocturnes comme les meilleurs moments qu'elles ont passés avec leurs bébés – alors qu'elles étaient seules avec eux, loin du stress et du brouhaha de la journée.

Lorsque les mères sont rassurées sur le fait que les tétées de nuit n'entraîneront pas de « mauvaises habitudes de sommeil », qu'elles ne rendront pas l'enfant trop dépendant et qu'elles ne causeront pas tous les problèmes dont on les a prévenues, elles cessent de s'inquiéter. L'enfant et la mère qui dorment côte à côte ont des cycles d'éveil et de sommeil synchronisés. La mère n'est donc jamais tirée d'un sommeil très profond. Elle s'éveille lorsque le bébé s'éveille, il boit au sein, puis ils se rendorment tous les deux.

Soyez certaine de ce qui suit :

Allaiter votre bébé jusqu'à ce qu'il s'endorme n'est PAS néfaste

Je présume que c'est également bien lorsque le bébé peut aussi s'endormir sans boire au sein, un jour il en sera capable. C'est certain. Peut-être pas à six mois ou à douze mois, pas même à deux ans peut-être, mais un jour il le pourra. Certains pédiatres et médecins perçoivent l'allaitement du bébé en vue de l'endormir comme une forme d'abus de l'enfant. Et pourtant, ils sont très favorables à ce qu'on laisse un bébé pleurer jusqu'à ce qu'il s'endorme... Quelque chose ne tourne pas rond !

Selon moi, un des grands plaisirs d'être parent est d'endormir le bébé dans nos bras. On se sent bien... On se sent compétent. *Le petit chérubin me fait tellement confiance qu'il s'endort dans mes bras...* Et la chaleur qu'il dégage lorsqu'il s'endort, quel plaisir de sentir cela... ! Mais de nombreux parents se font mettre en garde afin que ceci ne se produise jamais : cela gâtera l'enfant et il ne dormira pas toutes ses nuits... C'est faux !

Dormir avec le bébé n'est néfaste ni pour vous, ni pour lui, ni pour votre conjoint !

Au contraire, cela est sain pour tout le monde. Beaucoup de mères et de bébés préfèrent dormir ensemble, et nombre de pères aiment cela aussi. Vous êtes moins fatigués lorsque le nourrisson dort à côté de vous et qu'il s'éveille pour téter. Pas besoin de vous lever pour prendre le bébé. D'autre part, oui, vous devez devenir très inventifs pour avoir de l'intimité en tant que couple – mais cela ne fait qu'ajouter à l'excitation... !

Préparatifs et arrangements pour le sommeil

Les parents ont trouvé des méthodes ingénieuses pour garder leurs bébés près d'eux la nuit. Le plus simple est évidemment de prendre le bébé avec vous au lit. Voici d'autres stratégies que les parents ont découvertes :

- Un très jeune enfant peut dormir dans un couffin ou un berceau à côté du lit parental.
- Un lit à barreaux ajustable peut être accolé au lit des parents en faisant en sorte que le matelas du lit d'enfant soit au même niveau que le matelas du lit des parents. Ensuite, on retire le côté du lit d'enfant, ce qui donne un accès direct au lit des parents.
- Des lits « side-car » sont maintenant disponibles dans le commerce. Il s'agit d'un petit lit entouré de panneaux sur trois faces, rattaché au lit parental.
- Des matelas directement posés sur le sol : un matelas grand format pour les parents, plus un matelas une place pour le bébé ou pour tout autre enfant, qui y est accolé, offre beaucoup d'espace et aucune inquiétude pour les chutes.
- Un lit ajouté dans la chambre de l'enfant a aidé certaines familles lorsque le père n'arrivait pas à bien dormir quand le bébé était tout près de lui. Lorsque le moment du coucher arrive, bébé est placé dans son lit d'enfant, dans sa chambre. Quand il s'éveille, la mère va le nourrir dans le lit qui est placé dans la chambre du bébé, et les deux passent le reste de la nuit dans ce lit.

VOUS NE VOUS RETOURNEREZ PAS SUR VOTRE BÉBÉ...

La plupart des parents s'éveillent lorsque la respiration du bébé change (sauf s'ils ont trop bu d'alcool). Comment une mère peut-elle se retourner sur son bébé sans s'en rendre compte ? Il y a certaines preuves montrant que la mort subite du nourrisson survient un peu plus fréquemment chez les bébés qui dorment dans le même lit que leurs parents *lorsqu'un ou les deux parents sont fumeurs,* comparativement s'ils dorment dans un lit d'enfant attenant au lit des parents. Mais le pourcentage est tout de même plus bas que si le bébé dort dans une autre pièce. Les parents fumeurs devraient peut-être faire dormir leurs bébés dans de petits lits à côté du lit parental, mais dans la plupart des cas, il est sans danger que votre enfant dorme dans votre lit.

Aux États-Unis, la *« Consumer Product Safety Commission »*[2] a lancé récemment une campagne contre le sommeil partagé (alias le co-dodo), en se basant sur une étude qui présente de nombreuses lacunes. L'étude était basée sur des rapports de

2. Commission pour la sécurité des produits de consommation.

décès de nourrissons – pris dans les journaux ou d'autres sources peu fiables – mais aussi des rapports de coroner, pour en venir à la conclusion injustifiée que le co-dodo était dangereux pour les bébés. L'étude rassemblait tous les bébés qui étaient décédés dans tout autre endroit que leur lit d'enfant, y compris ceux qui étaient morts sur des canapés ou laissés seuls sur un matelas d'eau. Dans certains cas, la cause du décès était inconnue et le bébé pouvait par exemple avoir été délibérément étouffé par un parent maltraitant son enfant... La Commission ne faisait aucune comparaison avec les bébés qui étaient décédés dans leur lit d'enfant. En fait, sur une période de cinq ans, environ quatre-vingt bébés sont décédés alors qu'ils étaient dans le lit de leurs parents. Apparemment, aux États-Unis, dix bébés décèdent CHAQUE JOUR du Syndrome de la mort subite du nourrisson (SMSN), ce qui signifie que des milliers d'enfants meurent alors qu'ils dorment en dehors de la chambre de leurs parents, et ce pour la même période de temps...! La Commission devrait en fait recommander que les enfants dorment dans le lit de leurs parents, juste ciel!

Une recherche récente menée en Angleterre a montré que les mères allaitantes semblaient dormir de façon plus instinctive avec leurs bébés. Les chercheurs ont enregistré sur vidéo les mères et les bébés qui dormaient ensemble et ils ont découvert que les mères qui allaitaient faisaient face à l'enfant, avec un bras posé sur le lit au-dessus de la tête du bébé. C'est impossible de rouler sur le bébé en étant placé dans cette position! L'enfant était également placé à la hauteur du sein.

D'autre part, les mères qui donnent le biberon dorment souvent en tournant le dos au bébé. Dans cette position, le risque de rouler sur le bébé est un peu plus élevé (quoique cela demeure peu probable). Les bébés nourris au biberon étaient souvent placés sur le lit avec la tête près ou sur des oreillers, ce qui augmente le risque de suffocation.

Voici un extrait d'un courriel que j'ai reçu et qui concerne un bébé de treize mois :

« Les gens font toujours des commentaires pour dire à quel point ma fille est belle, douce et amicale. Elle est vraiment joyeuse et de bonne humeur 95 % du temps. Elle montre peu de signes d'anxiété, de peur des étrangers et ne fait pas de nuits blanches. J'ai lu beaucoup sur le sujet – elle n'a peur de rien ni de personne et cherche à satisfaire sa nature curieuse. Elle est très affectueuse et câline, elle est déjà indépendante et très différente de l'enfant gâté qu'on m'avait dit qu'elle deviendrait si je continuais à dormir avec elle ou à l'allaiter après l'âge de 6 mois... »

Un psychiatre avait dit à cette femme que ses sentiments d'inquiétude et son instinct de protection n'étaient pas normaux, et qu'elle devait se forcer à faire dormir le bébé dans son lit d'enfant la nuit parce que c'était « la meilleure chose à faire pour sa santé ». Ce psychiatre dit là quelque chose d'incroyable. Y a-t-il quelque chose de plus normal pour une mère que de s'inquiéter pour son enfant et de vouloir le protéger... ?

Une autre mère a reçu la recommandation de mettre sa fille seule dans son berceau, et que cela favoriserait son développement verbal parce que lorsqu'elle se réveillerait seule le matin, elle se parlerait à elle-même… Et que si elle gardait le bébé dans son lit, il serait privé de cette inestimable expérience… ! C'est tout simplement faux ! L'enfant qui s'éveille près de ses parents a de vraies personnes à qui parler, et il peut avoir une réponse à ses babillages et ses premiers mots, une façon nettement préférable pour développer son langage !

La recherche sur les effets à long terme du sommeil partagé (co-dodo)

(d'après un article du Dr James McKenna)

Heron a découvert que les enfants qui n'avaient jamais dormi avec leurs parents étaient de moins bonne humeur et avaient plus d'accès de colère que ceux qui dormaient occasionnellement ou toujours avec leurs parents. De plus, ils avaient plus de frayeurs que ceux qui dormaient toujours en compagnie de leurs parents.

Lewis et Janda ont rapporté que des étudiants d'âge adulte qui ont dormi avec leurs parents lorsqu'ils étaient enfants ont une meilleure estime de soi et souffrent moins d'anxiété que ceux qui n'ont pas dormi avec leurs parents.

Crawford a découvert que les femmes qui ont dormi avec leurs parents au cours de l'enfance avaient une meilleure estime de soi.

Une étude menée sur des enfants issus de familles de militaires, âgés de deux à treize ans a montré que les enfants qui avaient partagé leur sommeil avec leurs parents avaient de meilleures notes de leurs professeurs et avaient moins de problèmes psychiatriques que ceux qui n'avaient pas dormi avec leurs parents.

Monsenko a étudié différentes ethnies et a découvert que la pratique du sommeil partagé lors de la petite enfance et lors de l'enfance était associée, à l'âge adulte, à une plus grande satisfaction dans la vie et à d'autres traits de personnalité positifs.

« Est-ce que mon bébé dormirait plus longtemps la nuit s'il était nourri au biberon ? »

Encore une fois, ceci est un autre mythe qui provient du fait que nous avons considéré le bébé nourri au biberon comme étant la « norme de l'alimentation du nourrisson ». Je pense ceci en me basant sur ma compréhension de l'allaitement autant que sur les histoires de mères qui disaient que leurs bébés dormaient mieux lorsqu'ils étaient nourris au biberon. Ce que le biberon contenait n'avait pas d'importance. Le bébé dormait 4 heures, par exemple, après avoir bu 120 ml[3] de

3. 4 onces.

lait industriel mais aussi après 120 ml de lait maternel. Mais cependant, il ne dormait que 2 heures lorsqu'il était nourri au sein. Qu'est-ce qui crée cette situation ?

La réponse remonte à la manière dont les mères apprennent à allaiter. Lorsque le bébé tète, il prend rarement le sein avec la technique la plus efficace pour recevoir du lait. Ce n'est pas toujours important, parce que si la mère a une production lactée abondante, le bébé peut très bien se débrouiller. Cependant, ceci correspond souvent à des tétées longues et fréquentes. Cela signifie aussi des tétées longues et fréquentes pendant la nuit. Dans la plupart des sociétés traditionnelles, ce n'est pas un inconvénient. Dans la société Bushman, les femmes allaitent apparemment 4 fois par heure. Si vous vous promenez, vaquez à vos occupations de la journée, et que le bébé tète pendant tout ce temps, presque sans que vous vous en rendiez compte, ce n'est pas la fin du monde. Si vous dormez avec votre bébé, qu'il tète tout le temps, et que c'est ce que la société perçoit comme normal, ce n'est pas bien grave.

En Amérique du Nord cependant, le bébé qui ne tète pas efficacement voudra aussi téter plus souvent (il ne tète pas efficacement pour notre « style de vie » puisque chez les Bushman il tète efficacement dans son contexte...). Le bébé ne reçoit pas 120 ml comme ce serait le cas s'il buvait au biberon. Il boira peut-être 60 ml ou même moins, et il sera pas étonnant qu'il dorme seulement 2 heures ou moins... Ou bien l'enfant restera au sein parce qu'il n'est pas satisfait et au bout d'un moment, il s'y endormira. La mère l'enlèvera du sein et quelques minutes plus tard, il commencera à pleurer...

Si vous voulez que votre bébé dorme plus longtemps entre les tétées, ayez la meilleure prise du sein possible. Faites la compression du sein pour augmenter la quantité de lait que le bébé boira, essayez de « finir » le premier sein avant d'offrir le second. Comment savoir que le bébé a terminé ? Parce qu'il ne reçoit plus de lait du sein (et ne fait donc plus le mouvement de succion caractéristique bouche grande ouverte-pause-fermeture)[4], même si vous faites la compression du sein. Mais n'oubliez pas que même si le bébé ne reçoit pas de lait pendant quelques minutes, un autre réflexe d'éjection peut se produire et il boira encore beaucoup. Ne vous pressez donc pas à l'enlever du sein.

Si votre bébé boit vraiment bien, et qu'il reçoit beaucoup de lait riche en matières grasses, il s'écoulera en fait plusieurs heures entre les tétées. Au fil des semaines qui passent, il pourra espacer ses tétées nocturnes et finir par dormir la nuit. Habituellement, je m'inquiète lorsqu'un bébé de deux semaines dort toute la nuit, car ceci pourrait indiquer qu'il ne boit pas suffisamment de lait. Mais j'ai vu des bébés allaités qui prenaient du poids et qui dormaient toute la nuit à deux

4. Afin de bien visualiser la « pause » dont il est question, vous pouvez voir les vidéos que nous avons faites en visitant le site internet **www.mamancherie.ca** ou **www.nourri-source.org**

semaines de vie… Il n'y a rien dans le lait industriel qui fasse mieux dormir les nourrissons. Le facteur déterminant est la quantité de lait qu'ils reçoivent.

Je comprends que ceci est différent de ce que vous avez pu lire sur le fait que le lait maternel quitte l'estomac plus rapidement que le lait industriel, ou à propos de certains acides aminés du lait industriel qui rendent le bébé plus endormi. Il peut y avoir certains de ces facteurs aussi, mais pour l'essentiel, je crois que les bébés auront faim plus rapidement s'ils reçoivent moins de lait pendant la tétée, quel que soit le genre de lait. En général, le bébé peut boire plus de lait que ce dont il a besoin, mais s'il boit en « petits casse-croûtes », il tétera fréquemment.

« Alors, que devrais-je faire ? »

Vous pouvez améliorer la prise du sein afin que votre bébé reçoive une quantité maximale de lait à chaque tétée. Ceci peut l'encourager à dormir plus longtemps. Vous pouvez aussi continuer à le faire téter la nuit aussi longtemps qu'il en a besoin, en ayant confiance que cela ne sera pas néfaste ni dangereux.

Le Dr Spock avait tort

Ceci est une anecdote personnelle, donc les noms ne seront pas changés pour protéger les innocents… ! Notre premier enfant n'a pas dormi toute la nuit avant l'âge de quatre ans. À un certain moment, nous trouvions cela trop difficile, alors nous avons essayé de le laisser pleurer. Il avait environ sept mois. La première chose que nous avons apprise, c'est que le bébé pleure plus longtemps que vingt minutes la première nuit. Le Dr Spock avait tort. Non seulement le bébé pleure souvent plus de vingt minutes, mais ces vingt minutes, aux oreilles des parents, semblent être deux heures… C'est affreux, et honnêtement, je ne sais pas si certains parents peuvent survivre à cela… Peut-être que nous aurions dû être plus fermes, mais nous avons abandonné. Je pense que nous avions raison. Mais nous nous sentions faibles.

Lorsque notre enfant a eu plus de deux ans, nous avons essayé à nouveau (nous n'apprenions pas rapidement, mais notre excuse était que nous ne dormions pas beaucoup). Nous avons finalement renoncé à l'idée de le laisser pleurer quand il nous a suppliés en pleurant dans son lit… : *« C'est votre petit garçon, Daniel. Pourquoi faites-vous cela… ? »*.

Nous pouvons apprendre beaucoup de choses de nos enfants, si nous nous en donnons la chance. Je pense que nous avons appris tous les deux avec cette question du sommeil. Daniel est présentement dans la trentaine. C'est un être formidable (ce que je dis en toute objectivité). Nous avons survécu à quatre années de nuits blanches. En fait, pas tout à fait blanches… disons entrecoupées. Et nous sommes fiers de ce que nous avons fait. Ce n'était pas facile d'être réveillés toutes les nuits, jour après jour… Mais tout est terminé, et nous avons fait pour le mieux.

Malgré ce qui est dit et écrit sur la nécessité d'instaurer de « bonnes habitudes de sommeil » en laissant pleurer les bébés jusqu'à ce qu'ils s'endorment, il n'y a *aucune preuve* que les bébés et les jeunes enfants qui dorment avec leurs parents, qui se font bercer pour être endormis et auxquels on répond la nuit, grandissent avec des problèmes de sommeil, contrairement à ceux qu'on laisse pleurer. J'ai toujours trouvé que mes enfants étaient de bons dormeurs (ils pouvaient dormir n'importe où, dans des chambres d'hôtel, dans d'autres maisons, sous la tente...). Et en considérant ceci, c'est en Amérique du Nord (où laisser pleurer les bébés jusqu'à ce qu'ils s'endorment est l'approche recommandée depuis nombre d'années) que les gens dépensent des millions de dollars pour des médicaments contre l'insomnie et les troubles du sommeil... !

UNE VIE DE CHIEN

En plusieurs occasions, j'ai vu des chiens attachés à des arceaux à vélos et à des lampadaires pendant que leurs maîtres étaient en train de faire les courses, à la bibliothèque ou occupés autrement. Le chien se plaint, gémit, pleure, et des gens qui ne connaissent pourtant pas le chien viennent le voir, le caressent, et même l'étreignent pour le consoler. Certaines personnes qui vous disent de laisser pleurer votre bébé sont probablement des consolateurs de chiens... Pourquoi les gens perçoivent-ils les gémissements du chien comme étant un signal qui dit que le chien a besoin d'être réconforté et qu'ils doivent y répondre, mais n'ont pas la même attitude face aux pleurs d'un bébé ?

TOUT EN ATTENTE... MAIS PAS DE GAIN DE POIDS

J'ai vu des bébés qui ont cessé de prendre du poids lorsqu'ils ont été entraînés à « faire leurs nuits ». La situation type semblait être qu'on laissait le bébé pleurer, peut-être qu'on lui donnait une sucette ou qu'il apprenait à sucer son pouce ou bien deux doigts pour se réconforter et s'endormir. Ce comportement est probablement devenu usuel pendant la journée, le bébé tétait alors ses doigts ou une sucette. La mère était contente, car en plus d'être débarrassée des tétées la nuit, le bébé semblait aussi moins téter pendant la journée. C'est seulement lors de la visite suivante chez le médecin que les parents découvraient que le bébé ne gagnait plus de poids ou très peu. Ensuite, la mère m'a appelé pour avoir de l'aide.

Teresa, la co-auteure de ce livre, m'a dit avoir passé un certain temps à la maison avec une de ces mères. Il lui semblait que le fait d'avoir laissé pleurer le bébé avait « désensibilisé » la mère aux signaux de son enfant. Cette petite fille d'environ cinq mois pouvait être maussade, même pleurer ou avoir faim, mais la mère ne répondait pas à ses signaux. Après environ une minute, la petite mettait son pouce dans la bouche ou s'asseyait dans son transat en tétant son pouce, ou s'endormait. Teresa a donc aidé la mère à reconnaître les signaux de son enfant afin qu'elle offre le sein au moment opportun.

Je pense que cette technique de « pleurer pour s'endormir » enseigne aux bébés que même s'ils ont faim, personne ne viendra les nourrir et qu'il vaut mieux trouver un autre moyen pour faire face à la situation – ce que certains bébés font aussi pendant la journée. Cela semble également désensibiliser les mères… Si vous vous forcez à ignorer les pleurs de l'enfant la nuit, je pense qu'il est presque inévitable que vous répondiez moins aux pleurs de votre bébé pendant la journée. Et je crois que pour certains bébés, la résultante est qu'ils boivent moins de lait, le gain de poids devenant alors un problème.

Il y a beaucoup plus de parents et d'enfants qui dorment ensemble que ce que nous croyons. Nombreux sont ceux qui ne le disent pas… Mais cela se fait – et pas seulement lorsque la mère allaite. Tout comme un enfant va finir par se sevrer de lui-même si vous vous offrez le luxe d'attendre d'être prêts tous les deux, l'enfant qui est prêt et qui est suffisamment confiant cessera de dormir dans votre lit. Lorsque notre dernier enfant a finalement quitté notre lit, nous nous sommes sentis tristes. Mais le fait d'avoir des enfants signifie aussi que nous devons nous habituer au fait qu'ils nous quitteront un jour. Cela semble très loin quand ils sont bébés, mais ça se produira beaucoup plus rapidement que vous l'imaginez !

> *« Marianne, assise dans un fauteuil à bascule devant une fenêtre, donnait le sein à Roland. Ils s'étaient assoupis tous les deux. »*
>
> *Peter Cameron, **« Week-end »***

« Utiliser une sucette pourrait peut-être aider ? »

Dans certains cas, la sucette permettra d'allonger l'intervalle entre deux tétées, et cela peut faire en sorte que le bébé boira plus efficacement. En augmentant le temps entre deux tétées, le sein sera plus plein, le flot de lait sera plus rapide, et il est possible que le bébé tète mieux et qu'il soit plus rassasié. Le nourrisson peut aussi être si affamé qu'il tombera endormi avant d'avoir tété efficacement. Il peut également être trop frénétique pour prendre le sein correctement.

Les sucettes peuvent être utiles. Certains bébés boivent beaucoup de lait en peu de temps, et ils sont repus avant d'avoir pu apaiser leur besoin de succion. S'ils boivent, puis qu'ils repoussent le sein parce qu'ils en ont assez mais qu'ils ont visiblement encore besoin de téter tout en devenant irritables dès qu'ils reçoivent du lait, alors la sucette peut être une solution. Je suggérerais toutefois d'essayer de faire téter le bébé au même sein pour 2 ou 3 tétées successives avant de recourir à la sucette. Dans tous les cas, vous devez être certaine que votre bébé tète correctement et qu'il prend suffisamment de poids avant de recourir à la sucette. Vous pouvez aussi lui offrir un de vos doigts à téter. Ceci offre le bénéfice supplémentaire que vous devez avoir le bébé dans les bras pour le faire et qu'il bénéficie du même contact que s'il tétait au sein. Le bébé qui tète une sucette peut facilement être déposé dans son berceau ou dans un transat, laissé seul pendant qu'il comble ce besoin de succion supplémentaire. Il risque donc de perdre une occasion d'être porté, ce qui est aussi un besoin important.

«Est-ce que de donner des céréales[5] pendant la soirée pourrait aider?»

Les études qui ont considéré cette question ne soutiennent pas l'hypothèse selon laquelle donner des céréales aiderait le bébé à dormir plus longtemps. Il n'y a absolument aucun motif qui expliquerait cela. Si le bébé a assez de lait à boire au sein, il ne devrait pas être plus repu si on lui donne des céréales. Toutefois, certaines mères attestent que cela a aidé. Ces bébés qui dorment mieux après avoir mangé des céréales en soirée sont peut-être ceux qui boivent beaucoup moins de lait en soirée. Faites la compression du sein, changez de sein fréquemment. Les plantes galactogènes peuvent aussi aider. Si l'enfant a vraiment faim en soirée ou au cours de la journée, la production lactée a peut-être diminué. Prenez-vous un médicament qui contient de l'œstrogène? Si possible, cessez de le prendre. La dompéridone peut vous aider si la diminution de la production lactée est marquée. (Pour lire toute l'information concernant l'augmentation de la production lactée, consultez le chapitre 5 «Insuffisance de lait»).

Il est préférable d'attendre avant de donner des aliments de compléments, car l'introduction précoce d'aliments favorise le développement d'allergies et les aliments (qui sont incomplets) peuvent prendre la place du lait maternel – la nourriture complète. Pourquoi commencer à donner des aliments avant cinq ou six mois? Plus longtemps l'enfant est allaité exclusivement (environ jusqu'au milieu de sa première année de vie), mieux c'est. Ceci est également vrai pour les préparations commerciales pour nourrissons. Évitez-les si c'est possible.

En résumé, il y a des choses que vous pouvez faire pour accroître la quantité de lait que votre enfant boit à chaque tétée afin de l'encourager à dormir pendant de plus longues périodes. Cependant, même en employant ces trucs, beaucoup de bébés continueront à s'éveiller la nuit pour téter au sein. Cela ne veut pas dire qu'ils ont des problèmes de sommeil! C'est un comportement normal chez le bébé humain. Si vous trouvez que de prendre le bébé avec vous dans le lit vous aide à gérer les tétées de nuit, et que cela vous permet de mieux vous reposer, allez-y! Vous ne ferez pas de tort à votre enfant.

5. Appelées «farines infantiles» en Europe.

Chapitre 17

L'allaitement et les relations familiales

Mythe : Lorsque la mère allaite, le père est exclu de la relation. Il peut aider s'il donne un biberon la nuit, et cela lui permet de s'impliquer face au bébé.

Les faits : Le père peut faire beaucoup de choses pour participer aux soins de l'enfant, et développer sa propre relation avec lui. Pour que ceci se produise, il n'est pas nécessaire de nourrir le bébé.

Les pères et les bébés allaités

Est-ce que l'allaitement signifie que la relation que le père aura avec son bébé sera entravée ou diminuée ? Est-ce une bonne idée de donner un ou deux biberons par jour, dès le départ, pour que le père puisse avoir un rôle dans l'alimentation du bébé ? Est-ce que les bénéfices de l'allaitement sont égaux aux bénéfices offerts par le fait que les deux parents partagent également l'alimentation du bébé ? Toutes ces questions ont le même postulat sous-jacent : que le fait de nourrir le bébé serait le seul ou le premier moyen de développer une relation intime et affectueuse avec le bébé. La vérité est qu'il existe de multiples façons de prendre soin d'un nouveau-né afin de favoriser le lien d'attachement : lui donner son bain, le promener en le tenant dans ses bras ou dans un porte-bébé, lui chanter des berceuses, dormir avec lui, lui faire un massage, lui parler, lui faire faire ses rots, changer ses couches, et beaucoup d'autres choses encore ! Pour les pères (et aussi pour les mères, les grands-mères, la fratrie ou autres membres de la famille), ces façons merveilleuses permettent d'interagir avec l'enfant sans nuire à l'allaitement.

Le père qui souhaite s'impliquer et partager les tâches parentales peut amener le bébé à la mère au moment des tétées, changer sa couche, donner le bain, puis il peut ensuite le promener. Non seulement l'enfant aimera passer ce temps avec son père, mais il pourra aussi bénéficier des avantages de l'allaitement maternel. La plupart des papas qui comprennent réellement les avantages de l'allaitement souhaitent que leurs bébés reçoivent «le meilleur».

> *« (...) l'idée de l'alimentation au biberon, simplement pour donner un rôle au père, est un exemple de plus pour maintenir un statu quo dont le bébé payera le prix... »*
>
> *Marni Jackson,* ***« The Mother Zone »*** *(Traduction libre)*

À part l'implication pratique, les pères ont un rôle extrêmement important dans le soutien et l'encouragement de leur partenaire qui allaite. Ils peuvent vraiment faire la différence entre passer à travers les situations plus difficiles ou laisser tomber dès la première difficulté.

Une mère m'a déjà dit à quel point elle s'était sentie frustrée alors que son bébé n'avait que quelques jours de vie. Il s'était déjà réveillé fréquemment la nuit pour téter, et elle était fatiguée, s'inquiétant de ne pas avoir assez de lait. Elle a réveillé son mari pour lui demander d'aller à la pharmacie la plus proche (ouverte 24 heures) pour acheter un peu de préparation commerciale pour nourrissons. Au lieu de cela, il l'a prise dans ses bras pendant un moment, lui disant à quel point il les aimait, elle et leurs fils, et comme il était heureux qu'elle allaite. Il lui a ensuite massé le dos, puis il lui a amené quelques oreillers afin qu'elle soit dans une position plus confortable pour la prochaine tétée.

Cette mère m'a confié qu'elle a senti son réflexe d'éjection se produire pendant que son mari lui massait le dos. Elle est convaincue que si son conjoint avait ramené du lait industriel à la maison, elle aurait abandonné l'allaitement, mais son soutien et ses encouragements ont fait toute la différence cette nuit-là. Cependant, la marge est étroite et il est facile pour un père de la franchir... Il est difficile pour un homme de voir sa conjointe faire de grands efforts pour l'allaitement, ou pleurer à cause des douleurs aux mamelons, ou parce qu'elle est frustrée. Les préparations commerciales pour nourrissons semblent être la solution rapide. Et peut-être que c'est ce que la mère souhaite réellement; aucun père ne veut être le «mauvais gars» qui force sa conjointe à poursuivre l'allaitement alors qu'elle désire sevrer...!

Mais ce dont les femmes ont souvent besoin dans une telle situation n'est pas une solution, mais simplement *de l'empathie*. Oui, l'allaitement et les soins destinés au nouveau-né sont plus ardus que ce que l'on montre à la télévision. Et dites donc!, vous n'aviez jamais pensé que ça finirait par une césarienne, n'est-ce pas? Les pères peuvent aussi rappeler à la mère les autres solutions possibles : téléphoner à une consultante en lactation, à la Ligue La Leche, à un groupe de soutien à l'allaitement, ou prendre rendez-vous dans un cabinet de consultation en allaitement. Il peut lui remémorer les autres alternatives : peut-être que si elle exprime un peu de lait, il pourrait le donner au nourrisson avec une petite tasse pendant qu'elle dort un peu, qu'elle va marcher dehors, qu'elle lit un livre, qu'elle prend un bon bain, ou toute autre activité qu'elle aurait besoin de faire ?

Nombre de mères disent qu'elles comptent sur le conjoint pour filtrer les ingérences d'autrui, être protégée et défendue face aux critiques des autres, dont celles de la famille, des amis ou des professionnels de la santé. Le fait d'avoir toujours à expliquer aux gens que le bébé a tout ce dont il a besoin pour manger et que c'est normal qu'il boive fréquemment, peut être épuisant pour une nouvelle mère, notamment si c'est son premier bébé et qu'elle a peu confiance en elle. Lorsque le père du bébé prend la parole et qu'il est positif face à l'allaitement, cela diminue son fardeau et fait augmenter sa confiance en elle.

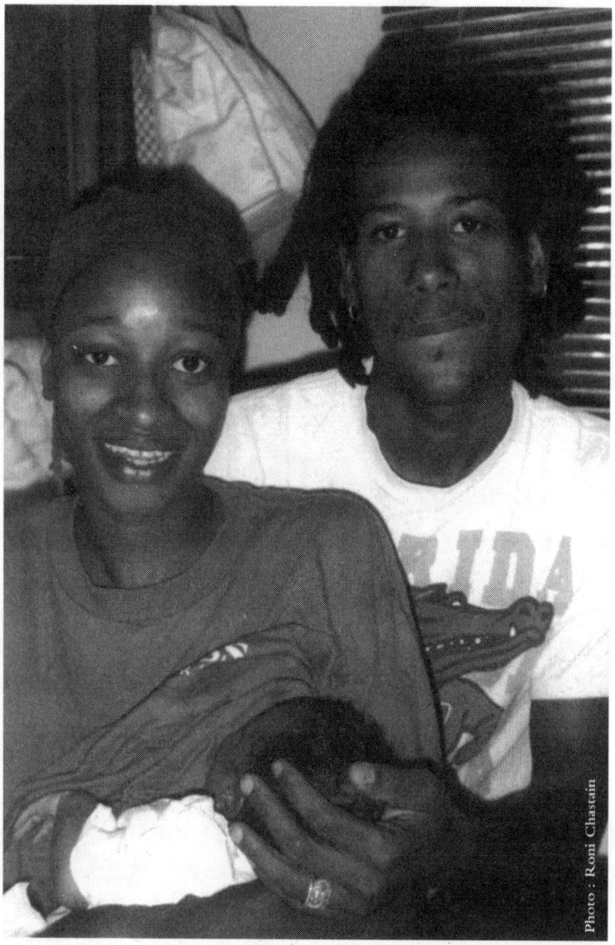

Les pères n'ont pas à donner le biberon pour pouvoir s'impliquer et s'occuper de leurs bébés...

L'aide pratique est toujours appréciée. L'allaitement du bébé peut exiger pas mal de temps, surtout au cours des premières semaines alors que la mère et le bébé apprennent tous les deux. Pour le père, c'est le moment de maîtriser l'art de faire la vaisselle et la lessive, de prendre un service de nettoyage de couches ou d'engager une personne pour entretenir la maison, de cuisiner un bon plat (ou de commander une pizza ou un repas au restaurant chinois) lorsque le repas n'est pas prêt. Dans certaines sociétés, jadis, les nouvelles mères pouvaient souvent compter sur leurs propres mères ou d'autres proches parentes pour prendre le relais des tâches ménagères et de la préparation des repas au cours des premières semaines et mois suivant l'accouchement. Pour la plupart des femmes nord-américaines et européennes, cela n'est plus possible. Les grands-mères travaillent probablement à temps plein. Elles peuvent vivre loin des membres de leur famille... Pour ces femmes, le fait de devenir mère peut les isoler et devenir une expérience accablante alors qu'elles essayent, seule, de faire face à tous les besoins de l'enfant, mais aussi à toutes les tâches ménagères...

Les pères peuvent faire beaucoup de choses pour atténuer ce sentiment d'accablement s'ils reconnaissent que prendre le temps de bien démarrer l'allaitement est du temps bien investi.

Lorsque Papa est le meilleur... !

Les mères excellent définitivement pour allaiter. Mais les pères ont des talents particuliers aussi :

- La voix grave de Papa est plus apaisante pour le bébé lorsqu'il chante ou qu'il lui parle. Les bébés semblent vraiment répondre plus efficacement et mieux se détendre lorsqu'ils entendent les sons graves et profonds d'une voix masculine.
- La poitrine moins bombée de Papa est un endroit extraordinaire pour bébé qui a besoin de faire une sieste. Allongez-vous sur le canapé, emmaillotez le bébé par-dessus vous, et tout le monde se repose !
- Pour la même raison (pas de seins qui gênent), Papa peut souvent transporter le bébé plus facilement que la mère dans un porte-bébé ou une écharpe de portage.
- Dans la mesure où les hommes ont généralement de plus longs bras et des mains plus larges, ils sont souvent plus efficaces à mettre en pratique les positions de portage contre les coliques présentées au chapitre 9 « Les coliques ».

Relations sexuelles et allaitement

Une des raisons qui font en sorte que parfois les pères ne soutiennent pas autant l'allaitement qu'ils le devraient est qu'ils perçoivent la relation mère-bébé comme une menace. Certains peuvent penser : *« Si ma femme aime autant le bébé, comment aura-t-elle assez de temps et d'amour pour moi ? »*

Cela peut prendre plus de temps au nouveau père d'assumer son rôle parental que la mère. Après tout, elle a eu neuf mois d'intenses changements physiques qui lui ont permis de se préparer... Pour le père, le bébé peut sembler irréel jusqu'à ce qu'il soit né. Et lorsqu'il est né, il se demande : « Où est ma place ? ». Son contact avec l'enfant se produira, lorsque le temps viendra, et il trouvera sa place dans cette nouvelle famille qu'il a contribué à créer.

D'une certaine manière, cela peut également être difficile que la nouvelle mère allaitante semble moins s'intéresser à son conjoint « qu'avant le bébé ». Après tout, elle a une toute nouvelle responsabilité. Et les relations sexuelles surviennent moins fréquemment. Évidemment, il y a des recherches qui montrent que les nouvelles mères ont moins de relations sexuelles qu'avant ou pendant la grossesse, et certaines études ont montré que la fréquence des relations sexuelles est moins élevée pour les mères allaitantes (certaines études soutiennent toutefois le contraire). Qu'est-ce qui cause cela ? Il y a de multiples raisons :

- Prendre soin d'un nouveau bébé est assez fatigant, et cela peu importe si vous avez accouché ou pas, et si vous allaitez ou pas. La plupart des gens ont moins d'intérêt pour la sexualité lorsqu'ils sont fatigués, quelle que soit la cause. (Pour citer la mère d'un nouveau-né de six semaines : « Franchement, je préfèrerais faire la sieste plutôt que d'avoir un orgasme... »).
- Se remettre de la grossesse et de l'accouchement demande du temps, et les changements physiques survenus dans le corps de la mère peuvent certainement faire diminuer son intérêt envers la sexualité. Par exemple, si la mère a des points de suture, les rapports sexuels peuvent être douloureux.
- L'allaitement d'un bébé peut faire en sorte que tous les besoins de contact physique et de caresses affectueuses de la mère soient comblés. En fait, certaines mères disent ne pas se sentir dans le coup et plutôt « hors circuit » ; elles reçoivent tellement de stimulation physique en étant en contact constant avec leurs bébés qu'elles ne veulent plus être touchées par qui que ce soit.
- Les hormones sécrétées pendant la période d'allaitement peuvent faire diminuer la lubrification vaginale. Même lorsque la femme est excitée sexuellement, elle sécrète moins de substance lubrifiante et cela peut rendre les rapports sexuels inconfortables, ou même douloureux. L'utilisation d'un gel lubrifiant devrait aider.
- Les mamelons de la mère qui allaite peuvent être sensibles au cours des premiers jours, et ensuite devenir moins sensibles à la stimulation pendant la période d'allaitement. Si la stimulation des mamelons était une

partie très importante dans l'activité sexuelle du couple, ceci peut être incommodant…

- Les hommes et les femmes réagissent différemment au fait que le lait coule des seins pendant les rapports sexuels. Certains hommes aiment goûter le lait maternel et ne se soucient pas si les seins coulent, tandis que d'autres n'aiment pas cela du tout. Les femmes auront parfois un réflexe d'éjection puissant pendant l'orgasme. Ceci peut incommoder certaines femmes et pas d'autres. Si la présence de lait pendant les relations sexuelles cause de l'inconfort, allaiter le bébé juste avant peu aider. Cela peut aussi être utile de mettre une serviette de bain en dessous de vous.
- Après l'accouchement, le corps de la mère est différent. Elle peut se sentir mal à l'aise à cause de ses vergetures, de veines bleutées sur ses seins, ou à cause de son ventre flasque. Cela ne dérange peut-être pas son conjoint, mais peut-être qu'il s'intéresse moins à elle à cause des changements qu'il voit et espère qu'elle abandonnera l'allaitement afin que son corps retrouve sa forme plus rapidement… (En fait, l'allaitement aide la mère à reprendre sa taille plus rapidement. Son utérus se contractera pour revenir à sa taille normale plus vite, et les kilogrammes gagnés pendant la grossesse seront habituellement perdus plus facilement lorsque la mère allaite son enfant.)
- Les relations sexuelles surviennent moins spontanément et risquent d'être interrompues puisqu'il y a désormais un bébé dans votre demeure.

Alors que certains de ces facteurs sont directement reliés à l'allaitement, d'autres sont simplement le lot des nouveaux parents. Toutefois, il peut être important de reconnaître qu'une baisse de libido survient couramment et que cela est normal pendant l'allaitement. L'intérêt de la mère pour la sexualité augmentera à nouveau, au fur et à mesure que son bébé grandira et que le long processus du sevrage s'amorcera.

Les rapports intimes ne se résument pas seulement aux rapports sexuels. Au cours des semaines et des mois qui suivent la naissance du bébé, les couples pourraient devoir élargir un peu leur vision… Si les rapports sexuels sont inconfortables, quels sont les autres moyens d'exprimer votre amour, d'avoir des rapports intimes ? Cela peut représenter une excellente opportunité pour diversifier votre vie sexuelle. Si la nouvelle mère ne se sent pas dans le coup, comment son partenaire peut-il l'aider à se sentir plus confortable et désireuse de se rapprocher de lui ? (Conseil : c'est le moment pour elle de prendre un long bain, toute seule, pendant que Papa va faire une ballade avec le bébé. Ceci sera généralement très apprécié.)

La sexualité est plus appréciée par les mères qui allaitent si elles acceptent que cela leur prendra plus de temps à se sentir excitées, qu'il y aura moins de lubrification vaginale que d'habitude, et si les deux partenaires peuvent accepter d'être interrompus par le bébé, du moins parfois. Prenez votre temps… Profitez des préliminaires ! Vous pouvez être touchée, caressée et stimulée, puis arrêter pour un court moment le temps d'allaiter le bébé, pour ensuite reprendre ce que vous faisiez. (N'oubliez pas, votre enfant sera un petit bébé pour un court moment dans votre vie... Vous aurez encore de nombreuses occasions d'avoir des relations sexuelles tranquilles et ininterrompues dans le futur... !)

Les couples décident parfois de prendre un week-end de congé sans l'enfant, afin d'être seuls à nouveau, espérant que cela les rapprochera. Ce qui survient généralement, c'est que la mère passe beaucoup de temps à téléphoner pour avoir des nouvelles du bébé et à aller dans les toilettes pour exprimer son lait, pour finalement se rendre compte que son lait coulera sur le lit de toute manière... Lorsque le couple revient à la maison, le bébé est maussade, se cramponne, et il a de la difficulté à prendre le sein correctement après avoir passé tout un week-end à boire au biberon... Maman se sent un peu coupable et regrette d'avoir laissé son bébé, et Papa est déçu que le week-end passé en tête à tête n'ait pas vraiment permis de retrouver la relation qu'ils avaient auparavant.

La vérité est que votre relation ne sera jamais plus tout à fait la même que vous aviez avant l'arrivée de votre enfant. Le bébé a changé votre vie. Votre corps est différent, vos émotions aussi, et vos priorités ont changé. Ce dont vous avez besoin, c'est de le comprendre, et l'essentiel de ceci se fera par la méthode d'essai-erreur. Comment pouvez-vous avoir une relation amoureuse et intime maintenant que vous êtes devenus une famille ? C'est une nouvelle situation « normale ». Ceci peut être beaucoup mieux et plus satisfaisant que la relation que vous aviez avant la naissance de votre enfant ! Mais ce sera différent à coup sûr.

> *« Elle imaginait son enfant, le sien... à son sein, avec son mari qui se tenait tout près et qui les contemplait affectueusement, elle et l'enfant. »*
>
> *Léon Tolstoï – **Guerre et paix** (Traduction libre)*

Ces changements sont bien souvent plus difficiles à accepter pour le père que pour la mère. Après tout, elle a traversé toutes sortes de changements hormonaux qui l'encouragent à devenir amoureuse de son nouveau bébé. Ce n'est pas un rejet du père, bien que certains hommes puissent le ressentir ainsi. Le Dr Michel Odent, un obstétricien français, a montré une série de diapositives d'une femme qui donne naissance, puis qui s'assoit en tenant son bébé et en le regardant affectueusement dans les yeux. Elle est manifestement ravie et en train de devenir profondément amoureuse de son enfant. Sur l'autre diapositive toutefois, le père de l'enfant s'est déplacé pour venir se mettre entre la mère et l'enfant afin d'embrasser sa conjointe. Mais le Dr Odent affirme que ce qu'il est vraiment en train de faire c'est d'essayer de « briser » ce regard intense et amoureux qui existe entre la mère et l'enfant. C'est comme s'il disait « Ne m'oublie pas... ».

Chaque couple devra trouver sa propre voie afin de conserver une relation forte tout en assumant les nouvelles responsabilités parentales et l'allaitement maternel. Cela peut nécessiter quelques compromis – par exemple, certaines nuits, elle décidera de faire l'amour avec son conjoint même si elle n'est pas dans « l'ambiance » car elle sait que c'est important pour lui, et d'autres soirs, il décidera de faire la lessive et la cuisine pour le lendemain, même s'il aurait préféré faire l'amour, car il souhaite réellement aider sa femme en lui permettant de dormir quelques heures de plus… Cela peut simplement vouloir dire de planifier vos activités à l'avance au lieu de jouer la carte de la spontanéité, ou bien prendre avantage de n'importe quelle occasion qui passe ! (Hé….! Le bébé dort et il vient juste de prendre une bonne tétée – c'est le moment !). Cela se résumera souvent à faire certaines activités en compagnie du bébé au lieu d'être seulement vous deux, mais cela peut fonctionner : un pique-nique dans le parc, aller au cinéma, chez des amis, commander à dîner au lieu de sortir au restaurant, louer un film (évidemment, vous pouvez aussi amener votre bébé au restaurant si vous le souhaitez).

Le reste de la famille

L'allaitement aura probablement un effet sur les relations que vous entretenez avec les autres membres de la famille. Bien entendu, les réactions déprendront de leurs propres expériences face à l'allaitement et des relations que vous entreteniez auparavant avec eux.

Une nouvelle maman prendra souvent la décision d'allaiter même si sa propre mère a donné du lait industriel. La nouvelle grand-mère pourra en ressentir de l'amertume… Elle trouvait peut-être que l'allaitement était un peu « dégoûtant » ou « animal », et peut se sentir inconfortable de voir sa fille allaiter. Elle a entendu dire que l'allaitement maternel est ce qu'il y a de mieux, mais ne pourra peut-être pas se débarrasser de ses anciennes opinions qui lui faisaient trouver cela repoussant en un sens. Peut-être que certaines grands-mères souhaitaient allaiter, mais qu'elles n'ont pas réussi (à cause des horaires stricts, et des mauvais conseils), et leurs anciens regrets refont surface.

La grand-mère peut aussi se sentir tenue à distance de son petit-enfant qu'elle a attendu avant impatience. Elle avait planifié de prendre soin du nouveau bébé, peut-être pour un long week-end pendant que les nouveaux parents passeraient du temps ensemble, et elle s'attendait probablement à nourrir le bébé. Maintenant, elle se retrouve à devoir redonner le bébé à la mère chaque fois qu'il devient grognon. Ses conseils sur les horaires de tétées, la méthode de nettoyage des biberons et l'usage de la sucette ne sont pas utiles.

Même si la nouvelle grand-mère a allaité, elle a peut-être commencé à donner des aliments de complément très rapidement, allaité selon un horaire strict, en sevrant après quelques mois d'allaitement. Ce sera difficile pour elle si elle sent que ses enfants jugent qu'elle a fait « tout de travers », et elle peut trouver que la mère allaite trop souvent, qu'elle risque d'abîmer ses seins ou qu'elle pourrait s'exténuer, que son lait pourrait devenir « mauvais » après le troisième mois. Après tout, c'est ce qu'on lui avait dit lorsque ses bébés sont nés…

Pour les nouvelles mères qui ont besoin de soutien, d'encouragement et d'aide au cours de cette période de la vie, c'est un défi que de faire face aux critiques inutiles et confronter un ego blessé… Lorsque la question des horaires de tétées ou des techniques d'allaitement survient, beaucoup de mères trouvent que cela aide de dire ce genre de phrase : « C'est ce que mon médecin m'a suggéré de faire. », même si cela n'a jamais été discuté avec le médecin ! La plupart des gens respecteront un « avis médical ». Vous pouvez aussi offrir des livres ou d'autres outils sur l'allaitement, notamment ceux qui réfutent les mythes les plus courants. (Vous pourriez notamment leur faire lire ce livre !)

Chapitre 18

L'allaitement et la séparation mère-enfant

Mythe : La mère qui travaille à l'extérieur du domicile ou qui est aux études ne peut pas continuer d'allaiter.

Les faits : Même si l'allaitement est vraiment plus facile lorsque la mère et l'enfant sont ensemble, bon nombre de femmes continuent à allaiter même si elles sont séparées de leurs bébés pendant le travail, les études ou pour permettre un droit de visite après une séparation. Non seulement c'est possible, mais la plupart des mères estiment que cela mérite bien les efforts supplémentaires.

Premièrement, le bébé qui est séparé de sa mère recevra les soins de quelqu'un d'autre. À moins que ce ne soit son père ou une autre personne qui vit dans la maison, votre enfant sera probablement exposé à une variété de microbes qu'il n'aurait pas rencontré s'il était à la maison tout le temps. Si le bébé est dans une garderie en compagnie d'un grand nombre d'enfants et de beaucoup d'employés, il attrapera probablement tous les types de virus et d'infections. Toutefois, lorsque l'allaitement est poursuivi, cela aidera à prévenir ces petites maladies tout en accélérant la guérison de l'enfant s'il développe une infection. Les études ont démontré que lorsque les parents de jeunes enfants travaillent, et que la mère continue d'allaiter, ils prennent moins de journées de congé pour soigner leur bébé malade que les parents de jeunes enfants qui ne sont pas allaités.

Deuxièmement, l'allaitement est un excellent moyen pour renouer le contact avec le bébé après une longue journée de travail. Lorsque la mère met son enfant au sein, son corps sécrète de l'ocytocine, ce qui favorise l'éjection rapide du lait.

L'ocytocine et la prolactine, les hormones de l'allaitement, ont aussi un effet secondaire important : ce sont des tranquillisants naturels qui aident la mère à se détendre. De nombreuses femmes affirment que lorsque le bébé tète, elles sentent alors toutes les tensions quitter leurs corps. Elles aiment aussi l'idée que l'allaitement représente quelque chose qu'elles seules – et pas la gardienne – peuvent offrir au bébé. La mère qui travaille est souvent face à un dilemme : elle souhaite que le bébé aime la gardienne et qu'il soit heureux pendant qu'elle est au boulot ou à l'école, mais elle ne veut pas perdre ce lien vital qui existe entre elle et son enfant… Elle ne veut pas que son bébé soit plus attaché à la gardienne qu'à elle… La poursuite de l'allaitement peut rassurer beaucoup les mères qui ont ces inquiétudes parce qu'il permet d'entretenir cet aspect particulier de leur relation. Le bébé est visiblement enthousiaste pour les tétées, et il lui fait savoir qu'elle est toujours spéciale à ses yeux.

Finalement, les bénéfices à long terme de l'allaitement qui ont été présentés ailleurs dans ce livre comptent toujours pour l'enfant qui est séparé de sa mère pendant la journée, tout comme pour le bébé qui est en sa compagnie la plupart du temps.

Alors comment les mères peuvent-elles gérer la poursuite de l'allaitement malgré les périodes de séparation ?

La préparation

Un bon démarrage de l'allaitement dès le départ est important pour la mère qui prévoit retourner au travail ou être séparée de son enfant d'une autre façon. Dans ce livre, nous avons décrit comment les mères en Afrique ou dans d'autres sociétés amenaient leurs bébés avec elles et allaitaient plusieurs fois par heure. Lorsque ce type de contact continu et des tétées très fréquentes prévalent, cela ne dérange pas vraiment si la prise du sein est moins bonne que ce qu'elle devrait être ou si la production lactée semble moins importante dans un sein. Toutefois, pour la mère qui sera séparée de son enfant, qui devra exprimer son lait (du moins à certaines occasions), et dont le bébé prendra le biberon ou tétera une sucette lorsqu'il sera avec la gardienne, l'apprentissage de la prise du sein et l'établissement d'une bonne production lactée sont des facteurs très importants. (Bien entendu, si vous retournez au travail ou à l'école à l'extérieur de la maison lorsque le bébé aura plus de six mois, votre enfant n'aura pas besoin de biberon.)

Plus longtemps vous pouvez être à la maison avec votre bébé avant de reprendre le travail ou les études, plus ce sera facile de poursuivre l'allaitement. Il n'y a pas très longtemps, les femmes devaient retourner au travail avant que le bébé atteigne l'âge de six semaines, et même plus rapidement si la mère avait mal calculé sa date prévue d'accouchement et qu'elle avait commencé son congé de maternité trop tôt. De nos jours, les mères canadiennes peuvent prendre une année complète pour être avec leurs bébés, et beaucoup d'entreprises peuvent prolonger ce congé (payé ou aux frais de la mère, selon l'entreprise) lorsque la mère le demande. Ceci permet de bien instaurer l'allaitement avant que la mère doive s'absenter. Toutefois, cette situation ne prévaut pas aux États-Unis (où les congés de maternité sont parfois aussi courts que deux ou trois semaines dans certains cas... !) de même que dans d'autres pays. La situation est parfois bien meilleure dans certaines parties du monde, comme dans certains pays européens où les mères peuvent prendre 3 ans de congé après l'accouchement.

Bien entendu, même au Canada certaines mères doivent se séparer de leurs bébés avant qu'ils soient âgés de six mois. Par exemple, les travailleuses indépendantes ne peuvent parfois pas s'arrêter de travailler très longtemps, et les femmes qui ont des cours à suivre à l'école doivent souvent retourner en classe plus rapidement que désiré, lorsque le bébé est encore très petit... De plus, certaines réformes sociales, dont celles de l'Ontario exigeaient que les mères qui reçoivent des prestations d'aide sociale (équivalent canadien du r.m.i. – revenu minimum d'insertion) aillent à l'école ou cherchent activement du travail dès que le bébé a atteint l'âge de trois mois. C'est une politique qui manque vraiment de vision.

Pendant la période de temps que vous passerez à la maison avec votre bébé, essayez de résoudre les difficultés d'allaitement rencontrées. Si votre production lactée est moins abondante, c'est le moment d'essayer les techniques présentées au chapitre 5. Si vous laissez aller la situation jusqu'au moment de reprendre le travail, vous pourriez constater que vos seins sont peu stimulés pendant la journée, que votre enfant reçoit du lait d'un biberon dont le débit est élevé... Votre production lactée diminuera progressivement jusqu'au sevrage du bébé, qui surviendra bien avant que vous ne l'ayez planifié...

Ce n'est *pas nécessaire* d'introduire le biberon précocement afin que votre bébé le prenne par la suite à la garderie ou chez la gardienne. Si vous prenez au moins 6 mois de congé de maternité, votre enfant n'aura pas besoin du biberon. Si votre bébé plus petit refuse de prendre le biberon – ce sera le cas pour certains bébés exclusivement allaités – la gardienne pourra employer d'autres moyens pour l'alimenter : elle pourra utiliser une petite tasse, une cuillère à café ou une seringue de plastique (sans aiguille évidemment !). Si vous voulez que votre enfant boive au biberon, ce sera probablement plus facile que la gardienne essaye de l'introduire en votre absence. Si vous entreprenez une adaptation graduelle à la séparation, tel que suggéré plus loin au cours de ce chapitre, vous donnerez une bonne opportunité à la gardienne d'essayer d'utiliser le biberon. Les bébés sont intelligents, et ils refuseront souvent de prendre le biberon lorsqu'ils savent que vous êtes tout près. Dès qu'ils sont seuls avec la gardienne et qu'ils comprennent que la seule source de nourriture vient d'un biberon, ils pourront accepter de le prendre.

D'autre part, il y a certains bébés qui n'ont jamais pris un seul biberon et qui se débrouillent très bien avec les autres méthodes d'alimentation lorsque leurs mères ne sont pas là.

Trouver la bonne personne pour prendre soin de votre enfant

Une partie de votre préparation à l'allaitement et à votre retour au travail est de trouver une bonne gardienne d'enfants. Voici certaines choses à considérer :

Si vous trouvez une gardienne qui est située près de votre lieu de travail plutôt que près de votre domicile, vous pourrez réduire le temps où vous êtes séparée de votre enfant. Vous pourrez allaiter votre enfant lorsque vous l'y amènerez, aller travailler, puis l'allaiter à nouveau lorsque vous finirez de travailler avant de repartir pour la maison.

Si le lieu de garde de votre enfant est suffisamment près de votre lieu de travail, vous pourriez aller chez la gardienne pour l'allaiter pendant votre heure de repas ou pendant vos pauses. Peut-être même que la gardienne pourrait vous amener le bébé pendant vos pauses ou votre heure de repas ? Discutez-en avec la gardienne pour déterminer comment cela pourrait se faire.

Parlez d'allaitement avec la personne qui s'occupera de votre enfant. Si c'est en garderie (crèche), informez-vous de toute politique qui pourrait affecter votre désir de poursuivre l'allaitement. Par exemple, certaines crèches ne permettent pas aux femmes d'amener du lait maternel pour leurs bébés, parce qu'elles considèrent que le lait maternel peut être un liquide corporel potentiellement dangereux... (Si vous vous heurtez à une telle politique, faites pression pour faire changer la politique qui va à l'encontre de l'allaitement ou changez de crèche ...!) Certaines garderies insistent pour que tous les bébés au-dessus d'un certain âge (habituellement un an) boivent du lait de vache. Dans cette situation, vous pouvez poursuivre l'allaitement à la maison, mais laisser votre enfant boire du lait de vache ordinaire à la crèche. Sinon, votre enfant peut manger d'autres aliments pendant la journée sans boire de lait.

Si vous souhaitez éviter la confusion sein-tétine, discutez des méthodes alternatives pour donner le lait maternel sans avoir recours au biberon. Vous devrez peut-être montrer comment utiliser la tasse ou la seringue et voir si la gardienne est à l'aise avec cela. Votre lait peut aussi être mélangé avec n'importe quel aliment que le bébé mange. Il n'y a aucune raison qui impose que le liquide soit donné séparément des autres aliments.

Assurez-vous que la gardienne de votre enfant sait à quoi ressemble le lait maternel. Puisqu'il n'est pas homogénéisé comme le lait de vache que nous achetons, le lait maternel se séparera en différentes couches lorsqu'il aura reposé au réfrigérateur ou au congélateur, avec la « crème » flottant sur le dessus. Les gens croient parfois que ceci signifie que le lait a tourné, mais ce n'est pas le cas. Le lait peut aussi être de différentes couleurs, plus bleuté ou plus jaunâtre, et cela à différents moments. Assurez-vous également que la personne qui s'occupera de votre enfant sait à quoi ressemblent les selles du bébé allaité, c'est-à-dire jaunâtres et très molles, même liquides.

Discutez de la manière dont vous souhaitez que la gardienne gère les situations lorsque votre bébé est irritable et que vous êtes sur le point de venir le chercher. Cela peut être frustrant pour une mère qui allaite d'arriver à la garderie avec les seins gorgés de lait, pour apprendre que le bébé vient tout juste de remplir son petit ventre de lait… !

Expliquez de quelle manière vous aimeriez que les choses se passent si la garderie est sur le point de manquer de lait maternel. Est-ce que vous souhaitez laisser une réserve de lait industriel ou de lait de vache, selon l'âge du bébé, si jamais tout le lait maternel a été utilisé ? Ou bien préférez-vous que la gardienne donne d'autres aliments, du jus dilué ou autre chose en attendant que vous arriviez ? Bien entendu, la réponse pourra varier selon l'âge du bébé ou selon son tempérament. Pour un bébé de plus de six mois qui est allaité et qui mange des aliments de complément, il n'est pas nécessaire de lui donner du lait industriel pour bébé. Le lait homogénéisé pasteurisé conviendra. En fait, ce n'est pas nécessaire de donner de lait supplémentaire dans cette situation. Si vous voulez qu'il absorbe plus de calcium (même s'il n'en a probablement pas besoin), il peut manger un peu de fromage ou du yaourt.

La planification au travail

Quelles sont vos options au travail ? Avez-vous des pauses et des heures de repas planifiées pendant lesquelles vous pourriez exprimer votre lait ? Avez-vous un bureau avec une porte qui se ferme (et qui se verrouille, idéalement ?), vous offrant ainsi de l'intimité, ou devrez-vous exprimer votre lait dans les toilettes, dans la salle de repos ou tout autre emplacement de votre lieu de travail ? Planifiez-vous quitter le travail pour allaiter votre enfant pendant vos pauses, amènerez-vous votre bébé au travail, ou bien vous organiserez-vous pour que la gardienne vous amène le bébé sur place pour les tétées ?

Les femmes ont trouvé différents moyens leur permettant de travailler tout en continuant d'offrir leur lait à leurs bébés. Une de ces mères gérait un terrain de golf. Elle a trouvé le moyen de s'organiser pour que la gardienne vienne dans son bureau pour s'occuper du bébé. La plupart du temps, elle faisait du travail de bureau pendant que la gardienne et le bébé jouaient ensemble juste à côté. La gardienne amenait parfois l'enfant pour aller marcher dans les zones les plus calmes du terrain de golf. Lorsque la mère devait rencontrer des clients ou des fournisseurs, elle laissait son bébé avec la gardienne et s'en allait dans une autre partie de l'édifice. Les tétées fréquentes de la journée étaient ainsi facilitées.

Une autre mère s'est mise d'accord avec son employeur pour commencer trente minutes plus tôt tous les matins, et finir trente minutes plus tard tous les soirs. En échange, elle avait deux pauses-café de trente minutes[1], une dans le milieu

1. En France, notamment, la loi accorde une heure pour l'allaitement par jour, que la mère prend sur son temps de travail (non payée), théoriquement répartie trente minutes le matin et trente minutes l'après-midi (N.D.T.).

de l'avant-midi, et l'autre dans le milieu de l'après-midi, et elle avait son heure de repas réglementaire. Elle utilisait ses pauses pour se rendre à la garderie, un coin de rue plus loin, pour allaiter son bébé.

Les situations les plus difficiles sont celles où les mères travaillent pendant de longues heures, en n'ayant pas de pauses-café planifiées. Par exemple, les infirmières travaillent souvent des périodes de douze heures par jour et n'ont parfois pas de pauses-café si c'est très occupé. Les agents de bord[2] peuvent être absentes pendant pas mal de jours, et lors des vols, elles n'ont pas beaucoup d'occasion pour exprimer leur lait ou quelque endroit pour le garder. Pour ces mères, une des solutions est de se faire une réserve de lait maternel au congélateur pendant qu'elles sont en congé de maternité. Sinon, elles expriment alors juste assez de lait pour assouplir leurs seins, lors des moments où elles peuvent aller aux toilettes.

À ce propos, le Canada, la France[3] et plusieurs autres pays ont été signataires d'un énoncé de l'Organisation Internationale du Travail préconisant que toutes les mères allaitantes ait deux pauses-café supplémentaires de trente minutes pendant la journée, que ce soit pour retourner allaiter leurs bébés ou bien pour exprimer leur lait. Bien entendu, signer un document ne signifie pas que la disposition sera appliquée…

Les seins sont étonnamment adaptables. Beaucoup de femmes planifient de poursuivre l'allaitement ou de fournir leur lait malgré des périodes de séparation assez longues, des horaires de travail irréguliers ou autres défis. N'oubliez pas qu'il est fréquent pour les mères qui allaitent des bambins de se retrouver à allaiter trois fois une certaine journée, huit fois le jour suivant, et quatre fois le surlendemain. Elles peuvent trouver que leurs seins sont un peu plus pleins certaines journées, mais tout s'ajuste.

Pourquoi votre patron devrait soutenir l'allaitement maternel

- Votre bébé sera moins malade, donc vous serez moins absente du travail pour prendre soin de lui.
- Les frais médicaux et de médicaments moins élevés de votre enfant signifient une cotisation moins élevée au régime d'assurance médicale.
- Vous serez plus positive face à votre travail, et serez donc plus productive.

2. Désignées aussi sous le terme « hôtesses de l'air » (N.D.T.).
3. La législation française a intégré cet énoncé pour en faire une loi (N.D.T.).

L'expression du lait maternel

Lorsqu'elles savent qu'elles retourneront au travail, beaucoup de mères au Canada commencent à exprimer leur lait quelques mois avant la fin de leur congé de maternité[4]. Elles stockent leur lait au congélateur et le fait d'avoir cette réserve supplémentaire les rassure si elles n'arrivent pas à exprimer tout le temps une fois le travail recommencé. Il y a ainsi du lait pour le bébé.

D'autres mères n'ont seulement que quelques récipients de lait en réserve, et elles comptent sur l'expression quotidienne pour offrir l'essentiel du lait dont leurs enfants auront besoin lorsqu'elles seront au travail. La méthode qui fonctionnera le mieux pour vous dépendra de votre type de travail et des politiques de la garderie.

La première étape liée à l'expression du lait maternel est de favoriser votre réflexe d'éjection. C'est facile lorsque vous exprimez votre lait à la maison et que votre bébé est avec vous, parce que sa succion déclenchera le réflexe d'éjection. Pour cette raison, certaines mères allaiteront leurs bébés d'un sein et exprimeront l'autre en même temps. D'autres femmes allaiteront d'abord, puis utiliseront ensuite le tire-lait. Au début, vous n'exprimerez pas beaucoup de lait de cette façon, mais avec le temps, votre production lactée s'adaptera. Même si vous n'obtenez que 30 ou 40 ml, vous pouvez conserver ce lait pour le mélanger à d'autre lait plus tard. (Toutefois, n'ajoutez pas du lait tiède sur du lait déjà congelé. Faites-le refroidir au réfrigérateur d'abord.)

Si votre bébé n'est pas avec vous, vous aurez peut-être besoin de quelques étapes supplémentaires pour faire couler votre lait facilement. Appliquer des gants de toilettes chauds et humides sur vos seins peut aider. Bon nombre de femmes trouvent qu'un doux massage des seins facilite les choses. Massez doucement le dessus de votre sein vers l'extrémité du mamelon. Frotter votre mamelon avec la paume de la main ouverte peut stimuler votre réflexe d'éjection, de même que de rouler les mamelons entre le pouce et l'index. Le fait de regarder une photo de votre enfant ou de humer un petit maillot de corps qu'il a porté vous aidera également. Avec le temps, vous découvrirez ce qui fonctionne le mieux pour vous.

L'EXPRESSION MANUELLE

Pour exprimer votre lait à la main, stimulez d'abord votre réflexe d'éjection. Ensuite, avec une main, entourez votre sein tandis que de l'autre vous tenez le récipient propre qui recevra le lait. Placez votre pouce sur le dessus de l'aréole près de l'extrémité et votre index sous le sein, à peu près au même endroit.

4. Le congé de maternité est de plus ou moins vingt semaines au Canada. En France, comme le congé de maternité n'est que de dix semaines, les mères peuvent tout de même exprimer leur lait quelques semaines avant la reprise du travail (N.D.T.).

Maintenant, appuyez pour rapprocher votre pouce et votre index ensemble pendant qu'en même temps vous poussez en direction de votre thorax. Puis comprimez en avançant. Vous n'avez pas à appuyer très fort – vous ne devriez pas vous faire des bleus… ! –, et ne faites pas glisser votre main sur la peau, ce qui l'irriterait. Vous pouvez n'obtenir qu'une goutte de lait ou deux, ou bien avoir un jet de lait. Recommencez le mouvement de pression à quelques reprises et si le flot de lait diminue, déplacez un peu votre main, puis recommencez à comprimer. Les canaux lactifères s'étendent en rayons à partir du mamelon, votre but est donc de faire pivoter votre main jusqu'à ce que vous les ayez tous comprimés.

Après quelques minutes d'expression manuelle, si le lait cesse de couler ou que le flot de lait ralentit de façon importante, exprimez le lait de l'autre sein. Répétez le massage du sein, la stimulation du mamelon, peut-être même humer le maillot de corps du bébé à nouveau avant de recommencer l'expression au premier sein afin de favoriser un autre réflexe d'éjection du lait.

Cela demande la plupart du temps un certain entraînement, mais les mères découvrent assez rapidement où leurs canaux lactifères sont situés et quelle pression elles doivent appliquer pour obtenir un flot de lait maximal. Avec un peu de pratique, vous pourrez aussi exprimer les deux seins en même temps. La procédure est la même que pour un seul sein, mais cela prendra la moitié du temps et pourra donner plus de lait.

L'avantage de l'expression manuelle est que c'est gratuit et que vous ne pouvez pas oublier d'amener vos mains au travail ! Vous contrôlez également le processus, et il est moins probable que vous ayez des bleus ou autres dommages aux seins qui peuvent parfois être causés par certains tire-lait.

L'UTILISATION D'UN TIRE-LAIT

Comme l'intérêt pour l'allaitement a augmenté, certains fabricants ont mis en marché leurs propres modèles de tire-lait. Certains sont réellement inutiles ; en fait, ils peuvent être encore plus néfastes qu'inutiles, parce que lorsque les mères les utilisent et qu'elles constatent qu'elles n'arrivent pas à exprimer de lait, elles présument que cela signifie qu'elles ont une faible production lactée. Ce n'est pas le cas. Il y a des femmes qui ne seront pas capables d'utiliser un tire-lait ou bien de l'exprimer manuellement, mais elles allaiteront exclusivement leurs bébés avec succès. Un enfant qui a une bonne prise du sein et qui tète bien est beaucoup plus efficace pour exprimer le lait que n'importe quel tire-lait !

Les tire-lait les plus efficaces pour les mères qui sont séparées de leurs bébés sont les tire-lait électriques professionnels. Les meilleurs sont ceux qui sont conçus pour permettre à la mère d'exprimer le lait des deux seins simultanément, et de régler la puissance et la vitesse de succion. La plupart sont vendus avec un sac de transport et une boîte de rangement qui peuvent être utilisés pour amener le tire-lait à l'école ou au travail. Ces tire-lait fonctionnent sur courant alternatif et peuvent aussi fonctionner avec des piles rechargeables ou un adaptateur pour l'allume-cigare de la voiture.

J'ai même connu une mère qui utilisait son tire-lait dans la voiture pendant qu'elle allait au travail ou qu'elle revenait à la maison. Elle attachait le tire-lait sous son chemisier et le faisait fonctionner pendant qu'elle conduisait, attendant d'être immobilisée pour l'enlever. Puisque son horaire de travail ne lui permettait pas d'exprimer son lait pendant la journée, cela faisait en sorte qu'elle en exprimait suffisamment pour que la gardienne le donne au bébé le lendemain.

Il y a de petites différences entre chaque tire-lait, tout comme les seins de chaque femme sont différents. Ce dont vous avez besoin, c'est d'un tire-lait adapté à vos seins, qui crée un niveau d'étanchéité adéquat mais confortable autour du sein et qui offre une succion adéquate pour vous. Si le premier tire-lait que vous essayez n'est pas efficace, ne croyez pas que vous ne pourrez pas obtenir assez de lait pour votre bébé. Vous avez peut-être simplement besoin d'un tire-lait différent. Afin d'aider le tire-lait à exprimer plus de lait, vous pouvez aussi faire la compression du sein, comme lorsque votre bébé tète (voir le chapitre 5 « Insuffisance de lait »).

Le tissu mammaire est sensible et peut être facilement endommagé. Le tire-lait électrique induit une forte succion, laquelle est toutefois ajustable. Si vous ne centrez pas bien votre mamelon dans l'entonnoir, cela peut créer une friction du mamelon contre la pièce et peut causer des douleurs aux mamelons. Si l'expression est douloureuse, vous devriez arrêter tout de suite. Réajustez la position de l'appareil ou diminuez la force de la succion, cela rendra l'expression plus confortable.

La conservation du lait maternel

Le lait maternel est un fluide vivant et il peut même combattre les bactéries. Les recherches ont démontré que même laissé à la température de la pièce, le lait maternel détruit toutes les bactéries et demeure parfaitement sain pour le bébé pendant plusieurs heures.

Il est important de vous assurer que les récipients utilisés pour l'expression sont propres. Les globules blancs du lait maternel, qui protègent contre de nombreuses maladies, peuvent adhérer sur la paroi des récipients de verre, mais pas à ceux de plastique. Cependant, certaines graisses du lait maternel collent au plastique, mais pas au verre. Les globules blancs sont également détruits par la congélation. Certains sachets de plastique ont été créés spécifiquement pour la congélation du lait maternel ; ils sont plus résistants que les sacs pour biberons que beaucoup de femmes emploient. En ce qui concerne les récipients de conservation du lait maternel, les recommandations changent tout le temps, et la différence n'est probablement pas importante. Personnellement, je préfère les récipients de verre car il est possible que les récipients en plastique laissent échapper certains polluants dans tous les aliments qui y sont placés.

À la température de la pièce (20°C) , le lait maternel exprimé se garde pendant environ dix heures, et il peut être conservé au réfrigérateur[5] pendant cinq jours. Ce sont de bonnes nouvelles pour les mères qui n'ont pas accès à un réfrigérateur ou à un congélateur au travail. Vous pouvez exprimer votre lait et garder simplement le récipient dans votre bureau ou votre casier jusqu'au moment de retourner à la maison[6]. Ensuite, vous pouvez le mettre au réfrigérateur pour l'utiliser au cours des prochains jours ou bien le congeler. Dans un congélateur-coffre, le lait exprimé se conservera six mois ou plus ; dans le congélateur d'un réfrigérateur (porte distincte), le lait se conservera de deux à quatre mois. Assurez-vous d'indiquer la date sur chaque contenant afin d'utiliser en premier le lait le moins récent.

Le lait maternel peut être décongelé en mettant le récipient sous l'eau chaude, il faut ensuite bien le mélanger. Vérifiez la température avant de le donner au bébé. C'est une mauvaise idée d'utiliser le four à micro-ondes pour faire dégeler du lait maternel congelé. Premièrement, certains anticorps du lait maternel peuvent être détruits par les micro-ondes. Deuxièmement, le four à micro-ondes peut créer de petites zones de lait très chaud qui peuvent brûler la bouche du bébé.

- **INQUIÉTUDES FRÉQUENTES**

  Les mères racontent fréquemment qu'elles expriment leur lait, le mettent au réfrigérateur, et que deux heures plus tard, il a une drôle d'odeur et qu'il a mauvais goût. Ceci n'est pas un signe que le lait a tourné, mais on croit que ce phénomène se produit lorsque le lait de la mère contient beaucoup de lipases. La lipase est un enzyme qui fragmente les molécules de graisses et dans un tel cas, la lipase a fragmenté ces molécules très rapidement. Le résultat de ce fractionnement cause ce goût que les adultes trouvent désagréable, mais ce n'est pas du tout dangereux pour le bébé. C'est comme s'il buvait du lait prédigéré.

  Ceci est une inquiétude fréquente pour les femmes qui ont congelé de grandes quantités de lait maternel et qui constatent ce changement de goût et d'odeur. Elles ont peur de devoir jeter tout ce lait qu'elles ont conservé soigneusement… Mais le lait peut quand même être donné au bébé, s'il accepte de le boire (certains nourrissons plus âgés ne le boiront pas à cause du goût différent). Sinon, mélangez-le dans ses aliments pour en masquer le goût.

  Si vous croyez que le lait a « tourné » (ce qui est vraiment improbable), vous pourriez le faire tester pour connaître son taux de bactéries…. Mais en fait, si vous avez *vraiment* un doute important et que vous êtes sur le point de jeter votre lait, vous pouvez simplement le porter à ébullition (ce qui détruira certains composants du lait, mais également les bactéries.)

5. Dans la partie la plus froide du réfrigérateur, par exemple au fond, près de la paroi. (N.D.T.)
6. Selon la température ambiante, évidemment.

Si vous avez eu une candidose *(candida albicans),* vous n'êtes pas obligée de jeter le lait que vous exprimez pendant que vous avez cette infection. Il y a du *candida albicans* partout… personne ne peut s'en débarrasser.

«À quel moment devrais-je cesser d'exprimer mon lait?»

Certaines mères n'expriment pas leur lait du tout après leur retour au travail. Si votre bébé est âgé de plus de 6 mois et qu'il mange d'autres aliments, l'approche présentée ici peut fonctionner : pendant la journée, planifiez que la gardienne donne au bébé des aliments, du jus de fruits et de l'eau, vous pourrez ensuite l'allaiter fréquemment pendant la soirée, la nuit et très tôt le matin. Les mères qui sont dans cette situation devront parfois exprimer leur lait pendant la journée pour plus de confort.

D'autres femmes préfèrent laisser du lait maternel à leurs bébés. Elles exprimeront leur lait aussi longtemps que l'enfant boira le lait qu'elles ont laissé. Ceci aurait beaucoup d'importance pour un enfant qui est allergique au lait de vache.

Puisque votre enfant grandira et que le nombre de tétées ira en diminuant, cela deviendra de plus en plus facile de gérer l'allaitement tout en travaillant. Votre bébé plus âgé pourra consommer des aliments et boissons variés à la garderie, et il bénéficiera toujours des tétées lorsque vous serez ensemble.

Lorsque vous quittez votre enfant

Lorsque vous retournez au travail ou aux études, les réactions de votre enfant peuvent vous prendre par surprise. Certains bébés ne semblent pas du tout remarquer l'absence de leurs mères. Mais bon nombre de bébés protesteront et pleureront lorsqu'ils verront que vous êtes partie. Même une bonne gardienne n'aura pas votre odeur, ne le portera pas de la même façon que vous, elle n'aura pas votre voix et votre lait – et tout ceci manquera à votre enfant.

Certaines mères laissent à la gardienne des petits mouchoirs qu'elles ont portés dans leurs soutiens-gorge, ou bien un maillot de corps qu'elles ont porté la nuit afin de fournir au bébé cette odeur familière et réconfortante. Si vous utilisez habituellement un porte-bébé ou une écharpe de portage, vérifiez si votre gardienne pourrait s'en servir pendant qu'elle s'occupe du bébé. C'est une autre façon de continuer les gestes familiers en les intégrant dans la journée du bébé.

À votre retour, la réaction du bébé peut aussi vous étonner. Lorsqu'un bébé a passé la journée à la garderie, ce n'est pas inhabituel qu'il ignore la présence de sa mère lorsqu'elle vient le chercher… Le bébé commencera parfois à pleurer lorsqu'il la verra – ce qui n'est pas du tout la réaction qu'elle espérait…! Certains enfants refuseront d'être pris ou portés par leurs mères, ou bien ils réagiront alors avec colère en la frappant…

Ceci démontre à quel point votre enfant vous porte un amour intense. Il vous dit ainsi qu'il ne voulait pas que vous le laissiez... L'allaitement est une des plus belles façons de vous apaiser tous les deux après des retrouvailles orageuses et la tension que cela a généré... Lorsque vous commencerez à faire les gestes familiers que vous faites lorsque vous vous préparez à l'allaiter (le prendre sur vos genoux, déboutonner votre chemisier ou relever votre pull, déplacer le bébé pour le mettre en position d'allaitement), vous verrez souvent le corps de votre bébé se relaxer.

Vous pouvez parfois faciliter cette transition en commençant à le faire garder graduellement. Premièrement, passez du temps avec votre enfant en compagnie de la gardienne, que ce soit à la maison ou à la garderie. Ensuite, laissez le bébé avec la gardienne pour une courte période de temps (moins d'une heure, par exemple). Pendant une période de deux ou trois semaines, augmentez progressivement le temps que le bébé passe loin de vous. Ceci vous donnera aussi du temps pour pratiquer l'expression du lait, de voir comment le bébé se sent avec la gardienne, s'il accepte de boire le lait à la tasse ou au biberon, etc.

Lorsque vous recommencerez à travailler, essayez de ne pas commencer un lundi, mais plutôt un jeudi afin d'avoir quelques jours de travail suivis d'un week-end pendant lequel tout le monde pourra se réajuster. La semaine qui suivra pourra être complète. Certaines mères ont constaté que cela fonctionnait bien pour elles de travailler des journées plus longues sur un horaire de 4 jours/semaine, mais d'être en congé les mercredis.

Les mères qui sont séparées de leurs enfants le jour trouvent que leurs bébés se réveillent plus souvent la nuit. Au cours de la journée, les bébés peuvent même refuser les repas de lait maternel exprimé, mais en tétant très souvent au cours de la soirée et de la nuit. Ceci peut être épuisant pour la mère qui n'a pas la chance de rattraper son sommeil en faisant de petites siestes le jour. Le fait de prendre le bébé avec vous dans le lit pourrait être la meilleure façon d'aider tout le monde à dormir les heures nécessaires... Avec le temps, vous apprendrez à mettre le bébé au sein en vous rendormant pendant qu'il tète. Le sommeil avec maman permet aussi à l'enfant de bénéficier du contact physique qui peut lui manquer pendant la journée.

Le comportement de votre enfant changera aussi lorsqu'il traversera des phases de développement. De nombreux bébés de 6 mois ne protesteront pas trop d'être laissés à une gardienne. Ceci peut changer complètement lorsque le bébé sera âgé de huit ou neuf mois et la mère, étonnée, se retrouvera à gérer un bébé qui s'accrochera à elle et qui pleurera tous les matins. Une autre phase de développement survient vers douze mois, alors que l'enfant devient plus actif et mobile. Même lorsque les mères sont à la maison à temps plein avec leurs bébés, les petits d'un an sautent souvent plusieurs tétées, puis s'effondrent le soir venu et veulent être portés et allaité alors qu'ils se rechargent après une journée bien remplie.

Inquiétudes fréquentes lorsque les mères allaitent tout en travaillant

Les canaux lactifères bouchés

Certaines femmes se rendent compte que lorsqu'elles sautent des tétées pendant la journée, elles finissent par avoir des canaux lactifères bouchés. Mais ce problème n'est pas si fréquent, étonnamment. Si vous avez déjà eu des canaux lactifères bouchés auparavant, alors que vous étiez tout le temps avec votre enfant, vous pourriez avoir un risque plus élevé de rencontrer ce problème après la reprise du travail. Ce cas survient plus fréquemment lorsque les mères n'expriment pas leur lait pendant leur journée de travail.

Si vous avez ce problème, la solution sera habituellement d'exprimer votre lait au travail (même si vous ne pouvez pas le réfrigérer) afin de soulager vos seins du trop plein de lait. Si vous remarquez que vous commencez à avoir les symptômes d'un canal lactifère bouché (une zone douloureuse dans votre sein), essayez de prendre une pause dès que possible, appliquez une serviette chaude et mouillée massez la zone sensible et exprimez un peu de lait.

Certaines femmes qui avaient des canaux lactifères obstrués à répétition ont découvert que le fait d'ajouter de la lécithine à leur alimentation les avait aidé (voir le chapitre 7, «Les douleurs aux seins»).

Diminution de la production lactée

Si votre bébé reçoit des biberons de lait industriel ou de lait que vous avez exprimé, il ne sera pas allaité aussi souvent, et il est possible que vous trouviez au bout de quelque temps que votre production lactée a diminué. Si cela vous inquiète, vous pouvez exprimer votre lait pendant la journée afin de stimuler à nouveau votre production lactée.

Si votre horaire de travail est irrégulier (par exemple, vous travaillez trois jours pendant douze heures, suivi de quatre jours à la maison), vous pourrez constater que votre production lactée variera constamment. Au cours de votre première journée à la maison après trois jours de travail, votre production lactée sera moins abondante et le bébé tétera très fréquemment. Lors de la quatrième journée à la maison, votre production lactée aura augmenté en fonction des besoins du bébé, mais comme vous retournez le lendemain au travail, vous sentirez un certain trop-plein dans vos seins.

Certaines mères essayent d'équilibrer ce phénomène en donnant des biberons au cours des journées où elles sont à la maison, comme si elles étaient au travail. Toutefois, c'est bien dommage... Pourquoi donner au bébé ce qui vient en second alors que le meilleur est juste là... ? Votre corps est capable de s'adapter à ce cycle, et votre bébé bénéficie ainsi de l'allaitement au sein aussi souvent que possible.

ÉCOULEMENTS DES SEINS

Lorsque le bébé a six mois, les écoulements de lait ne sont plus un problème. Mais pour certaines mères, il y a plus de chances que ce soit un problème si elles doivent retourner au travail alors que le bébé est encore très petit. Parfois, le seul fait de penser à votre bébé ou d'entendre un autre enfant pleurer peut déclencher votre réflexe d'éjection et un écoulement de lait.

Portez des coussinets d'allaitement absorbants de qualité et apportez-en avec vous afin de les changer fréquemment (des coussinets détrempés de lait sur vos seins causeront de l'irritation et du frottement). Essayez d'exprimer votre lait avant de ressentir un trop-plein. Si vous sentez des picotements ou si vos seins sont tendus, ce qui signale souvent que des écoulements se produiront, croisez les bras sur votre poitrine en appuyant sur vos seins. Ceci permettra souvent d'éviter les écoulements et ce geste peut être fait sans que personne remarque quoi que ce soit. Portez des chemisiers dont le tissu comporte des motifs, peut-être en mettant un gilet ample par-dessus, ou bien un pull avec un t-shirt en dessous, ce qui peut aider à camoufler tout écoulement de lait maternel. Évidemment, un chemisier de soie bleue unie n'est pas un bon choix pour une mère allaitante qui peut avoir de petites fuites au travail !

LE BÉBÉ QUI NE SE CALME PAS OU QUI NE DORT PAS À LA CRÈCHE

Si vous avez toujours allaité votre enfant pour l'endormir, il pourrait trouver difficile de s'endormir avec une gardienne, et celle-ci est peut-être habituée d'avoir des bébés qui sont déposés dans leur lit et qui s'endorment seuls ou en tétant une sucette.

Voici certains trucs qui pourraient aider :

- Le mouvement peut être très apaisant. Proposez à la gardienne de promener le bébé en voiture (dans son siège d'auto, bien entendu !), dans la poussette ou le landau. Au besoin, elle peut aussi le promener dans la poussette à l'intérieur de la maison. Bercer le bébé dans un fauteuil à bascule[7] peut aussi aider. Si votre enfant n'est pas trop âgé, la gardienne peut aussi utiliser une balançoire pour bébé.
- Laissez un maillot de corps ou une chemise de nuit que vous avez porté à la gardienne et demandez-lui d'envelopper le bébé à l'intérieur pendant qu'elle le berce pour l'endormir. Une odeur familière pourra l'aider.
- Demandez à la gardienne qu'elle essaye de marcher avec le bébé installé dans un porte-bébé ou une écharpe de portage.
- Si le bébé prend une sucette ou qu'il boit au biberon, la gardienne peut l'utiliser comme substitut du sein au moment de la sieste.

---

7. « Rocking-chair » ou « chaise berçante ». Une pièce de mobilier couramment rencontrée en Amérique du Nord (N.D.T.).

- Un son répétitif, comme un ventilateur ou un son parasite sur un poste radio, dissimulera les sons qui pourraient distraire le bébé et le maintenir éveillé.

BÉBÉ COMMENCE À PRÉFÉRER LE BIBERON AU SEIN...

Ceci survient plus fréquemment si la production lactée de la mère a commencé à diminuer. Le bébé trouve alors plus facile de recevoir le lait du biberon que du sein. Toutefois, les bébés plus âgés aiment le biberon parce qu'ils peuvent l'amener avec eux en se promenant et ils peuvent contrôler le moment où ils veulent boire. Ceci diffère du sein qui est désormais inaccessible pendant presque toute la journée.

Certaines mères ne s'inquiètent pas de cela puisqu'elles n'ont pas planifié d'allaiter plus longtemps de toute manière, et elles voient ceci comme une étape facilitant le sevrage. Pour d'autres, qui souhaitent allaiter leurs enfants jusqu'à ce qu'ils soient devenus bambins, elles aimeraient que leurs enfants s'intéressent à nouveau à la tétée au sein.

Le fait d'éviter d'utiliser le biberon préviendra ce problème, et cesser de l'utiliser permettra de le résoudre.

Vous pouvez diminuer l'utilisation du biberon en demandant à la gardienne de prendre votre enfant dans ses bras pour chaque repas donné au biberon et qu'elle ne lui permette pas de se promener partout. Demandez-lui ensuite de réduire le nombre de biberons qu'elle lui donne en lui faisant boire le lait à la tasse lorsqu'il a soif. Pendant ce temps, la mère devrait prendre des mesures pour faire augmenter sa production lactée (en exprimant souvent son lait, et en prenant des suppléments d'herbes galactogènes ou de la dompéridone). Ceci devrait augmenter l'intérêt de l'enfant pour les tétées au sein.

L'allaitement et les séparations courtes ou irrégulières

Beaucoup de femmes planifient certains moments où elles sortiront seules, sans leur enfant (pour des soirées avec leurs conjoints, des vacances ou des événements spéciaux). Si la séparation est de courte durée (moins de deux ou trois heures), la mère n'aura pas nécessairement à laisser de lait maternel. Mais les femmes qui prévoient des séparations de plus longue durée pourront trouver utile de commencer à exprimer leur lait à l'avance, afin d'avoir une bonne réserve de lait au congélateur pour ces occasions.

Lorsque votre enfant est un bambin

Lorsque votre enfant grandit, les séparations deviennent plus faciles à gérer. Le lait maternel est une petite fraction de son régime alimentaire quotidien, et votre production lactée est bien établie et facile à entretenir. Bon nombre de femmes qui travaillent à temps plein aiment poursuivre la relation d'allaitement avec leurs enfants qui grandissent et qui deviennent des bambins. La personne qui garde l'enfant pendant la journée ne sait peut-être pas qu'il est encore allaité, car les tétées se limitent peut-être à celles du coucher et du lever, tôt le matin. Même s'il n'y a qu'une ou deux tétées par jour à ce moment-là, la mère et l'enfant en retirent définitivement des bénéfices.

Le fait de ne pas être avec l'enfant ne signifie pas que l'allaitement doit cesser. En fait, les bénéfices de l'allaitement au sein sont probablement encore plus grands pour le bébé qui passe plusieurs heures à chaque jour loin de sa mère, que pour l'enfant qui est en proximité avec elle à la maison.

CHAPITRE 19

L'allaitement du bambin

Mythe : Ce n'est pas naturel d'allaiter un enfant après l'âge de six mois ou d'un an...

Les faits : Dans les sociétés non industrialisées, il est courant que les enfants soient allaités pendant deux ans et même plus. On dit que les femmes Inuits[1] *du nord du Canada allaitaient souvent jusqu'à l'âge de six ans, et même plus.*

Comme il y a de plus en plus de mères qui allaitent, bon nombre d'entre elles se rendent compte que l'allaitement maternel représente plus que le seul fait de donner du lait au bébé. L'allaitement est une relation, comportant des compromis mutuels entre un enfant et sa mère, qui permet ce lien physique étroit. Pour cette raison, de plus en plus de mères poursuivent l'allaitement au-delà de quatre à six mois, la durée jugée « habituelle » dans la société nord-américaine et dans d'autres pays industrialisés. De fait, certaines mères poursuivent l'allaitement pendant plusieurs années.

Je vous dis tout de suite que notre fils aîné, qui est né en 1976, a été allaité pendant presque quatre ans (moins deux mois) ; notre fille née en 1981 a été allaitée jusqu'à l'âge de deux ans et onze mois, et notre fils cadet né en 1984 a été allaité trois ans et quelques mois. Aucun de nous, que ce soit ma femme, moi ou les enfants, n'avons senti que nous leur avions nui de quelque façon que ce soit... !

Teresa Pitman, la co-auteure de ce livre, est mère de quatre enfants. L'un deux a été allaité pendant deux ans et quelques mois, un autre a tété pendant trois

1. On nomme souvent ce peuple « Eskimo » ou « Esquimaux », à tort toutefois car c'est un terme insultant pour eux qui signifie « ceux qui mangent de la viande crue » (N.D.T.).

ans et demi, et les deux autres enfants ont été allaités pendant quatre ans et demi. Ses quatre enfants ont grandi et sont devenus de merveilleux adolescents et jeunes adultes.

Lorsque notre fils aîné a vu le jour, ni moi ni ma femme n'avions imaginé qu'il tèterait pendant si longtemps. Mais lors d'un voyage en France alors qu'il avait six mois, il a commencé à s'éveiller souvent la nuit. L'allaitement était la seule chose qui l'aidait à se rendormir. Le voyage outremer qui a duré plus de deux mois, avec des déplacements et des changements d'hôtels fréquents, a eu pour effet de dérégler ses cycles de sommeil. Il s'éveillait souvent, mais le sein le calmait facilement. Les tétées de nuit n'ont pas cessé lorsque nous sommes revenus à la maison avec notre fils de huit mois. Nous essayions parfois de le faire dormir toute la nuit, mais nos efforts étaient vains, car nous n'étions pas capables de laisser notre bébé pleurer… méthode que tout le monde nous suggérait pour l'amener à dormir la nuit. Alors il a continué de téter, puis un jour il a cessé, comme ça.

Avec notre deuxième enfant, nous nous attendions à ce que l'allaitement dure au moins deux ans. Mais à la fin, notre fille avait presque trois ans lorsque ma femme, alors enceinte de sept mois, n'était plus capable de la prendre sur ses genoux pour l'allaiter. La mère et la fille ont passé quelques semaines très difficiles, car il s'agissait d'un sevrage forcé.

Alors que notre troisième enfant était allaité depuis plus de trois ans, ma femme lui demandait de temps en temps avec douceur s'il n'était pas lassé de téter, s'il n'était pas devenu un grand garçon qui n'avait plus besoin de boire au sein. À ce moment-là, il la regardait et sans lâcher le sein, il lui souriait en continuant de téter. Un jour, sans aucune raison apparente, au lieu de sourire, il a fondu en larmes en disant : « Non, pas aujourd'hui, demain… ! ». Et il n'a plus jamais tété au sein après ce moment-là. Il le demandait de temps en temps, mais il n'était pas très convaincu et n'insistait pas.

Ces expériences nous ont beaucoup appris sur la valeur de l'allaitement « prolongé ». Avant que je poursuive sur les aspects psychologiques de l'allaitement prolongé, je voudrais faire cesser le mythe mentionné par trop de professionnels de la santé : « le lait maternel n'a plus de valeur nutritive lorsque l'enfant est âgé de plus de six mois. »

Assurément, de tous les constats généralement fait à propos du lait maternel et de l'allaitement, celui-ci détient, et de loin, la palme de l'absurdité. On pourrait s'inquiéter de ce qu'il advient de tout ce lait maternel avec ses protéines, ses matières grasses, ses hydrates de carbone, ses facteurs de croissance (ces éléments dans le lait qui stimulent le développement des différentes parties du corps comme le système nerveux et intestinal). Tout d'un coup, lorsque le bébé est âgé de six mois, le lait maternel deviendrait du liquide blanc sans aucune valeur nutritionnelle… ! Qu'est-ce qui s'est passé avec toutes les protéines et les matières grasses ? Comment le corps de la mère arrive-t-il à transformer ce liquide nutritif en eau blanche… ?

Ma fille Élise, âgée de trois ans et demi, en train de nourrir sa poupée de la seule façon qu'elle connaît. Elle a découvert l'allaitement en regardant sa mère et son petit frère.

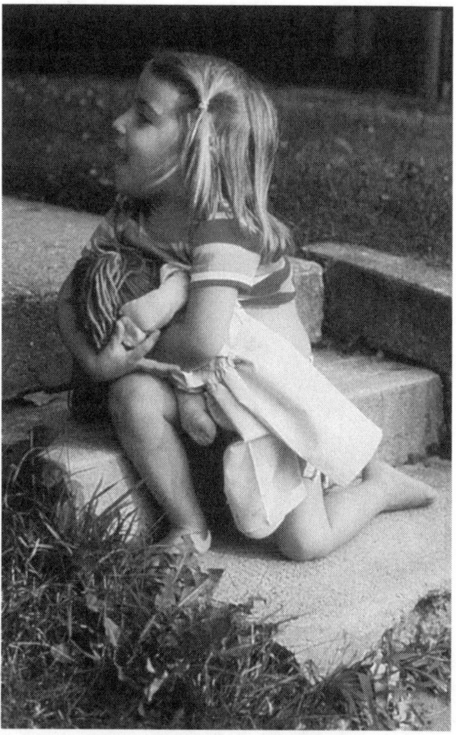

Photo : Jack Newman

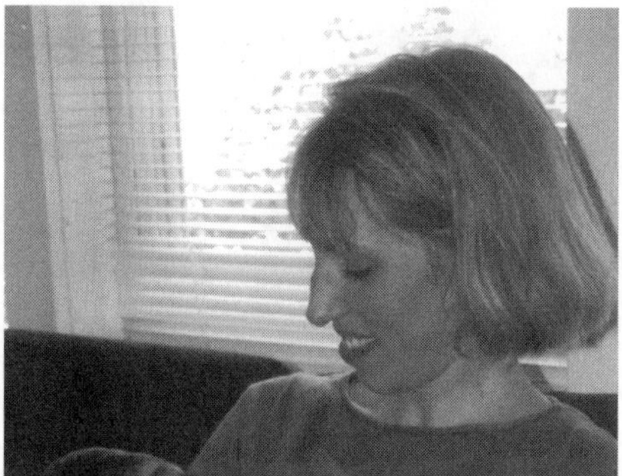

Photo : Roni Chastain

Allaiter un enfant plus âgé peut être une expérience très valorisante pour la mère et l'enfant.

Accordons le bénéfice du doute à ces professionnels de la santé : peut-être veulent-ils dire que «le lait maternel n'est pas *nécessaire* après l'âge de six mois.». Je suppose que c'est vrai si cela veut dire qu' «un bébé de six mois peut vivre sans le lait maternel». Toutefois, dans notre société axée sur l'alimentation artificielle, il est intéressant de constater que la plupart des professionnels de la santé ne tiennent pas le même discours à propos du lait industriel pour bébés! Ils disent au contraire que les préparations commerciales pour nourrissons sont «nécessaires», au moins jusqu'à ce que le bébé ait neuf ou douze mois, parfois jusqu'à trois ans dans certains pays européens (!), même si ce n'est pas le cas, en fait!

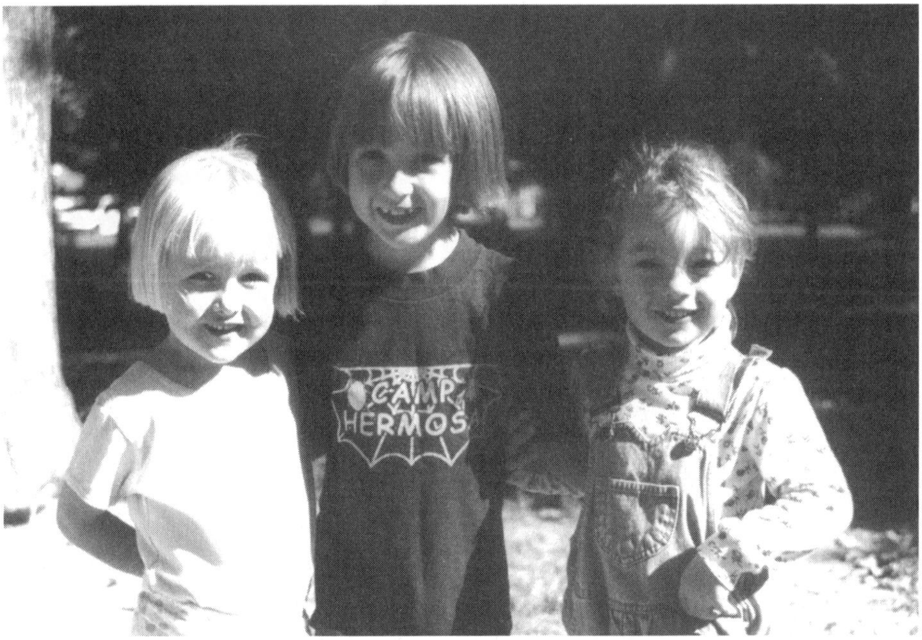

Photo : Teresa Pitman

Trois enfants allaités d'âge préscolaire, qui sont aussi les meilleurs amis du monde.

En réalité, il s'agit plus d'un habile marketing des fabricants de lait industriel... Les préparations commerciales pour nourrissons ne sont pas essentielles pour l'enfant de plus de six mois, si l'enfant mange des aliments variés en quantité suffisante (dont des aliments riches en fer), en plus du lait de vache pasteurisé. Ceci est un bon exemple de l'influence du marketing des fabricants de lait pour bébés... De nombreux professionnels de la santé sont convaincus que les préparations commerciales pour nourrissons (l'imitation...) sont nécessaires au bébé de six mois ou plus, alors que le lait maternel (l'original...et le meilleur) ne l'est pas! En fait, le lait maternel a beaucoup plus de valeur!

Car dans le lait maternel, il y a plus que des calories, des protéines, des matières grasses et des hydrates de carbone... Les substances immunitaires qui protègent le nouveau-né de trois semaines sont toujours présentes. La quantité varie selon la substance en question, mais certains facteurs comme les lysozymes, qui tuent les bactéries en détruisant leurs membranes cellulaires, sont présents en plus grande quantité lorsque l'enfant a dix-huit mois plutôt que six. La capacité de la mère à produire un lait «sur mesure», liée au contact avec différents virus ou antigènes qui fait produire des IgA sécrétoires et d'autres substances immunitaires dans le lait maternel, est toujours aussi efficace. Si la femme est exposée à une nouvelle bactérie, elle commencera à produire des anticorps contre celle-ci, et les globules blancs de son lait seront sensibilisés à attaquer et à aider d'autres substances immunitaires à détruire tout envahisseur.

Donc, le lait maternel est encore du lait, et il est toujours nutritif. Il est même plus nutritif que le lait de vache et que n'importe quel autre type de lait! Le lait maternel, c'est plus que cela. Il protège les enfants des infections, les aide à se rétablir après une infection, et contribue au développement de leur corps. Et ceci est vrai tant que l'enfant est nourri au sein.

«Mais est-ce que ceci pourrait empêcher l'enfant de développer son propre système immunitaire?»

Certains médecins et autres professionnels de la santé soutiennent que si la mère poursuit l'allaitement, l'enfant ne sera pas capable de développer sa propre immunité. C'est tellement absurde que cela devient même difficile à réfuter...!

Y aurait-il un pédiatre pour dire à une mère de ne pas faire vacciner son enfant parce qu'il ne pourrait pas développer sa propre immunité? En fait, même si la vaccination a sauvé des millions de vies et protégé des millions de personnes contre de graves maladies, certains vaccins causent des inquiétudes : la protection conférée ne serait pas si bonne, ou ne serait pas d'aussi longue durée que si l'enfant avait eu la vraie maladie. En considérant le fait que cela a permis de prévenir tant de maladies, est-ce une raison pour ne pas faire vacciner les enfants?

Alors, est-ce que cela a du sens de dire qu'un enfant plus âgé, allaité, ne développera pas son système immunitaire parce qu'il est protégé par le lait de sa mère? Pas du tout! Si l'enfant est en contact avec un virus ou une bactérie, l'allaitement augmente ses chances de se défendre face à une infection, et même s'il est infecté, il ne sera pas malade, ou du moins il le sera beaucoup moins que s'il n'était pas allaité. C'est parfait! C'est exactement ce que nous souhaitons. Il sera ensuite immunisé sans devenir malade (c'est pour cette même raison que les enfants sont vaccinés).

Mais ce n'est pas tout. En fait, l'allaitement et les différents facteurs immunitaires du lait maternel stimulent le développement du système immunitaire. Ceci ne devrait pas susciter l'étonnement puisque le lait maternel favorise le développement de plusieurs aspects de l'organisme, dont le système digestif, le cerveau etc. Certaines études suggèrent que le système immunitaire du bébé allaité est plus mature que celui d'un enfant nourri artificiellement. Par exemple, suite à certaines vaccinations, la production d'anticorps d'un bébé allaité est plus grande que celle de l'enfant nourri au lait industriel. Et si cela se produit lors de certaines vaccinations, il n'y a aucune raison que ceci ne survienne pas lors d'infections acquises naturellement.

« Est-ce qu'il y a d'autres raisons de poursuivre l'allaitement ? »

Oui. À mon avis, la relation spéciale instaurée par l'allaitement procure quelque chose d'encore plus important à la mère et à l'enfant que la valeur de croissance, immunologique et nutritive du lait maternel. Je ne dis pas que ces avantages ne sont pas importants, au contraire, mais je pense que le lien spécial créé par l'allaitement est beaucoup plus important que ce que notre société veut bien admettre.

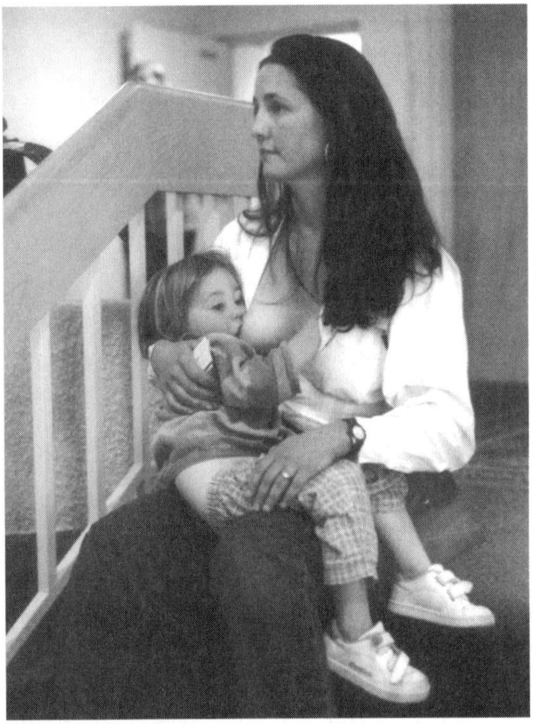

Photo : Jack Newman

Une mère et son bambin se détendent après une longue journée de conférences.

Le geste de mettre l'enfant au sein est un geste d'amour sans cesse renouvelé. C'est un acte d'amour qui réaffirme la vie. Chaque fois que cela se produit, c'est la confirmation d'un lien unique. Les enfants plus âgés sont réconfortés et rassurés par le sein. Lorsqu'il tombe, le bambin va au sein pour être réconforté. Lorsqu'il a peur, il est rassuré par la tétée. Lorsque la vie de famille est agitée, l'enfant est calmé lorsqu'il est au sein. Un bambin va parfois éclater de rire spontanément pendant qu'il boit au sein, comme si sa joie n'avait aucune limite ! Le plaisir qu'il trouve à téter au sein va au-delà de la valeur de l'aliment que cela représente.

Certains disent que ce n'est pas bon, que les enfants devraient être capables de trouver le réconfort et la sécurité par d'autres moyens. Ils le feront... ils le feront... Par contre, personne ne développe d'urticaire à voir les enfants se flanquer le pouce dans la bouche... Pourquoi une telle inquiétude à ce que les enfants trouvent réconfort et sécurité au sein, comme si c'était quelque chose de mal? Habituellement, on ne gronde pas un enfant de cinq ans d'avoir un doudou et on ne le force pas à l'abandonner... Il en a besoin! Il serait misérable s'il ne pouvait pas l'avoir... Permettez-lui donc de conserver son doudou, tout le monde sait qu'il l'abandonnera bientôt. Souvent, les gens trouvent que c'est quelque chose de mignon et de charmant.

Mais si un enfant reçoit du sein ce que l'autre reçoit de son doudou, la réaction est beaucoup plus négative... Les détracteurs soutiennent que l'enfant devrait être capable de trouver d'autres moyens pour se réconforter et se rassurer. Un doudou peut-être? Un jouet rembourré? Comment les gens peuvent-ils croire que c'est préférable à un tendre câlin, au lait chaud et au regard aimant de sa mère...?

Il est presque impossible de décrire la beauté qui se dégage d'un bambin de trois ans qui est au sein (si votre pensée n'est pas défavorable à cela). Beaucoup de peintures du Moyen-Âge et de la Renaissance montrent Marie qui allaite Jésus. Un coup d'œil rapide révèlera assez souvent que ce n'est pas bébé Jésus, mais plutôt *l'enfant* Jésus qui est allaité. Il est clair que l'allaitement au cours de la deuxième année de vie (et même plus) était considéré comme normal à ce moment-là en Europe.

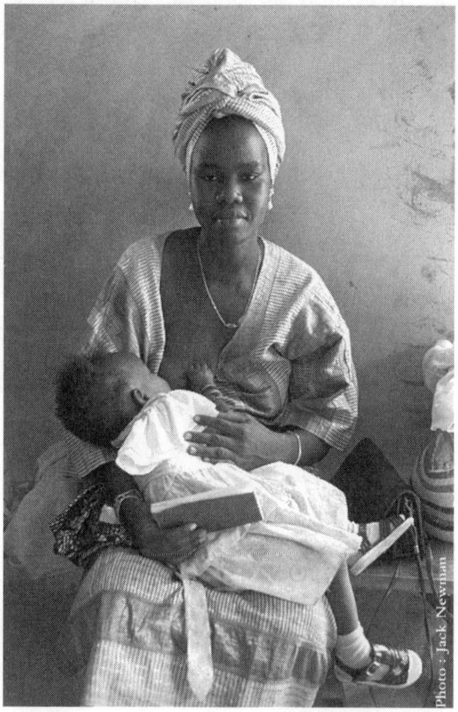

Une mère et son enfant au Burkina Faso. L'exemple d'une autre culture qui accepte et dignifie la relation de l'allaitement, même lorsque l'enfant n'est plus un nourrisson.

Ceci a été oublié dans les sociétés modernes des pays industrialisés. L'allaitement au cours de la deuxième et troisième année de vie et même plus était considéré normal jusqu'à tout récemment. On dit que les Inuits poursuivaient l'allaitement jusqu'à ce que l'enfant soit âgé de six ans. L'Unicef dit depuis longtemps que les bébés devraient être allaités exclusivement pendant environ six mois, pour ensuite recevoir des aliments appropriés tout en étant allaités pendant deux ans et même au-delà. Heureusement, les associations de professionnels de la santé sont en train de se rattraper. En décembre 1997, l'Académie Américaine de Pédiatrie a publié une déclaration qui, en plus de faire des commentaires positifs sur l'allaitement maternel, encourage les mères à allaiter de façon exclusive jusqu'au milieu de la première année de vie, tout en poursuivant l'allaitement en donnant à l'enfant des aliments appropriés jusqu'à l'âge d'un an et ensuite aussi longtemps que la mère et l'enfant le désirent. Aucune autre limite d'âge n'est indiquée et ceci a été fait de façon délibérée. Même la Société Canadienne de Pédiatrie a écrit dans ses déclarations les plus récentes sur l'alimentation infantile que les mères devraient allaiter de façon exclusive pendant environ six mois, et qu'elles peuvent ensuite continuer jusqu'à deux ans et au-delà en donnant des aliments appropriés.

«Et si je deviens enceinte à nouveau?»

Bien qu'il soit peu probable que vous deveniez enceinte au cours des premiers mois d'allaitement si votre enfant est exclusivement allaité, une grossesse est tout à fait possible si vous continuez d'allaiter pendant plusieurs années. Certains parents décident d'attendre que leur bambin soit sevré avant d'avoir un autre enfant, mais d'autres couples se retrouvent en attente d'un nouvel enfant et leur bambin tète encore au sein allègrement.

Devez-vous sevrer si vous devenez enceinte? Si vos grossesses précédentes se sont bien déroulées et que celle-ci se passe normalement, le fait de poursuivre l'allaitement ne fera pas courir de risques à votre futur bébé. Lorsqu'une mère a accouché prématurément dans le passé ou si elle attend des jumeaux ou des triplés, on peut s'inquiéter que les hormones de l'allaitement déclenchent un accouchement prématuré. Dans ce cas, la mère pourrait désirer amorcer un sevrage graduel de l'enfant qu'elle allaite.

Certaines recherches montrent qu'au cours d'une grossesse normale, l'allaitement n'augmente pas les risques de travail prématuré. Toutefois, cela semble réduire le nombre de grossesse «post-terme» (retard de plus d'une semaine après la date prévue d'accouchement).

Cependant, il y a d'autres facteurs à considérer. De nombreuses femmes ont les mamelons douloureux et sensibles lorsqu'elles deviennent enceintes, et l'allaitement peut devenir assez inconfortable. Ceci peut parfois s'améliorer si elles rappellent à leur bambin d'ouvrir la bouche bien grand et de prendre le sein correctement. D'autres mères limitent la durée de la tétée, en comptant jusqu'à vingt par exemple, et demandent ensuite au bambin d'arrêter de téter. L'inconfort s'atténue habituellement après le troisième ou le quatrième mois de grossesse.

L'allaitement peut aussi causer des contractions, et celles-ci peuvent être assez fortes vers la fin de la grossesse. Ces contractions peuvent parfois être si douloureuses que la mère aura besoin d'arrêter brusquement la tétée. Il peut être difficile de trouver une position d'allaitement confortable (bien que les bambins allaités puissent parfois vous étonner par leur habileté à trouver une solution !).

Pour toutes ces raisons, les mères décident parfois de sevrer leurs bambins lorsqu'elles sont enceintes. De plus, puisque la production lactée diminue rapidement au début de la grossesse et que vers la fin le lait se transforme en colostrum, bon nombre de bambins se sèvreront d'eux-mêmes. Ils sont frustrés par la diminution de production lactée ou bien ils n'aiment pas le changement de goût du lait.

D'autres enfants ne se préoccupent pas de recevoir moins de lait. Ils veulent continuer de boire au sein. En pareil cas, la mère peut se retrouver avec un nouveau-né et un bambin qui aime encore être allaité. On appelle cela « co-allaitement[2] » (allaitement de frère et sœur qui ne sont pas des jumeaux).

Certaines mères ne veulent pas allaiter en tandem. Elles souhaitent se concentrer sur le nouveau bébé et se sentent irritées par les demandes de l'enfant plus âgé. Toutefois, d'autres femmes trouvent que l'allaitement en tandem contribue à ce que le bambin accepte le nouveau bébé. Cela semble envoyer le message « Oui, nous avons un nouveau bébé, mais il y a aussi du lait pour toi et tu es encore bienvenu au sein » (autrement dit, tu es encore bienvenu au « sein » de la famille).

« Est-ce que le bambin va boire tout le lait et n'en laissera pas assez au bébé ? »

Au cours des premiers jours de l'allaitement en tandem, beaucoup de mères veilleront à faire boire le nouveau-né en premier afin qu'il reçoive beaucoup de colostrum. Le bambin tétera après. L'aide du bambin peut aussi être très utile si la mère a eu un engorgement. Avec le temps, la production lactée de la mère s'adaptera aux besoins de ses deux enfants allaités, comme ce serait le cas si elle avait des jumeaux ou des triplés.

> *« Quand elle sentit pour la première fois la bouche tâtonnante de son fils téter son sein, un doux frisson explosa au milieu de sa poitrine ; cela ressemblait à la caresse de l'amant, mais il y avait quelque chose de plus : un grand bonheur paisible, une grande quiétude heureuse. »*
>
> **« La vie est ailleurs »**, Milan Kundera

2. On dit aussi « allaitement en tandem ».

« Et qu'en est-il pour la mère ? »

Pour vous montrer à quel point notre société est devenue perverse, j'ai hésité à écrire ce qui suit. Mais voici : si une mère se le permet, elle peut aussi avoir beaucoup de plaisir et savourer les tétées avec son bambin. Certains ont suggéré que le plaisir que les mères ressentaient en allaitant leur enfant plus âgé était une perversion parce que c'est comme si elles avaient une relation sexuelle avec l'enfant. C'est vraiment stupide.

J'imagine que cela dépend de la façon dont les gens définissent « plaisir sexuel ». Si plaisir sexuel signifie ressentir du plaisir physique d'un contact rapproché avec une personne aimée, j'imagine que l'allaitement correspond à cela, mais aussi presque tous les autres contacts physiques avec ceux que vous aimez : faire un câlin à votre sœur, embrasser un ami. Le fait de définir un câlin à une sœur comme un plaisir sexuel est absurde dans la grande majorité des cas... En Amérique du Nord et dans une bonne partie de l'Europe, le problème est que nous ne concevons pas les seins hors du contexte sexuel. Donc selon cette perception, tout plaisir ressenti pendant l'allaitement ne peut être que de nature sexuelle... et le plaisir sexuel avec un enfant de trois ans ne peut être qu'une perversion. C'est notre société et sa compréhension de l'allaitement qui sont perverties.

Toutefois, certaines femmes ont rapporté avoir eu des pensées et des sensations érotiques pendant l'allaitement. Est-ce que le résultat change ? Pas du tout. Les mères qui ont décrit ces pensées et ces sensations ne disent pas avoir ressenti des sensations sexuelles envers leur enfant, mais simplement avoir eu des pensées et des sensations sexuelles pendant l'allaitement – comme elles en auraient eu en s'endormant sur le canapé ou pendant un moment de rêverie diurne. L'allaitement d'un enfant plus âgé permet à la mère de se relaxer, et dans cet état, oui, des pensées et des sensations érotiques peuvent survenir. Cela est tout ce qu'il y a de plus normal et ne signifie pas que l'allaitement est une rencontre sexuelle entre un enfant et sa mère ! Nous avons vraiment des sociétés rigides et peu ouvertes...

Bien entendu, l'allaitement n'est pas toujours facile et merveilleux. Les mères trouvent parfois que leurs bambins de deux ans demandent à téter dans des situations inappropriées. La mère n'a parfois tout simplement pas envie d'allaiter. Mais pouvons-nous dire que c'est la même chose pour tout ce qu'un enfant pourrait nous demander ? À certains moments, ce n'est pas approprié de lui donner tel jouet ou tel aliment, ou bien de lui permettre d'aller à l'extérieur sans mettre un manteau alors qu'il fait 20° C sous zéro... Par exemple, les parents n'ont peut-être pas envie de prendre un jour de congé ou de changer leurs plans de la journée lorsque leur enfant est malade, mais ceci fait partie du rôle parental. Cependant ce même enfant peut nous charmer et nous rendre rayonnants de bonheur. Il n'y a aucun aspect du parentage qui soit à 100 % exempt de contrariétés, mais habituellement, la récompense dépasse largement les mécontentements. Notamment si l'on considère la question à long terme.

Anecdotes de mères

Les paragraphes qui suivent sont des témoignages de mères qui m'ont écrit au sujet de l'allaitement de leur enfant plus âgé. Les informations permettant de les identifier ont été changées ou retirées.

Louise

«J'ai allaité mes trois enfants au total pendant neufs années et vos écrits sont les meilleurs en ce qui concerne la douceur et l'habileté magique de réconforter un bambin avec l'allaitement [Note Dr Newman : faisant allusion à certains articles que j'ai publiés dans Internet]. Ceci est particulièrement vrai lorsqu'ils sont malades. Mon pédiatre m'a dit de cesser d'allaiter à de nombreuses reprises lorsque mes enfants avaient la gastro-entérite (des cas légers), en me recommandant de donner "Machinchouette-lyte" à la place [Note Dr Newman : une solution contenant des électrolytes, produite par un fabricant de lait industriel, naturellement...] Évidemment, il aurait probablement été préférable de les laisser l'estomac vide, mais le stress qu'ils auraient traversé était inacceptable à mes yeux, car évidemment, ils voulaient téter et être câlinés. Alors je les ai laissé boire au sein, en me disant que si la nature avait créé quelque chose pour un bébé malade, c'était bien le lait maternel. L'allaitement leur a permis de dormir et de se reposer entre les moments où ils étaient malades. Cela leur procurait du liquide, alors ils ne se sont pas déshydratés. Je ne crois pas que l'allaitement a empiré les choses. C'est amusant, mais certains de mes meilleurs souvenirs d'allaitement sont ceux où j'étais capable de prendre mes enfants malades et de les tenir près de moi pour les allaiter pendant des heures, leur procurant le réconfort dont ils avaient désespérément besoin. Le fait d'être capable d'aider son petit enfant malade est un sentiment que je ne peux pas décrire et je suis certaine que je n'aurais pas été capable de leur offrir le même niveau de réconfort si je les avais seulement tenus dans mes bras.»

Louise avait raison d'allaiter ses enfants pendant qu'ils avaient une gastro-entérite, et le pédiatre avait tort. Le pédiatre a appris les soins à donner en cas de gastro-entérite d'une publicité provenant d'un fabricant de préparations commerciales pour nourrissons... Vous ne serez peut-être pas étonné de savoir que les fabricants de laits industriels fabriquent aussi les solutions de réhydratation orale utilisées pour la réhydratation des enfants qui souffrent de diarrhée... Ils ont convaincu des organisations telles que la Société Canadienne de Pédiatrie que leurs solutions étaient «nécessaires» pour conserver l'hydratation lorsque les enfants ont une gastro-entérite, mais en fait, cela est *très rarement nécessaire.* Il est inutile de cesser l'allaitement si votre bébé a la diarrhée. Le fait d'ajouter une solution de réhydratation orale peut parfois être utile, mais ce n'est habituellement pas le cas.

Louise avait compris quelque chose que le pédiatre n'avait pas compris : pour prendre soin d'un enfant, il y a plus à faire que de traiter uniquement un problème potentiel. Réconforter l'enfant est beaucoup plus important, d'autant plus que le réconfort est tout ce qui est nécessaire pour la majorité des maladies qui affectent les petits enfants dans nos sociétés. La relation que la mère a avec son enfant prend un tout autre aspect lorsqu'il est malade et qu'elle l'allaite pendant la maladie. Certains de mes souvenirs d'enfance préférés sont des moments où j'étais malade, car j'étais dorloté. J'étais couché sur le canapé, enfoui sous une couette, on m'amenait à boire, et des compresses froides étaient tendrement appliquées sur mon front...

> *« Réjouissez-vous avec Jérusalem, exultez en elle, vous tous qui l'aimez, soyez avec elle dans l'allégresse, vous tous qui avez pris le deuil sur elle, afin que vous soyez allaités et rassasiés par son sein consolateur, afin que vous suciez avec délices sa mamelle plantureuse. Car ainsi parle Yahvé : Voici que je fais couler vers elle la paix comme un fleuve, et comme un torrent débordant, la gloire des nations. Vous serez allaités, on vous portera sur la hanche, on vous caressera en vous tenant sur les genoux. Comme celui que sa mère console, moi aussi, je vous consolerai, à Jérusalem vous serez consolés. »*
>
> *Isaïe LXVI, 10-13 / **« Bible de Jérusalem »***

Lori

« Je pense que pour Jennifer, comme pour Jeanne, téter pendant plus de deux ans a créé un lien intime spécial et affectif. À cet âge, je crois que cet aspect est encore plus important que la valeur nutritionnelle du lait. Lorsqu'elle a commencé à parler, nous avons pu parler de l'allaitement, ce qui nous a fait partager des moments très précieux. Elle avait trouvé un petit mot codé pour désigner l'allaitement ("au premier" ou "au deuxième" lorsqu'elle voulait changer de sein). Je pense que c'est une mère de la Ligue La Leche qui nous a donné cette idée d'utiliser un mot secret, car elle avait dit que cela avait l'avantage d'assurer une certaine intimité. À ce propos, nous étions au restaurant avec un groupe de gens que je ne connaissais pas bien et Jennifer s'est fait entendre bruyamment en disant "Veux boire au lolo de maman!" Extraordinaire pour l'intimité... ! Nous avons également eu de nombreuses conversations intimes et avons blagué sur l'allaitement. Jennifer avait déjà un bon sens de l'humour dès le départ. Elle m'avait dit qu'elle voulait "boire à celui qui était spongieux", bien que cela n'était jamais évident de savoir duquel elle parlait... ! Ou bien elle me disait "Mmmm... Ça a un goût de bonbons... !"

« La sécurité émotionnelle offerte par l'allaitement est devenue spécialement importante lorsque je me suis séparée de mon mari. Jennifer avait alors 3 ans. Je pense que cela a contribué à ce qu'elle conserve un sentiment de sécurité pendant cette période très difficile. Pendant la transition, elle a aussi recommencé à dormir avec moi dans mon lit. Par moment, je me sentais troublée par sa dépendance qui grandissait. Mais je me souvenais alors que de répondre à son besoin finirait par être récompensé, ce que je croyais vraiment en terme de confiance en soi et d'indépendance (elle a maintenant 6 ans et elle est à l'école). Je pense aussi que cela a favorisé la confiance mutuelle et des liens étroits.

« Le sevrage a été un processus très intéressant, mutuellement négocié. Nous en avons parlé pendant environ un an avant que cela se produise. (Pendant la dernière année, elle a tété assez régulièrement le matin et au moment du coucher, en sautant une tétée ici et là). Par chance, Jennifer avait une amie à la maternelle qui a tété aussi longtemps qu'elle. Elle a su lorsque Carmela s'est sevrée, et je l'ai signalé à Jennifer. Cela lui a donné de la motivation pour se sevrer elle aussi. Elle a décidé du jour où elle cesserait de boire au sein, puis elle n'a jamais plus tété après cela...

« Elle me parle encore d'allaitement de temps à autre en disant que cela lui manque, et parfois elle effleure mes seins comme pour s'en souvenir, mais nous sommes très heureuses toutes les deux de la manière dont elle a cessé naturellement de boire au sein. »

Hélène

« J'ai 4 enfants. Les trois premiers ont été allaités pendant environ 18 mois et se sont sevrés d'eux-mêmes (du moins, c'est ce qu'il me semble).

« Ma quatrième fille a tété plus longtemps. Les jours se suivaient, et il y a eu des journées où j'ai cru qu'elle téterait toujours. Elle est allée à la garderie dès l'âge de 3 mois, de 7h à 16h. Au début, je venais plusieurs fois par jour pour l'allaiter, puis plus tard une fois par jour, et vers l'âge de 2 ans, j'ai cessé d'aller la voir au cours de sa journée à la garderie. Elle tétait lorsque nous revenions à la maison à la fin de l'après-midi, parfois toutes les heures jusqu'au moment du coucher. Elle a cessé de boire la nuit autour de l'âge de 2 ans, cela même si elle dormait avec nous la plupart du temps. Elle a continué de boire au sein jusqu'à l'âge de 4 ans et demi.

« Comme elle grandissait, pour une raison ou pour une autre, elle a commencé à téter de moins en moins. Le matin, nous étions pressées, et parfois nous sautions cette tétée matinale. L'après-midi, elle commençait à être occupée (amis, jeux, etc.). Nous avions des discussions intéressantes à propos de l'allaitement : "Maman, ton lait goûte meilleur que tout !", "Lorsque j'irai à l'école, j'arrêterai de boire au sein", et plusieurs autres sujets qui rendent unique l'allaitement d'un bambin ! Un bon jour, alors qu'elle était âgée d'environ 4 ans, je lui ai demandé s'il y avait encore du lait qui coulait lorsqu'elle buvait au sein et elle m'a répondu "Qu'est-ce que tu crois ? Que c'est du Coca-Cola ?!"

« En grandissant, elle a appris qu'on ne peut pas boire au sein n'importe où, n'importe quand, et que lorsqu'il y a des visiteurs, ce n'est pas toujours permis de téter au sein. À partir de ce moment, il y a eu des jours où elle ne tétait pas du tout au cours de la journée, et d'autres jours où elle buvait plusieurs fois. Puis elle a passé quelques jours sans boire au sein et j'ai alors pensé qu'elle ne boirait plus du tout, mais elle a continué de téter. À la fin, elle tétait une fois tous les quelques jours, puis une fois toutes les deux ou trois semaines, et finalement, une fois, alors qu'elle essayait de boire, elle m'a dit : "Il n'y a plus de lait ! Où est-ce qu'il est passé ?" Je lui ai expliqué que puisqu'elle tétait de moins en moins, il y avait de moins en moins de lait. Elle a décidé de téter plus souvent, et m'a demandé de lui rappeler de boire au sein tous les jours lorsqu'elle revenait à la maison au cours de

l'après-midi, tous les matins et tous les soirs. Mais elle n'a pas été capable de s'en tenir à son projet... elle était sevrée. La nature avait suivi son chemin. Les bébés ne boivent pas au sein pour l'éternité.

« L'allaitement d'un bébé plus grand, d'un bambin ou d'un enfant est une expérience très particulière et je le recommande à tous les parents. Ces derniers temps, de plus en plus de mères autour de moi ont décidé de poursuivre l'allaitement de bébés plus âgés. Je pense que le fait de m'avoir vue le faire les a influencés en ce sens. »

Hélène a raison, sans aucun doute. La plupart des femmes veulent allaiter, et bon nombre le feront pendant des années si personne ne leur dit que c'est étrange, bizarre ou immoral. Elles ont simplement besoin d'un modèle.

Certaines mères se font dire qu'elles allaitent « seulement pour leur propre plaisir ». Je dois dire que cet argument me met vraiment très en colère. Il y a peu de mères, si ce n'est aucune, qui allaitent seulement pour leur propre plaisir. Ceci revient encore une fois à considérer l'allaitement comme une sorte d'activité sexuelle, dans une société qui ne comprend pas que la première raison d'être des seins est de nourrir les enfants ! Dans notre société, il est parfois difficile d'allaiter un bébé de six mois, n'y pensez même pas pour un bambin... ! Une mère qui décide de le faire quand même combat cette tendance et l'opinion générale, ce qui n'est pas facile à faire. Et il est impossible de forcer un enfant à boire au sein s'il ne souhaite pas continuer. Il ne le ferait tout simplement pas.

Les mères allaitent au-delà d'un an ou deux pour plusieurs raisons. Une raison majeure est qu'il est plus facile de poursuivre tout simplement que d'essayer de contraindre l'enfant à se sevrer s'il n'est pas prêt. Certaines mères continuent d'allaiter parce que le bébé ne dort pas la nuit et qu'il est plus facile d'allaiter l'enfant jusqu'à ce qu'il s'endorme plutôt que d'employer une autre méthode. Très peu de mères qui poursuivent l'allaitement au cours de la deuxième ou troisième année ont des regrets par la suite de l'avoir fait, lorsqu'elles regardent grandir leurs jeunes enfants qui sont joyeux, confiants, et indépendants. Indépendants.... ? Vraiment ? Eh oui !

Indépendance et allaitement prolongé

Un des arguments en défaveur de l'allaitement « prolongé » (qui devrait plutôt être désigné « allaitement de durée normale ») est que l'enfant serait trop dépendant et accroché s'il est allaité plus de quelques mois. Ceci est un autre exemple qui met la logique sens dessus dessous... !

Est-ce que les enfants deviennent moins indépendants si on leur offre de la sécurité, du confort et de l'amour en abondance au cours de leurs premières années de vie ? Au contraire, si on les aide à se sentir en sécurité et s'ils se sentent aimés, ils deviendront indépendants (pas dépendants...) parce qu'ils se sentiront confiants

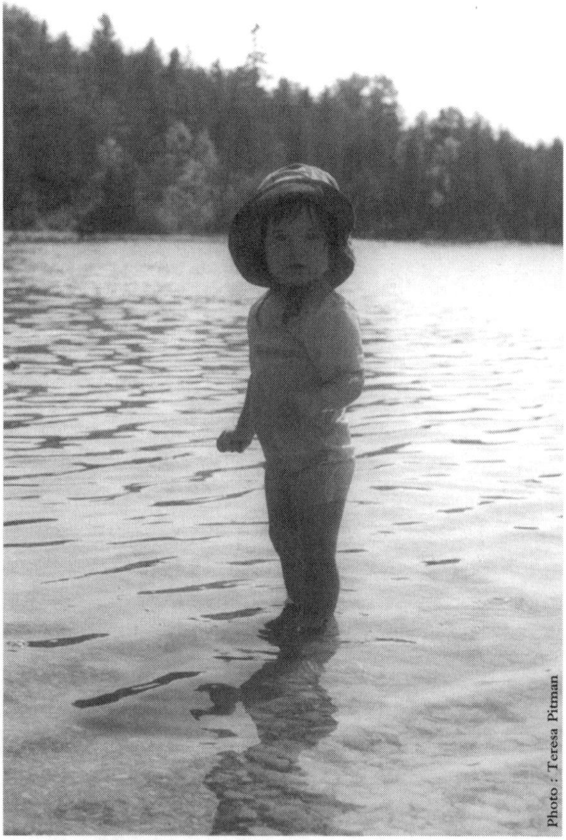

Ce bambin allaité est bel et bien en voie de devenir un enfant confiant et indépendant.

à travers cette indépendance et sauront qu'ils sont aimés inconditionnellement. J'admets que vous n'avez pas besoin d'allaiter votre enfant jusqu'à deux ans ou plus pour lui offrir ceci, mais l'argument qui soutient que poursuivre l'allaitement jusqu'à cet âge cause une dépendance plus marquée est ridicule. Ceci provient d'une idée fausse soutenant que l'allaitement au-delà de six mois ou d'un an « n'est pas un comportement approprié pour un enfant d'un an ». En fait, du point de vue du développement de l'enfant, il n'est pas approprié d'arrêter l'allaitement à un an ! Bien entendu, il est possible d'utiliser l'allaitement pour favoriser une dépendance anormale, mais il est possible d'utiliser n'importe quelle tactique dans ce but. Une mère qui emploierait l'allaitement pour contrôler son enfant tentera aussi de le contrôler avec autre chose lors de l'entraînement à la propreté, l'alimentation, ou le moment du coucher.

Il est possible de forcer l'enfant à être indépendant, de le faire dormir seul dans une pièce sombre à l'âge de quatre mois, ce qui est inapproprié pour son développement à cet âge. Il est aussi possible de lui faire accepter de passer des journées entières seul avec des étrangers. Est-ce que ceci le rendra plus indépendant ? Pas du tout. L'apparence extérieure de la situation est l'indépendance, mais au fond, l'enfant n'est pas indépendant ; c'est plutôt le contraire...

Les adultes imposent souvent leurs propres notions de ce qui est approprié aux enfants. Au cours des années 60, il était habituel pour les enfants hospitalisés, même très jeunes, de ne pas recevoir de visites de leurs parents. Les heures de visite se situaient généralement le dimanche, de 13h à 16h. Le personnel n'aimait pas ces visites, pourtant occasionnelles, parce que les enfants pleuraient lorsque leurs parents s'en allaient... On croyait même qu'il était préférable que les enfants ne reçoivent pas de visite du tout. C'était inhumain ! Et est-ce que cela servait les intérêts des enfants ou des parents ? Pas le moins du monde. Le fait que l'enfant ne pleurait pas ne signifiait pas qu'il se sentait bien... L'enfant se taisait tout simplement, devenait dépressif, et l'interprétation des médecins et des infirmières était souvent que l'enfant faisait face à la situation plus facilement parce qu'il ne pleurait pas. Quelle politique épouvantable ! Bien entendu, personne n'imaginerait d'interdire les visites à l'hôpital pour les patients adultes, notamment celles de sa famille proche...

Est-ce qu'il y a un âge de sevrage « naturel » chez les humains ?

L'anthropologue Kathy Dettwyler a considéré cette question en comparant les humains à d'autres mammifères, des primates en particulier. Dans son livre « Breastfeeding : Biocultural Perspectives »[3], elle a observé la relation existant entre l'âge du sevrage et d'autres facteurs de développement chez les gorilles, les chimpanzés, les orangs-outans et autres primates. Par exemple, chez la plupart des grands primates, le nombre de mois d'allaitement est environ 6 fois la durée de la grossesse (gestation). Comme autre exemple, le petit est habituellement sevré lorsqu'il atteint son poids de naissance multiplié par quatre. Sa conclusion ? L'âge du sevrage naturel pour les humains se situerait entre 2 ans et demi et 7 ans.

Vous voulez un enfant indépendant? Donnez-lui amour et sécurité sans compter. Si vous faites ceci, notamment en l'allaitant jusqu'à ce qu'il soit prêt à arrêter, alors soyez confiante, vous êtes en train de faire la bonne chose. Ceci ne signifie pas que vous laisserez l'enfant faire tout ce qu'il veut. Les enfants sont également rassurés en sachant où se situent leurs limites. Mais le fait de les obliger à devenir indépendant ne fonctionne pas. De toute façon, jusqu'à quel point souhaitez-vous qu'il soit indépendant? Voulez-vous qu'il quitte la maison à l'âge de quatorze ans ? Laissez-le faire ses propres pas lorsqu'il sera prêt. Votre enfant deviendra indépendant.

3. Se traduirait par « Allaitement : perspectives bio-culturelles ».

Les dents et l'allaitement « prolongé » (de durée normale)

Ces temps-ci, les dentistes font certains commentaires assez négatifs à propos de l'allaitement qui se prolonge au-delà d'un an, notamment à propos des tétées nocturnes. L'Association dentaire américaine et l'Association dentaire canadienne ont toutes les deux des politiques qui découragent l'allaitement maternel après l'âge d'un an. La raison de cela : les enfants qui vont au lit *avec un biberon* le soir ont souvent les dents endommagées par le sucre du lait ou du jus de fruits dans lequel leurs dents baignent.

Il est assez normal de s'inquiéter pour les bébés qui sont couchés avec un biberon, non seulement pour leurs dents, mais aussi à cause des risques d'otites et la possible aspiration de liquide dans leurs poumons. Nous devrions aussi nous questionner : si un enfant a besoin de quelque chose pour l'aider à dormir la nuit, est-ce que le biberon est la « chose » appropriée ? Pour moi, la réponse évidente est que l'enfant a besoin de la présence réconfortante de l'un de ses parents pour l'aider à se sentir détendu et sécurisé afin de pouvoir s'endormir.

Malheureusement, l'utilisation du biberon pour que l'enfant soit de bonne humeur dans son lit résulte en caries dentaires dans de nombreux cas. L'allaitement au cours de la nuit donnera rarement ce genre de résultats et s'il y a des dommages, cela aura tendance à être léger. Ce que les dentistes ne voient pas, c'est que la majorité des enfants qui sont allaités la nuit *n'ont pas de caries*. Puisque ceux qui en ont se retrouvent finalement chez le dentiste, le professionnel conclut souvent que c'est un problème courant chez les enfants qui boivent au sein après l'âge d'un an. **Ce n'est pas le cas.** Si l'enfant est amené chez le dentiste pour une visite de routine, le dentiste ne posera pas de questions sur les tétées nocturnes à moins que l'enfant n'ait des caries. La plupart des dentistes n'ont probablement aucune idée que certains ou même de nombreux « patients » de dix-huit mois qui n'ont aucune carie sont toujours allaités la nuit (quelle horreur !).

D'autre part, il y a des preuves que l'allaitement passé l'âge d'un an aide l'enfant à avoir des dents mieux alignées, et contribue à prévenir l'apnée du sommeil plus tard dans la vie. L'apnée du sommeil (les enfants ou les adultes cessent de respirer au cours de la nuit pendant des périodes de temps plus longues que la normale) peut causer des ronflements, de la fatigue pendant la journée et même des problèmes cardiaques. Pourquoi les dentistes ne s'inquiètent-ils pas de ces problèmes de santé ?

Même si l'allaitement nocturne causait des caries, est-ce une raison pour forcer un enfant de 18 ou 24 mois à se sevrer ? Soit dit en passant, les professionnels de la santé n'ont aucun problème à culpabiliser les mères à ce sujet : « En allaitant votre enfant la nuit, vous lui avez causé des caries. » D'accord, les dents, c'est important, mais ce n'est *pas seulement cela qui est important !* L'état psychologique de l'enfant compte aussi. Forcer un enfant de 18 mois à se sevrer alors qu'il n'est pas prêt lui causera probablement plus de dommage que s'il continue à boire au sein la nuit...

Si l'enfant a des caries, il pourrait être compréhensible que la mère essaye de cesser les tétées nocturnes. Mais si cela cause visiblement de la détresse à l'enfant, vous ne devriez pas persister, le jeu n'en vaut pas la chandelle. Cesser entièrement l'allaitement à cause des dents? À quoi songent les dentistes? Tout comme les visites aux enfants hospitalisés une fois par semaine que nous avons décrites au cours des pages précédentes, ceci est un autre exemple des problèmes que nous causons pendant que nous pensons gaiement que nous faisons la bonne chose...

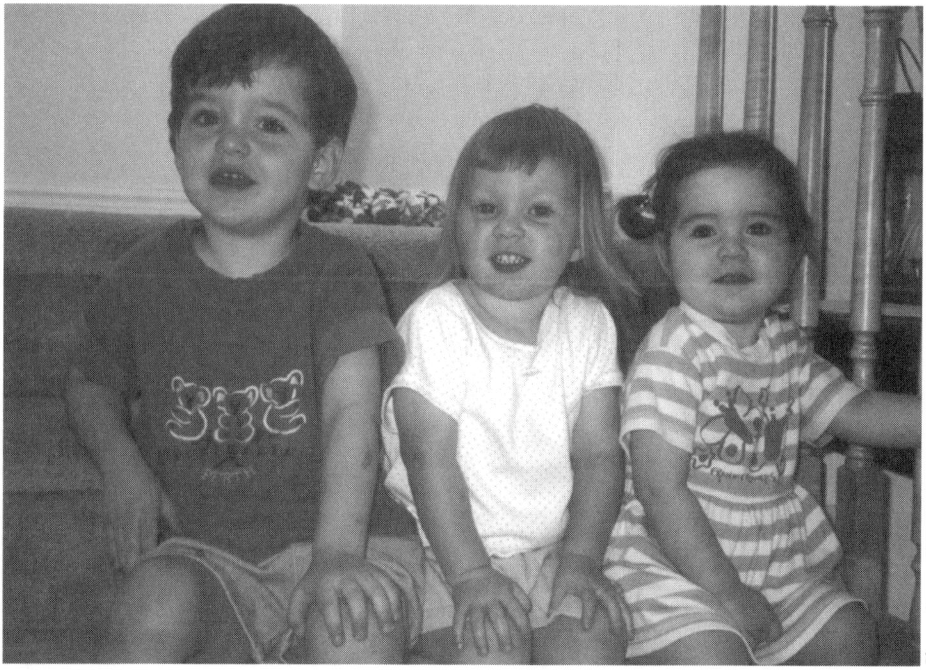

Photo : Teresa Pitman

Frère et sœur (la fillette à l'extrême droite) sont des bambins allaités en tandem. Ici, ils passent du temps avec un autre bambin allaité.

Allaitement, séparation des parents et droit de visite

Malheureusement, un des problèmes que l'allaitement ne prévient pas, c'est la séparation d'un couple. Avec un plus grand nombre de mères qui allaitent pendant de plus longues durées, nous voyons de plus en plus de cas où les pères veulent des droits de visite alors que l'enfant est toujours allaité. Assez souvent, les pères demandent et malheureusement obtiennent un droit de visite et d'hébergement qui interrompt la relation d'allaitement. Ceci est un gain à court terme, pour une douleur à long terme...

De nombreux bambins allaités tètent encore la nuit et ont besoin du sein pour s'endormir. Tout le monde ne serait pas d'accord pour dire que ceci est une bonne chose, quoique je crois que cela n'est pas néfaste. Même si vous n'êtes pas d'accord avec ce type de parentage, il n'y a souvent rien que l'on puisse faire pour un bambin de dix-huit mois qui tète au sein la nuit. Certains bambins boivent souvent au cours de la nuit. C'est un fait. Pourquoi un père insisterait pour avoir l'enfant avec lui la nuit lorsque c'est le cas ? Qu'y a-t-il d'extraordinaire à avoir un droit d'hébergement pour la nuit, de toute façon ? Et si l'enfant pleure toute la nuit parce qu'il ne peut pas avoir accès au sein ? À différentes occasions, j'ai entendu parler de pères qui ramenaient leur enfant en pleurs au beau milieu de la nuit parce que Papa était désespéré et incapable de s'en occuper. Mais même si l'enfant ne pleure pas, il retournera auprès de sa mère en s'agrippant à elle, bouleversé, et en souhaitant téter encore plus souvent qu'avant.

Comme Lori l'a mentionné dans son histoire, c'est d'allaiter sa petite Jennifer de trois ans qui l'a aidée à passer à travers le moment difficile de la séparation de ses parents. L'allaitement était un roc sur lequel elle pouvait s'appuyer lorsque le stress devenait trop intense pour elle. Pourquoi un père qui a à cœur le bien-être de son enfant insisterait-il pour que son enfant subisse encore plus de stress ?

Le père peut passer beaucoup de temps avec son enfant sans nécessairement interrompre la relation d'allaitement. Un père n'a pas besoin d'avoir la garde partagée (alternée) de son enfant. Le bambin n'est pas prêt dans son développement à subir une séparation aussi longue, autant d'avec sa mère qu'avec son père. Quelques heures à la fois, ou une bonne partie de la journée – mais la nuit ? Pas encore. Pour le bien de l'enfant, il est préférable d'attendre qu'il soit plus grand.

Malheureusement, la plupart des autorités en Amérique du Nord et en Europe ne reconnaissent pas que l'allaitement est important, pas plus qu'ils ne comprennent le développement de l'enfant. L'allaitement est considéré comme quelque chose de facile à remplacer. Les juges disent souvent aux mères de donner le biberon à des enfants de dix-huit mois qui n'en ont jamais reçu – comme si l'enfant allait obéir au juge !

Au cours des premières années de vie, la mère est plus importante aux yeux de l'enfant que le père. Ceci est simplement une réalité de la vie. Vous pouvez argumenter que cela ne devrait pas être ainsi, que ce n'est pas juste, mais c'est ainsi. Si l'importance de la relation mère-enfant est respectée tout en permettant le droit de visite, la relation que le père aura avec son enfant sera meilleure à long terme, et non plus mauvaise. La plupart des gens peuvent être très créatifs pour trouver une solution qui permettra de ne pas interrompre la relation d'allaitement, si c'est ce qu'ils souhaitent. Malheureusement, bon nombre ne travaillent pas en ce sens… Ils voient cela comme une bataille, et ils sont déterminés à « gagner ». Mais peu importe quel parent gagnera, *ce sera toujours l'enfant qui sera perdant.*

Si l'enfant est jeune (moins de six mois), un droit de visite et d'hébergement qui impose le sevrage ou une introduction inutile de lait industriel ne devrait pas être considéré, sauf dans des situations extraordinaires. Les risques de l'alimentation artificielle ont préséance sur les « besoins » du père. Encore une fois, des arrangements peuvent être faits pour permettre au père d'avoir un droit de visite raisonnable, mais pas en créant des risques pour la santé de son enfant.

Le droit familial comprendra peut-être un jour que l'alimentation au biberon n'est pas la façon normale de nourrir les enfants. Il y a présentement beaucoup de souffrance inutile causée par l'interruption des relations d'allaitement parce que nous devons prendre en considération les droits des pères. Nous devrions les considérer, mais soyons créatifs pour trouver des solutions qui ne provoquent pas de sevrages inutiles.

« Toutes les formes de plaisir sont fondamentalement associées à la forme du sein maternel. Lorsque le bébé l'attrape de ses mains, le presse de ses lèvres, le regarde de ses yeux, il acquiert des notions plus précises sur la forme du sein de sa mère, que par la perception globale qu'il en a par ses autres sens, l'odeur, le goût et la chaleur. C'est pourquoi, à l'âge adulte, quand notre regard se pose sur un objet dont les lignes courbes ou ondulantes présentent une similitude avec la forme du sein d'une femme, nous ressentons une vague de plaisir qui gagne tous nos sens ; que ce soit devant un paysage avec des collines douces qui montent et descendent, ou devant la forme de certains vases antiques, ou d'autres œuvres dessinées à la plume ou ciselées. »

Erasmus Darwin, **« La Zoonomie ou les Lois de la vie organique »** *(1794)*

Alors, allaiter un bambin ? Bien entendu ! Pourquoi pas ? Ne vous inquiétez pas, votre enfant cessera de boire au sein avant le jour de son mariage... ! Vous en retirerez tous les deux des bénéfices. Allez-y ! Permettez-vous de profiter des joies de l'allaitement jusqu'à ce que vous soyez tous les deux prêts pour le sevrage.

CHAPITRE 20

Quelques questions rapides et leurs réponses

«Ma mère a essayé d'allaiter, mais n'a pas réussi. Est-ce que cela signifie que moi non plus je ne serai pas capable?»

Bien sûr que non. Bon nombre de femmes de la génération de votre mère recevaient des conseils encore pires sur la manière d'amorcer l'allaitement que présentement! Ce qui nous étonne aujourd'hui, c'est que certaines femmes qui ont essayé d'allaiter leurs bébés selon un horaire strict, des tétées minutées et autres conseils «utiles» se débrouillaient assez bien. D'autre part, il n'y a pas de preuves qu'une «production insuffisante de lait» soit héréditaire, même s'il s'avère que votre mère était l'une des quelques femmes qui ne produisent pas suffisamment de lait pour son bébés. (Voir le chapitre 5, «Insuffisance de lait»)

«J'ai entendu dire qu'il y a beaucoup de polluants environnementaux dans le lait maternel, et que si j'allaite mon enfant je lui transmettrai des substances chimiques dangereuses. Est-ce vrai et si c'est le cas, est-ce qu'une préparation commerciale pour nourrissons serait meilleure?»

Non. Cela montre bien à quel point nous sommes indulgents face aux préparations commerciales... Même si *tout* est contaminé sur cette planète, nous imaginons que, pour une raison ou pour une autre, le lait industriel pour bébés aurait échappé à la contamination...?! En fait, les préparations commerciales pour nourrissons contiennent beaucoup de substances polluantes, peut-être différentes de celles contenues dans le lait maternel et dans des proportions différentes, mais elles en contiennent beaucoup. L'inquiétude suscitée par des polluants tels que les BPC et les dioxines contenues dans le lait maternel est que ces substances fragilisent le système immunitaire de l'enfant. Mais les enfants allaités ont moins d'infections que ceux nourris artificiellement.

Une autre crainte est que ces polluants augmentent le risque que le bébé développe un cancer plus tard. Mais les preuves démontrent que les bébés allaités ont moins de risques de développer certains cancers (voir le chapitre 1).

On dit en outre que ces polluants pourraient affecter le développement du cerveau du bébé. Pourtant, les études montrent que les bébés allaités ont un meilleur développement intellectuel.

«On m'a dit que l'on ne peut pas manger de chocolat ou des aliments qui donnent des gaz (comme les brocolis, les mets épicés, le curry, etc.) lorsqu'on allaite parce que cela rendrait le bébé grognon. Est-ce que c'est vrai? Quels sont les aliments que je devrais éviter?»

N'évitez aucun aliment! Si vous trouvez que certains aliments semblent déranger le bébé, alors essayez de les éviter et vous verrez ce qui se passera. Mais ne pensez pas à priori que le bébé va réagir à ces aliments. Ce ne sera pas le cas la plupart du temps (voir le chapitre 9, «Les coliques»).

«J'ai une surcharge pondérale et une forte poitrine. On m'a dit que je ne pourrais probablement pas allaiter parce que les poitrines fortes ne produisent pas assez de lait, mais aussi parce que cela serait difficile d'avoir une bonne position d'allaitement. Est-ce vrai?»

La prise du sein est plus difficile lorsque la poitrine est forte, mais avec de l'aide, cela peut être fait. La plupart des femmes qui ont une forte poitrine produisent beaucoup de lait, tout comme la plupart des femmes qui ont une poitrine de taille moyenne ou menue. (voir chapitre 4, «Avoir un départ optimal»)

«Je suis enceinte de triplés. Est-ce que je peux les allaiter?»

Bien sûr, vous le pouvez. Et avec une aide adéquate et du soutien, vous pourrez être capable de les allaiter de façon exclusive. Même si vous ne pouvez pas les allaiter de façon exclusive, vous pouvez quand même les allaiter. Mais il serait préférable d'offrir les suppléments directement au sein avec un Dispositif d'Aide à l'Allaitement (DAA), sans utiliser de biberons; l'allaitement se poursuit lorsque vous utilisez le DAA plutôt que de nourrir le bébé sans le sein. (Voir le chapitre 5).

«J'ai entendu dire que l'on ne devrait pas allaiter tout de suite après avoir fait de l'activité physique, et qu'au lieu de cela on devrait exprimer le lait et le jeter. Est-ce que cela nuira à mon bébé si je l'allaite après une activité sportive?»

Pas du tout! Après un exercice de type «jeux olympiques», il est possible que l'acide lactique change le goût du lait, mais pas après des exercices réguliers. S'il vous plaît, n'écoutez pas ce genre de bêtises! En tous cas, l'acide lactique ne fera pas de mal au bébé. Au pire, le bébé pourrait ne pas aimer le goût de votre lait. Mais vous n'avez pas à exprimer votre lait car lorsque le taux d'acide lactique diminuera dans votre sang, il diminuera aussi dans votre lait.

«Est-ce que le fait d'allaiter pour une longue période de temps, disons plus d'un an, rendra le bébé trop attaché et dépendant de la mère?»

Il sera attaché, oui. Dépendant? Et bien, cela dépend de ce que vous entendez par là. Oui, il sera dépendant parce qu'il aura besoin de vous. Mais est-ce si mauvais? C'est cela l'amour : avoir besoin de quelqu'un. Est-ce que vous voulez dire que vous ne voulez pas que votre enfant ait besoin de vous? Ce n'est sûrement pas le cas. Trop dépendant? Au contraire. Les bébés qui reçoivent la sécurité dont ils ont besoin sont plus indépendants. (voir le chapitre 19, «L'allaitement du bambin»).

«J'ai seulement 17 ans et j'attends mon bébé pour le mois prochain. On m'a dit que j'étais probablement trop jeune pour allaiter parce que mes seins pourraient ne pas être complètement développés. Est-ce vrai?»

Quel illogisme! Vous produirez probablement des litres et des litres de lait! Vos seins sont complètement développés depuis de nombreuses années. Si vous aviez tout ce qu'il fallait pour faire cet enfant... pourquoi vos seins ne seraient-ils pas à la hauteur de la tâche pour le nourrir, juste ciel! La nature ne ferait pas une erreur aussi grave...

«L'allaitement se passait bien jusqu'à ce que mon bébé ait neuf mois. Maintenant, il me mord au moins une fois par jour pendant la tétée – et ça fait mal! Est-ce que je dois le sevrer? Que puis-je faire?»

Plusieurs raisons peuvent expliquer pourquoi les bébés mordent. Ils font parfois cela lorsque la tétée est presque terminée, qu'ils s'endorment au sein, puis soudainement sursautent. La solution est d'enlever le bébé du sein lorsqu'il commence à s'endormir. Une autre raison de morsure est que le bébé est en train de jouer, essayant ses nouvelles dents et ses gencives. Ceci survient généralement après une tétée de courte durée, donc l'enfant n'est pas très affamé ou assoiffé. La solution est de rapprocher le bébé tout contre vous, comme lorsqu'il était nouveau-né. Ceci fonctionne souvent. Mais si ce n'est pas le cas, ne le faites pas trop sursauter, mais dites-lui «Non!». Doucement, mais avec fermeté. S'il continue à vous mordre, retirez-le alors doucement du sein et faites-lui comprendre que la tétée est terminée. (Glissez un doigt dans le coin de sa bouche afin qu'il ne morde pas le mamelon pour vous empêcher de le retirer!). Tout comme il peut comprendre qu'il ne peut pas tirer vos cheveux, il peut aussi comprendre à cet âge que ses morsures ne sont pas acceptables. Votre bébé cessera habituellement ce comportement après s'être fait dire doucement mais fermement à quelques reprises que c'est inacceptable. Finalement, les bébés mordent parfois lorsque le flot de lait est lent. Ceci peut se produire assez rapidement au cours de la tétée. Est-ce que votre production lactée a diminué? Prenez-vous un contraceptif hormonal? Est-ce votre bébé boit souvent au biberon? (En passant, un bébé de neuf mois n'a pas besoin de boire au biberon lorsqu'il n'a pas accès au sein). Corrigez les problèmes qui peuvent causer un ralentissement du flot de lait. Ne cessez pas l'allaitement.

« Mon bébé pesait 3630 g[1] *à la naissance et maintenant à l'âge de 3 mois, il pèse plus de 9500 g*[2]*. Tout le monde me dit qu'il est trop gros et que je devrais le mettre à la diète. Est-ce que je le suralimente? Il ne reçoit rien d'autre que mon lait. »*

Certains bébés allaités grandissent plus rapidement que les bébés nourris aux préparations commerciales pour nourrissons. Il n'y a pas d'inquiétudes à avoir; les bébés allaités, contrairement aux bébés nourris artificiellement, tendent à mincir par la suite. Comment peut-on mettre un bébé de quatre mois à la diète?! Ne vous inquiétez pas, et ne laissez pas les autres vous angoisser. (Voir le chapitre 5)

« Je veux allaiter mais je ne vois pas comment je pourrai gérer cela quand je sortirai. Est-ce que les gens seront offusqués de me voir en train d'allaiter? »

S'ils sont offusqués, c'est leur problème, n'est-ce pas? C'est amusant que les gens ne remarquent pas les panneaux publicitaires montrant une jeune fille de quatorze ans presque nue, vendant des dessous féminins, mais qu'ils sont offusqués par l'allaitement en public…! La bonne nouvelle est que l'allaitement en public est de plus en plus accepté. Si vous êtes vraiment timide, emportez une petite couverture pour couvrir vos épaules et le bébé. Vous vous habituerez à allaiter en public, et bientôt, vous n'utiliserez plus la petite couverture. Pourquoi votre enfant devrait-il être caché quand il boit au sein? Ne devrait-il pas pouvoir vous regarder? Prenez position : allaitez en public. Les autres femmes suivront votre exemple. Beaucoup d'endroits dans le monde ont désormais des lois qui visent à protéger les mères du harcèlement lorsqu'elles allaitent en public. Et la plupart des chartes protégeant les droits de la personne soutiennent le droit de la mère d'allaiter en public.

« J'ai essayé de cesser de fumer mais je n'y arrive pas. Serait-il préférable pour mon bébé de boire de la préparation commerciale pour nourrissons plutôt que le lait d'une mère qui fume? »

Non. Il y a des preuves très solides montrant que les bébés de mères fumeuses sont en meilleure santé s'ils sont allaités que s'ils boivent du lait industriel. (Voir le chapitre 11)

« Mon bébé de deux mois prend du poids et est satisfait, mais ses selles sont verdâtres. Tout le monde me dit que ce n'est pas normal et le médecin fait en sorte que je m'inquiète beaucoup… »

Si le bébé est satisfait et qu'il prend du poids correctement, ignorez les commentaires de vos amis bien intentionnés. Achetez-vous une paire de lunettes teintées afin de ne pas voir la couleur des selles…!

1. Environ 8 livres.
2. Environ 21 livres.

Des ressources pour un bon soutien à l'allaitement

Ligue La Leche

Il s'agit d'un organisme bénévole. Les monitrices (appelées animatrices en Europe) sont des mères qui ont allaité au moins un bébé pendant un an ou plus, et elles reçoivent par la suite une formation. Les bénévoles ont accès à de l'information concernant plusieurs aspects de l'allaitement. Des rencontres mensuelles ont lieu dans la plupart des communautés où il y a des animatrices /monitrices.

Canada francophone :	1.866.255.2483	www.allaitement.ca
Canada anglophone :	613.774.1842 (de 8h30 à 16h) ou 1.800.665.4324	www.lalecheleaguecanada.ca
France :	01.39.58.45.84	www.lllfrance.org
Belgique :	02/268.85.80	www.lllbelgique.org/
Suisse :	*****	http://romandie.stillberatung.ch/

Autres associations de soutien à l'allaitement (mère à mère)		
Au Québec		
Fédération Québécoise Nourri Source :	1.866.948.5160	www.nourri-source.org
Allaitement Québec :	418.623.0971	
Répertoire du Ministère de la santé et des services sociaux du Québec (groupes par région)	*****	http://msssa4.msss.gouv.qc.ca/fr/sujets/nutrition.nsf/vcat?OpenView

En Belgique		
Infor-allaitement	02/242 99 33	www.infor-allaitement.be
En France		
Réseau MDAM (marraines d'allaitement maternel)	*****	http://www.reseau-mdam.org/accueil/index.php
Réseau Solidarilait	01 40 44 70 70	http://www.solidarilait.org/
Allaitement des jumeaux et plus	*****	www.allaitement-jumeaux.com
Action pour l'Allaitement	*****	http://action.allaitement.free.fr/
Annuaire de la COFAM (Coordination française pour l'allaitement)	*****	http://www.coordination-allaitement.org/Annu.htm
Le Lien Lacté (répertoire)	*****	http://www.lelienlacte.com/articles.php?lng=fr&pg=524

INFACT Canada

Cet organisme important œuvre à faire augmenter la vigilance face au marketing des substituts de lait maternel et face à l'importance de l'allaitement maternel. INFACT publie un excellent bulletin, et ils vendent également des vidéos, des t-shirts, ainsi que des affiches de promotion qui ont gagné plusieurs prix. Consultez leur site internet à www.infactcanada.ca

Banques de lait/lactariums au Canada

Vancouver est présentement la seule banque de lait au Canada
604.875.2345 – poste 7607

Banques de lait/lactariums en France

Amiens (80)	03.22.55.82.88
Bordeaux (33)	05.56.79.59.25
Brest (29)	02.98.22.33.33 poste 20002
Cherbourg (50)	02.33.20.70.00 poste 36501

Clermont-Ferrand (63)	04.73.31.60.00 poste 4413
Dijon (21) :	03.80.29.38.34
Grenoble (38) :	04.76.42.51.45
Lille (59) :	03.22.44.50.50
Lyon (69) :	04 72 00 41 43
Marmande (47) :	05.53.64.26.22
Montpellier (34) :	05.67.33.66.99
Mulhouse (68) :	03.89.64.68.91
Nantes (44) :	02.40.08.34.82
Orléans (45) :	02.38.74.47.81
Paris (75) :	01.40.44.39.14
Poitiers (86) :	05.49.44.47.34
Saint Brieuc (22)	02.96.01.71.27
Saint-Étienne (42) :	04.77.93.64.66
Strasbourg (67) :	03.88.12.71.99
Tours (37) :	02.47.47.37.34

Établissements « Amis des bébés » au Canada (en 2006)

Centre hospitalier St-Eustache, St-Eustache (Québec).
CLSC La Pommeraie, Cowansville (Québec)
CLSC La Presqu'île, Vaudreuil-Dorion (Québec)
CSSS Argenteuil (établissement CLSC), Lachute (Québec).
Hôpital Brome-Missisquoi-Perkins, Cowansville (Québec).
Maison des Naissances Mimosa, St-Romuald (Québec).
St.Joseph Health Care Centre, Hamilton (Ontario).

Établissements « Amis des bébés » En France et en Suisse (en 2006)

France :

Centre Hospitalier de Lons le Saunier
Clinique St Jean, Roubaix
Centre Hospitalier de Cognac
Hôpital de Saint-Affrique, Sud Aveyron
Maternité de Mont de Marsan, Landes

Suisse : 58 hôpitaux, maternités et cliniques, et deux maisons de naissance
Voir **http://www.allaiter.ch/fr/bfhi/award.cfm**

ASSOCIATION INTERNATIONALE DES CONSULTANT(E)S EN LACTATION (ILCA)
http://www.ilca.org Tél. 919. 861.5577

ASSOCIATION CANADIENNE DES CONSULTANT(E)S EN LACTATION
www.clca-accl.ca

ASSOCIATION QUÉBÉCOISE DES CONSULTANTES EN LACTATION DIPLÔMÉES DE L'IBLCE
http://www.ibclc.qc.ca/Accueil.htm

ASSOCIATION FRANÇAISE DES CONSULTANTES EN LACTATION
www.consultants-lactation.org/

ASSOCIATION SUISSE DES CONSULTANTES EN LACTATION
http://www.stillen.ch/

POUR TROUVER UN(E) CONSULTANT(E) EN LACTATION
http://gotwww.net/ilca/

CABINET DE CONSULTATION EN ALLAITEMENT DU DR JACK NEWMAN
1255 Sheppard Avenue East, Toronto, CANADA, M2K 1E2
breastfeeding@ccnm.edu

AUTRES SITES INTERNET SUR L'ALLAITEMENT

Santé et allaitement maternel :www.santeallaitementmaternel.com/

INFORMATION POUR L'ALLAITEMENT (IPA) :
http://www.info-allaitement.org/

INSTITUT CO-NAÎTRE (FRANCE, BELGIQUE ET QUÉBEC)
www.co-naitre.net

SITE INTERNET SUR LES MÉDICAMENTS ET L'ALLAITEMENT
http://neonatal.ttuhsc.edu/lact/

Index

R